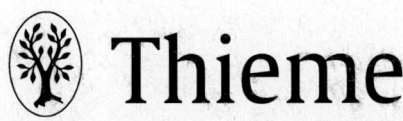

Kurzlehrbuch

Histologie

Norbert Ulfig

mit Grafiken von
Günther Ritschel

341 Abbildungen

Georg Thieme Verlag
Stuttgart · New York

Professor Dr. Norbert Ulfig
AG Neuroembryologie, Institut für Anatomie
Universität Rostock
Gertrudenstr. 9
18057 Rostock

Grafiken: Günther Ritschel
Institut für Anatomie
Universität Rostock
Gertrudenstr. 9
18057 Rostock

Klinische Fälle als Kapiteleinstieg:
Lehrbuchredaktion Georg Thieme Verlag mit
Fachbeirat Dr. med. Johannes-Martin Hahn
Layout: Künkel u. Lopka, Heidelberg
Umschlaggestaltung: Thieme Verlagsgruppe

Die Deutsche Bibliothek –
CIP-Einheitsaufnahme

Ein Titeldatensatz für diese Publikation ist bei der Deut-
schen Bibliothek erhältlich.

Wichtiger Hinweis: Wie jede Wissenschaft ist die Medizin ständigen Entwicklungen unterworfen. Forschung und klinische Erfahrung erweitern unsere Erkenntnisse, insbesondere was Behandlung und medikamentöse Therapie anbelangt. Soweit in diesem Werk eine Dosierung oder eine Applikation erwähnt wird, darf der Leser zwar darauf vertrauen, dass Autoren, Herausgeber und Verlag große Sorgfalt darauf verwandt haben, dass diese Angabe **dem Wissensstand bei Fertigstellung des Werkes entspricht.**

Für Angaben über Dosierungsanweisungen und Applikationsformen kann vom Verlag jedoch keine Gewähr übernommen werden. **Jeder Benutzer ist angehalten,** durch sorgfältige Prüfung der Beipackzettel der verwendeten Präparate und gegebenenfalls nach Konsultation eines Spezialisten festzustellen, ob die dort gegebene Empfehlung für Dosierungen oder die Beachtung von Kontraindikationen gegenüber der Angabe in diesem Buch abweicht. Eine solche Prüfung ist besonders wichtig bei selten verwendeten Präparaten oder solchen, die neu auf den Markt gebracht worden sind. **Jede Dosierung oder Applikation erfolgt auf eigene Gefahr des Benutzers.** Autoren und Verlag appellieren an jeden Benutzer, ihm etwa auffallende Ungenauigkeiten dem Verlag mitzuteilen.

© 2003 Georg Thieme Verlag
Rüdigerstraße 14
D-70469 Stuttgart
Unsere Homepage: http://www.thieme.de

Printed in Germany

Satz: primustype Robert Hurler GmbH, Notzingen
gesetzt auf 3B2

Druck: Druckhaus Götz GmbH, Ludwigsburg

ISBN 3-13-135571-9   1 2 3 4 5 6

Vorwort

Dieses Kurzlehrbuch ist so angelegt, dass die komplexen Lehrinhalte der Histologie komprimiert dargestellt werden, ohne dabei auf wesentliche Details zu verzichten. Das Lernen soll durch klare Gliederungen und eine einheitliche Darstellungsweise erleichtert werden.

Zum besseren Verständnis des Lerntextes werden in Übersichtsabschnitten wesentliche Grundlagen vermittelt. Kurze Hinweise zur Makroskopie sind klar abgegrenzt. In den zahlreichen deutlich abgesetzten Hinweisen (Lerncoach, Merke, Beachte und Check-up) finden Sie konkrete Anleitungen zum Vorgehen beim Lernen, außerdem wird auf mögliche Schwierigkeiten beim Verständnis komplizierter Themen aufmerksam gemacht. Hier werden auch wesentliche Erkennungsmerkmale der histologischen Präparate zusammengefasst. Ferner werden Sie angeleitet, bestimmte, d. h. erfahrungsgemäß schwierigere Aspekte zu rekapitulieren.

Es wurde ausreichend farbiges Bildmaterial eingearbeitet, das Ihnen das Erkennen und das Verständnis der histologischen Strukturen erleichtern soll. Bedeutsame histologische und funktionelle Begriffe bzw. Aspekte sind durchweg farbig markiert. Schließlich sollen Ihnen zahlreiche klinische Bezüge zeigen, welche Bedeutung die histologischen Grundlagen für die klinische Ausbildung haben.

Zusammenfassend soll Sie dieses Kurzlehrbuch mit Hilfe der didaktischen Elemente durch die Thematik der Histologie führen. Dabei sollen Sie Wert darauf legen, Zusammenhänge zu verstehen und wesentliche Punkte herauszustellen, d. h. Details beispielsweise im Hinblick auf ihre funktionelle Bedeutung oder Prüfungsrelevanz zu gewichten. Das Buch enthält alle Inhalte, die Sie zum erfolgreichen Absolvieren der mündlichen und schriftlichen Prüfungen benötigen.

Für konstruktive Hinweise zum Konzept und zum Inhalt dieses Kurzlehrbuches bin ich sehr dankbar.

Danksagung

Sehr herzlich möchte ich mich bei all jenen bedanken, die ganz wesentlich an der Fertigstellung des Buches beteiligt waren:

Frank Neudörfer, Institut für Anatomie, Rostock; Erstellung der lichtmikroskopischen Abbildungen,

Prof. Ludwig Jonas, Elektronenmikroskopisches Zentrum, Rostock; Erstellung der elektronenmikroskopischen Abbildungen,

Sabine Cleven, Jana Müller und Anke Sund; Bearbeitung des Manuskripts,

Dr. Eva-Cathrin Schulz, Georg Thieme Verlag; Planung und Förderung des Buches.

Die fotografierten histologischen Präparate stammen aus der Sammlung des Instituts für Anatomie, Rostock.

Rostock, August 2003

Norbert Ulfig

Inhalt

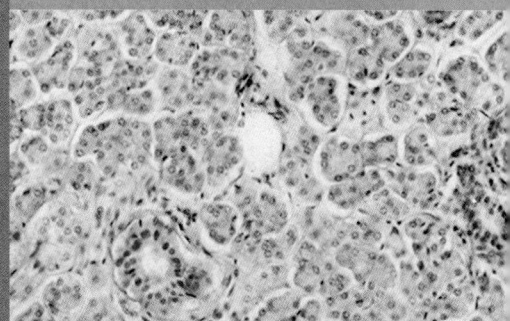

Einführung

Diagnose aus dem Eisschrank

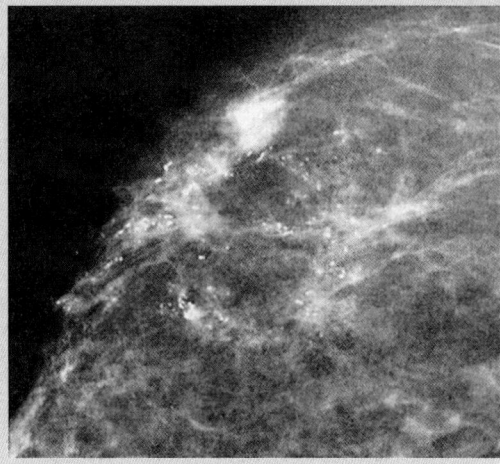

In der Mammographie erkennt man sog. Mikroverkalkungen. Sie sprechen für die Bösartigkeit des Tumors.

Bösartige Krebsgeschwulst oder harmloser Tumor? Ohne histopathologische Untersuchung wären die Ärzte nicht selten ratlos, wie sie ihre Patienten behandeln sollten. Denn allein aus einem Röntgenbild oder einen Tastbefund kann man nicht immer eine sichere Diagnose stellen. In diesem Lehrbuch lernen Sie die Gewebe kennen: von den einzelnen Zellen bis hin zur Histologie des Nervensystems. Eine Einführung zur Histologie finden Sie im ersten Kapitel. Und die Fallgeschichten vor den einzelnen Kapiteln sollen den Blick auf krankhafte Veränderungen der Gewebe richten, denen Sie im klinischen Abschnitt Ihres Studiums begegnen werden. Wie den Fall von Tina W. Die 34-Jährige hat einen Knoten in ihrer Brust getastet. Gefährliches Mammakarzinom oder harmlose Mastopathie?

Ein kleiner Knoten in der Brust

Tina W.s Mutter ist vor einigen Jahren an Brustkrebs gestorben. Deshalb ist die 34-jährige Mutter von zwei kleinen Mädchen beunruhigt, als sie einen Knoten in ihrer rechten Brust tastet. Sie vereinbart sofort einen Termin mit ihrer Gynäkologin Dr. Jakob. Diese bestätigt den Tastbefund ihrer Patientin: Im äußeren oberen Quadranten der rechten Brust findet sie einen kleinen Knoten. Die darüber liegende Haut ist unauffällig.

Dr. Jakob untersucht den Knoten mit ihrem Sonographiegerät. Sie kann einen 19 × 23 mm großen, un-

scharf begrenzten Herd erkennen. Auch in der Mammographie, einer Röntgenuntersuchung der Brust, ist der Knoten deutlich zu sehen. Dr. Jakob kann jedoch nicht ausmachen, ob es sich um ein Mammakarzinom, also einen gefährlichen, bösartigen Brustkrebs, oder eine harmlose Brustveränderung, eine Mastopathie, handelt. Sie rät Tina W. zu einer Operation und weist sie in die Frauenklinik ein. Gemeinsam mit den Ärzten der Klinik entscheidet sich Tina W. für eine Operation mit Schnellschnittuntersuchung. Dabei wird während der Operation das Gewebe des Knotens histologisch untersucht und dann über den weiteren Verlauf der OP entschieden.

Diagnose in Sekundenschnelle

Zwei Tage später wird Tina W. operiert. Der Knoten wird entnommen, eingefroren, mit dem sog. Gefriermikrotom in dünne Scheiben geschnitten und histologisch untersucht. Schon nach zehn Minuten steht fest: Es handelt sich um ein Mammakarzinom. Da der Knoten nicht sehr groß ist, können die Ärzte brusterhaltend operieren. Sie entfernen zusätzlich einige Lymphknoten, die später ebenfalls histologisch untersucht werden. Die nahe am Tumor gelegenen Lymphknotenstationen enthalten Metastasen des Krebses, die weiter entfernten sind metastasenfrei. Auch alle anderen Untersuchungen zeigen keinen Anhaltspunkt für Fernmetastasen, z. B. in Leber, Lunge oder Knochen.

Erst OP, dann Chemotherapie und Bestrahlung

Nachdem die Operationswunde verheilt ist, erhält Tina W. alle vier Wochen eine Kombination mehrerer Zytostatika, also Medikamente, die gegen Tumorzellen wirken. Außerdem wird ihre Brust bestrahlt. Dadurch sollen noch verbliebene Tumorzellen abgetötet werden. Tina W. übersteht die Therapie verhältnismäßig gut, obwohl ihr häufig übel ist und sie sich schlapp und krank fühlt. Erst nach einem halben Jahr ist die Therapie beendet.

Tina W. muss anschließend vierteljährlich zur Tumornachsorge in die Klinik. Dabei werden u. a. Brust und Lymphknotenstationen untersucht. Inzwischen sind sechs Jahre seit der Operation vergangen. Tina W. sucht die Nachsorge nur noch einmal jährlich auf. Das Mammakarzinom ist zum Glück nicht wieder aufgetreten. Tina W., ihre Familie und ihre Ärzte hoffen, dass das so bleibt.

1 Einführung

1.1 Was bedeutet Histologie?

Während die makroskopische Anatomie den Aufbau des Körpers mit bloßem Auge untersucht, bedient sich die mikroskopische Anatomie technischer Hilfsmittel (Lichtmikroskop). In der mikroskopischen Anatomie kann man dabei eine (hierarchische) Gliederung einzelner Organe in immer kleinere Teile vornehmen:

- Mikroskopische Anatomie der Organe. Die Organe setzen sich aus Geweben zusammen → Histologie (Gewebelehre).
- Die Gewebe bestehen aus Zellen. → Zytologie: funktioneller Aufbau der Zellen.
- Molekularbiologie: Analyse der Zellbestandteile auf der Ebene der Moleküle.

■■I Beachte

- **In der Regel spricht man statt von „Mikroskopischer Anatomie der Organe" kurz auch von „Histologie der Organe". Der Begriff Histologie ist dann breiter gefasst; wie auch im Titel dieses Kurzlehrbuches.**
- **In der Zytologie/Zellbiologie kommt es zu ausgeprägten Überschneidungen mit anderen Fächern (z. B. Biochemie oder Physiologie).**

Weitere Begriffsdefinitionen:
- Anatomie: „Zergliederungskunst", Lehre vom Aufbau des gesunden (menschlichen) Organismus.
- Morphologie: Lehre von der Gestalt.

1.2 Wozu Histologie?

Insgesamt ist die Beschäftigung mit der Histologie (im breiteren Sinne, s.o.) und Zytologie die Beschäftigung mit dem morphologischen Korrelat der Organ- und Gewebsfunktionen. Bei der Beschreibung funktioneller Zusammenhänge in anderen Fächern (z.B. Physiologie) werden Sie immer wieder mit dem histologischen Aufbau konfrontiert.

Noch ein anderer wichtiger Aspekt veranschaulicht die Notwendigkeit für den Medizinstudenten, sich mit Histologie (und Zytologie) zu befassen: Die Histologie bildet die unabdingbare Grundlage für das Verständnis der meisten Erkrankungen: ihre Entstehung, ihr Fortschreiten (z.B. auch Klassifizierungen), ihre Therapie (z.B. mit Arzneimitteln).

Beachten Sie auch den Anhang (s. S. 247 ff). Dort finden Sie Hinweise zu histologischen Methoden (z.B. Färbetechniken) oder zum Vorgehen beim Auswerten von histologischen Präparaten.

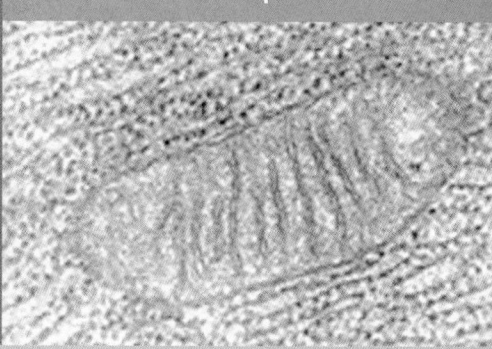

Zytologie

Bedrohliche Blasen

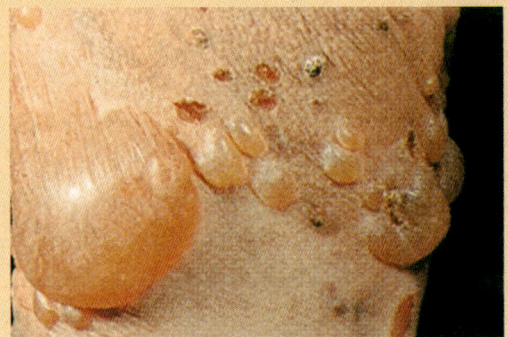

Die Blasen beim bullösen Pemphigoid können bis zu 10 cm groß werden ohne zu zerplatzen.

Bei Hannelore B. bilden sich plötzlich Blasen an der Haut: Die Verbindung zwischen den Zellen ist gestört. Wie Sie im Kapitel „Zytologie" lesen werden, sind benachbarte Zellen durch Desmosomen und Adhaerens-Kontakte mechanisch miteinander verbunden. So können zwischen benachbarten Zellen Stoffe ausgetauscht und die Leistungen der einzelnen Zellen koordiniert werden. Außerdem verhindern Kontakte zwischen Nachbarzellen weitere Zellteilungen. Nur in bösartigen Tumoren funktioniert diese „Kontaktinhibition" nicht: Die Zellen wuchern ungehemmt weiter und zerstören dabei das umgebende Gewebe.
Auch bei Hannelore B. ist die Verbindung zwischen Zellen gestört. Es bilden sich Spalten im Gewebe. Eine seltene Hautkrankheit – aber auch ein Zeichen einer weiteren gefährlichen Erkrankung, die bei Hannelore B. zum Glück noch rechtzeitig erkannt werden kann.

Blasen am Bauch

Hannelore B. hat schon häufig Blasen an der Ferse gehabt, wenn sie enge Schuhe getragen hat. Aber nun hat sie seit über drei Monaten Blasen am Bauch und den Oberschenkeln. Zunächst waren diese nur klein – etwa haselnussgroß –, aber als die 64-Jährige schließlich zum Hautarzt geht, ist die größte dieser Blasen bereits fast handtellergroß. Schmerzen verspürt Frau B. nicht, aber einen intensiven Juckreiz.
Der Arzt untersucht die Blasen genauer. Er findet am Bauch und den Oberschenkelinnenseiten rot gefärbte

Hautareale mit Blasen, die teilweise mit Blut gefüllt sind. Aufgrund der Art und der Lokalisation der Blasen schließt der Arzt sofort auf eine Erkrankung aus der Pemphigoid-Gruppe. Dabei bilden sich Spalten zwischen den Epithelzellen der oberen Hautschicht, der Epidermis, und dem darunter liegenden Bindegewebe, der Dermis. Der Blaseninhalt besteht aus Serum, häufig werden jedoch Gefäße der Dermis verletzt, so dass Blut in die Blasen gelangt.

Autoantikörper gegen Proteine

Um seine Diagnose zu bestätigen, schneidet der Arzt eine kleine Blase heraus und untersucht sie histologisch. Dabei findet er tatsächlich Spalten zwischen Epidermis und Dermis. Eine weitere Untersuchung zeigt Antikörper, die sich gegen Hemidesmosomen richten. Über diese Halbdesmosomen sind die Zellen der Epidermis mit der Basalmembran verbunden, die zwischen Epidermis und Dermis liegt. Die Antigen-Antikörper-Reaktion führt dazu, dass sich die Zellen von der Basalmembran ablösen. Die Erkrankung nennt sich bullöses Pemphigoid und ist eine Autoimmunkrankheit. Dabei richten sich die im Körper gebildeten Antikörper gegen den eigenen Organismus. Normalerweise greifen Antikörper nur fremde Substanzen an.

Krebs als Krankheitsauslöser

Das bullöse Pemphigoid ist in etwa 15 % der Fälle eine Paraneoplasie, also eine Krankheit, die in Kombination mit Tumoren auftritt. Daher wird Hannelore B. bei einem Krankenhausaufenthalt gründlich untersucht. Schließlich findet sich ein kleines Kolonkarzinom, das zum Glück operativ entfernt werden kann. Aber auch die Blasen müssen behandelt werden. Hannelore B. erhält Kortisontabletten, allerdings vorsichtiger dosiert als bei Patienten ohne Karzinom. Denn Kortison hemmt das Immunsystem – und das wird auch zur Abwehr von Krebszellen gebraucht.
In den darauf folgenden Jahren muss Hannelore B. regelmäßig zur Nachuntersuchung. Die Ärzte finden bei keiner Untersuchung Anzeichen für ein Rezidiv. Hannelore B. hat also Glück gehabt: Durch das bullöse Pemphigoid haben die Ärzte das Kolonkarzinom entdeckt, bevor es Metastasen bilden konnte.

2 Zytologie

2.1 Einleitung

Lerncoach

- Bei der Erarbeitung der verschiedenen Kapitel zur Zytologie sollten Sie auf verschiedene Aspekte achten: Morphologie der Strukturen, molekularer Aufbau von Zellbestandteilen, Entstehung bestimmter Zellstrukturen, Struktur-Funktions-Beziehungen, molekulare Mechanismen von bestimmten Prozessen.
- Sie sollten sich bei diesen komplexen Themen zunächst einen Überblick verschaffen. Beachten Sie, dass Sie Details zu diesen Themen in verschiedenen Büchern unterschiedlich dargestellt finden.
- Manche Fakten und ihre Bedeutung werden Ihnen vielleicht erst bei der Bearbeitung der übrigen Histologiekapitel verständlich. Beachten Sie auch, dass Sie die Themen der Zytologie von verschiedenen Fachdisziplinen (Biologie, Biochemie, Physiologie) vorgestellt bekommen.

2.1.1 Die Zelle

Die Zelle ist die kleinste selbstständig lebensfähige Baueinheit des Organismus **(Abb. 2.1)**. Die **Zellmembran** (Plasmamembran, Plasmalemm) grenzt

Abb. 2.1 Zelle (Schema)

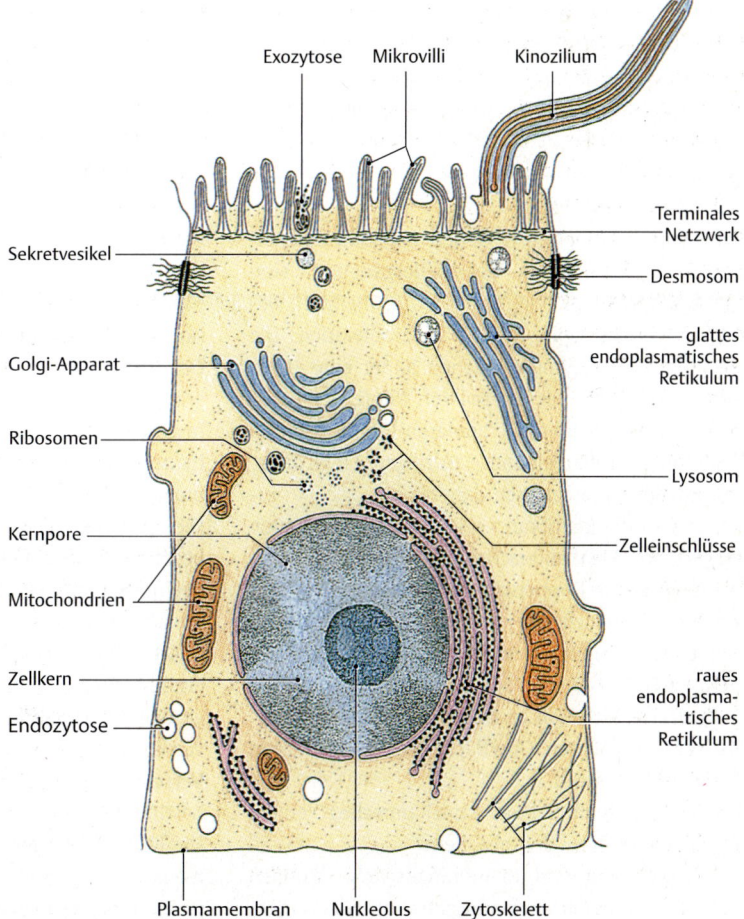

Exozytose Mikrovilli Kinozilium

Terminales Netzwerk

Sekretvesikel

Desmosom

glattes endoplasmatisches Retikulum

Golgi-Apparat

Ribosomen

Lysosom

Kernpore

Zelleinschlüsse

Mitochondrien

Zellkern

raues endoplasmatisches Retikulum

Endozytose

Plasmamembran Nukleolus Zytoskelett

sie von ihrer Umgebung ab. Die Zelle untergliedert sich in **Zellkern** (Nukleus) und **Zellleib** (Zytoplasma). Im Zytoplasma finden sich die Zellorganellen (kleine „Organe" der Zelle mit spezifischen Funktionen), ein Zytoskelett, Zelleinschlüsse (z. B. Stoffwechselprodukte) und ein flüssiges Grundplasma (Zytosol, Hyaloplasma). Als kleinste Funktionseinheit des Organismus besitzen Zellen die Fähigkeit zu Stoffwechselleistungen und zur Reizbeantwortung, sie können wachsen und sich vermehren.

Im Organismus kommen verschiedene Zellarten vor, die sich durch ihre *Form*, *Größe*, *Funktion* und *Lebensdauer* voneinander unterscheiden.

2.2 Die Zellmembran

Lerncoach

Der Aufbau und die Funktion von Biomembranen ist nicht nur eine wichtige Voraussetzung für das Verständnis der Vorgänge in der Zelle, sondern auch die Grundlage vieler biochemischer und physiologischer Prozesse.

2.2.1 Der Überblick

Alle Biomembranen, d. h. neben der Zellmembran auch die Membranen der Zellorganellen, sind gleich aufgebaut (**Einheitsmembran**). Chemisch bestehen sie aus Lipid- und Proteinmolekülen. Die Grundlage aller Zytomembranen bildet eine **Lipid-Doppelschicht**, in der die polaren Köpfe der Phospholipide nach außen, die apolaren Fettsäureketten nach innen, also aufeinander zu zeigen. Elektronenmikroskopisch lassen sich daher **drei Schichten** erkennen. In die Membran sind Proteinkomponenten eingelagert. Man unterscheidet integrale Proteine, die die gesamte Doppelschicht durchsetzen von peripheren Proteinen, die in die äußere oder innere Fettschicht eingelagert sind. Ein Teil der äußeren peripheren Proteine sind Glykoproteine, deren Kohlenhydratseitenketten an der Bildung der Glykokalix auf der äußeren Oberfläche der Zellmembran beteiligt sind (**Abb. 2.2**).

Die Zellmembran (Dicke: 8 nm) unterliegt einem ständigen Umbau, der mit dem **Fluid-Mosaic-Modell** beschrieben wird. Membranabschnitte können aus der Zellmembran herausgetrennt oder eingefügt werden. Diese Vorgänge spielen bei der Stoff-

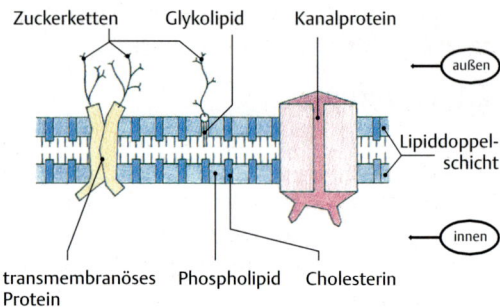

Abb. 2.2   Aufbau einer Zellmembran (Schema)

aufnahme durch Endozytose und bei der Stoffabgabe durch Exozytose eine Rolle.

An der Oberfläche bestimmter Zellen kommen Oberflächendifferenzierungen vor, die der Erfüllung spezifischer Aufgaben dienen. In Zellverbänden können die einzelnen Zellen untereinander über spezifische Zellkontakte mechanisch und funktionell gekoppelt sein.

2.2.2 Die Lipid-Doppelschicht und das Fluid-Mosaic-Modell

Drei Haupttypen von Lipiden bilden die Lipid-Doppelschicht, die **Phospholipide**, das **Cholesterol** und die **Glykolipide**. Alle Membranlipide haben ein hydrophiles Kopfende und hydrophobes Schwanzende (aus langen Fettsäureketten).

Der bimolekulare Film, d. h. die Lipid-Doppelschicht, wird dadurch gebildet, dass die hydrophoben Schwanzenden aufeinander zu weisen. Die hydrophilen Köpfe sind nach außen (zur Zellumgebung) und nach innen (zum Zellinneren) gerichtet. Die **Phospholipide** sind (mengenmäßig) der Hauptbestandteil der Lipid-Doppelschicht. **Cholesterol** beeinflusst die Fluidität der Membran. Die Zellmembran muss einerseits stabil, andererseits dynamisch und fluid (flüssig) sein. Aus der Fluidität ergibt sich die Möglichkeit einer fließenden Verlagerung der Membranproteine im Sinne von Lateralverschiebungen (Fluid-Mosaic-Modell). Durch diese Verschiebungen kann es örtlich zu einer Anhäufung bestimmter Membranbestandteile kommen.

Die Fluidität der Membran ist von der Lipidzusammensetzung (besonders von der Cholesterolmenge) und von der Temperatur abhängig.

Die **Glykolipide** beteiligen sich mit ihren Kohlenhydratketten an der Bildung der Glykokalix.

2.2.3 Die Membranproteine

Die integralen Proteine (auch Transmembranproteine genannt) erstrecken sich durch beide Lipidschichten. Diese Proteine bilden

- Kanäle, Transporter und Pumpen,
- verschiedene Rezeptoren,
- Strukturproteine.

Durch **Kanäle** können Moleküle und Ionen ungehindert durch die Zellmembran diffundieren. Kanäle können durch bestimmte Signale geöffnet oder geschlossen werden. Die Passage eines Ions durch einen **Transporter** dauert länger. Dabei wird meist gleichzeitig ein weiteres Molekül oder Ion in die Zelle „mittransportiert" oder ein Molekül oder Ion aus der Zelle befördert. **Pumpen** können ein Ion gegen ein Konzentrationsgefälle aktiv und unter Energieverbrauch durch die Zellmembran bringen.

Verschiedene **Rezeptoren** kommen in bestimmten funktionellen Systemen vor: Hormonrezeptoren (im endokrinen System), Neurotransmitterrezeptoren (im Nervensystem), Immunrezeptoren (im Abwehrsystem). Ferner gibt es Adhäsionsrezeptoren, die z. B. für die Haftung zwischen benachbarten Zellen von Bedeutung sind.

Strukturproteine können mit ihrem inneren (zytoplasmatischen) Teil als Verankerung für Bestandteile des Zytoskeletts dienen.

Die **peripheren Membranproteine** können an der inneren oder äußeren Membranoberfläche liegen. Die inneren sind z. B. Bestandteile des sogenannten *Membranskeletts* (s. S. 55), die äußeren peripheren Membranproteine sind z. B. *Verbindungsproteine* zu Bestandteilen des Extrazellulärraumes.

2.2.4 Die Glykokalix

Der Aufbau der Glykokalix

Die Glykokalix ist ein kohlenhydrathaltiger Film an der äußeren Oberfläche der Zellmembran. Sie wird gebildet von den Kohlenhydratketten der **Glykoproteine** und **Glykolipide**. Die Gesamtheit dieser Zuckerketten bildet die Glykokalix. Durch verschiedene Kombinationen der Zuckermoleküle entstehen Unterschiede in der Glykokalix verschiedener

Zellarten. Diese *Spezifität* der Glykokalix ist die Grundlage für ihre Funktionen.

Die Funktionen der Glykokalix

Die Glykokalix steuert **Wechselwirkungen** zwischen Zellen. Gleichartig spezialisierte Zellen mit gleicher oder ähnlicher Glykokalix erkennen einander und können *Zellverbände* (Gewebe) bilden. Andersherum werden auch fremde Zellen (z. B. nach einer Organtransplantation) so erkannt und abgebaut, d. h. die Glykokalix hat **Antigeneigenschaften**. Sie ist außerdem der Ort der **Blutgruppeneigenschaften**: Rote Blutkörperchen fremder Blutgruppen (nach einer Bluttransfusion) werden erkannt und können abgebaut werden.

Die Glykokalix kann Rezeptorfunktionen haben. Des weiteren ergibt sich die Asymmetrie der Zellmembran z. B. durch das Vorkommen der Glykokalix auf der äußeren Seite.

2.2.5 Die Oberflächendifferenzierungen

Bestimmte Zellarten zeigen eine Differenzierung ihrer Oberfläche, die mit ihrer spezifischen Funktion im Zusammenhang steht. Zu den Oberflächendifferenzierungen gehören Mikrovilli, Stereozilien, Kinozilien und basale Einfaltungen.

Die Mikrovilli

Die Mikrovilli sind fingerförmige Ausstülpungen der Zellmembran **(Abb. 2.3)**. Sie dienen bei resorbierenden Epithelien der Vergrößerung der Zelloberfläche. Bei besonders stark resorptiv tätigen Zellen findet sich ein dichter Rasen gleichlanger Mikrovilli, der schon lichtmikroskopisch als Bürstensaum erkennbar ist. Ein Bürstensaum findet sich z. B. im Dünndarm und in den Röhren (Tubuli) der Niere. Kurze einzeln stehende Mikrovilli finden sich bei einer Vielzahl von Zellarten.

Im Inneren der Mikrovilli finden sich Bündel längsorientierter Aktinfilamente. Diese sind an der Basis der Mikrovilli im **terminalen Netzwerk** (Terminalgespinst, terminal web) verankert, das aus verschiedenen Filamenten des Zytoskeletts der Zelle besteht. Untereinander sind die Mikrovilli durch aktinbindende Proteine (z. B. Fimbrin und Fascin) verbunden.

Mikrovilli sind in der Lage, sich aktiv zu verkürzen oder zu verlängern sowie Seitwärtsbewegungen

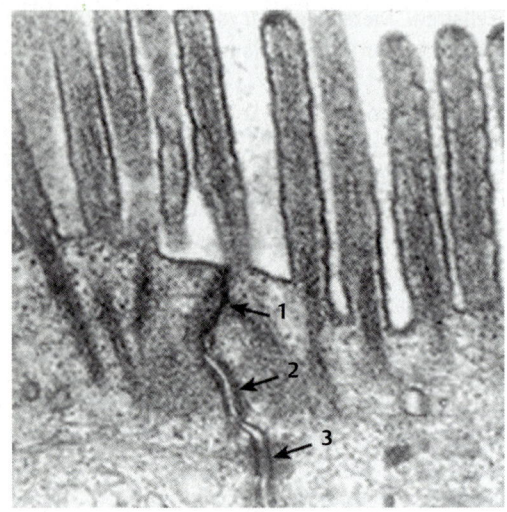

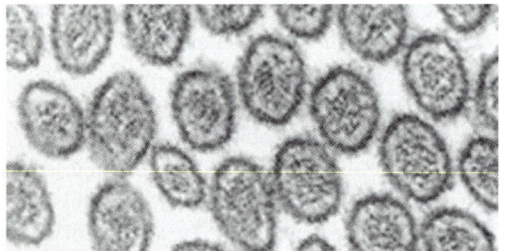

a

b

Abb. 2.3   (a) Mikrovilli im Längsschnitt und Zellkontakte im Darmepithel. 1 = Zonula occludens; 2 = Zonula adhärens; 3 = Desmosom. Vergrößerung: 50500-fach; (b) Mikrovilli im Querschnitt. Im Inneren Aktinfilamente, an der Querfläche Glykokalix. Vergrößerung 90000-fach

auszuführen. Sie tragen eine gut ausgeprägte Glykokalix, sind bis zu 2 μm lang und etwa 100 nm dick.

Die Stereozilien

Die Stereozilien (4–8 μm lang, unbeweglich) gleichen in ihrem Aufbau den Mikrovilli. Sie sind jedoch über dünne *Zytoplasmabrücken* untereinander verbunden und sind länger als Mikrovilli. Sie beteiligen sich bei Resorptions- und Sekretionsvorgängen. Im histologischen Präparat scheinen sie zu Bündeln miteinander verklebt zu sein. Stereozilien kommen z.B. im Nebenhodengang vor. Des weiteren können sie als spezielle Oberflächenstrukturen von Sinneszellen der Aufnahme von Reizen dienen. Solche „Sinneshaare" finden sich z.B. an den Haarzellen im Innenohr oder an den Riechzellen.

Die Kinozilien

Die Kinozilien sind feine, bewegliche Zellfortsätze **(Abb. 2.4)**. Sie sind 6–12 μm lang, also erheblich länger als Mikrovilli. Ihr Durchmesser beträgt etwa 0,3 μm. Elektronenmikroskopisch ist erkennbar, dass im Inneren der Kinozilien ein charakteristisches System von Mikrotubuli (*mit assoziierten Proteinen*) vorkommt, das als Axonema bezeichnet wird. Zwei zentrale Mikrotubuli (s. S. 20), das sog. Zentralpaar, werden von einem Ring aus 9 Paaren (Doubletten, Doppeltubuli) peripherer Mikrotubuli umgeben. Dieser Aufbau wird als „9×2+2"-Struktur bezeichnet. Das Zentralpaar wird von zwei getrennten Mikrotubuli gebildet, während die Mikrotubuli der peripheren Doubletten teilweise miteinander verschmolzen sind. Die Mikrotubuli der Doubletten haben an ihrer Kontaktstelle eine gemeinsame Wandung. Der sogenannte A-Tubulus ist vollständig (aus 13 Untereinheiten aufgebaut), an ihm ist der unvollständige B-Tubulus (aus 11 Unter-

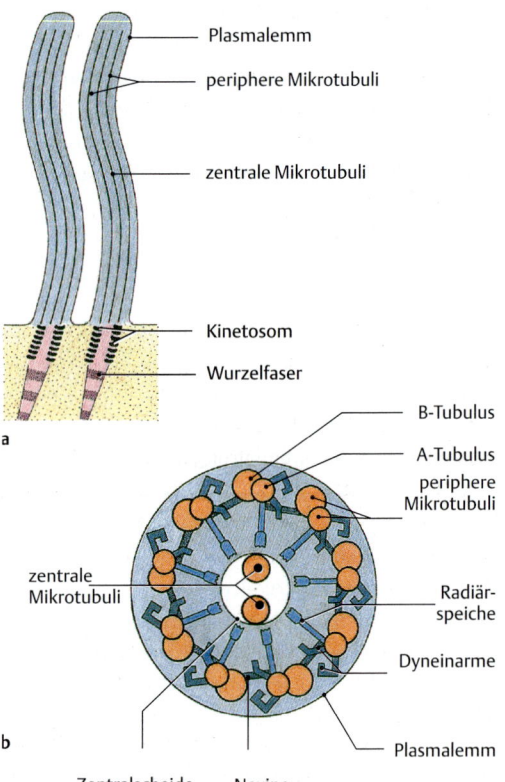

Abb. 2.4   Kinozilien (Schema). (a) Längsschnitt; (b) Querschnitt

einheiten) angelagert. Benachbarte Doubletten sind über Nexine miteinander (ringförmig) verbunden. Außerdem verläuft von jedem A-Tubulus ein Proteinfaden als Radiärspeiche nach innen. Die Proteinfäden treten nahe an die Zentralscheide, die die beiden zentralen Tubuli umgibt.

Vom A-Tubulus gehen Ärmchen aus, die aus dem Protein Dynein und ATPase bestehen. Die Ärmchen können sich an den B-Tubulus der benachbarten Doublette anlagern, was zu einer Gleitbewegung zwischen den benachbarten Doubletten führt. Diese Gleitbewegung (Verschiebebewegung) ist die Grundlage des Zilienschlages, der aus einer schnellen Vorwärtsbewegung und einer langsamen Rückwärtsbewegung besteht. Die schnelle Vorwärtsbewegung dient dem Transport von Schleim oder Flüssigkeiten auf der Zelloberfläche.

Jede Kinozilie ist an einem Basalkörperchen (Kinetosom) im Zytoplasma verankert. Die Basalkörperchen gleichen in ihrem Aufbau den Zentriolen (s. S. 20); sie bestehen aus 9 ringförmig angeordneten Tripletts (Dreiergruppen) von (kurzen) Mikrotubuli. Die Basalkörperchen können als *Basalkörperchensaum* lichtmikroskopisch lokalisiert werden. Kinozilien kommen in den Atemwegen, im Eileiter und im Nebenhoden vor.

Geißeln ähneln in ihrem Feinaufbau den Kinozilien, sie dienen der Fortbewegung der Zellen (nämlich der Spermien s. S. 191).

Basale Einfaltungen

Mikrovilli, Stereozilien und Kinozilien liegen an der apikalen Oberfläche, d. h. an der Seite der Zelle, die zu einem Hohlraum (Organlichtung) gerichtet ist. Auf der gegenüber liegenden basalen Oberfläche können die basalen Einfaltungen als röhrchenförmige Einsenkungen der Zellmembran vorkommen. Sie führen zu einer Vergrößerung der Zelloberfläche, wo vermehrt Ionen- und Wassertransporte stattfinden.

Zwischen den Einfaltungen (basales Labyrinth) liegen schmale Zytoplasmaabschnitte, die aufgereihte Mitochondrien enthalten (liefern Energie für Transportvorgänge).

Aus den tiefen Einfaltungen und den in Reihen angeordneten Mitochondrien ergibt sich lichtmikroskopisch das Bild der basalen Streifung. Solche basalen Einfaltungen (Invaginationen) kommen in den Ausführungsgängen der Speicheldrüsen und in Nierentubuli vor.

2.2.6 Klinische Bezüge
Kartagener-Syndrom

Beim Kartagener-Syndrom liegt ein angeborener Defekt der Dynein-Arme in Kinozilien (und Spermien) vor. Durch den Ausfall der zilienvermittelten Transportfunktion im respiratorischen Epithel kommt es u. a. zu häufigen Lungenentzündungen, Bronchitiden und Nasennebenhöhlenentzündungen.

Check-up

✔ Verdeutlichen Sie sich noch einmal den Aufbau und die Funktionen der Oberflächendifferenzierungen.

✔ Vergegenwärtigen Sie sich die Bedeutung der Glykokalix für die Zellerkennung (Stichwort: fremdes Gewebe, Transplantationen).

2.3 Die Zellkontakte

Lerncoach

In der Vorlesung, oder beim Nachschlagen in anderen Lehrbüchern können Ihnen sehr unterschiedliche Einteilungen und Bezeichnungen begegnen; im Folgenden ist eine aktuelle Einteilung dargestellt. Es lohnt sich wenig, diese verschiedenen Einteilungen im Detail abzugleichen. Konzentrieren Sie sich also auf die strukturellen und funktionellen Unterschiede zwischen den verschiedenen Zellkontakten.

2.3.1 Der Überblick

In Zellverbänden können die einzelnen Zellen über spezifische Kontakte miteinander verbunden sein. Solche Verbindungen sind besonders dort ausgeprägt, wo Zellen dichte Verbände bilden (s. Epithelgewebe). Bei den Zellkontakten handelt es sich um spezifische, d. h. strukturell und funktionell charakterisierte Zellverbindungen (**Abb. 2.5**, s. auch **Abb. 2.3**). Dabei lassen sich aufgrund ihrer Funktion drei Gruppen von Zellkontakten unterscheiden:

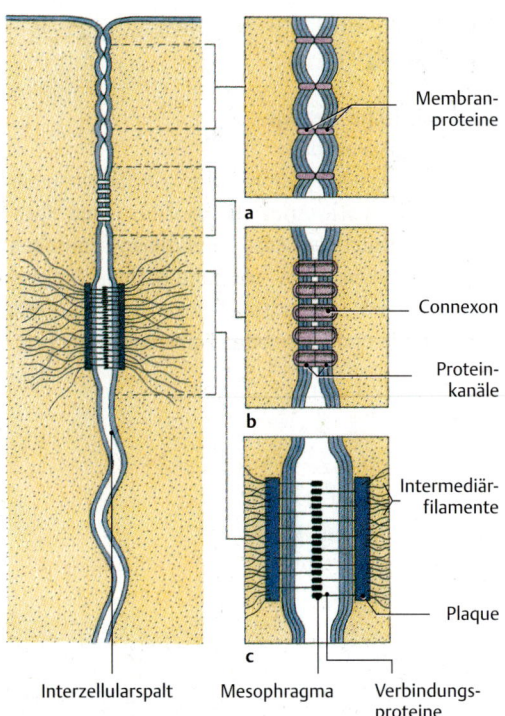

Abb. 2.5 Zellkontakte (Schema). (a) Zonula occludens (Tight Junctions); (b) Nexus (Gap Junctions); (c) Desmosom (Macula adhärens)

Labels in figure:
Membran-proteine
a
Connexon
Protein-kanäle
b
Intermediär-filamente
Plaque
c
Interzellularspalt   Mesophragma   Verbindungs-proteine

- Kontakte zur mechanischen Verbindung benachbarter Zellen: die **Desmosomen** und die **Adhärens-Kontakte**,
- Kontakte zur metabolischen und elektrischen (ionalen) Kommunikation benachbarter Zellen: der **Nexus**,
- Verschlusskontakte (Barrierekontakte): die **Zonula occludens**.

2.3.2 Die Kontakte zur mechanischen Verbindung

Diese Kontakte heißen auch Verankerungs- oder **Adhäsionskontakte**, da sie die Zellen aneinander oder an einer Unterlage haften lassen (vgl. auch klinischer Fall S. 6). Dabei wird die Verbindung zwischen zwei Zellen durch **transmembranöse Verbindungsproteine** (Zelladhäsionsmoleküle) hergestellt. Die Teile der Verbindungsproteine benach-

barter Zellen, die in den Interzellulärraum ragen, nehmen Kontakt miteinander auf. Der **zytoplasmatische Teil der Verbindungsproteine** ist (in beiden Zellen) in einer plattenartigen Zytoplasmaverdichtung (**Plaque**) verankert. Dieser (Anheftungs-)Plaque besteht aus Anheftungsproteinen, sie werden auch als **Haftplatten** oder submembranöse Verdichtungen bezeichnet. In den Plaque strahlen Bündel von Filamenten des Zytoskeletts. Man unterscheidet **zwei Typen von Adhäsionskontakten**: die Desmosomen und die Adhärenskontakte.

Die Desmosomen (Macula adhärens)

Die Desmosomen (oder Fleckdesmosomen genannt) sind umschriebene Haftstellen von runder (Durchmesser: 0,1–0,5 μm) oder elliptischer Form (**Abb. 2.5**). Sie kommen vor allem in Epithelien und zudem zwischen Herzmuskelzellen vor. Der **Interzellulärspalt** des Desmosoms ist etwas weiter (30–50 nm) als in Bereichen, in denen spezielle Zellkontakte fehlen (20 nm). Er ist mit filamentärem Material (**Desmogea**) gefüllt, das in der Mitte des Interzellulärspaltes eine linienförmige Verdichtung zeigt (Mesophragma).

In die Desmogea sind die **Verbindungsproteine** (auch Haftproteine), nämlich **Cadherine** (Desmocollin, Desmoglein), eingelagert. Sie ragen in den zytoplasmatischen Plaque, der von der Zytoplasmamembran durch eine schmale Aufhellungszone getrennt ist. Der Plaque besteht aus den Anheftungsproteinen (Desmoplakin, Plakoglobin, Plakophilin, u. a.). In den Plaque strahlen **Intermediärfilamente** (Zytokeratin in den Epithelzellen, Desmin in Herzmuskelzellen).

Verbinden sich die Zelladhäsionsmoleküle (CAMs) einer Zelle nicht mit den CAMs der Nachbarzelle, sondern mit der extrazellulären Substanz (Basallamina, s. S. 31), so spricht man von **Hemidesmosomen**. Es handelt sich also um Zellmatrix-Kontakte. Diese entsprechen auch strukturell etwa einer Desmosomenhälfte. Als Verbindungsproteine finden sich hier **Integrine**.

Die Adhärenskontakte

Bei den Adhärenskontakten sind die **integralen Verbindungsproteine** ebenfalls aus der Gruppe der **Cadherine** (z. B. E-Cadherin im Epithel, N-Cadherin im Herzmuskel, VE-Cadherin im Gefäßendothel).

Zu den **Plaqueproteinen** gehören Aktinin, Vinculin und Catenine. **In den Plaque strahlen Aktinfilamente** (sowie auch Myosinfilamente) ein.

Drei Formen von Adhärenskontakten können unterschieden werden: Zonula, Punctum und Fascia adhärens.

Die **Zonula adhärens** (Adhärensgürtel) ist eine schmale (Breite: 0,1–0,5 μm) Kontaktzone, die sich wie ein Gürtel um eine Zelle herum befindet. Die Zonulae adhärentes finden sich besonders in Epithelien und erscheinen lichtmikroskopisch (aufgrund der Anfärbbarkeit der Aktinfilamentbündel) als **Schlussleistennetz**.

Das **Punctum adhärens**, also eine punktförmige Befestigung, ist etwas kleiner als ein Desmosom. Adhärens-Punkte sind an sehr vielen Zelltypen vorhanden.

Die **Fascia adhärens** ist eine platten- oder streifenförmige Kontaktzone. Sie findet sich zwischen Herzmuskelzellen.

Achtung, unterschiedliche Begriffe: Punctum adhärens heißt auch Punktdesmosom oder Typ-II-Desmosom. Deshalb wird ein (Fleck-)desmosom auch als Typ-I-Desmosom bezeichnet. Mit Streifendesmosom meinen einige Autoren die Fascia adhärens. Dadurch werden auch andere Gruppeneinteilungen der Zellkontakte erklärbar.

In Epithelien finden sich häufig eine Zonula occludens, eine Zonula adhärens und ein Desmosom unmittelbar hintereinander. Dieser Komplex wird als **Haftkomplex** bezeichnet. Einige Autoren korrelieren den Begriff „Haftkomplex" mit dem lichtmikroskopischen Begriff „**Schlussleistennetz**". Andere Autoren meinen mit Schlussleistennetz die Zonulae adhärentes (in der Lichtmikroskopie).

2.3.3 Die Kontakte zur metabolischen und elektrischen (ionalen) Kommunikation

Zu dieser Gruppe gehören die **Nexus (Gap Junctions)** und auch die **Synapsen** (s. S. 65). Die Nexus sind fleckförmige (rundliche) Kontakte **(Abb. 2.5)**. Der Interzellulärspalt ist deutlich schmaler als in Bereichen, in denen keine Zellkontakte liegen. Die benachbarten Zellen sind durch zahlreiche transzelluläre **Proteinkanäle** miteinander verbunden. Diese Proteinkanäle entstehen dadurch, dass ein halber Kanal (**Connexon**) der einen Zelle auf einen halben Kanal der Nachbarzelle trifft. Ein Connexon besteht aus (6 ringförmigen) Connexin-Proteinen. **Durch die Proteinkanäle gelangen Ionen und kleine Moleküle.** In der Herzmuskulatur und in der glatten Muskulatur (jedoch nicht in der Skelettmuskulatur) ermöglichen die Nexus die **Ausbreitung** von **Aktionspotenzialen** (elektrische Kopplung). Ferner kommen Nexus z. B. zwischen **Osteozyten** und bestimmten Epithelzellen (z. B. Enterozyten) vor.

2.3.4 Die Verschluss- oder Barrierekontakte

In diese Gruppe gehören die **Zonula occludens (Tight Junctions)**. Dieser Zellkontakt verläuft gürtelförmig **hauptsächlich um Epithelzellen (Abb. 2.5)**. Meist sind mehrere Verschlussleisten hintereinander angeordnet.

Im Bereich der Zonulae occludentes liegen die Zellmembranen der benachbarten Zellen so dicht beieinander, dass der Interzellulärspalt hier vollständig verschwunden ist. Die Zonulae occludentes werden durch **integrale Membranproteine** (Occlusin und Claudin) gebildet. An den Zonulae occludentes finden sich Aktinfilamente im Zytoplasma.

Die Zonulae occludentes verhindern einen parazellulären Transport, d. h. Substanzen können nicht durch die Interzellulärspalten gelangen (Abdichtungsfunktion der Zonulae occludentes). Diese Zellkontakte verhindern auch eine Verlagerung von Membrankomponenten (über die Kontaktstellen hinweg). Die Effektivität des Verschlusses hängt von der Anzahl der Leisten ab.

Die Zonulae occludentes werden häufig (in älteren Lehrbüchern) auch so beschrieben, dass die äußere Schicht der Zellmembran (dreischichtig) der einen Zelle mit der äußeren Schicht der Zellmembran der benachbarten Zelle verschmilzt. Die Verschmelzung ergibt danach ein 5-schichtiges Membransystem.

Check-up

✔   **Sie sollten den prinzipiellen Aufbau der Zellkontakte kennen. Beim Wiederholen beachten Sie besonders die hervorgehobenen Begriffe.**

Thema 8

2.4 Die Endozytose und die Exozytose

Die Zelle ist über Endo- und Exozytose in der Lage, Stoffaustausch zu betreiben: Unter **Endozytose** versteht man die Aufnahme von Stoffen aus dem Extrazellulärraum, bei der **Exozytose** erfolgt eine Stoffabgabe in den Extrazellulärraum.

2.4.1 Die Endozytose

Bei der Endozytose kommt es zunächst zu einer Einstülpung der Zellmembran und dann durch Abschnürung des eingestülpten Membranteils zur Bildung von Bläschen, die mit ihrem Inhalt in das Zellinnere gelangen. Die **Aufnahme** von löslichen Stoffen wird als *Pinozytose* bezeichnet. Werden partikuläre Bestandteile, z.B. Reste zerfallener Zellen oder Mikroorganismen, von der Zelle aufgenommen, spricht man von *Phagozytose*.

Die Endozytose-Vesikel können mit Lysosomen verschmelzen (s. S. 17). Die aufgenommenen Moleküle können auch durch die Zelle transportiert werden, um dann durch Exozytose wieder abgegeben zu werden. Dieser Vorgang heißt *Transzytose*.

Die Pinozytose

Die Pinozytose kann unter Beteiligung eines Rezeptors oder unspezifisch erfolgen.

Bei der **Rezeptor-vermittelten Pinozytose** werden selektiv Makromoleküle aufgenommen. Diese Moleküle binden zunächst außen an Rezeptoren, es kommt zu einer grübchenförmigen Einsenkung der Zytomembran. Diesem Teil der Zytomembran ist auf der Innenseite das Protein *Clathrin* aufgelagert. Nach Abschnürung entsteht ein Bläschen mit einem Clathrin-Mantel (auch Stachelsaumbläschen, coated vesicles).

Bei der **unspezifischen Pinozytose** sind weder Rezeptoren noch Clathrin beteiligt. Diese Form der Endozytose dient besonders der Rückgewinnung von Zytomembranteilen.

Die Phagozytose

Bei der Phagozytose bindet der aufzunehmende Partikel an einen Rezeptor. Dann kommt es zu einem aktiven Vorschieben von kleinen Zellfortsätzen, die schließlich den Partikel umhüllen.

Tubuläre Bakterien verbleiben in xenophagischen Vakuolen

2.4.2 Die Exozytose

Bei der Exozytose erfolgt eine **Stoffabgabe** in den Extrazellulärraum. Ein intrazellulärer Vesikel nähert sich der Plasmamembran, die Vesikel- und Plasmamembran verschmelzen, wodurch der Inhalt des Vesikels nach außen gelangt. Man unterscheidet die durch bestimmte Stimuli ausgelöste regulierte Exozytose und die unregulierte (oder konstitutive) Exozytose. Mittels Exozytose werden u. a. Sekrete und bei Nervenzellen die Neurotransmitter abgegeben.

Bei der Apozytose kommt es zu Vorbuchtungen der Plasmamembran. Diese Vorbuchtungen werden zusammen mit den von ihnen umfassten Zytoplasmabestandteilen abgeschnürt.

Vorkommen: Milchdrüse (s. S. 223), Ausstoßung des Zellkerns bei der Erythropoese (s. S. 88), Knochen (s. Matrixvesikel, S. 50). *Pankreas*

2.5 Die Zellorganellen

Lerncoach
Machen Sie sich beim Lesen bei den einzelnen Zellorganellen jeweils die spezifische Struktur und die speziellen Funktionen klar.

Thema 6

2.5.1 Das endoplasmatische Retikulum und die Ribosomen

Beim endoplasmatischen Retikulum (übliche Abkürzung ER) handelt es sich um membranbegrenzte schmale, spaltförmige Räume, die miteinander kommunizieren **(Abb. 2.6, Abb. 2.7)**. Die schmalen Räume haben die Form von stark abgeplatteten Säckchen oder auch von Röhrchen. Zum Teil sind die Spalträume zu Zisternen erweitert. Vom ER spalten sich Vesikel ab.

Es werden zwei Formen des ER unterschieden, das **raue** (granulierte) endoplasmatisches Retikulum (rER, auch Ergastoplasma genannt) und das **glatte** endoplasmatisches Retikulum (gER). Die beiden Formen des ER gehen ineinander über.

Das raue endoplasmatische Retikulum (rER)

Die Membran des rER ist auf der Außenseite mit elektronendichten Partikelchen, den **Ribosomen**, besetzt. Das rER steht in kontinuierlicher Verbindung mit der Kernhülle. Vom rER schnüren sich Vakuolen ab, die dem Golgi-Apparat zugeführt werden.

◼◼▌ Merke

Aufgrund seines hohen Gehaltes an RNA besitzt das rER eine hohe Affinität zu basischen Farbstoffen (Basophilie).

Eiweiß synthetisierende Drüsenzellen besitzen viel basophiles Ergastoplasma (rER), z. B. Drüsen der Bauchspeicheldrüse, der Mundspeicheldrüsen und der aktiven Milchdrüse. Das rER in den Nervenzellen ist die Nissl-Substanz (s. S. 62).

Das glatte endoplasmatische Retikulum (gER)

Das gER tritt vorwiegend in tubulärer Form auf. Es ist frei von Ribosomen und hat folgende Funktionen: **Synthese** von Lipiden (z. B. Cholesterol und Phospholipide) und Lipoproteinen, Synthese von Steroidhormonen wie Sexualhormone und Nebennierenrindenhormone und die **Umwandlung** giftiger (toxischer) Substanzen durch Ankopplung wasserlöslicher Gruppen (Entgiftungsfunktion, Biotransformation). Bei Belastung mit bestimmten Medikamenten, die entgiftet werden müssen, nimmt das gER in den Leberzellen deshalb zu. In der quergestreiften Muskulatur ist das gER ein Calciumspeicher und wird dann als Sarkoplasmati-

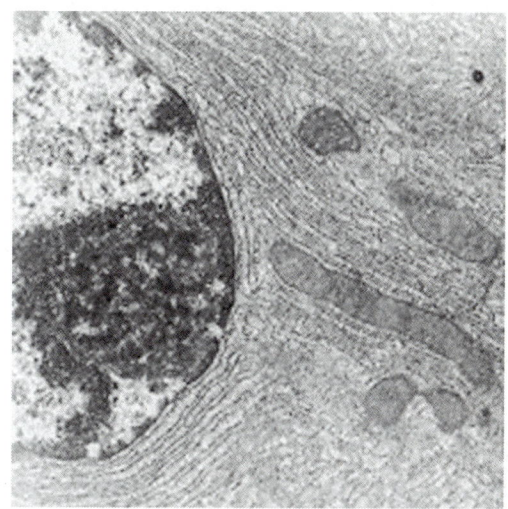

a

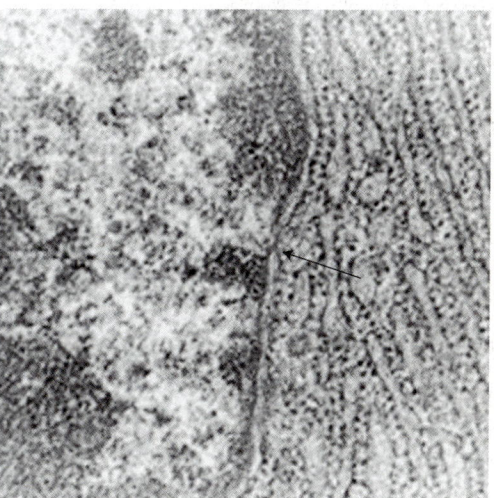

b

Abb. 2.7 Endoplasmatisches Retikulum (Elektronenmikroskopie). (a) Innerhalb der rER Anschnitte von Mitochondrien, links Anschnitt eines Kerns; Vergrößerung 14000-fach. Der Kern enthält Euchromatin (hell) und Heterochromatin (dunkel); (b) Kernanschnitt (links) und rER (rechts); Vergrößerung 505000-fach. Pfeil = Kernpore

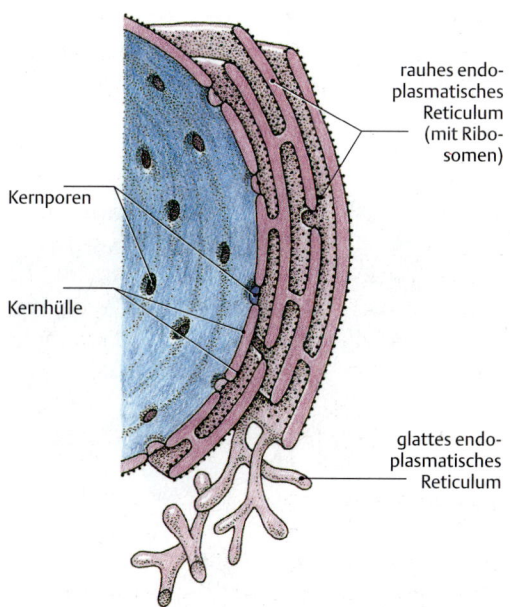

Kernporen

Kernhülle

rauhes endoplasmatisches Reticulum (mit Ribosomen)

glattes endoplasmatisches Reticulum

Abb. 2.6 Endoplasmatisches Retikulum (Schema)

sches Retikulum bezeichnet. Das gER der Leberzellen ist auch am Glucosestoffwechsel beteiligt. In größeren Mengen kommt gER in Nebennierenrindenzellen, in Hormon bildenden Zellen des Hodens und Eierstocks, in quergestreifter Skelett- und Herzmuskulatur sowie in Leberzellen vor.

Anulierte Lamellen (Lamellae anulatae) sind ringförmig gestapelte Zisternen des gER, die als Reservematerial für die Kernhülle dienen. Folglich kommen die anulierten Lamellen in sich häufig teilenden Zellen vor (z.B. Keimzellen, Tumorzellen). Die anulierten Lamellen besitzen ähnlich wie die Kernhülle Poren.

Die Ribosomen

Die sehr kleinen rundlichen Ribosomen (Durchmesser: 20–25 μm) sind nicht von einer Membran begrenzt. Es sind die „Proteinfabriken" der Zelle. Sie setzen sich jeweils aus einer großen (60S-Untereinheit; „S" ist die Svedberg-Einheit als Sedimentationskoeffizient) und einer kleinen (40S-)Untereinheit zusammen. Beide Untereinheiten bestehen aus RNA und verschiedenen assoziierten Proteinen. Sie werden in den Nukleoli (Kernkörperchen) gebildet.

Ribosomen treten als **freie** Ribosomen, in Gruppen als **Polyribosomen** (Polysomen) oder gebunden an die Membran des ER, als **membrangebundene Ribosomen** auf.

Das Verteilungsmuster von Ribosomen in der Zelle hängt vom **Funktionszustand** der Zelle ab: Im **unaktiven Zustand** der Zelle zeigt sich eine unregelmäßige Verteilung als freie Ribosomen im Zytoplasma, die Untereinheiten sind voneinander getrennt. Wird die Zelle „aktiv" und produziert Proteine, die ins Zytosol gelangen (z.B. Enzyme), kommt es zur Gruppierung der Ribosomen in Form der Polyribosomen, die Untereinheiten sind dann durch ein fadenförmiges mRNA-Molekül (m = messenger, s.S.24) verbunden. Ebenfalls im aktiven Zustand der Zelle, jedoch bei Produktion von Membranproteinen, sekretorischen Proteinen und lysosomalen Proteinen, erfolgt die **Anlagerung** von Ribosomengruppen an die **ER-Membran**. Die sekretorischen und lysosomalen Proteine bleiben durch die rER-Membran streng getrennt vom Zytosol. Die Membranproteine werden in die rER-Membran eingebaut und über Membranaustausch (Transportvesikel) gelangen sie in andere Membransysteme. Im Lumen des rER kommt es zu Modifikationen der an den gebundenen Ribosomen gebildeten Proteinen (z.B. Bildung von Disulfidbindungen, Zusammenführung von Proteinuntereinheiten).

In der Nähe des Golgi-Apparates werden Vesikel (mit den neugebildeten Proteinen) abgeschnürt und zur Cis-Seite des Golgi-Apparates (s.u.) transportiert.

2.5.2 Der Golgi-Apparat

Der Golgi-Apparat (liegt häufig in der Nähe des Zellkerns, z.B. supranuklear) setzt sich aus mehreren **Diktyosomen** (Golgi-Feldern) zusammen (**Abb. 2.8**, **Abb. 2.9**). Ein Diktyosom besteht aus einem Stapel streifenförmiger Membran-Säckchen (membranbegrenzte **Zisternen**), die gekrümmt sind und nicht miteinander in Verbindung stehen. (Häufig werden die Begriffe Golgi-Apparat und Diktyosom nicht streng nach ihrer Definition benutzt.) Die einzelnen Diktyosomen können über Tubuli miteinander kommunizieren. In unmittelbarer Nähe der Diktyosomen finden sich **Vesikel** (Bläschen), die dem Golgi-Apparat funktionell zuzuordnen sind.

Die Diktyosomen zeigen einen polaren Aufbau. Eine Seite des Diktyosoms ist konvex, die gegenüberliegende Seite konkav gewölbt. Die konvexe Seite, die als **cis-Seite** bezeichnet wird, nimmt Vesikel aus dem rauen endoplasmatischen Retikulum auf (Aufnahmeseite). Die konkave **trans-Seite** ist die Abgabeseite; von ihr schnüren sich Vesikel ab. Diese besitzen häufig eine Clathrin-Bedeckung. Im Diktyosom erfolgt ein Umbau und eine **Modifikation** der aufgenommenen Proteine auf dem Weg von der cis- zur trans-Seite. Die Verlagerung der Proteine zwischen den Zisternen erfolgt dabei mittels Transportvesikel.

Drüsenzellen haben einen besonders ausgeprägten Golgi-Apparat.

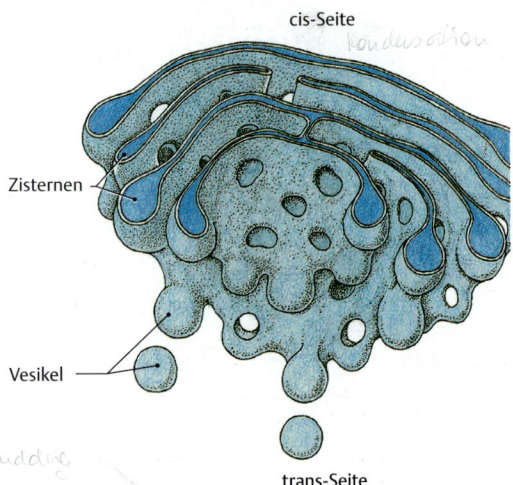

Abb. 2.8 Diktyosom (Golgi-Feld; Schema)

Die Funktionen des Golgi-Apparates

Die wichtigsten Funktionen des Golgi-Apparates sind die Lysosomenproduktion, die Bildung von Vesikeln (d. h. Verpackung von Proteinen in Transportvesikel), z. B. die Bildung von Sekretgranula (für die Exozytose) und die Regeneration der Zytomembran (Bildung von Membrananteilen als Ersatz für abgeschnürte Zytomembranteile). Des weiteren ist er für die Aufnahme von Vesikelmembranen, die Übertragung (auch Entfernung) von Zuckerketten an Proteine und Lipide (s. Glykosylierung, Biochemie), die Ankopplung von Sulfatgruppen an Proteine (s. Sulfatierung, Biochemie) und die Anheftung von Phosphatgruppen an Proteine (s. Phosphorylierung, Biochemie) verantwortlich. Der Golgi-Apparat kann mittels Osmiumsäure oder Silbersalzen selektiv für die Lichtmikroskopie dargestellt werden (Abb. 2.9).

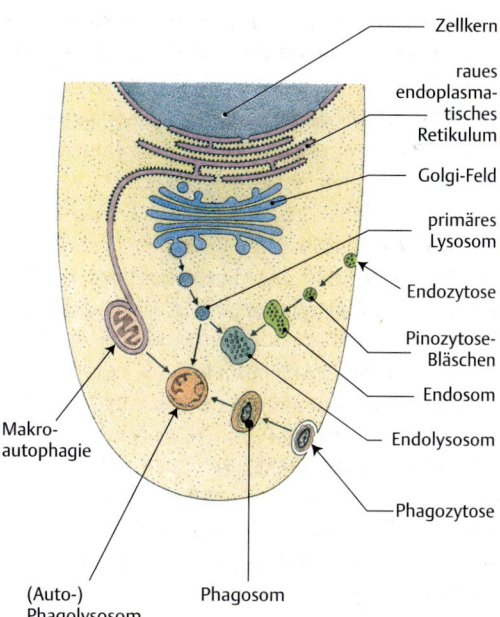

Abb. 2.10 Lysosomaler Abbau (Schema)

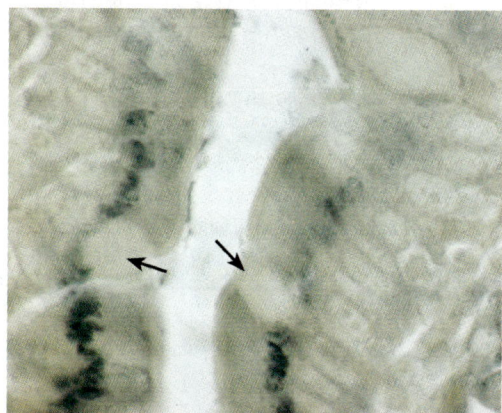

Abb. 2.9 Zahlreiche Golgi-Felder, dargestellt durch Osmierung (schwarz); Darmepithel; Vergrößerung 1200-fach. Beachten Sie die supranukleäre Lage der Golgi-Felder; Pfeile deuten auf Becherzellen (s. S. 34)

2.5.3 Die Lysosomen

Der Aufbau der Lysosomen

Lysosomen sind membranbegrenzte, kugelige Zellorganellen (Durchmesser: 0,1–1 μm). Charakteristisch ist ihr Gehalt an sauren Hydrolasen (Verdauungsenzyme, der pH-Wert in den Lysosomen liegt bei 4–5!). Zu diesen gehören die Proteasen, Lipasen, Esterasen, Sulfatasen und als lysosomales Leitenzym die saure Phosphatase. Lysosomen entstehen als primäre Lysosomen aus dem Golgi-Apparat.

Die Funktionen der Lysosomen (Abb. 2.10)

Lysosomen sind in der Lage, sowohl zelleigene als auch durch Endozytose aufgenommene Makromoleküle abzubauen (Heterophagie und Autophagie). Bei der Heterophagie unterscheidet man zwischen dem Abbau flüssiger (durch Pinozytose aufgenommener) und fester (durch Phagozytose aufgenommener) Moleküle. Die Pinozytose-Bläschen verschmelzen mit Endosomen. Die Endosomen sind vesikuläre Strukturen, die wahrscheinlich zuvor durch Fusion von mehreren Endozytose-Vesikeln entstanden sind. Die primären Lysosomen verschmelzen dann mit diesen Endosomen, wodurch ein Endolysosom entsteht. In diesen Endolysosomen bauen die lysosomalen Hydrolasen die aufgenommenen Makromoleküle ab. Von den Endolysosomen trennen sich große Abschnitte als sekundäre Lysosomen (auch Heterolysosomen genannt) ab. Endstufen der sekundären Lysosomen mit nicht verdaubaren Resten sind die Residualkörper (auch Telolysosomen genannt, s. auch Lipofuszingranula, S. 22). Durch Phagozytose können Partikel, wie z. B. Bakterien aufgenommen werden. Dabei entstehen Phagosomen, die mit primären Lysosomen zum Phagosom (ebenfalls Heterolysosom genannt) verschmelzen.

Bei der **Autophagie** sind zwei Formen zu unterscheiden: die *Mikroautophagie* und die *Makroautophagie*. Durch Einstülpung der Lysosomenmembran und anschließende Abschnürung eines Vesikels werden Bestandteile des Zytoplasmas in das Innere der Lysosomen gebracht (**Mikroautophagie**). Durch mehrfache Wiederholung dieses Vorgangs entstehen als Autophagolysosomen sog. **multivesikuläre Körper**. Bei der **Makroautophagie** werden größere Zellbestandteile von Membranen des endoplasmatischen Retikulums umhüllt. Diese Vakuolen verschmelzen mit primären Lysosomen zu **Autophagolysosomen**. Makroautophagie spielt etwa beim Umbau von Organen eine wichtige Rolle, z. B. Umbau der Milchdrüse nach der Stillperiode.

In spezialisierten Zellen kann es auch zu einer Exozytose von Lysosomen kommen; dabei kommt es zur Abgabe von lysosomalen Enzymen in den Extrazellulärraum. Beispiele: Osteoklasten (Knochenfresszellen, s. S. 48), Blutzellen (Leukozyten, s. S. 83), Spermien (s. S. 191).

2.5.4 Die Peroxisomen

Der Aufbau der Peroxisomen

Die Peroxisomen sind meist kugelige (Durchmesser: 0,2–1,5 μm, kleinere heißen Mikroperoxisomen), membranbegrenzte Organellen. Sie enthalten als charakteristische Enzyme Oxidasen und Katalasen. Sie entstehen durch Abschnürung aus (spezialisiertem) glattem endoplasmatischen Retikulum. Elektronenmikroskopisch können in Peroxisomen kristalloide Verdichtungen (z. B. Kernstücke, randständige Platten) in der sonst feinkörnigen Matrix vorkommen.

Die Funktionen der Peroxisomen

Die Oxidasen bauen Fettsäuren ab, dabei entsteht Wasserstoffperoxid, ein Zellgift, das von der Katalase beseitigt wird. Peroxisomen sind besonders zahlreich in der Leber.

2.5.5 Die Mitochondrien

Die Anzahl der Mitochondrien pro Zelle, ihre intrazelluläre Lage und ihre Form (kurze und lange Stäbchen, 0,5–5 μm lang und 0,2 μm dick (Fädchen) oder Körnchen) hängt vom Zelltyp und von

der Zellfunktion ab. In stoffwechselaktiven und energieverbrauchenden Zellen kommen sie besonders zahlreich vor, so z. B. in Leberzellen, Belegzellen des Magens, Zellen der Nierentubuli, vielen Nervenzellen und der quergestreiften Muskulatur. In roten Blutkörperchen (Erythrozyten) fehlen sie ganz.

Alle Mitochondrien besitzen eine **äußere** und eine **innere Membran.** Die äußere Membran ist die Hüllmembran, sie ist für viele Moleküle permeabel und enthält in großer Menge das Transportprotein Po-

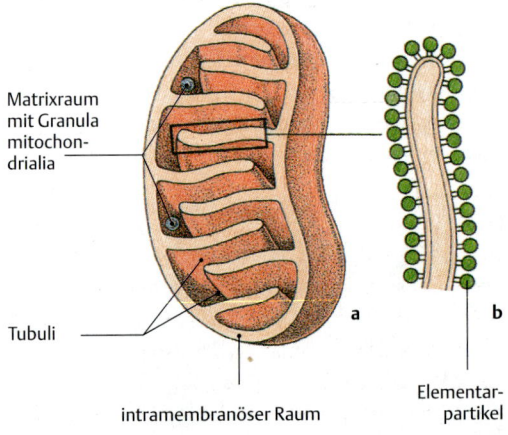

Matrixraum mit Granula mitochondrialia

Tubuli

a   b

intramembranöser Raum   Elementarpartikel

Abb. 2.11 (a) Mitochondrium vom Tubulus-Typ; (b) mitochondrialer Tubulus (Schema)

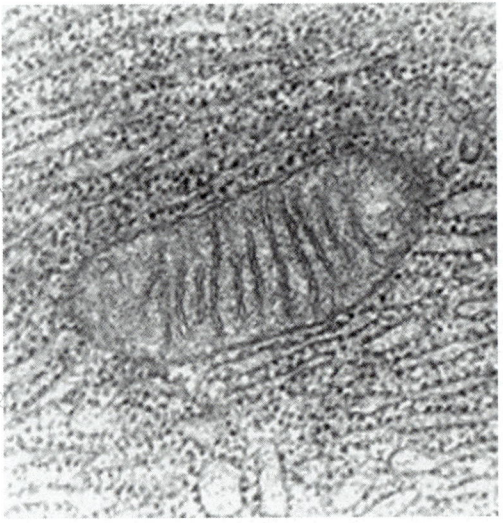

Abb. 2.12 Mitochondrium (Elektronenmikroskopie), umgeben von rauem endoplasmatischem Retikulum; Vergrößerung 50500-fach

rin. Die innere Membran bildet leisten- oder röhrenförmige **Einstülpungen**, die weit in das Innere der Mitochondrien vorspringen. Dementsprechend werden Mitochondrien vom **Crista-Typ** (Leisten; am häufigsten) und Mitochondrien vom **Tubulus-Typ** (Röhren) unterschieden. Mitochondrien vom Tubulus-Typ kommen in Steroidhormon-bildenden Zellen vor, d. h. Zellen der Nebennierenrinde (s. S. 171) und die Leydig-Zellen des Hodens (s. S. 192).

Neben diesen Haupttypen beschreibt man ferner solche vom Sacculus-Typ und vom Prismen-Typ. Die Cristae tragen innen **Elementarpartikel**. Das sind Träger von Enzymen (insbesondere ATP-Synthetase).

Durch die zwei Membranen entstehen zwei voneinander getrennte Räume, der **intermembranöse Raum** (äußerer Stoffwechselraum, Hüllenkompartiment; zwischen äußerer und innerer Membran) und der **Matrixraum** (innerer Stoffwechselraum; umschlossen von der inneren Membran). Der Matrixraum enthält Proteine, vor allem Enzyme (Multienzymsysteme), Lipide, DNA in ringförmiger Anordnung, RNA in ribosomenähnlicher Form sowie Granula mitochondrialia (calciumreich).

Die Mitochondrien sind semiautonome Organellen mit einem eigenen (unvollständigen) Genom. „Semiautonom" bedeutet: Die Neubildung von Mitochondrien (3–20 Tage Lebensdauer) erfordert eine mitochondriale und (in großem Umfang) eine zytoplasmatische Proteinsynthese. Die Endosymbiontentheorie beschreibt die bakterielle Herkunft der Mitochondrien in der Phylogenese: Bakterien sind als Symbionten in das Zytoplasma von Einzellern aufgenommen worden. Aus ihnen sind die semiautonomen Mitochondrien entstanden.

Die Funktionen der Mitochondrien

Mitochondrien sind „die Kraftwerke der Zelle"; ihre Hauptaufgabe besteht in der Gewinnung von Energie in Form von ATP (**ATP-Synthese**).

Außerdem sind sie die Orte vieler wichtiger biochemischer Vorgänge, wie z. B. Atmungskette, Zitratzyklus, Fettsäureoxidation, Zellatmung, Glukoneogenese.

 Die vielfältigen Funktionen der Mitochondrien beruhen auf teilweise sehr komplexen biochemischen Vorgängen; diese können Sie sich in einem Biochemie-Buch erarbeiten.

2.5.6 Klinische Bezüge

Lysosomale Speicherkrankheiten

Durch Defekte unterschiedlicher lysosomaler Enzyme kommt es bei lysosomalen Speicherkrankheiten zum Anstau von unvollständig verdauten Substanzen. Diese Speicherung führt zur Vergrößerung der Lysosomen und im weiteren Verlauf zum Anschwellen und zu Funktionsstörungen der Zellen. Klinisch stehen die progredienten neurologischen Symptome im Vordergrund, z. B. Verhaltensstörungen, Gangstörungen, Lähmungen, fortschreitender geistiger Abbau.

 Check-up

✔ Machen Sie sich nochmals die Bedeutung der mitochondrialen Membranstrukturen für die Funktion der Mitochondrien klar.

✔ Verdeutlichen Sie sich nochmal den Zusammenhang zwischen dem Verteilungsmuster der Ribosomen und dem Funktionszustand der Zelle.

✔ Machen Sie sich klar, warum man die trans-Seite des Golgi-Apparates als „reife Seite" und die cis-Seite als „Wachstumsseite" beschreibt.

✔ Vergegenwärtigen Sie sich noch einmal den lysosomalen Abbau endozytierter Substanzen.

2.6 Das Zytoskelett

Lerncoach

Auch wenn der Begriff Zyto-„Skelett" als einzige Funktion den Zusammenhalt der Zelle vermuten lässt, nehmen die einzelnen Komponenten des Zytoskeletts eine Reihe anderer Funktionen wahr, z. B. den Transport von Zellorganellen.

2.6.1 Der Überblick

Das Zytoskelett kann als der **Stütz- und Bewegungsapparat** der Zelle aufgefasst werden. Es erfüllt statische und dynamische Funktionen wie die Erhaltung der Zellgestalt, die Stützung bestimmter Zellfortsätze, die Stabilisierung der Zellmembran, die Änderung der Zellgestalt, die Ermöglichung von Zellbewegungen sowie die Transporte von z.B. Organellen und Vesikeln innerhalb der Zelle.

Das Zytoskelett besteht aus dünnen Proteinfäden, den **Filamenten**, die durch Aneinanderlagerung (**Polymerisation**) von Proteinuntereinheiten entstehen. Hinzu kommen Proteine, die an die Filamente assoziieren.

Im Wesentlichen werden drei verschiedene Zytoskelettsysteme unterschieden:

- Mikrotubuli
- Intermediärfilamente
- Aktinfilamente.

Diese drei Systeme unterscheiden sich u.a. im Durchmesser ihrer Filamente und in ihrer Lokalisation innerhalb der Zelle.

2.6.2 Die Mikrotubuli

Der Aufbau der Mikrotubuli

Mikrotubuli sind mehrere µm lange, röhrenförmige (unverzweigte) Strukturen des Zytoskeletts. Ihr Außendurchmesser beträgt ca. 25 nm. Die Röhrenwand eines Mikrotubulus besteht aus **13 Protofilamenten**. Diese Protofilamente sind Stränge, die sich aus Dimeren der beiden Untereinheiten des globulären Proteins Tubulin (α- und -Tubulin) anordnen. Verschiedene **Mikrotubulus-assoziierte Proteine** (MAPs) stabilisieren die Mikrotubuli und dienen der Kontaktaufnahme mit anderen Elementen des Zytoskeletts und mit der Zellmembran.

Die Mikrotubuli besitzen ein Minusende und ein Plusende. Am Plusende erfolgt eine Polymerisation, d.h. ein Wachstum. Das Minusende liegt (meist) am Zentrosom, das in der Nähe des Zellkerns liegt. Es dient als Mikrotubulus-Organisationszentrum (MTOC). In einigen Zelltypen strahlen die Mikrotubuli vom MTOC ausgehend in verschiedene Richtungen zur Zellperipherie.

Beim Transport von Organellen innerhalb der Zelle sind für den Kontakt zwischen Mikrotubulusoberfläche und Zellorganellen zwei Motorproteine verantwortlich, nämlich **Kinesin** und **Dynein**.

Das Zentriol und das Zentrosom

Mikrotubuli sind die zentralen Bauelemente von Zentriolen und Zentrosomen.

Das **Zentriol** ist ein zylindrisches Organell. Es besteht aus neun zirkulär angeordneten Gruppen von je 3 Mikrotubuli (Tripletten). Die Tripletten stehen etwas schräg, ihre drei Mikrotubuli werden von innen nach außen mit A-, B- und C-Tubulus bezeichnet. Sie haben zum Teil gemeinsame Wandabschnitte: Der A-Tubulus ist komplett (13 Protofilamente), ihm ist der B-Tubulus mit 11 Protofilamenten aufgelagert, dem B-Tubulus wiederum ist der C-Tubulus mit 11 Protofilamenten aufgelagert. Benachbarte Tripletten sind über Verbindungsproteine (Nexine) miteinander verknüpft. Von den Tripletten ziehen speicherförmig Proteine zum Zentrum des Zylinders.

Die Zentriolen bilden die Kinetosomen (s.S.11) und stellen das wesentliche Bauelement der Zentrosomen dar. Das **Zentrosom** besteht aus zwei Zentriolen (auch **Diplosom** genannt), die senkrecht zueinander ausgerichtet sind. Die beiden Zentriolen sind durch perizentrioläre Filamente (auch Satelliten genannt) miteinander verbunden.

Die Funktionen der Mikrotubili, des Zentriols und des Zentrosoms

Mikrotubuli können schnell auf-, um- oder abgebaut werden und dienen daher der **dynamischen Stabilisierung** der Zelle. Sie bilden außerdem den Spindelapparat bei Zellteilungen sowie die strukturelle Grundlage von Kinozilien (s.S.10). Mikrotubuli stabilisieren die Fortsätze von Nervenzellen und sind ferner für den **Transport** von Granula und Zellorganellen verantwortlich; dabei spielen die Motorproteine Dynein und Kinesin (s.o.) eine wesentliche Rolle. Dynein transportiert Granula oder Organellen zum Minusende, Kinesien zum Plusende der Mikrotubuli.

Die **Zentriolen** spielen eine wesentliche Rolle bei der Zellteilung (s.S.25).

Das **Zentrosom** ist als MTOC das Polymerisationszentrum für die Mikrotubuli.

2.6.3 Die Intermediärfilamente

Der Durchmesser der Intermediärfilamente beträgt 8–10 nm und liegt damit zwischen dem der Mikrotubuli und dem der Aktinfilamente (daher die

Bezeichnung *Intermediär*filamente). Schon lichtmikroskopisch lassen sich Bündel von Intermediärfilamenten in Epithelzellen (hier Tonofilamente genannt), in Nervenzellen (Neurofibrillen) und in Gliazellen (Gliafilamente) erkennen. Die Bündel von Intermediärfilamenten sind *das* **Stützgerüst** für die Zelle; da sie die stabilste Komponente des Zytoskeletts darstellen. Man findet sie daher besonders zahlreich in Zellen, die mechanisch besonders beansprucht sind.

Molekular sind Intermediärfilamente aus fadenförmigen Proteinuntereinheiten aufgebaut. Diese Untereinheiten bilden Dimere, die sich zu Tetrameren zusammenlagern. Diese Tetramere bilden die Baueinheiten, die zu den Intermediärfilamenten polymerisieren. Die Intermediärfilamente verschiedener Zelltypen sind chemisch allerdings nicht einheitlich aufgebaut. Vielmehr lassen sich biochemisch verschiedene **Klassen** von Intermediärfilamenten unterscheiden. In der Regel enthält ein bestimmter Zelltyp eine typische Klasse von Intermediärfilamenten. Diese Klassen sind jeweils durch bestimmte Intermediärfilamentproteine charakterisiert. Die kennzeichnenden Intermediärfilamentproteine sind **Zytokeratine** in Epithelzellen, **Vimentin** in Bindegewebszellen, **Desmin** in den Muskelgeweben, **Neurofilamentproteine** in Nervenzellen, saures **Gliafibrillenprotein** (glial fibrillary acedic protein, GFAP) in Astrozyten und **Laminin** an der inneren Oberfläche der Kernmembran.

2.6.4 Die Aktinfilamente

Die Aktinfilamente, deren Durchmesser 6–7 nm beträgt, werden auch als **Mikrofilamente** bezeichnet. Durch Polymerisation von globulären Aktinmolekülen (G-Aktin) entsteht ein doppelsträngiges (α-helikal gewundenes) Aktinfilament (F-Aktin). Sie besitzen, wie die Mikrotubuli, ein Minusende und ein schnell wachsendes Plusende. Aktinfilamente finden sich in unterschiedlichen Anordungen. Sie bilden Netzwerke, lagern sich zu Bündeln zusammen, können ringförmig oder ohne erkennbares Muster angeordnet sein.

Eine Reihe von Aktin-bindenden Proteinen erfüllen unterschiedliche Funktionen: Sie spielen eine Rolle beim Aufbau der Filamente, stabilisieren die Anordnung der Filamente, ermöglichen Bewegungen, verknüpfen Aktinfilamente untereinander, koppeln Aktinfilamente an andere Zellstrukturen und regulieren den Zerfall von Aktinfilamenten.

Zu den **Aktin-bindenden Proteinen** gehören:

- Fimbrin, das Aktinfilamente durch Quervernetzung bündelt,
- Profilin, das die Polymerisation von Aktinmolekülen verhindert,
- Vinculin und α-Aktinin, die Aktinfilamente an der Zellmembran im Bereich von Adhärens-Kontakten verknüpfen,
- α-Aktinin, das sich im Bereich der Z-Streifen der quergestreiften Muskulatur (s. S. 54) findet,
- Cofilin, das den Abbau von F-Aktin beschleunigt,
- Gelsolin, das Aktinfilamente in Fragmente zerlegt,
- Spectrin und Ankyrin, die Aktinfilamente an der Zellmembran (s. Erythrozyten) befestigen und
- Filamin, das Aktinfilamente zu Netzwerken verbindet.

In den Muskelgeweben sind Aktinfilamente und Myosinfilamente zusammen angeordnet (s. S. 55). Diese Anordnung stellt die Grundlage der Muskelkontraktion dar. In vielen Nichtmuskelzellen kommen ebenfalls Aktin-Myosin-Komplexe vor. Diese Komplexe ermöglichen eine Verkürzung von Aktinbündeln. Solche Aktinbündel können Stressfasern bilden, die auch der Stabilisierung von Zellen (gegenüber externen Zugkräften) dienen. Aktinfilamente kommen in Mikrovilli (s. S. 9) sowie in größerer Menge als Netzwerk im kortikalen Zytoplasma, d. h. in der Zellperipherie vor.

2.6.5 Spektrin und Dystrophin

Die wesentliche Bedeutung von Spektrin und Dystrophin ist die mechanische Stabilisierung der Plasmamembran. Spektrinmoleküle lagern sich unter der Membran zu Spektrinfilamenten zusammen, die dann mit Aktinfilamenten ein Membranzytoskelett bilden. Vergleichbar dem Spektrin, das besonders ausgeprägt in Erythrozyten vorkommt, findet man besonders in Muskelzellen das Dystrophin. Das Dystrophin bildet mit Aktin ein Filamentgerüst unter der Membran von Muskelzellen.

2.6.6 Klinische Bezüge
Muskeldystrophie Duchenne

Bei dieser schwersten und häufigsten Muskeldystrophie kommt es durch Mutation des Dystrophin-

Gens zu einer Dystrophin-Defizienz und damit zu einer zunehmenden Atrophie und Fibrose der Skelettmuskulatur. Die betroffenen Kinder zeigen schon früh u. a. ein Absinken des Beckens beim Gehen und eine Schultergürtelschwäche. Etwa ab Schulalter werden Treppensteigen und Laufen zunehmend eingeschränkt, später geht die Gehfähigkeit verloren.

Check-up

✔ **Wenn Sie an dieser Stelle noch nicht jedes Detail zum Zytoskelett behalten haben (insbesondere nicht-hervorgehobene Inhalte), sollte Sie das nicht verunsichern. Für manche MC-Fragen bzw. manche mündliche Prüfungen können Sie die Details dann nochmals gezielt nachlesen.**

2.7 Die Zelleinschlüsse

Lerncoach

Sie lernen hier die Zelleinschlüsse kennen. Im Unterschied zu den bisher besprochenen Zellbestandteilen sind die Einschlüsse weitgehend inaktive Strukturen!

2.7.1 Der Überblick

Zelleinschlüsse, auch **paraplasmatische Einschlüsse** oder **Paraplasma** genannt, kommen in vielen Zellen vor. Es handelt sich um Einlagerungen ins Zytoplasma, die entweder von der Zelle selbst gebildet oder von außen aufgenommen wurden. Das Material der Zelleinschlüsse nimmt zumindest zeitweise nicht am aktiven Stoffwechsel der Zelle teil. Zelleinschlüsse enthalten gespeicherte Nährstoffe (als Reserve), inaktive Stoffwechselnebenprodukte oder aber Stoffwechselschlacken. Zelleigene oder aufgenommene Stoffe, die eine Eigenfarbe besitzen, bilden die Pigmente.

2.7.2 Zelleinschlüsse mit gespeicherten Stoffen
Die Glykogenpartikel
Glykogen ist die Speicherform von Glucose. Es wird in Form von kleinen Granula (unregelmäßig geformte Partikel) oder Schollen gespeichert. Schollen sind Aggregate von Partikeln. Besonders glykogenreich sind Muskel- und Leberzellen. Glykogen lässt sich über die PAS-Reaktion darstellen.

Die Lipidtropfen und die Einweißeinschlüsse
Die **Lipidtropfen** weisen unterschiedliche Größen auf; sie dienen häufig als Energiespeicher. Lipidtropfen sind in vielen Zellen anzutreffen, besonders in Zellen des Fettgewebes, in Steroidhormon bildenden Zellen (der Nebennierenrinde, des Hodens und des Eierstocks) und in Talgdrüsen.
Kristalline Eiweißeinschlüsse: Solche Proteinablagerungen sind selten anzutreffen, z. B. Reinke-Kristalle in den Leydig-Zellen des Hodens (s. S. 192).

Die Pigmente
Pigmente besitzen eine Eigenfarbe, die oft bereits makroskopisch sichtbar ist (z. B. Pigmentierung der Haut). Die Pigmente werden vom Körper selbst hergestellt oder aufgenommen (**endogene und exogene Pigmente**).

Die endogenen Pigmente
Blut- und Muskelfarbstoffe sind der rote Farbstoff der Erythrozyten (Hämoglobin) und der rote Farbstoff im Muskelgewebe (Myoglobin). Aus dem Blutfarbstoff entstehen (**hämoglobinogene**) Pigmente: Zum einen Hämosiderin, ein gelb-braunes, eisenhaltiges Pigment das beim Abbau von Erythrozyten in der Milz (Milzmakrophagen) entsteht sowie Hämatoidin und die Gallenfarbstoffe Bilirubin und Biliverdin als eisenfreie Abbauprodukte des Hämoglobins. Extrazelluläres Hämatoidin kommt in Blutergüssen vor, Bilirubin und Biliverdin in Phagozyten der Milz und der Leber.
Nicht-hämoglobinogene Pigmente. Die zwei wichtigsten Vertreter dieser Gruppe sind Melanin und Lipofuszin. Melanin ist ein schwarz-braunes Pigment, das in Zellen der Haut, des Auges und des Gehirns vorkommt. Die Lipofuszingranula sind lysosomale Residualkörper. Das braune Lipofuszin besteht vor allem aus Lipoproteinen (mit Eisen- und Kupfer-Ionen), es bildet sich erst mit fortschreitendem Alter (Alterspigment) besonders in Nervenzellen, Herzmuskelzellen und bestimmten Zellen der Nebennierenrinde.

Ferritin. Ferritin ist ein weiterer Zelleinschluss. Es ist eine Speicherform von Eisen, z. B. in Darmwandepithelzellen.

Die exogenen Pigmente
Diese Farbstoffe gelangen durch Einatmung, Nahrungsaufnahme oder Injektion in den Körper. Dazu gehören Kohlenstaub (durch phagozytierende Zellen in der Lunge und in Lymphknoten gespeichert), Vitamin A (in Fettzellen gespeichert, gelbliche Farbe des Fettes durch Stoffwechselprodukte des Vitamin A, die Lipochrome) sowie Tätowierungen in der Haut.

2.7.3 Klinische Bezüge
Glykogenosen
Bei den verschiedenen Typen der Glykogenosen handelt es sich um Speicherkrankheiten, die zu abnormen Mengen an (normalem oder pathologisch) verändertem Glykogen, besonders in Leberzellen führen. Ursachen dieser Glykogenosen sind angeborene Enzymdefekte.

Check-up
✔ Machen Sie nochmals klar, warum es für die Zelle notwendig ist, bestimmte Stoffe in Form von Zelleinschlüssen zu speichern und diese somit aus dem aktiven Stoffwechsel herauszunehmen.
✔ Rekapitulieren Sie dabei nochmal den Nutzen bzw. die Funktion der hier aufgeführten Zelleinschlüsse (Glykogenpartikel, Lipidtrofen, Pigmente).

2.8 Der Zellkern (Nukleus) und der Zellzyklus

Lerncoach
Sie kennen die zunehmend große Bedutung der Genetik in vielen Feldern der Medizin. Das folgende, kurzgefasste Kapitel erläutert Ihnen die wesentlichen Details zum Aufbau, der Funktion und den Vorgängen (z. B. Teilung) im Kern als Träger der Erbinformation.

2.8.1 Der Überblick
Der Kern enthält die genetische Information der Zelle (in Form der DNA) und steuert die Zellfunktionen (z. B. die Proteinsynthese im Zytoplasma). Die DNA ist zusammen mit Proteinen zu den 46 Chromosomen zusammengelagert, die in ihrer Gesamtheit das Chromatin des Zellkerns bilden. In der Regel besitzt jede Zelle einen Zellkern; es gibt jedoch auch kernlose (rote Blutzellen) und mehrkernige Zellen. Bei den mehrkernigen Zellen unterscheidet man Synzytien, die durch die Verschmelzung von Zellen (Zellfusion) entstanden sind (Beispiele dafür sind mehrkernige Leberzellen oder die Osteoklasten) von Plasmodien. Diese entstehen, wenn der Teilung der Kerne keine Teilung der Zelle folgt (z. B. zweikernige Leberzellen oder vielkernige Knochenfresszellen). Das Erscheinungsbild von Zellkernen ist je nach Zelltyp unterschiedlich. Der Zellkern kann ein oder mehrere Kernkörperchen (Nukleolen) enthalten. Durch eine Kernhülle wird das Nukleoplasma vom Zytoplasma abgegrenzt. Die Kernhülle weist Poren auf.

■■■ Beachte
Die Beschreibung des Zellkerns bezieht sich auf den Interphasekern, d. h. den Kern zwischen den Zellteilungen

2.8.2 Die Form, Lage und Größe des Zellkerns
Wie die Zellform ist auch die Gestalt des Zellkerns sehr variabel. In polygonalen und isoprismatischen Zellen ist der Kern meist rund, in hochprismatischen Zellen mehr oval, in flachen Zellen ist er abgeplattet (s. S. 31). Aus der Kernform kann meist auf die Gestalt der Zelle geschlossen werden. Auch die Lage des Zellkerns kann sehr unterschiedlich sein und kann zum Teil als Kriterium bei der Differenzialdiagnose von Geweben herangezogen werden. Skelettmuskulatur beispielsweise besitzt randständige Kerne, die Herzmuskulatur hingegen zentral gelegene Kerne. Die Kerngröße steht in Korrelation zur Zellgröße: Kern-Plasma-Relation. Der Kern nimmt in der Regel etwa 15 % des Zellvolumens ein. Größere Kerne kommen in aktiven, kleinere in inaktiven Zellen vor.

2.8.3 Die Kernhülle
Die Kernhülle besteht aus zwei Zytomembranen (s. Abb. 2.7). Zwischen den beiden Membranen liegt

der schmale **perinukleäre Raum**. Dieser Raum steht in Verbindung mit dem Binnenraum des endoplasmatischen Retikulums. An den Verbindungsstellen setzt sich die Membran des endoplasmatischen Retikulums in die äußere Kernmembran fort. Das erklärt auch, dass die äußere Kernmembran an ihrer Oberfläche Ribosomen aufweist. Der inneren Kernmembran lagert sich innen häufig Heterochromatin (s. u.) an. Lamine bilden ein dichtes Filamentgerüst unter der inneren Kernmembran.

Die Kernhülle besitzt eine große Anzahl von **Poren** (ca. 100 nm weit). Hier liegen zahlreiche Proteine, die den **Kernporenkomplex** aufbauen. Durch die Kernporen hindurch findet ein kontrollierter Transport von Molekülen zwischen Karyoplasma und Zytoplasma (und umgekehrt) statt. Der Kernporenkomplex besteht aus einem äußeren (zytoplasmatischen) und einem inneren Ring aus Proteinen. Diese Proteinringe umgeben den zentralen Proteinkomplex, der den Transportkanal (zum Ein- und Austritt von RNA, Proteinen und anderen Makromolekülen) enthält.

2.8.4 Das Chromatin

Im Interphasekern sind die einzelnen (jetzt entspiralisierten) Chromosomen nicht sichtbar. Die Gesamtheit der Chromosomen (DNA-Proteinkomplex) bildet das Chromatin, das das Nukleoplasma weitgehend ausfüllt. Beim Chromatin unterscheidet man dunkle und helle Bezirke: Heterochromatin und Euchromatin (s. **Abb. 2.7**). Das elektronendichte **Heterochromatin** entspricht kondensierten Chromosomenabschnitten; d. h. diese Chromosomenabschnitte sind inaktiv (an ihnen erfolgt keine Transkription, s. u.). Heterochromatin findet sich am Rand des Kerns und am Nukleolus. Das helle **Euchromatin** enthält gestreckte (d. h. nicht kondensierte) Chromosomenabschnitte, die genetisch aktiv sind (d. h. gerade abgelesen werden). Darüber hinaus besteht das Euchromatin (wohl zum größten Teil) aus mäßig kondensierten Chromosomenabschnitten, die nicht genetisch aktiv sind.

2.8.5 Der Nukleolus

Im Interphasekern findet sich meist ein rundlicher Nukleolus, manchmal kommen zwei oder drei Nukleoli vor. Die Größe der Nukleoli ist abhängig von der Syntheseaktivität der Zelle.

Im Nukleolus erfolgt die Synthese und der Zusammenbau der ribosomalen Untereinheiten. Der Nukleolus enthält meist hochrepetitive DNA-Sequenzen.

Elektronenmikroskopisch lassen sich am Nukleolus drei Abschnitte unterscheiden:

Das fibrilläre Zentrum. Hierbei handelt es sich um mehrere unregelmäßig geformte helle Areale, in denen die Synthese der ribosomalen (r)RNA (durch die RNA-Polymerase I) stattfindet.

Die granuläre Komponente. Dieser Teil ist der größte Abschnitt des Nukleolus. Hier finden sich die heranreifenden Vorstufen der ribosomalen Untereinheiten.

Die dichte fibrilläre Komponente. Diese sehr dichten Abschnitte liegen um die fibrillären Zentren. Hier bindet die prä-rRNA an spezifische Proteine (Nukleotin und Fibrillarin). Diese Komponente des Nukleolus kann netzförmig auftreten und wird dann als Nukleonema bezeichnet.

2.8.6 Die Transkription und die Translation

Die Information über den Bauplan der Proteine liegt in der DNA im Zellkern. Die Biosynthese von Proteinen (Translation) jedoch erfolgt im Zytoplasma. Deshalb wird von der DNA eine Negativkopie (m-RNA, Boten-RNA) erstellt (Transkription). Es werden dabei nur bestimmte DNA-Abschnitte transkribiert.

2.8.7 Der Zellzyklus und die Zellteilung

Für das Wachstum, den Ersatz abgestorbener Zellen und die Wundheilung vermehren sich Zellen durch mitotische Teilung. Die **Mitose** ist ein kurzer Teil des Zellzyklus (1 Stunde); der zweite längere Abschnitt des Zellzyklus ist die **Interphase** (ca. 24 Stunden).

Die **Meiose** findet nur bei Geschlechtszellen statt, sie dauert wesentlich länger als die Mitose (s. u.).

Die Interphase

Die **Interphase** gliedert sich in:

- G_1-Phase (im Anschluss an die Zellteilung): Zellwachstum, RNA- und Proteinsynthese
- S-Phase: Verdopplung (Replikation) der DNA (d. h. Vorbereitung der Mitose, s. u.)

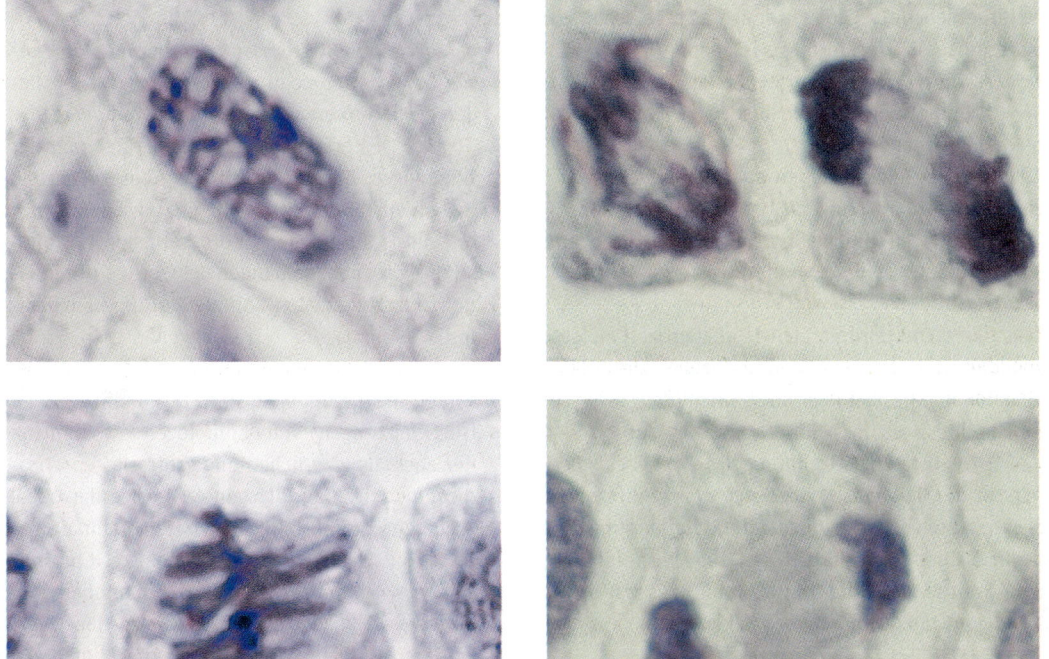

Abb. 2.13   Mitosestadien. (a) Prophase mit Nukleolus; (b) Metaphase; (c) Frühe und späte Anaphase; (d) Telophase; Vergrößerung 1200-fach

- G$_2$-Phase: Korrektur von DNA-Schäden, Synthese von Proteinen (für Kondensation der Chromosomen, s. u.).

Die Mitose

Die Mitose ist die häufigste Form der **Kernteilung** **(Abb. 2.13)**. Dabei wird das genetische Material gleichmäßig auf zwei Tochterkerne verteilt. Die sich anschließende Teilung der Zelle wird als **Zytokinese** bezeichnet. Voraussetzung für die Mitose ist die vorherige Verdopplung der DNA in der S-Phase. Vor Beginn der Mitose verdoppeln sich auch die Zentriolen des Zentrosoms. Die Mitose wird in folgende Stadien eingeteilt:

Prophase: Das wichtigste Merkmal dieser Phase ist die Spiralisierung und Verdichtung (Kondensation) der Chromosomen, die dadurch sichtbar werden. Sie bilden ein Knäuel (Spirem). Das verdoppelte

Zentrosom teilt sich, und die beiden Zentrosomen verlagern sich zu gegenüberliegenden Zellpolen (Spindelpole der Zelle). Das gesamte Mikrotubulussystem der Zelle bricht zusammen, und es werden dann von den Zentrosomen neue Mikrotubuli (u. a. Spindel-Mikrotubuli) gebildet.

Prometaphase: In dieser Phase zerfällt die Kernhülle (in kleine Vesikel), und es kommt zur Anheftung der Spindel-Mikrotubuli an die Chromosomen. Die Chromosomen bestehen aus den beiden Schwesterchromatiden, die an einer etwas eingeschnürten Stelle, dem **Zentromer**, besonders fest aneinander haften. Am Zentromer lagert sich ein Proteinkomplex an, das **Kinetochor**, an dem die Spindel-Mikrotubuli ansetzen. Die Spindel-Mikrotubuli bilden die **Mitosespindel**.

Metaphase: In diesem Stadium ordnen sich die Chromosomen in einer Ebene genau in der Mitte der Mitosespindel an (Metaphasenplatte in der Äquatorialebene). Die Chromosomen erscheinen insgesamt als sternförmiges Gebilde (**Monaster**). Ferner kommt es zu einer weiteren Kondensation der Chromosomen und die beiden Schwesterchromatiden werden sichtbar.

Anaphase: Die Schwesterchromatiden werden voneinander getrennt und (mit dem Kinetochor voran) in Richtung auf die beiden Spindelpole gezogen. Jetzt werden zwei Chromatidensterne sichtbar (**Diaster**).

Telophase: Die Chromatiden beginnen sich zu dekondensieren, und es bilden sich zwei Kernhüllen (aus den o. g. Vesikeln der alten Kernhülle) aus.

Im Anschluss an die Mitose kommt es zur **Zytokinese** (= vollständige Trennung des Zellleibes). Bereits in der Telophase bildet sich eine Teilungsfurche auf Höhe der ehemaligen Metaphasenplatte bedingt durch ein zirkuläres Aktin-Myosinbündel, dem kontraktilen Ring; dann kommt es zur vollständigen Durchtrennung des Zellleibes.

Die Meiose (Reifeteilung)

Die Meiose findet nur bei Geschlechtszellen (Keimzellen) statt. Die Meiose hat zwei Ziele:

- Produktion von haploiden Gameten, d. h. Reduktion des diploiden Chromosomensatzes auf einen haploiden (einfachen, 23, X oder 23, Y). Durch Vereinigung von Gameten kann dann eine diploide Zygote (befruchtete Eizelle; 46, XX oder 46, XY) entstehen.
- Austausch von Chromosomenabschnitten, d. h. Neukombination (Rekombination) des genetischen Materials.

Die Meiose dauert wesentlich länger als die Mitose und umfasst zwei Reifeteilungen.

Die erste Reifeteilung

Vor dem Eintritt in die erste Reifeteilung verdoppeln die Keimzellen ihre DNA. Die Stadien der ersten Reifeteilung entsprechen denen der Mitose (Pro-, Meta-, Ana- und Telophase). Die Prophase kann extrem lang sein (s. u.). Im Unterschied zur Mitose paaren sich in der Prophase die homologen Chromosomen (**Synapsis**). Der zweite wesentliche Prozess in dieser Phase ist der **Austausch von Chromatidabschnitten**.

Die **Prophase** kann in fünf Stadien unterteilt werden:

1. **Leptotän**: Die Chromosomen werden kondensiert und damit sichtbar; sie sind mit ihren Enden an der inneren Kernmembran verankert.

2. **Zygotän**: Es erfolgt die Aneinanderlagerung der homologen Chromosomen. Bei dieser Paarung liegen einander entsprechende Abschnitte des ehemals mütterlichen und väterlichen Chromosoms exakt nebeneinander. Sie werden durch einen synaptonemalen Komplex zusammengehalten.

3. **Pachytän**: In diesem Stadium sind die Chromosomen maximal kondensiert. Es kommt jetzt zu Überkreuzungen von homologen Abschnitten der ehemals väterlichen und mütterlichen Chromosomen. Dann erfolgt ein Austausch der überkreuzten Chromosomenstücke (Rekombination).

4. **Diplotän**: Die Paarung der homologen Chromosomen wird (unter Zerfall des synaptonemalen Komplexes) wieder aufgelöst. Nur an den Überkreuzungsstellen bleiben die Chromosomen zusammenhängen. Somit werden die Überkreuzungen jetzt als Chiasmata sichtbar.

5. **Diakinese**: Die Chromosomen lösen sich von der inneren Kernmembran, und die Kernhülle zerfällt.

Die übrigen Phasen sind denen der Mitose vergleichbar. Es werden, im Unterschied zur Mitose, beide Chromatiden eines Chromosoms an eine Hälfte der Meiosespindel befestigt.

Die zweite Reifeteilung

Ohne eine Verdopplung der DNA erfolgt die zweite Reifeteilung, die einer „normalen" Mitose entspricht. Das Ergebnis der Meiose sind letztlich vier Zellen mit haploidem Chromosomensatz.

Check-up

✔ Machen Sie sich nochmals den Aufbau der Kernhülle klar.

✔ Überlegen Sie nochmals, welches die wesentlichen Unterschiede zwischen Meiose und Mitose sind.

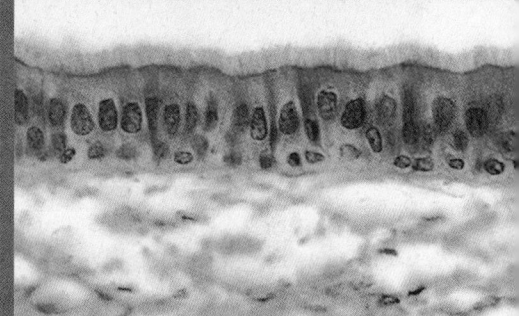

Gewebe

Die eingemauerte Patientin

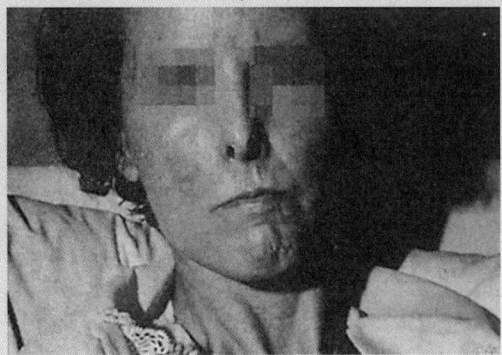

Das Gesicht der Patientin ist durch die Erkrankung verändert.

Heidrun J. kann kaum noch einen Bissen herunterbekommen. Ursache der Beschwerden ist eine Bindegewebserkrankung. Bindegewebe, über das Sie im folgenden Kapitel mehr lesen werden, kommt überall im Körper vor. Seine straffen Kollagenfasern schützen und stützen die Organe. Fehlen diese Fasern – wie bei dem seltenen, genetisch bedingten Ehlers-Danlos-Syndrom – ist die Haut samtartig weich und verletzlich, die Blutgefäße brüchig und die Gelenke überstreckbar. Bei Heidrun J. ist genau das Gegenteil der Fall. Bei ihr produzieren die Bindegewebszellen zu viel Kollagen. Dadurch verhärten Haut und innere Organe.

Schluckbeschwerden, Atemnot und Hautveränderungen

Hausarzt Dr. Dolzer hat einen langen Arbeitstag hinter sich. Seine letzte Patientin ist die 56-jährige Heidrun J. Dr. Dolzer hat sie als lebenslustige Frau in Erinnerung. Doch seit er sie das letzte Mal vor über zwei Jahren gesehen hat, hat sich seine Patientin verändert. Ihr Mund ist schmal geworden und von Falten umgeben, das Gesicht wirkt maskenhaft. Heidrun J. kommt wegen ihrer Schluckstörungen. Sie könne kaum noch einen Bissen Fleisch herunterbekommen und ernähre sich meist von Suppe. Außerdem sei die Haut an ihren Händen irgendwie straff geworden. Sie komme sich wie eingemauert vor.

Bei der körperlichen Untersuchung fällt Dr. Dolzer sofort die glänzende, gespannte Haut an den Fingern auf. Heidrun J. hat sogar Schwierigkeiten, die Finger zu strecken. Dr. Dolzer überweist Heidrun J. mit der Einweisungsdiagnose Progressive Systemische Sklerose in die nahe gelegene Uniklinik.

Zu viel Kollagen

Progressive systemische Sklerose (PSS) – auch systemische Sklerodermie genannt – ist eine immunologische Erkrankung, bei der sich das Bindegewebe verhärtet: Durch eine Störung der Fibroblasten wird übermäßig viel Kollagen produziert. Davon betroffen sind die Haut und die inneren Organe. Die Krankheit beginnt meist an der Haut. An den Fingern findet man eine gespannte Haut, die Beweglichkeit in den Gelenken ist eingeschränkt, an den Fingerspitzen entstehen kleine Wunden, sog. Rattenbissnekrosen. Wie auch bei Frau J. wird das Gesicht starr, der Mund schmal, und die Mundöffnung so klein, dass ältere Patienten oft Probleme haben, ihr Gebiss aus dem Mund zu nehmen. Auch im Gastrointestinaltrakt kommt es zu Verhärtungen: Die Speiseröhre verliert ihre Beweglichkeit und der Darm kann die Nahrung nicht mehr resorbieren. Lunge, Niere, Gefäße, Muskeln, Herz und Gelenke können ebenfalls betroffen sein.

Auf Herz und Nieren untersucht

In der Klinik wird Heidrun J. gründlich untersucht: Lunge und Magen-Darm-Trakt werden geröntgt, Herz und Nieren untersucht und bei der Blutabnahme werden unzählige Röhrchen gefüllt. Denn bei Sklerodermie sind verschiedene Antikörper gegen körpereigene Strukturen (Autoantikörper) im Blut erhöht. Bei Heidrun J. werden u. a. Antikörper gegen Strukturen des Zellkerns nachgewiesen. Die weiteren Untersuchungen ergeben, dass Lunge, Speiseröhre und Niere ebenfalls von der Sklerodermie betroffen sind.

Eine Therapie, die eine weitere Verhärtung der Haut oder der inneren Organe verhindert, gibt es nicht. Physiotherapie, Medikamente und physikalische Maßnahmen (z. B. Wärmebehandlung) können die Symptome lindern. Im Laufe der Zeit werden die betroffenen Organe in ihrer Funktion immer mehr eingeschränkt. Die Chancen, die nächsten 10 Jahre zu überleben, liegen für Heidrun J. bei etwa 50 %.

3 Gewebe

3.1 Grundlagen und Allgemeines

Lerncoach
In diesem Kapitel lernen Sie wichtige Begriffsdefinitionen. Diese sind nicht nur prüfungsrelevant sondern auch von großer Bedeutung für die funktionelle Histologie, die Embryologie und die Pathologie.

3.1.1 Definition und Hauptgewebe-Arten

Ein Gewebe ist definiert als ein Verband gleichartig differenzierter Zellen, die ähnliche strukturelle und funktionelle Eigenschaften aufweisen. Es werden vier Hauptgewebe unterschieden:

- Epithelgewebe (S. 30)
- Bindegewebe (S. 38) und Stützgewebe (S. 45)
- Muskelgewebe (S. 53)
- Nervengewebe (S. 62).

Zellen, und die zwischen ihnen vorhandene Interzellularsubstanz, bauen die Gewebe auf. Die Gewebe wiederum sind die Bauelemente der Organe.

3.1.2 Die Anpassungsvorgänge in Geweben

Viele Gewebe besitzen eine beträchtliche strukturelle Anpassungsfähigkeit, z. B. gegenüber erhöhten, verminderten oder veränderten Anforderungen.

Hyperplasie und Hypertrophie

Infolge erhöhter Beanspruchung kann es zur **Vergrößerung des Gewebevolumens** kommen. Erfolgt diese Vergrößerung durch Zunahme der *Zellzahl*, spricht man von *Hyperplasie*. Erfolgt sie durch *Vergrößerung von Zellen*, spricht man von *Hypertrophie*.

Beispiele:

- Hypertrophie der Skelettmuskulatur: durch körperliches Training
- Herzhypertrophie: Herz muss gegen einen erhöhten Widerstand arbeiten, z. B. Klappenverengungen (Druckhypertrophie)
- Hyperplasie der Schilddrüse: als Anpassung bei Jodmangel.

Organ
Stroma :

Atrophie

Bedingt durch verminderte Beanspruchung kann es zu einer Verkleinerung des Gewebevolumens kommen. Diese Verkleinerung kann durch Abnahme der Zellgröße (zelluläre Atrophie) oder durch Abnahme der Zellzahl (numerische Atrophie) bedingt sein.

Beispiele:

- Atrophie (zellulär) der Skelettmuskulatur: durch Inaktivität
- Atrophie (numerisch) des Gehirns: durch Zelluntergang bei Morbus Alzheimer.

Aplasie Agenesie ?

Regeneration

Unter Regeneration versteht man den Ersatz für Gewebeverluste.

Physiologische Regeneration: Gehen Zellen im Rahmen der normalen Zellalterung zugrunde, so werden sie durch neue Zellen ersetzt. Diese neuen Zellen leiten sich von *Stammzellen* ab.

Beispiele für diese physiologische Regeneration sind:

- Epithel des Darms und der Haut.
- Rote Blutkörperchen.
- Schleimhaut der Gebärmutter (zyklische Regeneration).

Pathologische Regeneration: Entstehen z. B. durch Verletzungen Gewebsdefekte, können diese durch Regeneration aufgefüllt werden. Der Defekt kann dabei durch das ursprüngliche Gewebe (komplett) geheilt werden oder durch Ersatzgewebe (Narbengewebe) gefüllt werden (inkomplette Regeneration).

Metaplasie

Metaplasie ist definiert als die Umwandlung eines differenzierten Gewebes in ein anderes differenziertes Gewebe. Die Metaplasie kann durch andauernde chemische, mechanische oder entzündliche Reize ausgelöst werden.

Beispiele für eine Metaplasie sind:

- stellenweise Umwandlung des Flimmerepithels der Bronchien in unverhorntes Plattenepithel bei Rauchern
- stellenweise Umwandlung des unverhornten in verhorntes Plattenepithel in der Mundschleimhaut bei Pfeifenrauchern.

Proliferation,
Stammzellen
(teilen sich ständig)

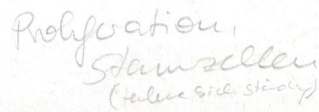

Degeneration

Bei der Degeneration kommt es zu Stoffwechselstörungen und Funktionsverlusten in einem Gewebe. Meist ist die Degeneration ein pathologischer Vorgang (s. S. 72), z. B. degenerative Veränderungen des Gehirns bei Morbus Alzheimer.

Zelltod

Es werden zwei Formen des Zelltodes unterschieden: die **Nekrose** und die **Apoptose**.

Nekrose: Diese Form des Zelltodes wird durch äußere Einflüsse hervorgerufen, z. B. Sauerstoffmangel (Hypoxie, Ischämie), mechanische Kräfte, Gifte, Hitze. Es handelt sich also um einen pathologischen Vorgang. Dabei lassen sich charakteristische *Kernveränderungen* erkennen:

- *Pyknose*: Schrumpfung und Verdichtung des Kerns.
- *Karyorrhexis*: Fragmentierung des Kerns.
- *Karyolyse*: Auflösung des Kerns.

Die nekrotischen Zellen zeigen eine gesteigerte Eosinophilie im Zytoplasma (infolge von Protein-Denaturierung). Es kommt schließlich zu Rupturen der Plasmamembranen.

Apoptose: Hierbei handelt es sich meist um einen physiologischen Vorgang, der über mehrere Schritte abläuft. Die Apoptose ist ein programmierter Zelltod, der meist Einzelzellen oder kleinere Zellgruppen betrifft. An der Apoptose sind verschiedene Gene und Proteine beteiligt, z. B. sog. Death Genes, Caspasen (als Effektorproteine der Apoptose) zum Abbau von Zellstrukturen. Die Apoptose kann durch zelleigene oder externe Signale ausgelöst werden. Es kommt zu Kernveränderungen (vergleichbar denen bei der Nekrose), Fragmentierung der DNA, Abschnürung von Zytoplasmafragmenten (apoptotische Körperchen; werden phagozytiert). Apoptose kommt vor bei embryologischen Vorgängen, z. B. Abbau von Zellen bei der Formentwicklung (z. B. Ausbildung der Finger aus dem Handteller), bei Organrückbildungen, z. B. Brustdrüse nach Abstillen und bei der Regeneration (Eliminierung der überalterten Zellen).

Check-up

✔ Einige der hier beschriebenen Prozesse werden Sie besser verstehen wenn Sie die weiteren Kapitel durcharbeiten. An dieser Stelle sollten Sie aber die Grundprinzipien kennen.

3.2 Das Epithelgewebe

Lerncoach

Machen Sie sich erst die Kriterien zur Beurteilung/Benennung der Epithelien vollkommen klar („Der Überblick"), dann sind die langen Namen der Epitheltypen einfacher zu lernen.

3.2.1 Der Überblick

Charakteristisch für Epithelgewebe ist, dass ihre Zellen **geschlossene Verbände** dicht aneinander liegender Zellen bilden (ohne nennenswerte Interzellularsubstanz). Epithelgewebe *bedecken äußere und innere Körperoberflächen* (als Oberflächenepithelien). Epithelzellen sind über verschiedene Zellkontakte miteinander verbunden. Sie sind polar differenziert, d. h. sie besitzen einen zu Oberfläche gerichteten (apikalen) Pol und einen basalen Pol, der an das Bindegewebe grenzt, das unter dem Epithel liegt. Unmittelbar unter der Basis der Epithelzellen findet sich die extrazelluläre Basallamina, die das Epithel- und das Bindegewebe verbindet. Das Epithelgewebe besitzt keine Blutgefäße. Im Epithel kommt es laufend zum Zelluntergang und gleichzeitig zur Zellerneuerung. Man unterschiedet die **Oberflächenepithelien** von Sonderformen, wie Drüsenepithelien und Sinnesepithelien.

Bei der **Beurteilung und Klassifizierung der Epithelien** sind folgende Kriterien zu berücksichtigen: Form, Anordnung der Epithelzellen und Differenzierung der Zelloberfläche.

Zur **Form** der Epithelzellen: Die Zellhöhe kann geringer sein als die Zellbreite (platt); die Zellen können gleich hoch und breit sein (isoprismatisch, auch kubisch genannt); die Zellhöhe kann größer sein als die Zellbreite (hochprismatisch, auch prismatisch oder Zylinderepithel genannt). Bei nicht deutlich erkennbaren Zellgrenzen erlaubt die Form der Zellkerne einen Rückschluss auf die Form der

Stroma

Zellen: In isoprismatischen Zellen ist der Kern rundlich, in hochprismatischen Zellen längsoval, in platten Zellen queroval.

Die **Anordnung** der Epithelzellen kann einschichtig, mehrschichtig oder mehrreihig sein. Bei einschichtigen bilden die Zellen eine Zellschicht, bei mehrschichtigen liegen die Zellen in mehrere Zellschichten übereinander und bei mehrreihigen berühren alle Zellen die Basalmembran (s.u.), aber nicht alle Zellen erreichen die freie Oberfläche; die Zellkerne liegen in mehreren Reihen.

Zur **Differenzierung** der Zelloberfläche: Ist nicht obligat; es können Flimmerhärchen (Kinozilien), Mikrovilli oder Verhornungen vorkommen.

Entsprechend dieser Kriterien erfolgt die Bezeichnung der unterschiedlichen Epithelarten, z.B. einschichtiges, hochprismatisches Epithel oder mehrschichtiges verhorntes Plattenepithel.

3.2.2 Die Basalmembran

Die Epithelzellverbände liegen auf einer Basalmembran. Hierbei handelt es sich um eine schmale (0,5 bis 1 μm) extrazelluläre (zellfreie) Zone, die lichtmikroskopisch nur schwer erkennbar ist. Elektronenmikroskopisch besteht die Basalmembran aus der **Basallamina**, die sich in die Lamina rara (dem Epithel zugewandt, weniger elektronendicht) und die Lamina densa (mittlere Schicht, elektronendicht) und die **Lamina fibroreticularis** (dickere dem Bindegewebe zugewandte Schicht, faserreich) gliedert. An einigen Stellen kommt die Basallamina allerdings auch ohne Lamina fibroreticularis vor, z.B. in den Nierenkörperchen.

Eine Basalmembran kommt nicht nur an Epithelien vor sondern auch u.a. um Muskelzellen, Fettzellen, peripheren Nerven.

Wichtige Komponenten der Basalmembran, die von Epithel- als auch Bindegewebszellen gebildet werden, sind Kollagen Typ IV (besonders in der Lamina densa), retikulare Kollagenfibrillen (Typ I und Typ III) und Mikrofibrillen (in der Lamina fibroreticularis) sowie Glykoproteine und Proteoglykane, z.B. Laminin, Fibronektin, Hyaluronsäure, Versican.

3.2.3 Die Oberflächenepithelien

Die Funktionen der Oberflächenepithelien

Barrierefunktionen: Epithelien bilden mechanische Barrieren, verhindern unkontrollierten Stoffaustausch, schützen (z.B. vor Strahlen) und bilden chemische Barrieren (z.B. gegen Bestandteile des Harns).

Transportfunktionen: Epithelien können Stoffe aufnehmen (Resorption) und abgeben (Sekretion).

Die einschichtigen Epithelien (Abb. 3.1)

Das einschichtige Plattenepithel

Es handelt sich um eine geschlossene Schicht platter Zellen, die einer Basalmembran aufliegen. Das einschichtige Plattenepithel kommt vor als:

- Alveolarepithel: Auskleidung der Lungenalveolen (Lungenbläschen),
- Endothel: Auskleidung von Blut- und Lymphgefäßen,
- Mesothel: Auskleidung von Körperhöhlen.

Das einschichtige isoprismatische (kubische) Epithel

Die Zellen sind gleich hoch und breit und besitzen einen runden Kern, der zentral liegt.

Das einschichtige isoprismatische Epithel kommt in Kanälchen (Tubuli) und Sammelröhren der Niere, in Drüsenausführungsgängen, im Auge als Pigmentepithel und als vorderes Linsenepithel, im Plexus choroideus (s.S.233) und als Amnionepithel (s.S.210) vor.

Das einschichtige hochprismatische Epithel

Die Zellkerne in diesem Epithel sind entsprechend der Zellform längsoval und liegen meist im basalen Zellabschnitt. Häufig tragen die Zellen an ihrer apikalen Oberfläche einen Bürstensaum (Mikrovilli) als Zeichen starker Resorptionsfähigkeit. Das einschichtige hochprismatische Epithel kommt im Magen, in allen Abschnitten des Darms und in der Gallenblase, im Eileiter und in der Gebärmutter, in den großen Sammelrohren der Niere und in großen Drüsenausführungsgängen vor.

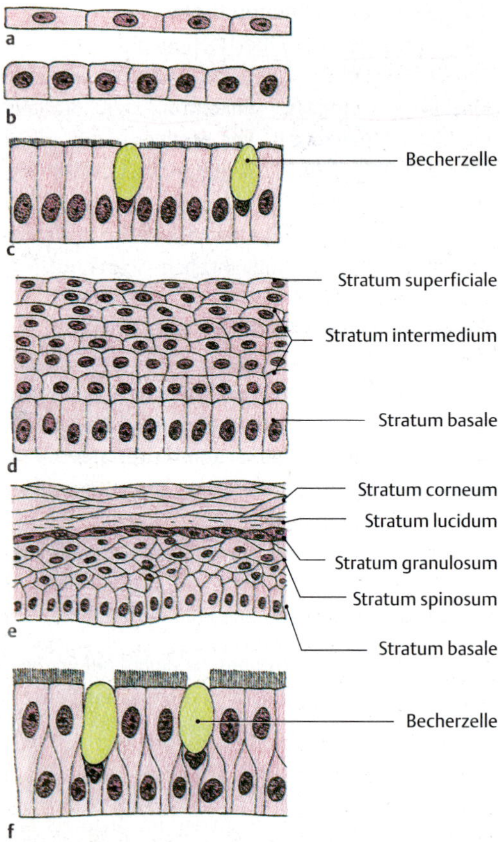

Abb. 3.1 Verschiedene Epithelarten (Schema). (a) einschichtiges Plattenepithel; (b) einschichtiges isoprismatisches Epithel; (c) einschichtiges hochprismatisches Epithel mit Mikrovilli; (d) mehrschichtiges unverhorntes Plattenepithel; (e) mehrschichtiges verhorntes Plattenepithel; (f) mehrreihiges Flimmerepithel

Die mehrschichtigen Epithelien (Abb. 3.1)

Das mehrschichtige unverhornte Plattenepithel

■■■I Beachte

Bei mehrschichtigen Epithelien richtet sich die Klassifizierung nach der Zellform in der oberflächlichen Schicht; d.h. finden sich platte Zellen in der oberflächlichen Schicht, spricht man von einem Plattenepithel.

Beim mehrschichtigen unverhornten Plattenepithel ändert sich die Form der Zellen von basal in Richtung freie Oberfläche.

Das mehrschichtige unverhornte Epithel wird gegliedert in

- **Stratum basale:** Diese basale Schicht besteht aus prismatischen Zellen mit rundem Kern.
- **Stratum intermedium** (oder **Stratum spinosum**): Die mittleren Schichten, die das Stratum intermedium bilden, bestehen aus vielgestaltigen polygonalen Zellen. Die relativ großen Zellen sind durch Desmosomen verbunden.
- **Stratum superficiale:** Die Schichten des Stratum superficiale werden von abgeflachten Zellen gebildet. In den obersten Schichten sind die Kerne pyknotisch und die Zellen gehen zugrunde und werden abgeschilfert.

Stratum basale und Stratum intermedium werden zum **Stratum germinativum** zusammengefasst, weil aus diesen Schichten der Zellersatz für die abgeschilferten oberflächlichen Zellen geliefert wird.

Das mehrschichtige unverhornte Plattenepithel kommt vor in der Schleimhaut der Mundhöhle, der Speiseröhre sowie der Scheide und als vorderes Hornhautepithel am Auge.

■■I Merke

Die geschichteten Plattenepithelien kommen an Stellen stärkerer mechanischer Beanspruchung vor.

Das mehrschichtige verhornte Plattenepithel
(Abb. 3.2)

Die obersten Zellschichten des Epithels bestehen aus sehr flachen, kernlosen, toten Zellen, die in Hornschuppen umgewandelt werden. Diese Schichten werden als **Stratum corneum** bezeichnet. Das Stratum corneum bringt mechanischen Schutz vor Austrocknung. Das mehrschichtige verhornte Plattenepithel wird gegliedert in (von basal zur freien Oberfläche):

- **Stratum basale.**
- **Stratum spinosum.**
- **Stratum granulosum:** Flache Zellen mit Keratohyalingranula.
- **Stratum lucidum:** Umwandlungszone, nicht immer vorhanden.
- **Stratum corneum.**

Das mehrschichtige verhornte Plattenepithel ist das typische Epithel der Haut (Epidermis) und wird dort (s. S. 217) ausführlich beschrieben.

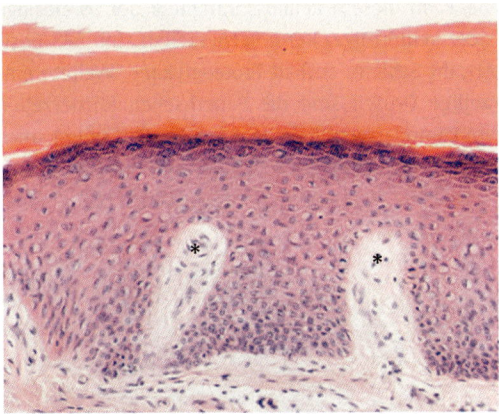

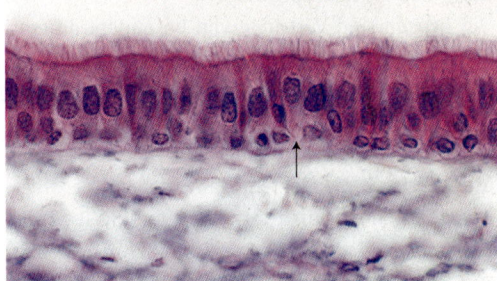

Abb. 3.3 Mehrreihiges Flimmerepithel der Atemwege (H.E.; Vergrößerung 600-fach). Der Pfeil weist auf die Basalmembran

Abb. 3.2 Mehrschichtiges verhorntes Plattenepithel der Haut (H.E.; Vergrößerung 400-fach). Zur Identifizierung der Schichten vgl. mit Abb. 3.1. Die Sternchen liegen in Bindegewebspapillen

Das mehrreihige Epithel (Abb. 3.3)

Beim **mehrreihigen Epithel** berühren alle Zellen die Basalmembran, aber nicht alle erreichen die freie Oberfläche. Die Zellen, die die freie Oberfläche erreichen, d. h. sich durch die ganze Höhe des Epithels erstrecken, sind meist hochprismatisch. Diese Zellen haben häufig nur mit einem dünnen Fortsatz, der lichtmikroskopisch nicht sichtbar ist, Kontakt mit der Basalmembran. Basal liegen kleinere Zellen (Ersatzzellen) mit kugeligem Kern; diese Zellen erreichen nicht die freie Oberfläche. Die Zellkerne der unterschiedlichen Zelltypen liegen auf unterschiedlicher Höhe, bilden dadurch unterschiedliche Kernreihen (daher: mehrreihig).
Zweireihiges Epithel kommt im Nebenhodengang und im Samenleiter sowie in Drüsenausführungsgängen vor. **Mehrreihiges Epithel mit Kinozilien** (auch Flimmerepithel genannt) enthält eingestreute Becherzellen und kommt in den Atemwegen (von der Nasenhöhle bis hinunter in die Bronchien) vor.

Das Übergangsepithel (Abb. 3.4)

Das Übergangsepithel, auch Urothel genannt, besteht aus einer **Basalschicht** mehreren **Intermediärzellschichten** und einer oberflächlichen **Deckzellschicht**. Es passt sich den unterschiedlichen Dehnungsverhältnissen durch Veränderung von Zellhöhen und Zahl der Zellschichten an. Im nicht gedehnten Zustand weist das Epithel etwa 5–7 Zellschichten auf; benachbarte Zellen sind stark

miteinander verzahnt. Dadurch entstehen Reservefalten, die im gedehnten Zustand verstreichen.
Die charakteristischen **Deckzellen** (Superfizialzellen) sind groß und manchmal zweikernig. Unter ihrer apikalen Plasmamembran liegt eine kräftiger angefärbte Verdichtung des Zytoplasmas, die als **Crusta** bezeichnet wird. Sie besteht aus granulärem Material, Vesikeln, zahlreichen Mikrofilamenten und Filamenten vom intermediären Typ. Die Filamente sind in den Zonulae adhaerentes und Desmosomen verankert. Die Membran der Vesikel kann in die apikale Plasmamembran eingebaut werden, die somit zum Teil ausgetauscht werden kann. Das Übergangsepithel ist das spezifische Epithel der ableitenden Harnwege. Es findet sich im Nierenbecken, im Harnleiter, in der Harnblase und im Anfangsteil der Harnröhre.

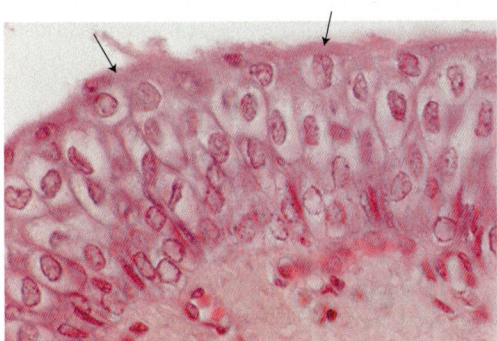

Abb. 3.4 Übergangsepithel der Harnblase (H.E.; Vergrößerung 600-fach). Die Pfeile zeigen auf die Crusta der Deckzellen

3.2.4 Die Drüsenepithelien

Die Drüsen sind Verbände von besonders differenzierten Epithelzellen. Diese Drüsenepithelzellen besitzen die Fähigkeit, spezifische Stoffe (Sekrete) zu bilden und abzugeben. Der Vorgang der Sekretbildung und -abgabe wird als **Sekretion** bezeichnet. Meist erfolgt die Sekretabgabe dabei über regulierte Sekretion (durch externe Stimuli, z. B. Neurotransmitter). Einige sekretorisch aktiven Zellen sezernieren kontinuierlich (konstitutive Sekretion). Sekretion findet auch bei nichtepithelialen Zellen (z. B. Fibroblasten) statt. Die Drüsen lassen sich zunächst in zwei große Gruppen einteilen: **Exokrine Drüsen** geben ihre Sekrete direkt oder über Ausführungsgänge an innere oder äußere Körperoberflächen ab (s. u.). **Endokrine Drüsen** geben ihre Sekrete meist an Blutgefäße ab (ausführlich s. S. 161).

Die exokrinen Drüsen

Die **exokrinen Drüsen** können nach verschiedenen Kriterien klassifiziert werden. Dabei werden in der Regel folgende Kriterien angewandt:

- Anzahl der sezernierenden Zellen.
- Lage der sezernierenden Zellen zum Oberflächenepithel.
- Form (Erscheinungsbild) der sezernierenden Endstücke.
- Mechanismus der Sekretabgabe.
- Art (Zusammensetzung) des Sekrets.
- Charakteristika der Ausführungsgänge.

👁 **Die Klassifizierung erscheint zunächst etwas verwirrend. Beachten Sie, dass man eine Drüse nach verschiedenen, aber nicht jede Drüse nach allen genannten Kriterien einteilen kann.**

Klassifizierung der exokrinen Drüsen nach der Anzahl der sezernierenden Zellen und ihrer Lage zum Oberflächenepithel

Ein- und mehrzellige Drüsen: Typische einzellige Drüsen sind die **Becherzellen**. Sie kommen im Epithel des Darms und der Atemwege vor, liegen also **endoepithelial**. Ihre charakteristischen Merkmale sind: Becherzellen sind apikal kelchförmig erweitert, dieser Zellabschnitt enthält Membran-begrenzte Sekretgranula (Schleimtröpfchen), die dicht gepackt liegen. Becherzellen verjüngen sich nach

basal. In diesem Zellabschnitt liegt der (dreieckige oder keilförmige) Kern. Becherzellen sind PAS-positiv, ihr Schleim enthält Proteoglykane. Weitere einzellige Drüsen sind die Panethschen Körnerzellen im Dünndarmepithel (s. S. 143). Es gibt, selten, auch mehrzellige endoepitheliale Drüsen, z. B. in der Nasenschleimhaut und in der Harnröhre.

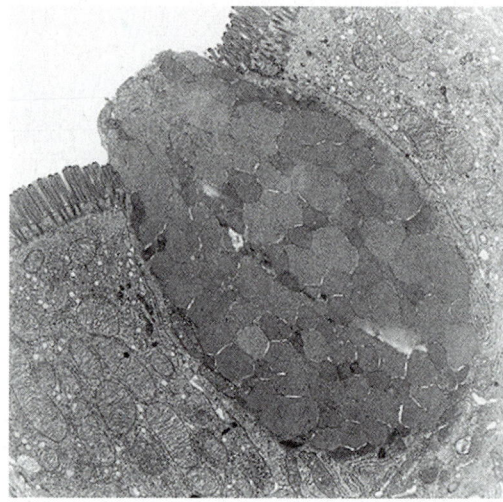

Abb. 3.5 Becherzelle zwischen zwei mikrovillitragenden Epithelzellen im Dünndarm (Elektronenmikroskopie, Vergrößerung 7100-fach) Beachte die dicht gelagerten Schleimtröpfchen in der Becherzelle

Extraepitheliale Drüsen sind meistens eigenständige Organe (außerhalb des Epithels). Sie weisen in der Regel folgende Charakteristika auf:

- Drüsenendstücke: bilden das Sekret, bestehen aus Drüsenzellen.
- Ausführungsgänge: transportieren das Sekret an eine epitheliale Oberfläche.
- eine Bindegewebskapsel, von der bindegewebige Septen in das Innere ziehen.

Die Drüsenendstücke und Ausführungsgänge bilden das **Parenchym** (spezifisches Organteil); die Bindegewebskapsel und die Septen sind das **Stroma** (bindegewebiges Gerüst des Organs).

Im Bindegewebe verlaufen Gefäße und Nerven. Durch die bindegewebigen Strukturen (Kapsel und Septen) wird die Drüse in **Lappen und Läppchen** unterteilt.

Klassifizierung der exokrinen Drüsen nach der Form der sezernierenden Endstücke **(Abb. 3.6)**

Tubulöse Drüsen: Nach der Beschaffenheit der schlauchförmigen Endstücke wird weiter unterschieden in

- *einfach-tubulös*: Der sezernierende Abschnitt dieser Drüsen ist schlauchförmig, gestreckt und unverzweigt. Vorkommen: Krypten im Darm.
- *gewunden-tubulös*: Die schlauchförmigen Endstücke sind gewunden (Knäueldrüse). Vorkommen: Schweißdrüsen.
- *verzweigt-tubulös*: Mehrere schlauchförmige Endstücke fließen zusammen in einen Ausführungsgang. Vorkommen: Drüsen im Magen und in der Gebärmutter.

Azinöse Drüsen: Die Endstücke sind kugelförmig; ihre Zellen sind hoch, so dass das Lumen der Endstücke sehr klein ist (azinös=beerenförmig). Vorkommen: Ohrspeicheldrüse und Bauchspeicheldrüse.

Alveoläre Drüsen: Die Endstücke sind ebenfalls kugelförmig, ihre Zellen jedoch flacher, so dass das Lumen sehr weit ist (alveolär=säckchen – oder bläschenförmig). Vorkommen: Milchdrüse, Duftdrüsen.

Tubulo-azinöse und tubuloalveoläre Drüsen: Hierbei handelt es sich um eine Mischform, bei der (verzweigte) schlauchförmige (und beerenförmige bzw. säckchenförmige) Endstücke vorkommen. Die Endstücke bestehen in der Regel aus einem einschichtigen Drüsenepithel, das von einer Basalmembran umhüllt wird. Zwischen der Basalmembran und den Drüsenzellen kommen häufig kontraktile **Myoepithelzellen** vor („Auspressen" des Sekrets aus den Endstücken). Myoepithelzellen fehlen in den Drüsenendstücken der exokrinen Bauchspeicheldrüse. Vorkommen: tubulo-azinöse Drüsen: Glandula sublingualis, Glandula submandibularis und Tränendrüse (Glandula lacrimalis); tubulo-alveoläre Drüse: Prostata.

Klassifizierung der exokrinen Drüsen nach der Zusammensetzung des Sekrets

Seröse Drüsen: Ihr Sekret ist dünnflüssig und protein- und enzymreich. Die serösen Endstücke sind azinös mit sehr engem Lumen. Das Zytoplasma ist apikal granuliert (Sekretgranula), der runde Kern liegt in der basalen Zellhälfte **(Abb. 3.7)**. Vorkom-

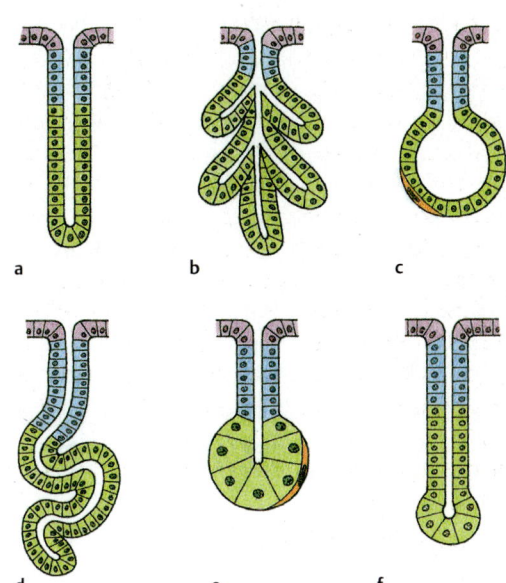

Abb. 3.6 Verschiedene Typen exokriner Drüsen (Schema). (a) tubulös; (b) verzweigt-tubulös; (c) alveolär; (d) aufgeknäuelt-tubulös; (e) azinös; (f) tubulo-azinös

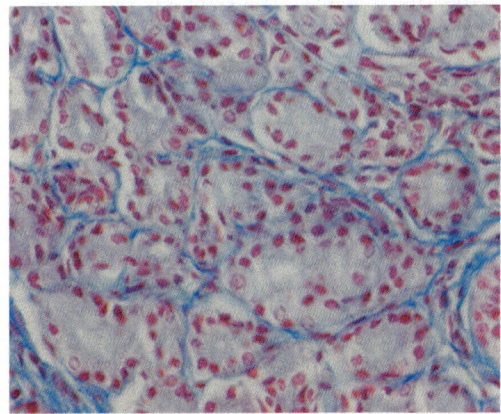

Abb. 3.7 Seröse Drüsenendstücke aus der Ohrspeicheldrüse (Azan; Vergrößerung 400-fach)

men: Tränendrüse, Ohrspeicheldrüse, Bauchspeicheldrüse. In einigen Drüsenendstücken (z.B. in serösen Azini) kommen Sekretkanälchen vor. Es handelt sich dabei um interzelluläre Kanälchen, die durch Einstülpungen der Zellmembran benachbarter Drüsenzellen entstehen.

Muköse Drüsen: Ihr Sekret ist zähflüssig und enzymarm. Die mukösen Endstücke sind tubulös mit einem relativ weiten (runden) Lumen. Die abge-

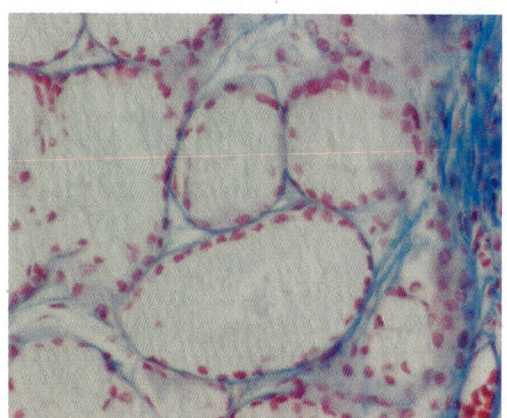

Abb. 3.8   Muköse Drüsenendstücke aus der Unterzungendrüse (Azan; Vergrößerung 400-fach)

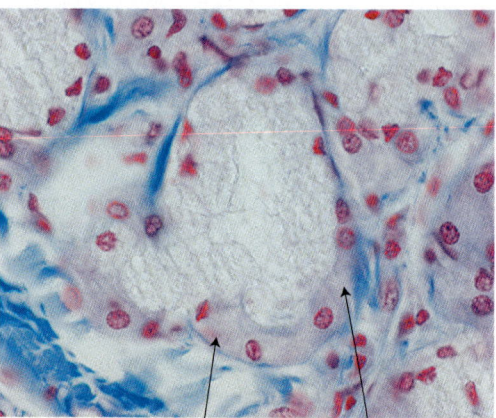

Abb. 3.9   Seröser Halbmond (von Ebner), durch Pfeile markiert, an einem mukösen Tubulus (Azan; Vergrößerung 600-fach)

platteten Zellkerne liegen ganz basal. Das Zytoplasma erscheint hell und wabig (schaumig). Zellgrenzen sind erkennbar. Der Gesamtdurchmesser des mukösen Endstückes ist größer als der des serösen Endstückes **(Abb. 3.8)**. Vorkommen: Gaumenspeicheldrüsen und hintere Zungendrüsen.

Seromuköse (gemischte) Drüsen: In den gemischten Drüsen kommen sowohl muköse Tubuli als auch seröse Acini vor. Ferner findet man seröse Halbmonde (= von-Ebnersche-Halbmonde). Hierbei handelt es sich um seröse Drüsenzellen, die wie eine halbmondförmige Kappe dem Ende muköser Tubuli aufsitzen **(Abb. 3.9)**.

Gemischte Drüsen sind die Unterzungendrüse (Glandula sublingualis) und die Unterkieferdrüse (Glandula submandibularis). Der relative Anteil der mukösen und serösen Endstücke ist in den beiden Drüsen unterschiedlich: In der Glandula sublingualis überwiegen muköse Endstücke, in der Glandula submandibularis hingegen seröse Endstücke.

Nach der Art des Sekrets können neben serösen und mukösen Drüsenzellen auch noch lipidsezernierende Drüsenzellen unterschieden werden.

Kriterien zur Unterscheidung muköser und seröser Endstücke: Größe des Gesamtdurchmessers des Endstücks, Größe des Lumens des Endstücks, Zytoplasmaanfärbung, Form und Lage des Kerns.

Klassifizierung der exokrinen Drüsen nach dem Mechanismus der Sekretabgabe aus den Drüsenendstückzellen **(Abb. 3.10)**

Merokrine Sekretion (früher auch ekkrine Sekretion): Die merokrine Sekretion ist die häufigste Form der Sekretabgabe in Drüsen. In merokrinen Drüsenzellen wird das Sekret im Golgi-Apparat in membranbegrenzte Sekretgranula verpackt und dann mittels Exozytose nach außen abgegeben. Die Membranen der Granula und der Zelle verschmelzen, dabei öffnen sich die Granula und geben ihren Inhalt an die Umgebung ab. Vorkommen: Mundspeicheldrüsen, die Bauchspeicheldrüse, Drüsen des Geschlechtsapparates sowie endokrine Drüsen.

Apokrine Sekretion: Das Sekret sammelt sich in einer apikalen Vorwölbung der Drüsenzelle. Diese Vorwölbung schnürt sich ab, d. h. der apikale Teil der Zelle wird mit dem Sekret abgestoßen. Es geht also ein Teil der Zelle verloren.

Vorkommen: Milchdrüse, Duftdrüsen der Haut sowie Prostata und Samenblase.

Holokrine Sekretion: Bei dieser Form der Sekretion geht die ganze Drüsenzelle zugrunde. Das Sekret

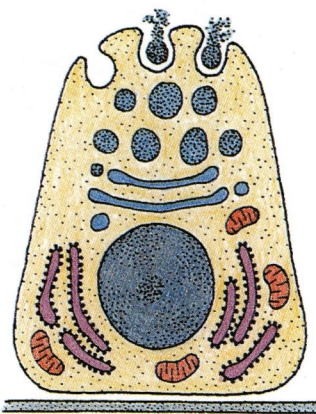

a

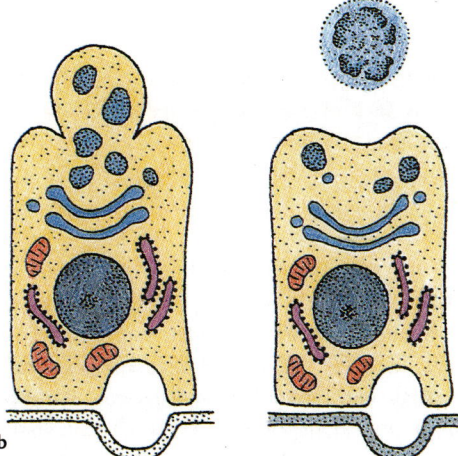

b

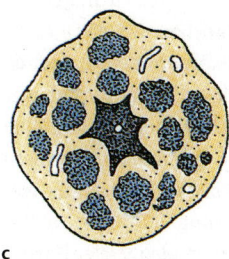
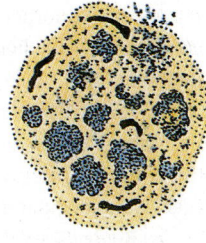

c

Abb. 3.10 Mechanismen der Sekretabgabe aus Drüsenzellen (Schema). (a) merokrine Sekretion; (b) apokrine Sekretion; (c) holokrine Sekretion

füllt die Zelle aus, der Kern wird pyknotisch und schließlich zerfällt die Zelle.

Vorkommen: die Talgdrüsen der Haut. Die Talgdrüsen besitzen vielschichtiges Drüsenepithel.

Neben der merokrinen, apokrinen und holokrinen Sekretion kann man noch die **molekulare Sekretion** (z. B. Ionentransporte in den Belegzellen des Magens) unterscheiden.

Klassifizierung der exokrinen Drüsen nach Vorhandensein und Form des Ausführungsgangsystems

Einfache Drüsen: Die Drüsenendstücke münden direkt (ohne Ausführungsgang) auf die Epitheloberfläche. Beispiel: Schweißdrüsen.

Verzweigte Drüsen: Bei solchen Drüsen münden mehrere Endstücke in einen unverzweigten Ausführungsgang, z. B. Magendrüsen.

Zusammengesetzte Drüsen: Bei diesen Drüsen findet sich ein reich verzweigtes Ausführungsgangsystem, in das die Endstücke münden, z. B. die Speicheldrüsen. Das Ausführungsgangsystem dieser Drüsen besteht aus verschiedenen Abschnitten (s. S. 129). Während des Transportes durch die Ausführungsgänge wird die Zusammensetzung des Sekrets (der Endstücke) verändert, z. B. die Elektrolytzusammensetzung.

Die endokrinen Drüsen

Endokrine Drüsen besitzen keinen Ausführungsgang. Ihre Sekrete sind die **Hormone** (Inkrete, chemische Botenstoffe). Über das Kreislaufsystem werden die Hormone zu ihren Wirkorten gebracht. Dort binden sie an spezifische Rezeptoren und rufen z. B. eine Beeinflussung des Stoffwechsels hervor. Die endokrinen Drüsen werden ausführlich ab S. 161 erläutert.

3.2.5 Klinische Bezüge

Zystische Fibrose (Mukoviszidose)

In Drüsenendstücken und im Ausführungsgangsystem der exokrinen Drüsen kommt ein apikaler Chloridtransporter vor, der dem CFTR-Protein (**c**ystic **f**ibrosis **t**ransmembrane conductance **r**egulator) entspricht. Ein Aminosäuredefekt in diesem CFTR-Protein führt zum Krankheitsbild der Zystischen Fibrose (Mucoviszidose). Es kommt zu einer Eindickung des Sekrets der exokrinen Drüsen, das nicht abfließen kann und die Ausführungsgänge blockiert. In der Folge finden chronische Entzündungsreaktionen mit zystisch-fibrotischer Umwandlung der betroffenen Organe statt, deren Funktionen zunehmend beeinträchtigt werden. Betroffene Organe sind besonders die Lunge, der Magen-Darmtrakt und die Bauchspeicheldrüse. Die Schweißdrüsen scheiden vermehrt Natrium und Chlorid aus. Diese erhöhte Ausscheidung wird im sog. Schweißtest zur Diagnose der Erkrankung nachgewiesen.

Gutartige und bösartige epitheliale Tumoren
Papillome sind gutartige epitheliale Tumoren; ein besonders häufig auftretendes Papillom ist die papilläre Warze (Papilloma basozellulare). Es handelt sich um eine Wucherung der Epithelzellen aus dem Stratum basale der Haut. Dadurch entsteht ein kompakter Epithelknoten, der in verschiedenem Ausmaß verhornt. Im Inneren der Warze findet sich Bindegewebe mit Gefäßen. **Adenome** sind gutartige epitheliale Tumoren in Drüsen (z.B. Schilddrüsenadenom). Bösartige epitheliale Geschwülste sind die **Karzinome** bzw. **Adenokarzinome**.
Gut- und bösartige Tumoren können anhand einer Reihe von histologischen **Kriterien** voneinander unterschieden werden, z.B.
- Gutartige Tumoren sind scharf begrenzt, bösartige nur unscharf.
- Gutartige Tumoren verdrängen benachbarte Gewebe, bösartige wachsen destruierend in sie hinein.
- Die Anordnung der Zellen bei gutartigen Tumoren gleicht der der Ausgangsgewebe (z.B. epithelähnliche Schichtung bei Papillomen), während die Zellanordnung bei Karzinomen in der Regel ungeordnet ist.
- Die Kern-Plasma-Relation ist bei bösartigen Tumoren zugunsten des Kerns verschoben.
- Bösartige Tumoren weisen atypische, verstärkt anfärbbare Kerne auf.
- Mitosen finden sich in bösartigen Tumoren häufiger.

Allergisches Kontaktekzem
Beim akuten allergischen Kontaktekzem ist das Epithel der Haut schwammartig aufgelockert. Diese Auflockerung ist bedingt durch ein Ödem, d.h. eine Flüssigkeitsansammlung im interzellulären Raum.

Die Flüssigkeit kann auch zu Bläschen zusammenfließen.

Check-up
✔ **Überlegen Sie sich nochmals einige Beispiele für das Vorkommen der verschiedenen Epithelarten.**
✔ **Rekapitulieren Sie, was Myoepithelzellen sind und wo sie vorkommen.**
✔ **Wiederholen Sie nochmals die Definition von Mehrreihigkeit.**

3.3 Das Bindegewebe

Lerncoach
Es gibt verschiedene Möglichkeiten, Binde- und Stützgewebe einzuteilen und zu benennen. Sie finden im Folgenden die gängige aktuelle Einteilung. Lassen Sie sich nicht verwirren, wenn Sie einmal etwas abweichende Bezeichnungen oder Einteilungen finden.

3.3.1 Der Überblick
Beim Bindegewebe unterscheidet man das **Bindegewebe im engeren Sinne:** lockeres fasriges, straffes fasriges und retikuläres Bindegewebe. Darüber hinaus gibt es Bindegewebe mit **spezifischen** Funktionen oder Lokalisationen, wie z.B. das Fettgewebe.
Häufig werden auch die Begriffe Binde- und **Stützgewebe** gemeinsam benutzt; unter Stützgewebe versteht man Knorpel und Knochen, s.S. 45.
Das Bindegewebe liegt im Körperinneren und ist aus **Zellen** und **Interzellularsubstanz** zusammengesetzt. Im Gegensatz zum Epithel liegen die Zellen des Bindegewebes nicht eng beieinander, sondern sind durch die *Interzellularsubstanz* (mehr oder weniger) weit voneinander getrennt.
Die im Bindegewebe vorkommenden **Zellen** lassen sich in zwei Gruppen einteilen: **ortsansässige** (fixe, spezifische) Zellen, die Interzellularsubstanz synthetisieren und **mobile** (freie, unspezifische) Zellen, die der Abwehr dienen und aus dem Blut eingewandert sind.

Die **Interzellularsubstanz**, auch als **extrazelluläre Matrix** bezeichnet, besteht aus zwei Komponenten, den **Fasern** (kollagene und elastische) und der **Grundsubstanz** (z. B. Proteoglykane). Die Menge der Fasern (im Vergleich zur Grundsubstanz), ihr Aufbau und auch ihre Anordnung sind in den verschiedenen Bindegewebsformen unterschiedlich.

3.3.2 Die Bindegewebszellen

Die ortsansässigen Bindegewebszellen

Zu den ortsansässigen (spezifischen) Bindegewebszellen gehören Fibrozyten/Fibroblasten, Retikulumzellen, Fettzellen, Chondrozyten und Osteozyten. Diese spezifischen Bindegewebszellen gehen aus den Mesenchymzellen des embryonalen Bindegewebes hervor. Fibroblasen und Fibrozyten werden hier erläutert, die übrigen ortsansässigen Bindegewebszellen kommen in **spezifischen Bindegewebsformen** vor (und werden dort beschrieben).

Fibroblasten und Fibrozyten: Häufig werden die Begriffe Fibroblast und Fibrozyt synonym gebraucht. Es handelt sich eigentlich um zwei verschiedene Funktionszustände desselben Zelltyps, die ineinander übergehen können. Fibroblasten sind syntheseaktive Zellen, die alle Bestandteile (Fasern und Grundsubstanz) der Extrazellulärmatrix bilden. Fibrozyten zeigen nur eine geringe Syntheseaktivität. Fibrozyten/Fibroblasten kommen im lockeren (faserarmen) und straffen (faserreichen) Bindegewebe vor. Fibroblasten sind teilungsfähig; bei Wundheilungen beispielsweise zeigen sie eine hohe Mitoseaktivität.

Die freien Bindegewebszellen

Zu den freien Bindegewebszellen werden Ihnen sicherlich unterschiedliche Beschreibungen begegnen. Beachten Sie, dass viele freie Bindegewebszellen zu den Blutzellen gehören und eine enge Beziehung zum Immunsystem haben, sie werden noch ausführlich im Kapitel „Lymphatisches System" behandelt (s. S. 93 ff).

Die freien (mobilen) Zellen sind aus dem Blut eingewanderte Zellen. Zu den freien Zellen gehören **Blutzellen** (Granulozyten und Lymphozyten), die vermehrt bei Entzündungen einwandern (s. Kapitel „Blut", S. 81), **Makrophagen** und **Mastzellen**, die aus Vorläuferzellen des Knochenmarks hervorgehen und über das Blut ins Bindegewebe gelangen.

Die Makrophagen

Die Makrophagen können sich amöboid fortbewegen. Elektronenmikroskopisch zeigen sie lamellenförmige und mikrovilliähnliche Fortsätze. Charakteristisch ist ein hoher Gehalt an Lysosomen und Phagosomen. Die Makrophagen leiten sich von den Monozyten des Blutes ab und gehören zum monozytären Phagozytensystem (s. S. 86). Makrophagen phagozytieren u. a. Reste abgestorbener Zellen, Fremdkörper oder Bakterien. Sie sind ferner als Antigen-präsentierende Zellen bei der spezifischen Immunantwort beteiligt. Bei den Makrophagen wird auch zwischen nicht-stimulierten Makrophagen (dann auch als Histiozyten bezeichnet) und aktivierten Makrophagen unterschieden.

Die Mastzellen

In den ebenfalls mobilen Mastzellen fallen elektronenmikroskopisch dicht gepackte (elektronendichte) Granula auf. Sie besitzen einige unregelmäßig geformte Zellfortsätze. Die Granula enthalten chemotaktisch wirkende Faktoren (Chemokine, für Granulozyten), Heparin (wirkt gerinnungshemmend), Histamin (erweitert Gefäße und erhöht deren Permeabilität) und Leukotriene (Entzündungsmediatoren mit histaminähnlicher Wirkung). Außerdem enthalten sie Serotonin, Proteasen und Adenosin. Die Mastzellen besitzen IgE-Rezeptoren, die für ihre Aktivierung, d. h. die Exozytose der Granula, bedeutsam sind.

3.3.3 Die Fasern der Interzellularsubstanz (Extrazellulärmatrix)

Es lassen sich **drei Fasertypen** des Bindegewebes unterscheiden: Die kollagenen Fasern, die retikulären (Gitter-)Fasern, eine Sonderform der kollagenen Fasern, und die elastischen Fasern.

Die Kollagenfasern

Kollagenfasern sind sehr zugfest und kaum dehnbar; sie verleihen dem Bindegewebe eine hohe mechanische Widerstandskraft. Elektronenmikroskopisch zeigen die Kollagenfasern eine **Querstreifung** (Perioden von hellen und dunklen Querstreifen) und weisen einen Durchmesser von (meist) 1–10 μm auf. Diese Fasern lagern sich häufig zu **Bün-**

deln zusammen. Kollagen ist das am häufigsten vorkommende Protein im menschlichen Körper. Es lassen sich biochemisch und strukturell unterschiedliche Kollagentypen unterscheiden. Die Kollagenfasern setzen sich aus parallel angeordneten **Kollagenfibrillen** zusammen. Diese Kollagenfibrillen bestehen aus stäbchenförmigen Tropokollagenmolekülen, die etwa um ein Viertel ihrer Länge gegeneinander versetzt angeordnet sind. Dadurch entstehen Überlappungszonen und Lücken, deren periodische Abfolge das Querstreifungsmuster der Kollagenfibrillen bedingt. Die Tropokollagenmoleküle bestehen aus zwei α_1-Ketten und einer α_2-Kette, die zu einer Tripelhelix umeinander gewunden sind.

Kollagenfasern **färben** sich mit HE rot *(Hämatoxylin-Eosin)*, mit Azan blau, mit van-Gieson rot, mit Goldner grün, mit Masson-Trichrom blau.

Die Synthese der Kollagenfibrillen

In den Fibroblasten werden Prokollagenmoleküle gebildet, die durch Exozytose in den Extrazellulärraum gelangen. An den Enden des stäbchenförmigen Prokollagenmoleküls werden im Extrazellulärraum Propeptide abgespalten, dadurch entstehen die Tropokollagenmoleküle. Diese lagern sich dann in einem Polymerisationsprozess zu Kollagenfibrillen zusammen.

Wichtige Kollagentypen

Typ I: Fibrilläres Kollagen, am häufigsten, im straffen und lockeren Bindegewebe, im Knochen.

Typ II: Fibrilläres Kollagen, im Knorpel.

Typ III: Fibrilläres Kollagen, im retikulären Bindegewebe.

Typ IV: Basallamina-Kollagen.

Die retikulären Fasern

Die retikulären Fasern bestehen hauptsächlich aus Kollagen Typ III. Sie lassen sich selektiv mit Hilfe von Silbersalzen darstellen und werden daher auch agyrophile Fasern genannt. Der ultrastrukturelle und molekulare Aufbau der retikulären Fasern ist ähnlich dem der kollagenen Fasern. Die retikulären Fasern besitzen ebenfalls eine Querstreifung, ihr Durchmesser ist jedoch mit 20–45 nm geringer als der der Kollagenfasern. Die dünnen retikulären Fasern bilden feine Netze. Sie kommen im retikulären Bindegewebe von Milz, Lymphknoten und Kno-

chenmark vor. Ferner findet man sie in Lymphfollikeln (s. S. 94), im Disse-Raum der Leber (s. S. 151) und im lockeren Bindegewebe (s. u.).

Die elastischen Fasern

Elastische Fasern können um mehr als das Doppelte ihrer Ausgangslänge gedehnt werden. Nach Entlastung kehren sie wieder in ihre Ausgangslänge zurück. Elastische Fasern sind verzweigt; ihr Durchmesser liegt meist bei 2 μm. Die elastischen Fasern bestehen aus zwei Komponenten: Elastin und Mikrofibrillen.

Das **Elastin** bildet eine amorphe Grundsubstanz im Zentrum der Faser. Die **Mikrofibrillen** durchziehen diese Grundsubstanz und bilden zudem in der Faserperipherie ein fädiges Netzwerk. Die elastischen Fasern bilden Netze oder sind zu relativ dichten Membranen zusammengelagert. Mikrofibrillen aus Fibrillin kommen ohne Elastin z. B. in den Aufhängefasern der Augenlinse (Zonulafasern) vor.

Lichtmikroskopisch lassen sich die elastischen Fasern mit Hilfe spezifischer Elastikafärbungen darstellen, z. B. Resorcin-Fuchsin- oder Orcein-Färbung.

Die Bildung der elastischen Fasern: Fibroblasten bilden Tropoelastinmoleküle und Fibrillin. Im Extrazellulärraum entsteht die Quervernetzung der Tropoelastinmoleküle, das Elastin; aus dem Fibrillin entstehen die Mikrofilamente.

Vorkommen: Die elastischen Fasern kommen, in Form von Netzen angeordnet, im elastischen Knorpel vor. Elastisches Material findet sich zudem in größerer Menge in der Wand herznaher Arterien, in elastischen Bändern und in der Lunge. Geringe Mengen an elastischen Fasern finden sich in fast allen Bindegeweben.

3.3.4 Die Grundsubstanz des Bindegewebes

Die Zellen und Fasern des Bindegewebes sind in eine amorphe Grundsubstanz eingebettet, die von den Bindegewebszellen gebildet wird. Sie dient dem Transport von Nährstoffen und Abbauprodukten des Stoffwechsels. Die Menge und Zusammensetzung der Grundsubstanz ist in den verschiedenen Bindegewebsformen unterschiedlich. Die Grundsubstanz besteht aus Makromolekülen, die hydrophil sind und Wasser (als interstitielle Flüssigkeit) binden. Folgende Makromoleküle kommen vor:

- **Glykosaminoglykane**: Chondroitinsulfat, Heparin, Heparansulfat, Keratansulfat, Hyaluronsäure.
- **Proteoglykane**: Aggrecan, Fibromodulin, Agrin.
- **Glykoproteine**: Laminine, Fibronektin, Tenascin. Das Glykoprotein Fibronektin kommt u. a. in der Basalmembran vor. Es liegt an Zelloberflächen und vermittelt die Haftung der Zellen an Fasern und bestimmten Komponenten der Grundsubstanz. Fibronektin kommt auch im Blutplasma vor. Laminine dienen insbesondere der Adhäsion der Zellen an die Basalmembran.

3.3.5 Das lockere Bindegewebe

Im **lockeren Bindegewebe** kommen weniger Kollagenfasern vor als im straffen (s. u.); es überwiegt die (amorphe) Grundsubstanz. Die Kollagenfaserbündel verlaufen gewellt und sind in verschiedene Richtungen angeordnet. Zwischen den Kollagenfaserbündeln liegen elastische und retikuläre Fasern. Die elastischen Fasern sind daran zu erkennen, dass sie dünn, glatt und verzweigt sind; die Kollagenfaserbündel sind deutlich dicker.

Das lockere Bindegewebe, das im ganzen Körper weit verbreitet ist hat verschiedene Funktionen: Hüllgewebe um Organe, z. B. Gefäße. Füllgewebe in Zwischenräumen. Grundgewebe, also Stroma von Organen (z. B. Hoden, Nieren). Verschiebegewebe, z. B. zwischen Haut und Unterlage, zwischen Muskelfaserbündeln. Ferner dient es als Wasserspeicher, Narbengewebe oder als Abwehrgewebe, d. h. zahlreiche freie Bindegewebszellen (z. B. Histiozyten und Mastzellen) dienen der Immunabwehr.

3.3.6 Das straffe Bindegewebe

Das **straffe Bindegewebe** besitzt nur wenige freie Bindegewebszellen, wenig (amorphe) Grundsubstanz, aber viele Fasern. Die eng beieinander liegenden Fasern sind in der Regel in Richtung der vorherrschenden Zugspannung orientiert. Nach der Anordnung der Kollagenfaserbündel unterscheidet man **straffes geflechtartiges Bindegewebe** und **straffes parallelfasriges Bindegewebe** sowie die **elastischen Bänder** (mit dicht gelagerten elastischen Fasern).

Das straffe geflechtartige Bindegewebe

In diesem Bindegewebe finden sich dicke, sich in verschiedene Richtungen kreuzende **Kollagenfaser-**

bündel. Aufgrund dieser Faserverläufe gewährleistet das straffe geflechtartige Bindegewebe Zugfestigkeit in verschiedenen Richtungen.

Geflechtartiges straffes Bindegewebe bildet u. a. die Kapseln von inneren Organen (Niere, Milz, Leber), die harte Hirnhaut (Dura mater), das Stratum fibrosum der Gelenkkapseln, das Stratum fibrosum der Knochenhaut (Periost), die Faszien der Muskeln, die Lederhaut, die Knorpelhaut (Perichondrium), die Grundlage der Herzklappen sowie die Lederhaut (Sklera) und Hornhaut (Cornea) des Auges.

Zwischen den Kollagenfaserbündeln des straffen Bindegewebes kommen auch einige elastische Fasern vor, die das Bindegewebe nach seiner Verformung (durch Zug) wieder in den Ausgangszustand zurückbringen.

Das straffe parallelfasrige Bindegewebe

Dieses Bindegewebe ist das Grundgewebe von **Sehnen und Bändern**. Die Kollagenfasern sind in Bündeln angeordnet und verlaufen in eine Richtung (nämlich in Zugrichtung).

Der mikroskopische Aufbau der Sehne: In Sehnen erkennt man parallel angeordnete Kollagenfasern (auch Sehnenfasern genannt), die im ungedehnten Zustand leicht gewellt verlaufen (**Abb. 3.11**). Im *Längsschnitt* liegen zwischen den **Kollagenfasern** lang gestreckte **Fibrozyten** (auch Sehnenzellen oder Tendozyten genannt), die wenig Zytoplasma und abgeplattete Zellkerne haben. Die Sehnenzellen sind dabei reihenweise angeordnet. Ferner sind im Längsschnitt Streifen aus lockeren Bindegewebe erkennbar. Diese Streifen (**Peritendineum internum**) bündeln die Kollagenfasern (s. Querschnitt).

Im *Querschnittsbild* der Sehne sind zwischen den dicht gepackten Kollagenfaserbündeln dreieckige Sehnenzellen mit flügelförmigen Zytoplasmafortsätzen zu erkennen. Die Kollagenfaserbündel dellen das Zytoplasma der Sehnenzellen seitlich ein, so dass die flachen flügelähnlichen Ausläufer entstehen. Aufgrund dieses Aussehens werden die Sehnenzellen auch als **Flügelzellen** bezeichnet.

Die Sehne wird als Ganzes von einer Scheide aus lockerem Bindegewebe umhüllt, die **Epitendineum** (oder auch **Peritendineum externum**) genannt wird.

Präp. 19 Nachenbad

Von diesem Epitendineum strahlen Bindegewebssepten (Peritendineum oder Peritendineum internum) ins Innere der Sehne. Dadurch entstehen größere Bündel von Kollagenfasern (mit dazwischen liegenden Flügelzellen), die als **Sekundärbündel** bezeichnet werden. Die Sekundärbündel werden durch feinere Bindegewebssepten in (kleinere) **Primärbündel** unterteilt. Nach Verletzung einer Sehne geht eine Regeneration von den Fibroblasten des Peritendineum aus. Das Epitendineum und die Bindegewebssepten führen Blutgefäße und Nerven und dienen als Verschiebeschichten.

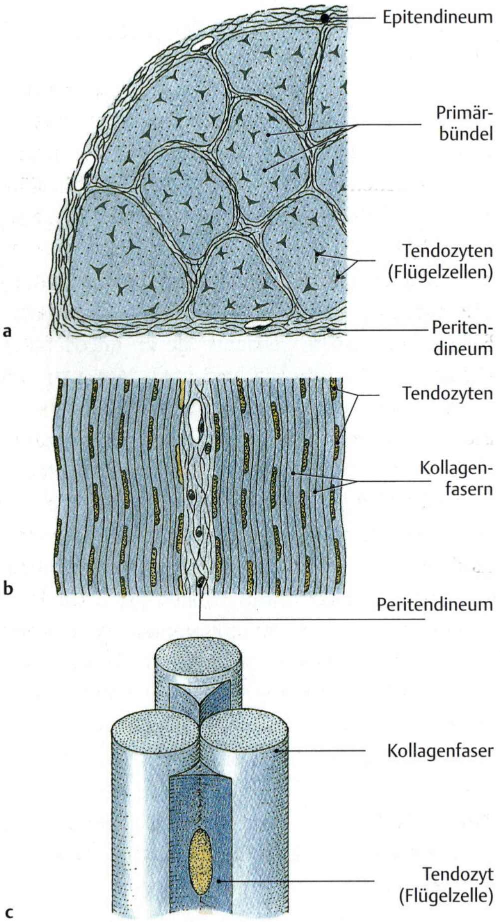

Die elastischen Bänder

Die elastischen Bänder bestehen aus dicht gelagerten elastischen Fasern, die sich spitzwinklig verzweigen. Zwischen den elastischen Fasern liegen einige kollagene und retikuläre Fasern sowie längliche oder unregelmäßig geformte Fibrozyten. Elastische Fasern erscheinen in frischem Gewebe gelblich.

Elastische Bänder kommen vor als Lig. flava zwischen den Wirbelbögen, Lig. vocale (Stimmband) im Kehlkopf und Lig. nuchae (Nackenband, bei Tieren).

▓▓▌ Beachte

Das Erkennen von Längsschnitten der Sehne und der elastischen Bänder (meist Nackenband) bereitet manchmal Schwierigkeiten.

3sp. Milz   *Präp.*
als 13

3.3.7 Das retikuläre Bindegewebe

Dieses Bindegewebe **(Abb. 3.12)** ist aus fibroblastischen Retikulumzellen und retikulären Fasern (aus Typ III-Kollagen) sowie histiozytären Retikulumzellen, follikulären dendritischen Retikulumzellen und interdigitierenden dendritischen Retikulumzellen aufgebaut.

Die **fibroblastischen Retikulumzellen**, die die Fasern bilden, sind sternförmig verzweigt (mit zahlreichen dünnen Fortsätzen). Die feinen **retikulären Fasern**

ovale + mitt.
7k

Epitendineum

Primärbündel

Tendozyten (Flügelzellen)

Peritendineum

a

Tendozyten

Kollagenfasern

b

Peritendineum

Kollagenfaser

Tendozyt (Flügelzelle)

c

Abb. 3.11 Aufbau der Sehne (Schema). (a) Querschnitt; (b) Längsschnitt; (c) dreidimensionale Darstellung der Lage der Tendozyten zu den Kollagenfasern

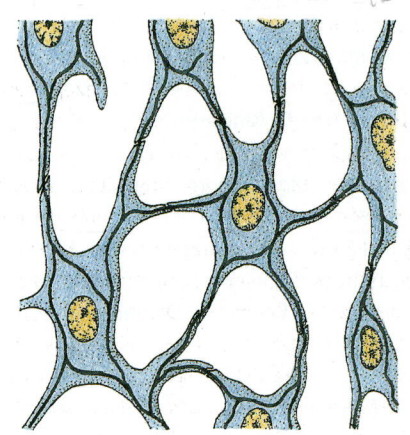

Abb. 3.12 Retikuläres Bindegewebe (Schema)

(auch **Gitterfasern** genannt) schmiegen sich der Oberfläche der Retikulumzellen an. Die weiten Interzellularräume enthalten Grundsubstanz und freie Zellen. Die retikulären Fasern werden von den Retikulumzellen eingehüllt; sie haben keinen Kontakt mit dem Interzellularraum. Die histiozytären Retikulumzellen phagozytieren; die follikulären und interdigitierenden dendritischen Retikulumzellen gehören zum Immunsystem (Antigen-präsentierende Zellen, s. S. 93 ff).

Das retikuläre Bindegewebe ist das Grundgewebe in lymphatischen Organen (Lymphknoten, Milz) und im roten Knochenmark. Es ähnelt dem Mesenchym.

3.3.8 Das Fettgewebe

Präp 16
allg

Fettgewebe, das aus auffällig großen Zellen (Adipozyten, Lipozyten) besteht, kommt fast überall im Körper vor und macht etwa 10–25 % des Körpergewichts aus. Es wird unterschieden zwischen **weißem** und **braunem** Fettgewebe (**Abb. 3.13, Abb. 3.14**). Das Fett der Fettzellen besteht hauptsächlich aus Triglyzeriden. Nach Fixierung und Schneiden von Fettgewebe mittels Gefriermikrotom können die Fetttropfen durch den (lipophilen) Farbstoff Sudanschwarz intensiv angefärbt werden.

Das weiße Fettgewebe

Kasten Nr 16

Das weiße Fettgewebe besteht aus **univakuolären Fettzellen**. Diese Fettzellen enthalten jeweils einen großen membranlosen Fetttropfen, der das Zytoplasma und den Kern an den Rand drückt. Univakuoläre Fettzellen besitzen Insulinrezeptoren und adrenerge Rezeptoren. Bei der Herstellung von Routinepräparaten wird das Fett vollständig herausgelöst; es entstehen ein ungefärbter Hohlraum in der Zelle, der meist als Fettvakuole bezeichnet wird. Am Rand bildet das Zytoplasma einen schmalen Saum, der dort wo sich der abgeplattete Kern befindet, etwas dicker ist. Daraus ergibt sich das Bild der *Siegelringform* (wie ein Ring in der Seitenansicht) der Fettzelle. Die Fettzellen werden an ihrer Oberfläche von einer *Basallamina mit retikulären Fasern* umhüllt. Fettzellen kommen einzeln oder in Gruppen im lockeren Bindegewebe vor oder bilden Fettläppchen (Fettorgane), die von einer Bindegewebskapsel umgeben sind.

Es wird zwischen Speicher- und Baufettgewebe unterschieden, die sich morphologisch nicht unterscheiden. Das **Speicherfett** kann leicht mobilisiert werden, seine Menge hängt vom Ernährungszustand ab. **Baufett** bleibt auch bei stärkerem Gewichtsverlust weitgehend erhalten (ist also schwer mobilisierbar) und ist z. B. für Formgebung und mechanische Belastungen von Bedeutung. Baufett findet sich in der Augenhöhle (Corpus adiposum orbitae), in der Wange (Wangenfettpfropf, Corpus adiposum buccae), in der Umgebung der Niere (als Capsula adiposa renalis), im Kniegelenk (Corpus adiposum infrapatellare) und als Fettpolster (an der Fußsohle, an der Ferse und in der Hohlhand).

Das braune Fettgewebe

Kasten Nr. 17

Das braune Fettgewebe besteht aus **plurivakuolären Fettzellen**. Diese Fettzellen sind kleiner als die univakuolären Zellen und sie enthalten immer mehrere kleine Fetttropfen („schaumiges" Erscheinungsbild der Zellen im Routinepräparat). Plurivakuoläre Fettzellen besitzen charakteristischerweise eine große Anzahl von Mitochondrien. Im braunen Fettgewebe kommen zahlreiche Kapillaren und zahlreiche (sympathische) Nervenfasern vor. Das braune Fettgewebe erhält seine Eigenfarbe durch Cytochrome in den zahlreichen Mitochondrien und durch Lipochrome in den Fetttropfen.

Braunes Fettgewebe ist beim Erwachsenen kaum noch anzutreffen, während es beim Neugeborenen beispielsweise im Hals- und Nackenbereich, in der Axilla oder in der Fettkapsel der Niere vorkommt. Es dient der **Wärmeproduktion** indem es wie eine Art *Durchlauferhitzer* funktioniert: die beim Fettsäureabbau in den Mitochondrien entstehende Energie wird als Wärme freigesetzt und an das Blut (der Kapillaren) weitergegeben. Es kommt daher auch weit verbreitet bei Winterschläfern vor (Thermoregulation).

◼▌ Merke
Verwechseln Sie nicht Speicherfett und braunes Fettgewebe!

3.3.9 Das spinozelluläre Bindegewebe

In diesem Bindegewebe liegen die spindelförmigen Zellen dicht gepackt. Zwischen den Zellen befinden sich wenige Fasern. Das spinozelluläre Bindegewe-

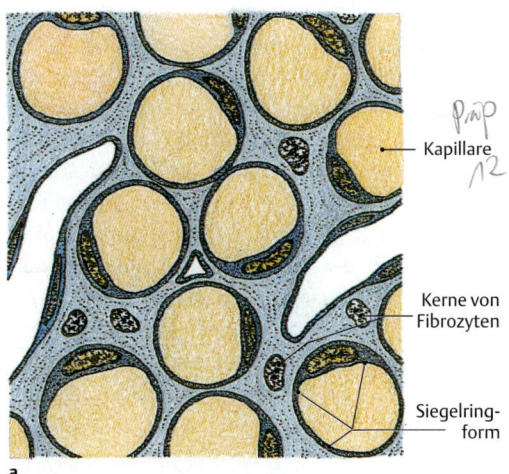

Kapillare

Kerne von Fibrozyten

Siegelring-form

a

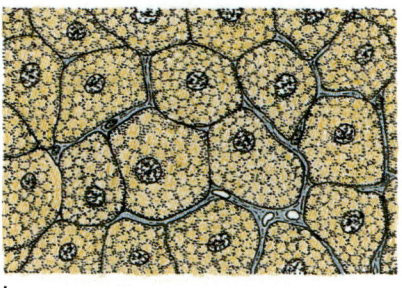

b

Abb. 3.13   Fettgewebe (Schema). (a) univakuoläres; (b) plurivakuoläres Fettgewebe. Beachte auch die Lage der Kerne und die Größe der Fettzellen

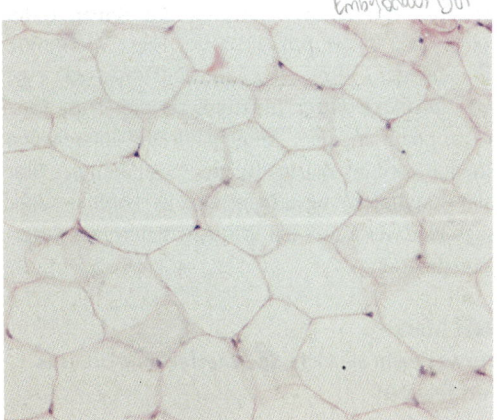

Abb. 3.14   Univakuoläres Fettgewebe aus der Unterhaut der Axilla (H.E.; Vergrößerung 200-fach)

be kommt in der Rinde des Ovars vor. Aus den Bindegewebszellen entwickeln sich die Thecazellen (s. S. 202)

3.3.10 Das gallertige Bindegewebe

Die Bindegewebszellen bilden mit ihren dünnen und langen Fortsätzen ein Maschenwerk, in dem sich eine gallertige Grundsubstanz befindet. In der Grundsubstanz sind zarte Kollagenfaserbündel und einzelne retikuläre Fasern eingelagert **(Abb. 3.15)**. Das gallertige Bindegewebe kommt in der Nabelschnur und in der Pulpa junger Zähne vor. Das gallertige Bindegewebe umhüllt in der Nabelschnur die Nabelschnurgefäße. Die gallertige Grundsubstanz besteht besonders aus Hyaluronsäure, die eine hohe Wasserbindungskapazität besitzt. Die daraus resultierende Konsistenz schützt die Nabelschnur vor Abknickungen. Die Interzellularsubstanz dieses Bindegewebes wird auch als *Wharton-Sulze* bezeichnet.

Das gallertige Bindegewebe ähnelt dem mesenchymalen; es kann sich jedoch nicht weiter differenzieren. Es kommen keine freien Bindegewebszellen vor.

3.3.11 Das mesenchymale Bindegewebe

Die Mesenchymzellen stehen mit ihren zahlreichen Fortsätzen miteinander in Verbindung und bilden ein weiträumiges Maschenwerk. Im Interzellularraum findet sich eine visköse Grundsubstanz, aber keine Fasern **(Abb. 3.15)**. Mesenchymzellen sind mitoseaktiv und amyboid beweglich. Aus dem mesenchymalen Bindegewebe entwickeln sich alle Formen des Bindegewebes. Häufig werden mesenchymales und gallertiges Bindegewebe zum sog. embryonalen Bindegewebe zusammengefasst. Aus dem mesenchymalen Bindegewebe gehen zudem glatte Muskelzellen, Herzmuskelzellen und das Nierengewebe hervor.

3.3.12 Klinische Bezüge
Ehlers-Danlos-Syndrom
Hierbei handelt es sich um eine Gruppe von genetisch bedingten, unterschiedlichen Störungen der Kollagenbildung (Defekte von Enzymen der Kollagenbiosynthese). Es ist u. a. eine abnorme gummiartige Dehnbarkeit der Haut (Fehlen der funktionstüchtigen kollagenen Fasern, aber Vorhandensein

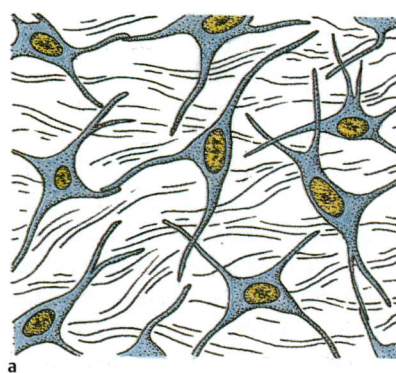

a

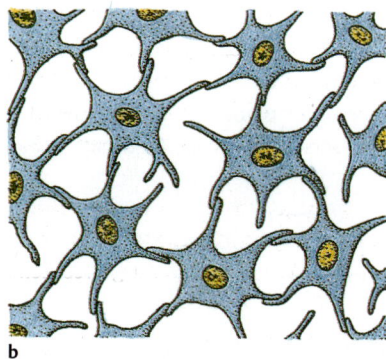

b

Abb. 3.15 (a) Gallertiges Bindegewebe; (b) Mesenchymales Bindegewebe (Schema)

elastischer Fasern) und eine abnorme Beweglichkeit der Gelenke zu erkennen.

Lipome
Bei der gutartigen Fettgewebsgeschwulst (Lipom) liegen große Fettzellen dicht nebeneinander. Zwischen den Fettzellen ziehen einzelne schmale Bindegewebszellen. Der Tumor ist durch eine bindegewebige Kapsel scharf abgegrenzt. Die Lipome finden sich häufig im subkutanen Fettgewebe; sie sind als prall-elastische, gut abgrenzbare und verschiebbare Tumoren unterschiedlicher Größe tastbar.

Sklerose und Fibrose
Eine pathologische Vermehrung von Kollagenfasern, wie sie z.B. bei der Leberzirrhose vorkommt, bezeichnet man als Sklerose oder Fibrose (vgl. auch klinischer Fall S. 28).

Check-up
✔ Rekapitulieren Sie, welche Zell- und Fasertypen in den verschiedenen Bindegewebsformen anzutreffen sind und an welchen Stellen die Bindegewebsformen vorkommen.
✔ Wiederholen Sie nochmals die Charakteristika der Bindegewebsfasern (kollagene, elastische und retikuläre Fasern).

3.4 Die Stützgewebe (Knorpel und Knochen)

Lerncoach
Sie müssen den allgemeinen Aufbau von Knorpel und Knochen vollständig beherrschen. Deshalb beachten Sie alle hervorgehobenen Begriffe genau!

3.4.1 Das Knorpelgewebe
Der Überblick
Knorpel und Knochen bilden die Stützgewebe. Knorpel ist verformbar und schneidbar. Er ist **druckelastisch**, d.h. er verformt sich durch Druck (oder Zug) und kehrt bei Wegfall der einwirkenden Kraft wieder in seine Ausgangsform zurück. Knorpel ist gut auf Druck belastbar, d.h. er kann Gewicht tragen. Gleitbewegungen (in Gelenken) werden durch Knorpel ermöglicht. Da der Knorpel *gefäßfrei* ist, erfolgt seine Ernährung durch Diffusion (sog. bradytrophes Gewebe). Der Knorpel wird meist von einer bindegewebigen, gefäß- und nervenreichen Knorpelhaut bedeckt: Dieses **Perichondrium** besteht aus einem *inneren Stratum cellulare* und einem *äußeren Stratum fibrosum.* Faserbündel des Perichondrium biegen in den daruntergelegenen Knorpel ein.
Im Interzellularraum des Knorpelgewebes sind die Fasern in eine Grundsubstanz eingelagert, die be-

sonders reich an Proteoglykanen und Hyaluronsäure ist. Diese Substanzen haben eine hohe Wasserbindungskapazität.

Die rundlichen oder ovalen Knorpelzellen, die Chondrozyten, liegen in kleinen Höhlen (Lakunen). Die Wand der Lakunen ist kräftig anfärbbar und wird als Knorpelkapsel bezeichnet. Um die Kapsel einer Gruppe von Knorpelzellen liegt der Knorpelhof. Durch diesen Knorpelhof werden mehrere Knorpelzellen (mit ihren Knorpelkapseln) zu einem Chondron (auch Territorium genannt) zusammengefasst. Der Raum zwischen den (kugeligen oder ellipsoidalen) Chondronen (Territorien) wird als Interterritorium bezeichnet.

Knorpelkapsel, Knorpelhof und Interterritorium gehören zum Interzellularraum; sie sind unterschiedlich intensiv angefärbt. Knorpelkapsel und -hof sind kräftiger angefärbt als das Interterritorium.

Die Chondrozyten füllen die Knorpelhöhlen vollständig aus. Im histologischen Präparat sind die Chondrozyten (durch die Vorbehandlungen) meist geschrumpft, so dass die Lakunen deutlich zu sehen sind.

■■I Merke

Es werden drei Knorpelarten unterschieden: hyaliner Knorpel, elastischer Knorpel und Faserknorpel. Die drei Knorpelarten unterscheiden sich grundsätzlich durch (Abb. 3.16) die Menge und Zusammensetzung der Fasern im Interterritorium, die Menge (Anzahl) der Chondrone und die Größe der Chondrone (die Anzahl der Chondrozyten pro Chondron).

Der hyaline Knorpel

Der hyaline Knorpel ist der häufigste Knorpeltyp. Makroskopisch erscheint er in frischem Zustand

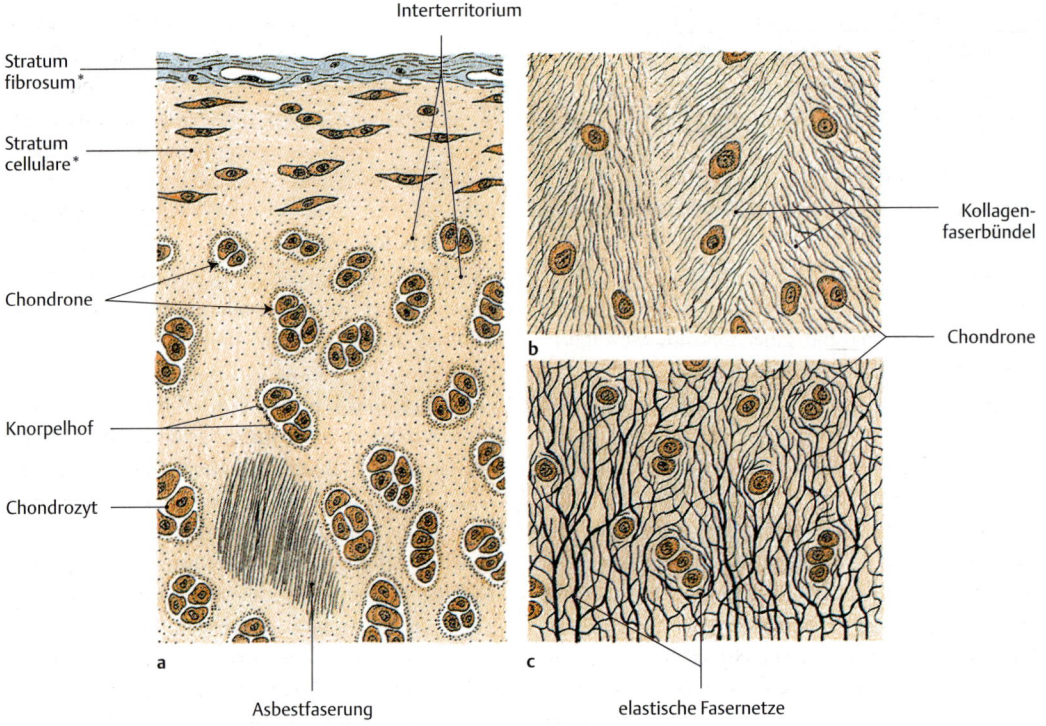

Interterritorium

Stratum fibrosum*

Stratum cellulare*

Chondrone

Knorpelhof

Chondrozyt

Asbestfaserung

*Perichondrium

Kollagenfaserbündel

Chondrone

elastische Fasernetze

a   b   c

Abb. 3.16 Die drei Knorpelarten (Schema). (a) hyaliner Knorpel; (b) Faserknorpel; (c) elastischer Knorpel

milchig und durchscheinend (gläsern). Im histologischen Präparat zeigt der hyaline Knorpel die typische Gliederung in Chondrone und Interterritorium. Die *Chondrone sind groß und zellreich* (2–6 Knorpelzellen); die Knorpelhöfe sind kräftig gefärbt (basophil). Innerhalb der Chondrone fallen meist die besonders intensiv anfärbbaren (basophilen) **Knorpelkapseln** (Wandungen der Knorpelhöhle) auf. Die Chondrone liegen dicht beieinander. Das Interterritorium ist wesentlich heller angefärbt und erscheint homogen. Die Kollagenfasern sind nicht sichtbar. Sie sind „maskiert", weil sie sich färberisch und hinsichtlich ihres Brechungsindizes ähnlich wie die Grundsubstanz verhalten. Das Kollagen der maskierten Fasern ist hauptsächlich **Kollagen Typ II.** Die maskierten Fasern des hyalinen Knorpels können im Polarisationsmikroskop nachgewiesen werden. Dabei wird sichtbar, dass die Kollagenfasern so ausgerichtet sind, dass sie Stabilität gegenüber den einwirkenden Kräften gewährleisten. Durch Verminderung der Grundsubstanz und des Wassergehalts kann es zu einer Demaskierung von Kollagenfasern kommen. Diese Altersveränderung wird als Asbestfaserung bezeichnet. Eine weitere Altersveränderung ist die teilweise Verkalkung des Knorpels.

Der hyaline Knorpel ist meist von einem Perichondrium überzogen. Das Knorpelgewebe direkt unter dem Perichondrium zeigt abgeplattete längliche Zellen, deren Längsachse parallel zur Oberfläche orientiert ist.

Die Grundsubstanz des hyalinen Knorpels enthält **Proteoglykane** und **Glykoproteine**. Die große Menge an dem Proteoglykan Aggrecan bestimmt wesentlich die biomechanischen Eigenschaften des Knorpels. Aggrecan besitzt Seitenketten aus Chondroitin 4- und 6-sulfat und Keratonsulfat. Es bindet an Hyaluronsäure und Kollagen-II-Fasern und hat eine hohe Wasserbindungskapazität.

Hyaliner Knorpel kommt vor im Rippenknorpel, im Gelenkknorpel (dieser besitzt aber kein Perichondrium!), im knorpeligen Gerüst der Nase, des Kehlkopfes (größtenteils), der Luftröhre und der Bronchien sowie im wachsenden Knochen. Beachte dabei, dass der fetale Knorpel Blutgefäße enthält). Auch im reifen Knorpel produzieren Chondrozyten weiterhin Grundsubstanz und Kollagen II.

Der Faserknorpel

Charakteristisch für diesen Knorpeltyp sind *dicht* gelagerte **Kollagenfaserbündel**, die **nicht maskiert** sind (**Abb. 3.17**). Diese Faserbündel (mit einem hohen Gehalt an Kollagen-Typ-I) verlaufen in Richtung der Beanspruchung des Knorpels. Die Chondrone sind klein, sie enthalten häufig nur einen Chondrozyten und einen schmalen Knorpelhof und können in Reihen liegen. Die Anzahl der Chondrone ist geringer als im hyalinen und elastischen Knorpel. Faserknorpel besitzt kein Perichondrium, sondern geht direkt in die angrenzenden Strukturen (Knochen, straffes Bindegewebe) über. Faserknorpel wird auch als Übergangsform zwischen straffem Bindegewebe und hyalinem Knorpel angesehen.

Faserknorpel kommt in der Zwischenwirbelsäule (Diskus intervertebralis), in der Schambeinfuge (Symphysis pubica), in Gelenkzwischenscheiben (Disci und Menisci), als Gelenkknorpel im Kiefergelenk und im medialen Schlüsselbeingelenk sowie in den Ansatzzonen von Sehnen und Bändern am Knochen vor. In der Zwischenwirbelscheibe (Bandscheibe) bildet der Faserknorpel den Anulus fibrosus. Dieser periphere Faserring umhüllt den zentralgelegenen Gallertkern (Nucleus pulposus). Im Anulus fibrosus bilden parallel angeordnete Kollagenfaserbündel Lamellen. Die Faserbündel verlaufen schraubenförmig (von Wirbelkörper zu Wirbelkörper). Die unterschiedliche Ausrichtung der Faserbündel in den Lamellen führt im histologischen Präparat zum Fischgrätenmuster der Faseranordnung.

Der elastische Knorpel

Der Aufbau des elastischen Knorpels ähnelt dem des hyalinen. In seinem Interterritorium besitzt der elastische Knorpel neben maskierten Kollagenfasern *ausgeprägte elastische Fasernetze*. Diese nichtmaskierten Fasernetze können mit Hilfe spezifischer Elastika-Färbungen (Resorcin-Fuchsin oder Orcein) sichtbar gemacht werden. Die Anzahl der Chondrozyten pro Chondron ist geringer als im hyalinen Knorpel. Elastischer Knorpel ist von Perichondrium umhüllt. Aufgrund seines hohen Gehalts an elastischem Material erscheint der frische Knorpel gelblich. In einer Lakune kann auch mehr als eine Knorpelzelle liegen.

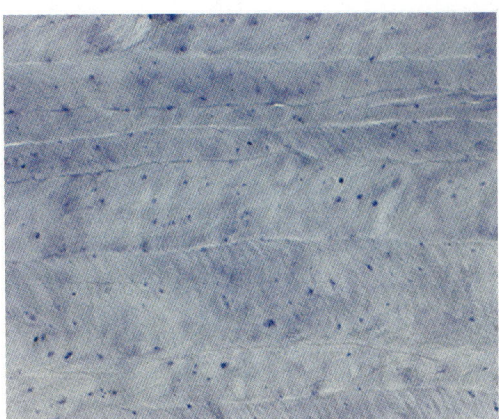

Abb. 3.17 Faserknorpel aus der Zwischenwirbelscheibe (Azan; Vergrößerung 40-fach). Beachte die Anordung der Kollagenfaserbündel

Elastischer Knorpel kommt in der Ohrmuschel, im äußeren Gehörgang, in der Ohrtrompete (Tuba auditiva), im Kehldeckel (Epiglottis) des Kehlkopfs, in Teilen des Stellknorpels des Kehlkopfs und in kleinen Bronchien vor.

Das Knorpelwachstum

Man unterscheidet zwei Formen des Wachstums.
Interstitelles Wachstum: Bildung von Knorpel aus dem Inneren, Chondroblasten im Inneren des Knorpels bilden Faserkomponenten und Grundsubstanz und „mauern sich dabei ein". Durch die Bildung der Interzellularbestandteile werden die Chondrone auseinander gedrängt. Durch Teilung entstehen aus einer Mutterzelle die Chondrozyten eines Chondrons; sie bilden eine isogene Gruppe.
Appositionelles Wachstum: Bildung von Knorpel vom Perichondrium aus, d. h. Anlagerung von außen (durch Chondroblasten im Perichondrium).

Klinische Bezüge

Arthrose

Die Arthrose als degenerative Gelenkerkrankung (Gelenkverschleiß) entsteht häufig durch Fehlbelastung des hyalinen Gelenkknorpels. Die Fehlbelastung kann beispielsweise durch Formveränderung der Gelenkflächen (z. B. nach Knochenbrüchen) zustande kommen. Die Veränderungen beginnen in den Schichten des Knorpels, die nahe der Gelenkhöhle liegen. Hier kommt es zu Defekten und Spaltbildungen. Schließlich kann der hyaline Knor-

pel fast vollständig verschwinden. Am Rande der Gelenkfläche kann es dabei zu einer reaktiven Knochenbildung in Form eines Randwulstes kommen.

Bandscheibenvorfall

Zunächst treten Risse und Spaltbildungen in den zentral gelegenen Anteilen des Anulus fibrosus auf. In diese Risse dringen Teile des Gallertkerns ein und setzen den äußeren Teil des Anulus fibrosus unter Zugspannung. Es kann schließlich zu einer Verlagerung von Bandscheibengewebe kommen, das benachbarte Nerven komprimiert.

Othämatom

Durch Gewalteinwirkung auf die Ohrmuschel kann es zu einem blutigen Erguss zwischen Perichondrium und dem elstischen Knorpel kommen. Dieser Erguss wird als Othämatom bezeichnet.

3.4.2 Das Knochengewebe
Der Überblick

Das Knochengewebe besteht aus spezifischen Zellen, den Osteozyten, Osteoblasten und Osteoklasten, aus Grundsubstanz, kollagenen Fasern (Typ I) und anorganischen (mineralischen) Bestandteilen.

Die **Osteoblasten** bilden das **Osteoid**, also die organischen Bestandteile der Interzellularsubstanz (Fasern und Grundsubstanz). In dieses organische **Osteoid** werden Kalksalze (**Hydroxylapatit**, in Form von Kristallen) eingelagert, dadurch erhält der Knochen seine charakteristische Härte.

Die **Osteozyten** sind in Knochensubstanz eingemauerte Zellen; sie liegen in **Lakunen.** Im Knochen finden ständig Umbauvorgänge statt. Die **Osteoklasten**, mehrkernige Riesenzellen, können Knochensubstanz abbauen. Dadurch wird beispielsweise Kalzium mobilisiert und der Blutcalciumspiegel wird erhöht.

Zwei Knochenformen werden unterschieden, die **Geflechtknochen** und die **Lamellenknochen**: Der Geflechtknochen entsteht bei der Knochenbildung und wird dann in Lamellenknochen umgebaut. Beim Erwachsenen ist der Lamellenknochen der bei weitem überwiegende Knochentyp. Lamellenknochen kommen in Form von kompakten Knochen (**Substantia compacta**) und in Form von dünnen Knochenbälkchen (**Substantia spongiosa**) vor. Die Substantia compacta bildet die Wandung der Knochen, die (schwammartige) Substantia spongio-

sa liegt im Inneren des Knochens. Die äußere Oberfläche des Knochens wird von **Periost** (Knochenhaut) überzogen, die innere Oberfläche (der Kompakta und der Spongiosabälkchen), von **Endost**.
Knochengewebe ist mit einem normalen Mikrotom nicht schneidbar. Deshalb wird es vor der Paraffineinbettung z. B. mittels Säuren entkalkt (Herauslösen anorganischer Bestandteile). Knochenschnitte können dann mit speziellen Methoden (z. B. Thionin-Pikrinsäure-Färbung) gefärbt werden. Nichtentkalktes Knochengewebe kann mit speziellen Schneidegeräten geschnitten werden. Diese Knochenschliffe werden meist ungefärbt betrachtet.

Die Funktion des Knochens

Der Knochen hat Stützfunktion, er bildet mit den Gelenkstrukturen den passiven Bewegungsapparat. Er bildet schützende Wandstrukturen (z. B. den Schädel oder den Wirbelkanal). Ferner ist der Knochen ein Kalziumreservoir und damit an der Regulation des Kalziumhaushaltes beteiligt. Innerhalb der Knochen (zwischen den Knochenbälkchen) kommt rotes, d. h. blutbildendes Knochenmark vor.

Der histologische Aufbau des Lamellenknochens

Charakteristisch für den Lamellenknochen **(Abb. 3.18)** ist die schichtweise Anordnung der Kollagenfibrillen in unterschiedlich verlaufende **Lamellensysteme**:

- äußere und innere General- oder Grundlamellen: plattenartig, parallel zur äußeren und inneren Oberfläche angeordnet
- Speziallamellen: Bestandteile der Osteone
- Schaltlamellen: zwischen den Osteonen.

Die **Osteone** (oder **Havers-Systeme**) stellen den Hauptbestandteil des Lamellenknochens dar. Die zylindrischen Osteone (Länge: 2,5 bis 1 cm; Durchmesser: 50 μm) verlaufen in der Regel in Längsrichtung des Knochens, also parallel zur Oberfläche und können sich spitzwinklig verzweigen. Sie sind durch eine grundsubstanzreiche Kittline (oder Zementlinie) von ihrer Umgebung abgegrenzt. Die Osteone bestehen aus einem zentral gelegenen Kanal (**Havers-Kanal**) mit Blutgefäßen und aus **Speziallamellen**. Vier bis 30 Speziallamellen liegen konzentrisch (ringförmig) um den Havers-Kanal. Die Kollagenfasern innerhalb einer Lamelle verlaufen in Schraubentouren um die Achse des Osteons. Der Steigungswinkel der Fasern ist in den einzelnen Lamellen unterschiedlich, d. h. es gibt Lamellen mit flach verlaufenden Kollagenfasern (mehr zirkulär orientiert, druckfest) und Lamellen mit steil verlaufenden Fasern (mehr in Längsrichtung orientiert, zugfest).
Zwischen den einzelnen Lamellen liegen die kleinen Höhlen (**Lakunen**) mit den **Osteozyten**. Von den länglichen Lakunen gehen zahlreiche feine Knochenkanälchen (**Canaliculi**) ab, die in die Lamellen eindringen. Sie kommunizieren auch mit dem Havers-Kanal. Die Knochenkanälchen verschiedener Lakunen stehen miteinander in Verbindung. In den Lakunen liegen die *Zellkörper* der Osteozyten und in den Canaliculi ihre *Zellfortsätze*. Innerhalb der Lakunen bestehen zwischen den Fortsätzen benachbarter Osteozyten Zellkontakte (Nexus). Zwischen den Osteonen liegen Lamellenreste von älteren, größtenteils abgebauten Osteonen. Diese Bruchstücke (Lamellenreste) werden als **Schaltlamellen** (oder interstitielle Lamellen) bezeichnet. Beachte: In Schaltlamellen liegen keine Blutgefäße. Neben den längs orientierten Havers-Kanälchen finden sich querverlaufende **Volkmann-Kanäle** (Canales perforantes), die die Lamellensysteme durchbrechen. Die Gefäße der Volkmann-Kanäle verbinden das Gefäßsystem der Havers-Kanäle untereinander und mit den Periostgefäßen.

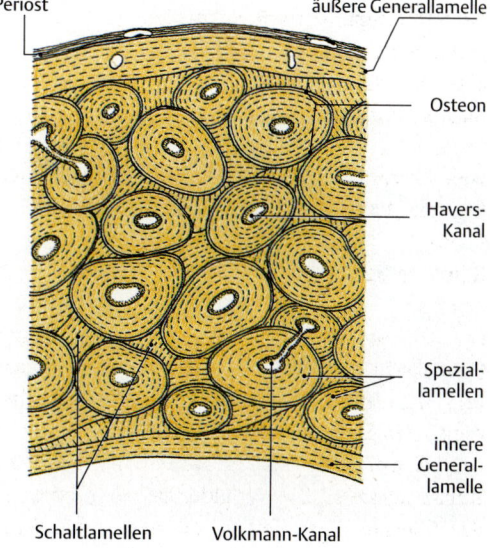

Abb. 3.18   Lamellenknochen (Schema)

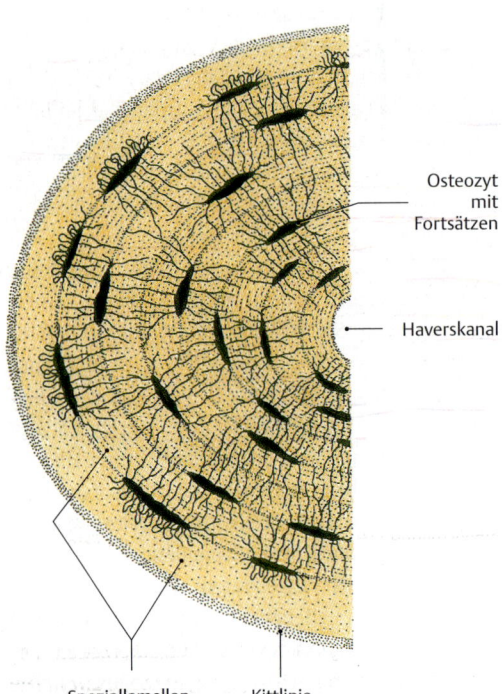

Osteozyt
mit
Fortsätze

Haverskanal

Speziallamellen   Kittlinie

Abb. 3.19 Halber Osteon (Schema). Beachte bei den Speziallamellen die unterschiedlichen Anschnitte (aufgrund ihrer unterschiedlichen Orientierung)

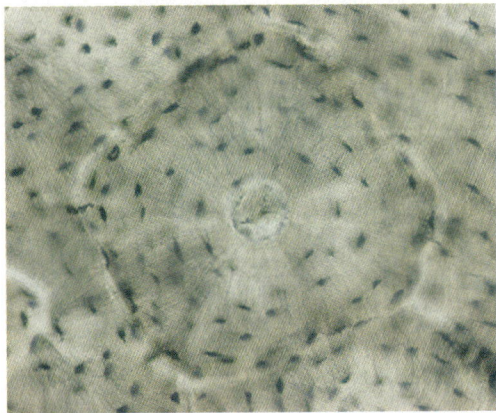

Abb. 3.20 Osteon mit angrenzenden Schaltlamellen (ungefärbter Knochenschliff; Vergrößerung 200-fach)

Geflechtknochen

Bei jeder Knochenbildung (während der Entwicklung und auch bei der Knochenbruchheilung) entsteht zunächst Geflechtknochen. Im Geflechtknochen sind die Kollagenfasern und Knochenzellen unregelmäßig angeordnet. Fast überall wird der Geflechtknochen durch (den mechanisch besser belastbaren) Lamellenknochen ersetzt.

Die Knochenentwicklung

Es werden zwei Formen der Knochenentwicklung unterschieden, die **desmale** oder direkte Knochenbildung (bzw. Ossifikation) und die **chondrale** oder indirekte **Knochenbildung** (bzw. Ossifikation).

Beim Lernen der Ossifikation kommt es darauf an, den prinzipiellen Unterschied zwischen den beiden Knochenbildungsformen zu verstehen und nachzuvollziehen.

Die desmale (direkte) Ossifikation

Bei dieser Form der Knochenbildung entsteht das Knochengewebe *unmittelbar* (direkt) aus Mesenchymzellen. Die desmale Ossifikation beginnt mit einer Konzentrierung von Mesenchymzellen und einer starken Kapillarisierung. Die Mesenchymzellen wandeln sich über Knochenvorläuferzellen in **Osteoblasten** um. Die Osteoblasten synthetisieren das **Osteoid**, d. h. *nicht-mineralisierte* Interzellularsubstanz (kollagene Fasern und Grundsubstanz). Danach erfolgt die **Mineralisierung** (Verkalkung) des Osteoids durch die Osteoblasten. Die Osteoblasten geben Vesikel ab, die Kalziumphosphatkristalle enthalten. Durch Platzen der Vesikel (auch Matrixvesikel genannt) werden die Kristalle freigesetzt und lagern sich als Kristallisationskeime an den Kollagenfasern ab. Diese Keime vergrößern sich und wandeln sich in Hydroxylapatitkristalle um. Das charakteristische Enzym der Osteoblasten ist die alkalische Phosphatase (in der Plasmamembran).

Die Osteoblasten scheiden rundum Osteoid ab, so dass sie schließlich völlig in verkalkter Interzellularsubstanz eingemauert sind. Sie werden dann als Osteozyten bezeichnet.

An der Oberfläche neu gebildeter kleiner Knochenbälkchen lagern sich immer wieder Osteoblasten an, die neues Knochengewebe bilden. Der entstehende Knochen vergrößert sich also durch **Anlagerungswachstum** (appositionelles Wachstum).

Eine Größenzunahme des gesamten Knochens erfogt in der Weise, dass auf der Außenseite Knochengewebe angefügt wird, während auf der Innenseite Knochenmaterial durch Osteoklasten abgebaut wird. Dadurch entsteht innen eine ständig größer werdende Höhle (z. B. Schädelhöhle oder Markhöhle des Röhrenknochens).

Osteoklasten sind große unregelmäßig geformte Zellen mit um die 50 (oder mehr) Kernen. Sie liegen zumeist im Howship-Lakunen; das sind Einbuchtungen (Aerosionsbuchten), die beim Osteoidabbau entstehen. Orte der **desmalen Ossifikation** sind die Knochen des Schädeldachs (Os frontale, Os parietale, Os occipitale, Teile des Os temporale), die Gesichtsknochen (Teil der Mandibula und Maxilla), ein Teil der Clavicula und die perichondralen Knochenmanschetten (s. u. chondrale Ossifikation). Ferner findet desmale Ossifikation bei der Knochenbruchheilung statt.

Die desmale Ossifikation wird auch als membranäre Knochenbildung bezeichnet. Der aus ihr entstehende Knochen wird auch Bindegewebsknochen genannt.

Das **histologische Bild** der desmalen Ossifikation in der **Azanfärbung** (vgl. **Abb. 3.21**): Knochenbälkchen mit blauer Interzellularsubstanz = unverkalktes Osteoid. Rot gefärbte Abschnitte der Interzellularsubstanz = verkalktes Osteoid. Zellen innerhalb der Knochenbälkchen = eingemauerte Osteozyten. Zellen, die sich in Reihen und dicht gepackt der Oberfläche der Knochenbälkchen anlagern = Osteoblasten. Mehrkernige Riesenzellen = Osteoklasten, in muldenförmigen Howship-Lakunen.

Die lysosomenreichen Osteoklasten besitzen an der Seite, mit der sie der abzubauenden Knochensubstanz anliegen, zahlreiche schmale Falten (Zellausstülpungen). Die Falten verändern ihre Gestalt. Durch Exozytose gelangen lysosomale Enzyme der Osteoklasten in die Lakune. Ferner geben die Osteoklasten (nicht-lysosomale) Proteasen sowie Wasserstoff und Chloridionen ab. Aus letzteren entsteht in den Lakunen Salzsäure (zur Auflösung der Knochensubstanz). Die Vorläuferzellen der Osteoklasten sind Vorläuferzellen des monozytären Phagozytensystems des Knochenmarks, leiten sich

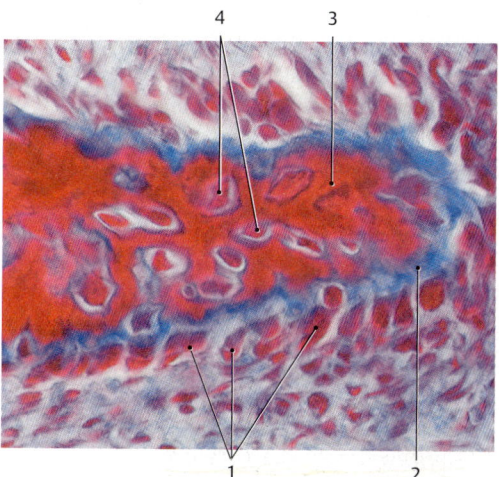

Abb. 3.21 Desmale Ossifikation (Schema). Osteozyten in Reihenstellung (1), unverkalktes Osteoid (2), verkalktes Osteoid (3) und eingemauerte Osteozyten (4)

also von Monozyten ab. Die Vorläuferzellen der Osteoklasten fusionieren (Synzytiumbildung). Die Bildung von Knochensubstanz (durch Osteoblasten) und ihr Abbau (durch Osteoklasten) wird durch Hormone und Vitamine reguliert (Parathormon, Calcitonin, Vitamine C und D, Östrogene, Androgene, Cortisol, Wachstumshormon).

Die chondrale (indirekte) Ossifikation
Bei dieser Form der Ossifikation ensteht **zuerst** aus dem Mesenchym ein **Knorpelmodell des späteren Knochens**. Das Knorpelmodell wird abgebaut und durch Knochengewebe ersetzt. Die chondrale Ossifikation wird auch als indirekte Ossifikation (oder Ersatzknochenbildung) bezeichnet. Die chondrale Ossifikation lässt sich in zwei Schritte gliedern, die sich zeitlich überlappen, die **perichondrale Ossifikation** (außen, Bildung einer Knochenmanschette) und die **enchondrale Ossifikation** (im Inneren des Knochens). Die Prozesse der chondralen Ossifikation lassen sich anschaulich am sich entwickelnden Röhrenknochen aufzeigen: Die Röhrenknochen (Ossa longa) bestehen aus einem Mittelstück (Schaft, **Diaphyse**) und zwei verdickten Enden (**Epiphysen**). Bei der **perichondralen** Ossifikation differenzieren sich im Bereich der Diaphyse Zellen des Perichondriums (des Knorpelmodells) zu Osteoblasten. Diese Osteoblasten bilden eine Knochenmanschette (peri-

chondrale Knochenmanschette) um die knorpelige Diaphyse. Die perichondrale Ossifikation entspricht im Prinzip der desmalen Ossifikation.

Bei der enchondralen Ossifikation kommt es im Inneren des Knorpelmodells (unter der perichondralen Knorpelmanschette) zu unterschiedlichen Veränderungen: Die Knorpelzellen vergrößern sich; es treten Verkalkungsherde in der Knorpelgrundsubstanz auf; Blutgefäße wachsen ein und dringen in die Verkalkungsherde ein und mit den Blutgefäßen dringen Mesenchymzellen ein, aus denen Osteoblasten und Osteoklasten (hier auch Chondroklasten genannt) entstehen. Die Osteoklasten (Chondroklasten) bauen die Verkalkungsherde und teilweise Knorpelgewebe ab. Die Osteoblasten bilden Knochensubstanz; es entstehen Knochenbälkchen anstelle des abgebauten Knorpels in der Diaphyse. Zwischen den Knochenbälkchen liegt die primäre Markhöhle. Die Epiphysen zeigen zunächst noch keine Knochenbildung.

Bei etwas weiter fortgeschrittener chondraler Ossifikation lassen sich – von der Epiphyse zur Markhöhle hin – verschiedene Zonen unterscheiden (**Abb. 3.22**).

Reservezone: Sie entspricht (zunächst) dem hyalinen Knorpel der Epiphyse, es handelt sich um *ruhenden Knorpel*. Man erkennt kleine, meist einzeln liegende Knorpelzellen, die gleichmäßig verteilt sind.

Zone des Säulenknorpels: Proliferationszone: In dieser Zone zeigen die Zellen eine hohe Teilungsaktivität, sie ordnen sich zu Zellsäulen (in Längsrichtung des Knochens) an.

Zone des Blasenknorpels (Hypertrophiezone): In dieser Zone finden sich große (hypertrophische) Knorpelzellen. Im diaphysennahen Teil dieser Zone beginnen Verkalkungsprozesse.

Zone des Knorpelabbaus (Resorptions- oder Eröffnungszone): Es treten Verkalkungen auf, Knorpelzellen gehen zugrunde und Chondroblasten (Osteo-

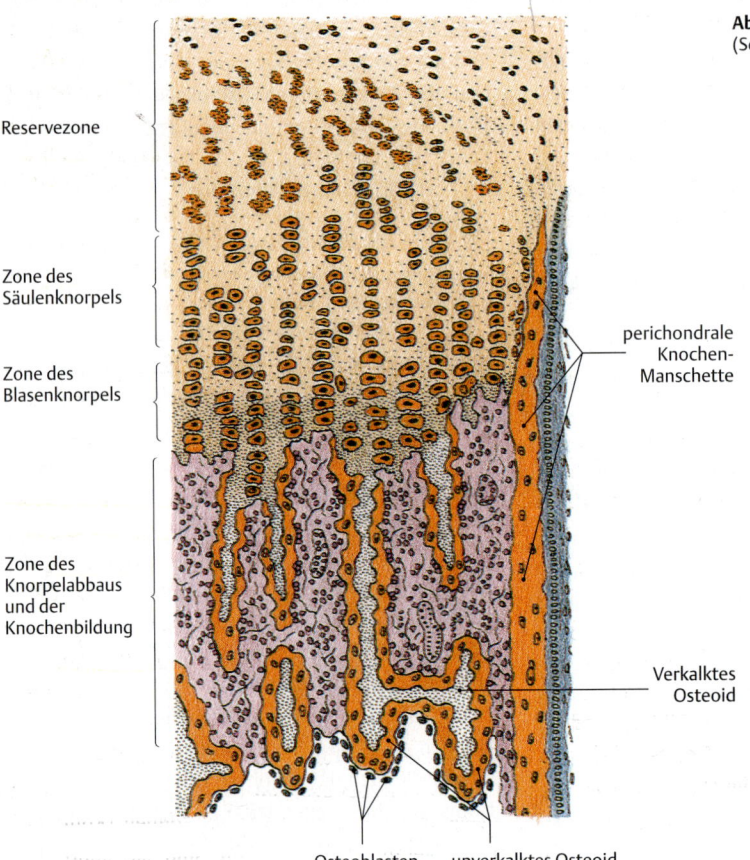

Abb. 3.22   Enchondrale Ossifikation (Schema)

Reservezone

Zone des Säulenknorpels

Zone des Blasenknorpels

Zone des Knorpelabbaus und der Knochenbildung

perichondrale Knochen-Manschette

Verkalktes Osteoid

Osteoblasten   unverkalktes Osteoid

klasten) bauen Knorpelgewebe ab. Im diaphysennahen Teil der Zone erkennt man verkalkte Bälkchen, die nicht abgebaut wurden.

Knochenbildungszone (Verknöcherungszone): An der Oberfläche der Reste der verkalkten Bälkchen wird durch aufgereihte Osteoblasten Knochensubstanz aufgelagert. Histologisch kann man in günstigen Präparaten in der Verknöcherungszone folgende Strukturen (von innen nach außen) erkennen:
- einen Kern aus verkalkter Knorpelsubstanz, evtl. mit Resten von Blasenknorpel,
- eine Schicht aus bereits verkalkter Knochensubstanz (mit eingemauerten Osteozyten),
- eine Schicht aus unverkalktem Osteoid (mit eingelagerten Osteozyten),
- ein Saum aus Osteoblasten (in epithelartiger Anordnung).

Erst deutlich später (meist erst postnatal) kommt es zur Verknöcherung der Epiphysen. Es entstehen – nach dem Prinzip der enchondralen Ossifikation – Knochenkerne, die langsam nach außen größer werden. Im Randbereich der Epiphyse bleibt hyaliner Knorpel als Gelenkknorpel bestehen. Zwischen der Epi- und Diaphyse verbleibt eine Zone aus hyalinem Knorpel weiterhin; sie ist die Epiphysen- oder Wachstumszone. Diese Zone ist für das Längenwachstum weiterhin (in Kindheit und Jugend) verantwortlich. Das Dickenwachstum des Knochenwachstums erfolgt weiterhin appositionell (durch Verdickung der ehemals perichondralen Manschette). Nach Abschluss des Wachstums verknöchern die Epiphysenfugen.

■■I Merke
Bei der enchondralen Ossifikation wird Knorpel abgebaut, an seiner Stelle wird Knochen aufgebaut. Die perichondrale Ossifikation ist eine desmale/direkte Ossifikation.

Klinische Bezüge
Osteoporose
Bei der Osteoporose handelt es sich um eine Verminderung der Knochensubstanz. Sie ist bedingt durch ein Missverhältnis zwischen Bildung und Resorption beim Knochenumbau, d.h. es wird mehr Knochen ab- als aufgebaut. Die Ursachen sind sehr unterschiedlich, z.B. Nachlassen der endokrinen

Funktionen des Eierstocks bei Frauen im Postklimakterium, Medikation mit Kortison.

Osteogenesis imperfecta
Bei der Osteogenesis imperfecta (Glasknochenkrankheit) liegt u. a. eine Störung der perichondralen Ossifikation vor. Bei primär normalem Längenwachstum sind die Knochen ungewöhnlich kalkarm und brechen extrem schnell und verbiegen sich. Es gibt sehr unterschiedliche Formen der Osteogenesis imperfecta, denen unterschiedliche Defekte in den Genen der beiden Ketten vom Kollagen-Typ-I zugrunde liegen.

Check-up
✔ Machen Sie sich nochmals klar, dass Knorpel (fast immer) gefäßfrei ist. Beachten Sie auch, wo kein Perichondrium vorkommt.
✔ Verdeutlichen Sie sich nochmals, dass die Canaliculi (Knochenkanälchen mit den Osteozytenfortsätzen) insgesamt ein Labyrinth von Kanälchen mit Knochengewebe bilden (Funktion: Verteilung von Stoffen durch Diffusion).
✔ Wiederholen Sie nochmals die Herkunft sowie die morphologischen und funktionellen Charakteristika der Osteoklasten.
✔ Überlegen Sie sich nochmals, wo die perichondrale Knochenmmanschette liegt und wie sie entsteht.

3.5 Das Muskelgewebe

Lerncoach
- Sie werden drei verschiedene Muskelgewebe kennenlernen, die grundsätzlich aus den gleichen Molekülen zusammengesetzt sind.
- Machen Sie sich klar, wie eine Muskelkontraktion funktioniert. Achten Sie darauf, was lichtmikroskopisch und was lediglich elektronenmikroskopisch sichtbar ist.

3.5.1 Der Überblick
Muskelgewebe besitzen die charakteristische Eigenschaft, sich verkürzen zu können (Kontraktilität). Verantwortlich hierfür sind sie kontraktilen

Myofibrillen, die aus elektronenmikroskopisch nachweisbaren Aktin- und Myosinfilamenten bestehen. Aufgrund histologischer und physiologischer Kriterien lassen sich drei Arten von Muskelgewebe unterscheiden: die **quergestreifte Skelettmuskulatur**, die **quergestreifte Herzmuskulatur** und die **glatte Muskulatur**. Während die Kontraktion der quergestreiften Skelettmuskulatur meistens willkürlich gesteuert werden kann, ist die Kontraktion der glatten Muskulatur und der quergestreiften Herzmuskulatur nicht durch den Willen beeinflussbar.

In der Herz- und Skelettmuskulatur findet sich eine typische, streng parallele und regelmäßige Anordnung von Aktin- und Myosinfilamenten, die das (licht- und elektronenmikroskopische) Bild der **Querstreifung** erzeugt.

Muskelzellen sind längliche Zellen; besonders langgestreckt sind die Zellen der quergestreiften Skelettmuskulatur. Diese werden auch als Muskelfasern bezeichnet und besitzen zahlreiche Kerne. Am Muskelgewebe kommt immer auch Bindegewebe vor, das die Muskeln umhüllt und untergliedert.

Schnelle Bewegungen (der Skelettmuskulatur und des Herzens) werden durch quergestreifte Muskulatur erzeugt, während langsame Bewegungen (besonders in den Eingeweiden) durch glatte Muskulatur hervorgerufen werden. Die allgemeine Grundlage der Muskelkontraktion ist ein Gleitmechanismus zwischen Aktin- und Myosinfilamenten. Dabei wird ATP verbraucht und chemische in mechanische Energie umgewandelt.

Nomenklatur: Es ist üblich, beim Muskelgewebe einige zytologische Begriffe mit der Vorsilbe „Sarko" zu verwenden: Sarkoplasma = Zytoplasma der Muskelzellen, Sarkolemm = Plasmalemm der Muskelzellen, sarkoplasmatisches Retikulum = endoplasmatisches Retikulum der Muskelzellen, Sarkosomen = Mitochondrien der Muskelzellen.

3.5.2 Die quergestreifte Skelettmuskulatur

Die Muskelfasern und die Bindegewebshüllen des Muskels

Die quergestreifte Skelettmuskulatur setzt sich aus **Muskelfasern** unterschiedlicher Länge (bis zu mehreren Zentimetern) und unterschiedlicher Dicke (ca. 10–100 µm) zusammen.

Die Skelettmuskelfaser ist lichtmikroskopisch durch viele (bis zu 100) randständige Kerne und quergestreifte Myofibrillen charakterisiert.

Die Vielkernigkeit kommt durch Verschmelzung von einkernigen Muskelvorläuferzellen (Myoblasten) während der Entwicklung zustande. Die Muskelfaser ist also ein **Synzytium**. Die stäbchenförmigen Kerne der Muskelfaser liegen unter dem Sarkolemm.

Auf Längsschnitten von Muskelfasern (**Abb. 3.23**, **Abb. 3.24**) erkennt man (lichtmikroskopisch) die charakteristische **Querstreifung**, d. h. die sich regelmäßig abwechselnden hellen und dunklen Querbänder (oder -streifen). Die breiteren dunklen Querbänder erscheinen im polarisierten Licht doppeltbrechend (anisotrop) und werden als **A-Streifen** (oder A-Bande) bezeichnet. Die helleren Querbande sind einfachbrechend (isotrop) und heißen **I-Streifen** (oder I-Bande). Innerhalb des I-Streifens erkennt man eine feine dunkle (anisotrope) Linie, den **Z-Streifen** (Z-Linie). In der Mitte des A-Streifens liegt ein heller **H-Streifen** (Hensenscher Streifen oder H-Zone).

Der Myofibrillenabschnitt zwischen zwei aufeinanderfolgenden Z-Streifen ist das **Sarkomer**, die Funktionseinheit des Skelettmuskels. Der genaue Aufbau des Sarkomers lässt sich nur elektronenmikroskopisch erfassen (s. u.).

Der gesamte Muskel wird von einer Faszie aus straffem Bindegewebe umgeben. Die Faszie ist über eine Schicht aus lockerem Bindegewebe, das **Epimysium**, mit dem Muskelgewebe verknüpft. Vom Epimysium strahlen Bindegewebsblätter (Septen) in den Muskel ein. Diese Septen heißen **Perimysium externum** und umschließen dickere Bündel von Muskelfasern (Sekundärbündel). Vom Perimysium externum dringen dünne Septen (als **Perimysium internum**) in die Sekundärbündel, die dadurch in kleinere Primärbündel (von Muskelfasern) untergliedert werden. Die Muskelfasern innerhalb der Primärbündel sind von einer Schicht von Bindegewebe mit retikulären Fasern, dem **Endomysium**, umgeben. Direkt auf der Muskelfaser liegt eine Basalmembran (aus Basallamina und retikulären Fasern des Endomysiums).

Die geschachtelte, bindegewebige Umhüllung des Muskelgewebes gewährleistet eine Verschieblichkeit der Muskelfaserbündel. Die Bindegewebshüllen enthalten Gefäße und Nerven.

- Auch in Querschnitten erkennt man zwischen den Muskelfaserquerschnitten Endomysium. *Innerhalb* der Muskelfaserquerschnitte erkennt man die Cohnheimsche Felderung: Die Muskelfibrillen sind zu Bündeln zusammengelagert. Die Bündel sind durch hellere Linien, die vermehrt Sarkoplasma enthalten, voneinander getrennt.

Der Plasmamembran der Skelettmuskelfaser lagert sich auf der zytoplasmatischen Seite ein Membranskelett an. Dieses *Membranskelett* besteht aus fadenförmigen Proteinen, wie *Dystrophin* und *Spectrin*, und ist für die Dehnbarkeit und Stabilität der Plasmamembran notwendig.

👁 **Den hierarchischen Aufbau der Hüllsysteme (Schachtelsystem) der quergestreiften Muskulatur sollten Sie sich gut einprägen. Ähnliche Hüllsysteme gibt es bei der Sehne (S. 41) und beim peripheren Nerven (vgl. S. 70).**

Der elektronenmikroskopische Aufbau des Sarkomers

Die Abfolge der Streifen im Sarkomer ist:
Z-I-A-H-M-H-A-I-Z.

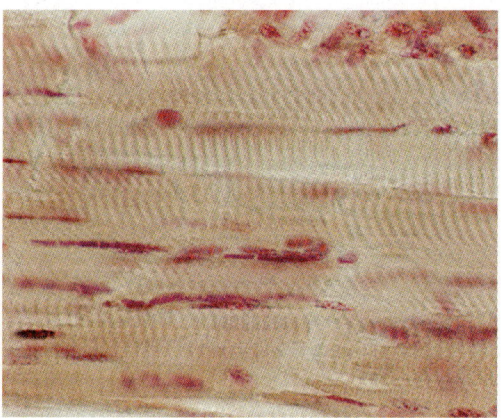

Abb. 3.23 Quergestreifte Skelettmuskulatur im Längsschnitt (Azan, Vergrößerung 600-fach). Beachte die dunklen und hellen Querbanden (A- und I-Streifen). Die weiteren Streifen sind bei dieser Vergrößerung nicht erkennbar. Die abgeplatteten Zellkerne sind die randständigen Kerne der Skelettmuskelfasern. Die rundlichen Kerne gehören zu Fibrozyten des Endomysiums

Die H-Zone wird also noch durch einen dunklen schmalen **M-Streifen** durchzogen, der in der Mitte des Sarkomers liegt.

Das Streifenmuster des Sarkomers erklärt sich aus dem ultrastrukturellen Aufbau der **Myofibrillen** **(Abb. 3.25)**. Die lichtmikroskopisch gerade noch erkennbaren Myofibrillen bestehen elektronenmikroskopisch aus kurzen Proteinfäden, den **Myofilamenten**. Es werden **dünne Aktinfilamente** und **dicke Myosinfilamente** unterschieden. Die charakteristische Anordnung der Aktin- und Myosinfilamente bedingt die lichtmikroskopische Querstreifung. Die parallel angeordneten Myosinfilamente bilden den dunklen A-Streifen, die Aktinfilamente den I-Streifen. Die Aktinfilamente erstrecken sich zwischen die Myosinfilamente, dadurch ergibt sich über eine Strecke lang eine Überlappung von Aktin- und Myosinfilamenten. Der mittlere Bereich des A-Streifens, in dem nur Myosinfilamente vorhanden sind, ist die H-Zone. Durch Querverbindungen der Myosinfilamente in der Mitte der H-Zone entsteht dort der M-Streifen. Entsprechend entsteht durch Querverbindungen der Aktinfilamente in der Mitte des I-Streifens der Z-Streifen (als dunkle Querlinie). Bei der Kontraktion der Muskelfaser gleiten die Aktinfilamente tiefer (weiter) zwischen die Myosinfilamente. Der I- und der H-Streifen werden schmaler, die Sarkomere werden also kürzer. Der A-Streifen verändert seine Breite nicht.

Der molekulare Aufbau von Aktin- und Myosinfilamenten

In den dünnen **Aktinfilamenten** sind die kugelförmigen Aktinmoleküle zu einer perlschnurartigen Kette zusammengelagert. Je zwei solcher Ketten sind in Längsrichtung der dünnen Filamente umeinander gewunden. Den beiden Aktinketten sind die (regulatorischen) Proteine **Troponin** und **Tropomyosin** aufgelagert.

Die dicken **Myosinfilamente** bestehen aus länglichen Myosinmolekülen, die einen dünnen Schwanz- und Halsteil sowie zwei dickere Kopfabschnitte aufweisen. Der lange **Schwanzteil** besteht aus zwei umeinander gewundenen Polypeptidketten, die in Längsrichtung der Filamente verlaufen. Der **Kopfteil** als globuläres Ende der zwei Peptidketten ragt als seitlicher Fortsatz (sog. Querbrücke aus zwei Köpfen) aus den Filamenten heraus. Der

randständige Kerne

Abb. 3.24 Quergestreifte Skelettmuskulatur (Schema). (a) Längsschnitt; (b) Querschnitt

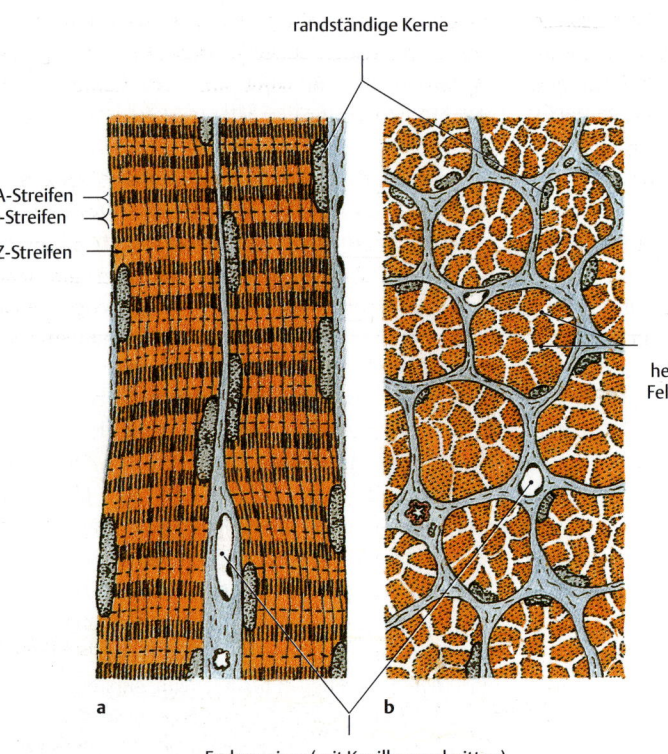

A-Streifen
I-Streifen

Z-Streifen

Cohn-
heimsche
Felderung

a   b

Endomysium (mit Kapillaranschnitten)

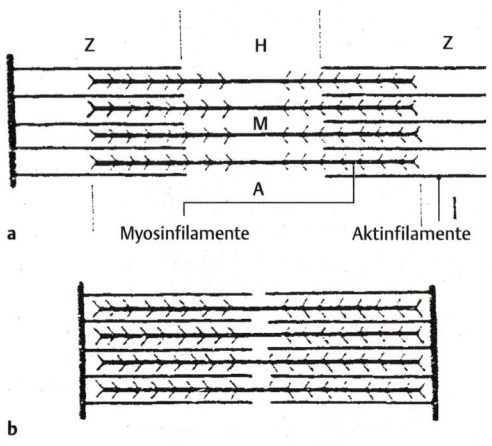

Z   H   Z

M

A

a   Myosinfilamente   Aktinfilamente

b

Abb. 3.25 Einzelnes Sarkomer einer Myofibrille (Schema).
(a) vor und (b) nach Kontraktion

biegsame **Halsteil** ist die molekulare „Gelenkre-
gion". Den zwei Köpfen sind jeweils zwei leichte
Ketten angelagert. Im Kopfteil finden sich zudem
Bindungsstellen für ATP und Aktin.

Der molekulare Mechanismus der Kontraktion

Das **Ineinandergleiten** der Aktin- und Myosinfilamente kommt durch ein Zusammenwirken von den
Myosinköpfen und den umgebenden Aktinfilamenten zustande. Für diesen Prozess sind Kalziumionen und ATP unbedingt erforderlich.
Im **Erschlaffungszustand** des Muskels ist ATP an
die Myosinköpfchen gebunden, dadurch bleiben
die Aktin- und Myosinfilamente voneinander getrennt. Ferner sind die Bindungsstellen am Aktinfilament für die Myosinköpfe durch den Tropomyo-
sin-Troponin-Komplex nicht zugänglich. Ein
Nervenimpuls bewirkt die Freisetzung von Kalziumionen aus dem L-System. Die Kalziumionen binden an Troponin, dadurch kommt es zu einer Kon-
formationsänderung der regulatorischen Proteine

Tropomyosin und Troponin und die Bindungstelle für den Myosinkopf wird freigegeben. Gleichzeitig wird die ATPase-Aktivität am Myosinkopf erhöht. Das ATP am Myosinkopf wird in ADP und Phosphat gespalten. Der Myosinkopf richtet sich in eine 90°-Stellung auf und lagert sich an das Aktinfilament an. Durch Freigabe von Phosphat und ADP kommt es zu einer **Abknickung** des Myosinkopfes (mit Verschiebung des Aktinfilaments zur Sarkomermitte). Nach erneuter Bindung von ATP an den Myosinkopf erfolgt die Lösung von Myosin und Aktin. Kalziumionen werden in das L-System gepumpt, der Tropo-

myosin-Troponin-Komplex ändert seine Konfiguration und blockiert dadurch wieder die Bindungstelle für den Myosinkopf am Aktinfilament. Der Kontraktionszustand ist jetzt beendet.

Das L- und T-System und die Triaden (Abb. 3.26)

Das **L-System** ist eine besondere Form des sarkoplasmatischen Retikulums (glattes endoplasmatisches Retikulum). Die L-Tubuli bilden um jede Myofibrille ein Röhrensystem. Sie sind längs (longitudinal) orientiert und stehen untereinander in Verbindung.

Abb. 3.26   Dreidimensionaler ultrastruktureller Aufbau der quergestreiften Skelettmuskulatur mit dem T- und L-System sowie den Triaden (Schema)

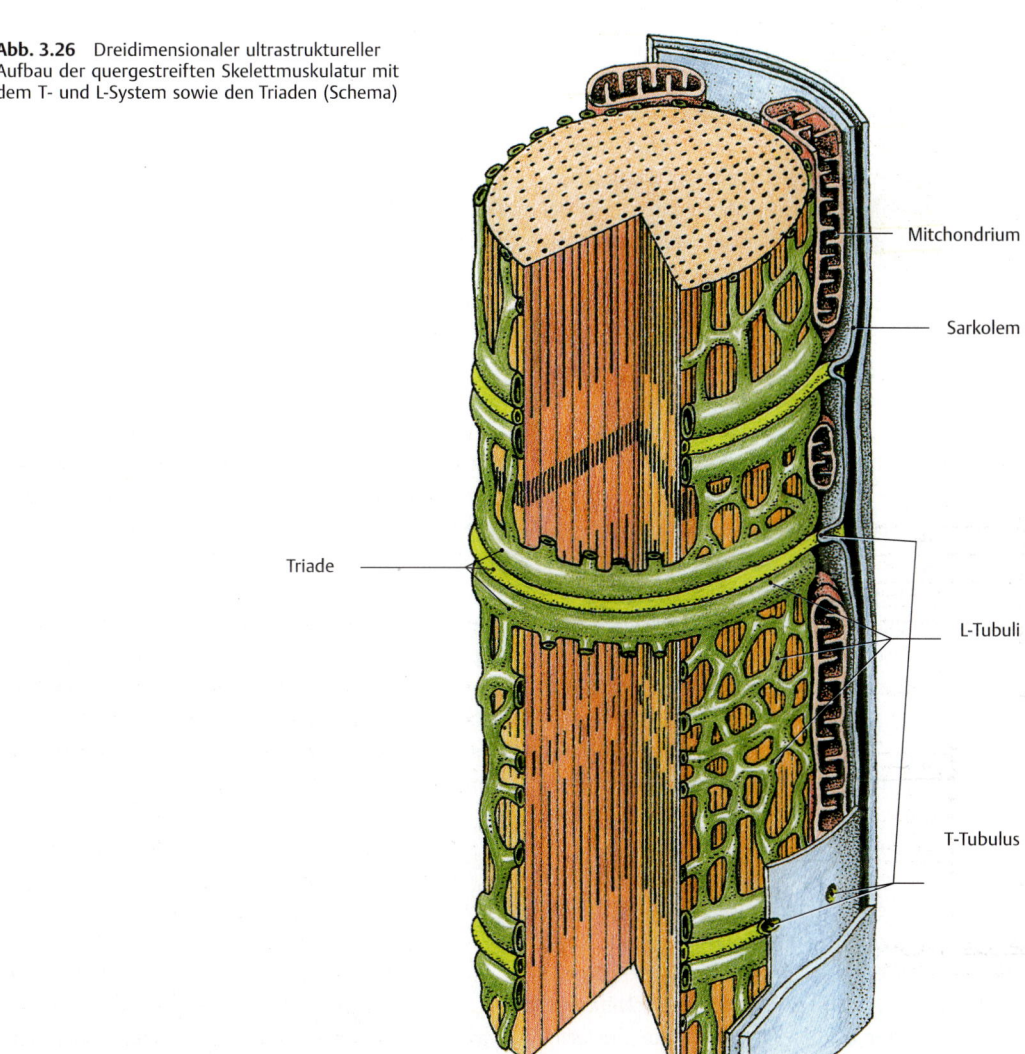

Mitchondrium

Sarkolem

Triade

L-Tubuli

T-Tubulus

Das L-System dient als **Kalziumspeicher**. Bei der Kontraktion verlassen Kalziumionen die L-Tubuli, in der Erschlaffungsphase werden sie wieder aufgenommen.

Die **T-Tubuli** dringen als schlauchförmige Einstülpungen der Zellmembran von der Oberfläche der Muskelfasern in das Innere der Muskelfaser. Sie sind quer (transversal) zu den Myofibrillen angeordnet.

Das T-System dient der **Erregungsleitung**. Über das T-System wird eine einlaufende Erregung in das Innere der Muskelfaser geleitet. Dadurch wird die Erregung sehr schnell zu den zentral in der Muskelfaser liegenden Myofibrillen gebracht, die sich sonst später erst kontrahieren würden als die dicht unter der Zellmembran gelegenen Fibrillen. Auf beiden Seiten eines T-Tubulus bilden die zwei L-Systeme Erweiterungen, die Terminalzisternen. Zwei gegenüberliegende Terminalzisternen und der dazwischen gelegene (dünne) T-Tubulus bilden eine **Triade.** Da die Triaden jeweils an der Grenze eines I- und A-Streifens liegen, finden sich in jedem Sarkomer zwei Triaden. Die Triaden spielen bei der elektomechanischen Kopplung eine wichtige Rolle. Die Terminalzisternen sind mit dem T-Tubulus über feine Proteinbrücken (Triadenfüßchen) verbunden. Dadurch kann eine am T-Tubulus ankommende Erregung zur Freisetzung von Kalzium aus den L-Tubuli führen.

Die Muskelfasertypen

Die Muskelfaser der verschiedenen Muskeln und auch innerhalb eines Muskels sind nicht gleich. Nach morphologischen und funktionellen Aspekten werden zwei Fasertypen unterschieden:

Typ-I-Fasern: Die schmalen Typ-I-Fasern enthalten viel Sarkoplasma, zahlreiche Mitochondrien und viel Myoglobin. Myoglobin ist ein Sauerstoff-bindendes Protein im Zytoplasma. Es ist für die bräunliche Farbe der Skelettmuskulatur verantwortlich. Die Typ-I-Fasern kontrahieren sich langsam, aber langanhaltend, kraftvoll und feinabgestimmt.

Typ-II-Fasern: Die breiteren Typ-II-Fasern enthalten weniger Mitochondrien, weniger Myoglobin aber mehr Myofibrillen. Sie kontrahieren sich schnell, sind aber leicht ermüdbar. Die Typ-II-Muskelfasern lassen sich weiter in drei Subtypen untergliedern: schnelle weiße Fasern, schnelle rote Fasern und intermediäre Fasern.

Die Satellitenzellen und die Regeneration

Die kleinen länglichen Satellitenzellen liegen zwischen der Basalmembran und der Skelettmuskelfaser. Es sind Myoblasten, die die begrenzte Regenerationsfähigkeit des Skelettmuskels bedingen. Die Satellitenzellen können sich teilen, und ihre Tochterzellen können mit der Muskelfaser verschmelzen. Stark geschädigtes Muskelgewebe stirbt jedoch meist ab und wird durch bindegewebiges Narbengewebe ersetzt.

Die Muskelspindeln
Der mikroskopische Aufbau

Im Skelettmuskel gibt es außer der Arbeitsmuskulatur (extrafusale Muskelfasern) noch die Muskelspindeln; sie sind Dehnungsrezeptor-Organe, s. u. Sie bestehen aus dünnen intrafusalen Muskelfasern und einer Perineuralkapsel. Die beiden Enden der spindelförmigen Kapsel sind mit dem Perimysium des Muskels fest verbunden. Die intrafusalen Muskelfasern besitzen nur in ihren Enden Myofibrillen. Es lassen sich zwei Typen der intrafusalen Muskelfasern unterscheiden:

- Kernkettenfasern mit in Reihe liegenden Zellkernen im mittleren Faserabschnitt (Äquator).
- Kernsackfasern mit haufenförmig angeordneten Zellkernen in einer Auftreibung des Äquators.

Am Äquator treten motorische und sensorische Nervenfasern in die Spindel ein: Die motorischen Nervenfaserendigungen finden sich an den myofibrillenhaltigen Enden der intrafusalen Fasern.

Bei den sensorioschen Endigungen unterscheidet man noch zwischen primären und sekundären Endigungen. Die primären Endigungen umfassen spiralig die Äquatorregion der Kernketten- und Kernsackfasern. Zu den Kernkettenfasern ziehen zusätzlich noch sekundäre Endigungen (ober- und unterhalb der primären Endigungen).

Die Funktion

Muskelspindeln sind Dehnungsrezeptor-Organe, d. h. eine Dehnung des Äquators ist der adäquate Reiz für die sensorischen Fasern. Die motorischen Fasern (an den Enden der intrafusalen Fasern) können den Äquator vordehen und damit die Empfindlichkeit auf Dehnungsreize erhöhen.

Die Golgi-Sehnenorgane

Die Golgi-Sehnenorgane finden sich im Bereich des Muskel-Sehnen-Übergangs. Sie bestehen aus einer Perineuralscheide, Sehnenfasern und sensorischen Nervenfasern, die zwischen den Sehnenfasern verlaufen. Die Nervenendigungen werden bei Dehnung der Sehne (durch Muskelkontraktion) erregt, d.h. die Golgi-Sehnenorgane messen die auf die Sehne wirkende Muskelkraft.

3.5.3 Die Herzmuskulatur

Auch die Herzmuskulatur ist quergestreift. Sie unterscheidet sich jedoch durch zahlreiche Charakteristika von der Skelettmuskulatur (**Abb. 3.27,** **Abb. 3.28**):

Die Herzmuskulatur besteht aus **Herzmuskelzellen** (kein morphologisches Synzytium). Diese sind spitzwinklig verzweigt. Zwischen den Herzmuskelzellen liegt viel Endomysium mit zahlreichen Blutgefäßen. Der Kern der Herzmuskelzelle liegt zentral. Die Herzmuskelzellen sind untereinander durch **Glanzstreifen** verbunden.

Das L-System ist bei Herzmuskelzellen gering, das T-System kräftig entwickelt. Das T-System liegt auf Höhe der Z-Streifen. Satellitenzellen fehlen.

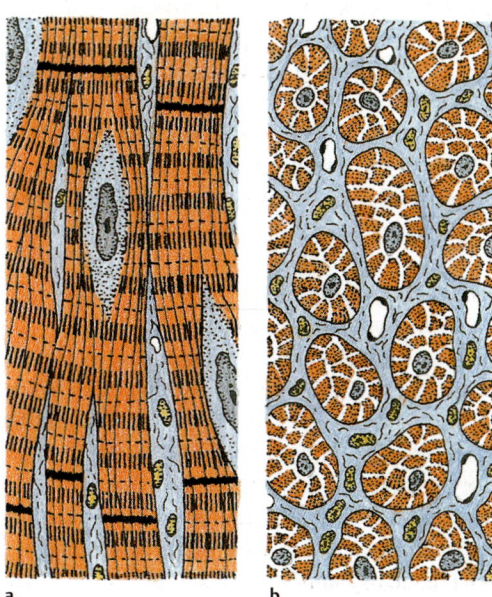

Abb. 3.28 Herzmuskulatur (Schema). (a) Längsschnitt; (b) Querschnitt

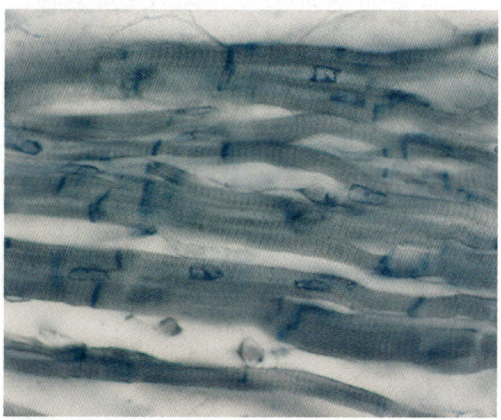

Abb. 3.27 Herzmuskelzellen (Goldner-Färbung im Längsschnitt; Vergrößerung 600-fach). Beachte den kleineren Durchmesser der Herzmuskel*zellen* (im Vergleich zu Abb. 3.23), die Verzweigungen der Zelle, Glanzstreifen und mittelständige ovoide Kerne

Der Aufbau der Herzmuskelzelle

Der im Zentrum gelegene Kern drängt die Myofibrillen spindelförmig auseinander. Es können auch zwei Kerne in einer Herzmuskelzelle vorkommen. Zwischen den Myofibrillen und unter der Zellmembran liegen zahlreiche Mitochondrien in Reihenstellung. An den beiden Enden des Kerns finden sich **myofibrillenfreie Felder**, die Zellorganellen, Glykogengranula und (im Alter) Lipofuscingranula enthalten. Der Feinbau der Myofibrillen entspricht dem in der Skelettmuskelfaser.

Die T-Tubuli, die auf Höhe der Z-Streifen liegen, sind größer als in der Skelettmuskulatur. Neben Triaden kommen in den Herzmuskelzellen auch **Diaden** vor, d.h. an den T-Tubuli liegt nur an einer Seite sarkoplasmatisches Retikulum (L-Tubuli).

In den Herzmuskelzellen der Vorhöfe finden sich kleine Granula, die das atriale natriuretische Peptid (ANP oder Atriopeptin) enthalten. Dieses Hormon fördert die Ausscheidung von Natrium und Wasser in der Niere.

Spezialisierte (modifizierte) Herzmuskelzellen dienen der Erregungsbildung und -leitung. Sie unterscheiden sich von der übrigen Herzmuskulatur: Sie sind sarkoplasmareich, myofibrillenarm und glykogenreich.

Die Glanzstreifen bzw. Disci intercalares

Die Glanzstreifen, die quer zur Verlaufsrichtung der Herzmuskelzellen angeordnet sind, stellen die Zellgrenzen zweier Zellen dar. Die Zellmembranen der beiden Zellen sind hier fingerförmig miteinander verzahnt. Die Disci intercalares, die auf Höhe der Z-Streifen liegen, können geradlinig oder treppenförmig verlaufen.

Elektronenmikroskopisch finden sich im Bereich der Glanzstreifen **Fasciae adhaerentes**, **Desmosomen** und **Nexus** (Gap Junctions).

Die Fasciae adhaerentes und die Desmosomen dienen der mechanischen Verbindung der Herzmuskelzellen. Die Nexus sind für die elektrische Kopplung der Zellen verantwortlich. Aufgrund der engen Verknüpfung der Herzmuskelzellen durch Glanzstreifen wird die Herzmuskulatur als funktionelles Synzytium aufgefasst. In den Fasciae adhaerentes sind die Aktinfilamente verankert.

Aufgrund der (häufig) treppenförmigen Struktur der Glanzstreifen lassen sich ultrastrukturell transversale und longitudinale Abschnitte ("Treppe") der Glanzstreifen unterscheiden. In den transversalen Abschnitten liegen die Fasciae adhaerentes und die Desmosomen. In den longitudinalen Anteilen die Nexus.

3.5.4 Die glatte Muskulatur

Glatte Muskelzellen sind häufig bündelweise eng zusammengelagert. Sie können in manchen Organen (z. B. Prostata und Samenblase) aber auch locker im Bindegewebe verteilt sein. Die glatte Muskulatur besteht (im Längsschnitt) aus langgestreckten, spindelförmigen Zellen (20 und 200 μm lang, in Blutgefäßen nur 15–20 μm, im schwangeren Uterus bis zu 800 μm), die selten auch mal verzweigt sind. Der stäbchenförmige Zellkern liegt zentral in der Zelle **(Abb. 3.29)**. Bei der Kontraktion können die Kerne eine geschlängelte Gestalt annehmen. Die Aktin- und Myosinfilamente sind in diesen Zellen nicht so regelmäßig angeordnet wie in der quergestreiften Muskulatur, so dass keine Streifung ausgebildet ist.

Im Querschnitt **(Abb. 3.30)** erscheinen Zellen und ihre zentral gelegenen Kerne rund. Aufgrund der Spindelform der Zellen variiert der Durchmesser der Zellanschnitte erheblich. Der Zellkern ist nicht in allen Zellen angeschnitten. Die glatte Muskula-

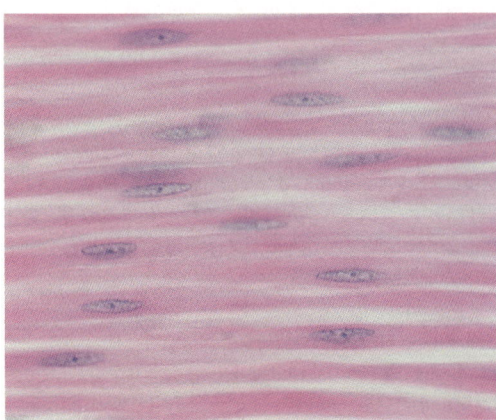

Abb. 3.29   Glatte Muskelzellen aus der Dünndarmwand (H.E.; Vergrößerung 600-fach)

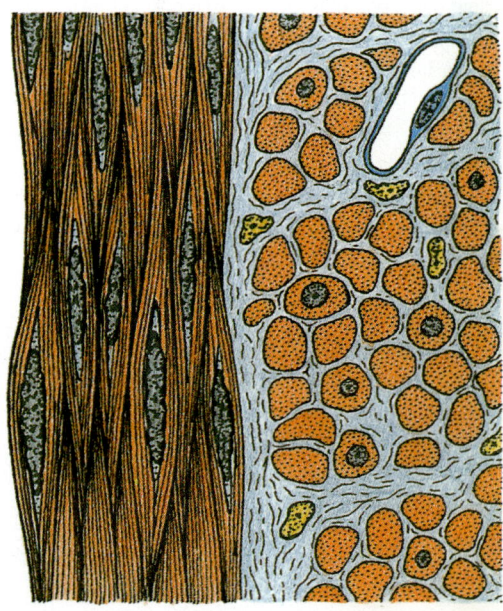

a   b

Abb. 3.30   Glatte Muskulatur (Schema). (a) Längsschnitt; (b) Querschnitt

tur wird vom vegetativen Nervensystem innerviert. Man kann spontanaktive (im Darm) und nichtspontanaktive (in Arteriolen) glatte Muskulatur unterscheiden.

Die Muskelschicht (Tunica muscularis) des Darms besteht aus einer inneren Ringmuskulatur (Stratum circulare) und einer äußeren Längsmuskulatur (Stratum longitudinale).

Das Zytoplasma ist zu einem großen Teil vom **kontraktilen Apparat** ausgefüllt, der sich elektronenmikroskopisch aus mehreren Komponenten zusammensetzt: Den **dicken Myosinfilamenten**, den **dünnen Aktinfilamenten** (wesentlich mehr als Myosinfilamente), den **intermediären Filamenten** vom Desmin- und auch Vimentin-Typ und den **Verdichtungszonen** (dichte Körper, dense bodies, Areae densae).

Die Verdichtungszonen liegen zum einen zwischen den Filamenten verstreut, zum anderen liegen sie der Innenfläche der Zellmembran (hier auch als Anhaftungsplaques oder *Dense Bands* bezeichnet) an. In den Verdichtungszonen sind die Aktinfilamente und die Intermediärfilamente verankert, sie entsprechen den Z-Streifen der quergestreiften Muskelgewebe und nähern sich bei der Kontraktion einander an.

Die Filamente sind zu kleinen Bündeln zusammengelagert, die längs, schräg und quer in der Zelle angeordnet sind. Den Aktinfilamenten ist Tropomyosin zugeordnet; es gibt kein Troponin.

In der glatten Muskelzelle gibt es auch keine T-Tubuli. Ihnen entsprechen funktionell bläschenförmige Einsenkungen (Kaveolen).

Ca^{2+}-Ionen sind auch bei der glatten Muskulatur der Kontraktionsauslöser. Die Ca^{2+}-Ionen binden an Calmodulin, dieser Komplex aktiviert die Myosin-Leichtketten-Kinase. Dieses Enzym aktiviert (durch Phosphorylierung) den Myesinkopf. Damit wird das Filamentgleiten möglich.

Um die glatte Muskelzelle liegt eine Basallamina, die für die Verknüpfung mit retikulären und elastischen Fasern des umgebenden Bindegewebes (Endomysium) verantwortlich ist.

3.5.5 Klinische Bezüge
Die glatten Muskelzellen bei internistischen Erkrankungen

Hypertonie: Beim Bluthochdruck (Hypertonie) ist die gesteigerte Verengung von Blutgefäßen, bedingt durch einen erhöhten Kontraktionszustand der glatten Muskulatur in der Gefäßwand, von wesentlicher Bedeutung.

Asthma bronchiale: Ein wichtiger Faktor für die Entstehung des Asthma bronchiale ist die übermäßige Kontraktion der glatten Muskulatur im Bronchialbaum der Lunge.

Obstipation, Diarrhö und Ileus: Hierbei handelt es sich um drei Beispiele aus dem Magen-Darmtrakt. Bei der Verstopfung (Obstipation) kann die verzögerte Entleerung des Stuhls durch eine verlängerte Darmpassage infolge verminderter Aktivität der glatten Muskulatur zustande kommen. An der gehäuften Entleerung des Stuhls (Diarrhö) kann eine erhöhte Motilität des Darms (durch erhöhte Aktivität der glatten Muskelzellen) beteiligt sein. Der paralytische Darmverschluss (paralytischer Ileus) ist eine funktionelle Motilitätsstörung des Darms. Der Aktivitätsausfall der glatten Muskulatur kann u. a. toxische (Gifte), medikamentöse oder entzündliche Ursachen haben.

Koliken: Koliken sind krampfhafte Kontraktionen der glatten Muskulatur in Bauchorganen, z. B. in den Gallengängen oder im Harnleiter (meist bei Abflussbehinderung durch Steine).

Muskeldystrophie Duchenne
Zum Krankheitsbild s. S. 21. Die typischen histologischen Veränderungen dieser Erkrankung sind: Atrophische und nekrotische Muskelfasern liegen zwischen normalen Fasern. Vermehrung des Endomysiums. Vermehrung der Zellkerne (s. o. Satellitenzellen) und Verlagerung der Kerne zur Fasermitte. Untergegangene Muskelfasern werden durch Fettgewebe ersetzt.

Check-up

✔ **Machen Sie sich nochmals die wesentlichen Unterscheidungsmerkmale der drei Muskelgewebsarten klar. Beachten Sie dabei Form und Größe (Durchmesser und Länge) der Zellen sowie Anzahl, Form und Lage der Kerne.**

✔ **Rekapitulieren Sie die molekularen Mechanismen der Kontraktion.**

✔ **Der Aufbau und die funktionelle Bedeutung der Triaden bereitet gelegentlich Schwierigkeiten. Falls unklar, wiederholen Sie diesen Abschnitt nochmal (S. 57).**

3.6 Das Nervengewebe

Lerncoach

- **Sie lernen in diesem Kapitel die Bauelemente des Nervensystems kennen, die Nervenzellen (mit Zellkörper und Fortsätzen) sowie die Strukturen zur Informationsweiterleitung (z. B. Synapsen). Anschließend beschäftigen Sie sich mit Hilfseinrichtungen, die der Optimierung der Funktion dienen (z. B. Markscheiden).**
- **Schließlich müssen Sie noch eine zweite große Gruppe von Zellen im Nervengewebe lernen, die Gliazellen.**

3.6.1 Der Überblick

Das Nervengewebe bildet die Grundlage des zentralen und peripheren Nervensystems. Es besteht aus zwei Zellarten, den Nervenzellen (Neurone) und den Gliazellen. Die Nervenzellen, deren Aufgabe die Erregungsleitung und -verarbeitung ist, bestehen aus einem Zellkörper (Perikaryon oder Soma) und Zellfortsätzen. Die vom Perikaryon ausgehenden Fortsätze dienen der Erregungsweiterleitung (zum Teil über lange Strecken). Es wird unterschieden zwischen (meist mehreren) Dendriten, die der Reizaufnahme dienen, und einem Axon, das die Erregung zu einer anderen Zelle leitet. An den Endverzweigungen der Axone finden sich spezialisierte Kontaktstellen, die Synapsen, die die Übertragung der Erregung von einem Neuron auf ein anderes Neuron oder auf nicht-neuronale Zielzellen ermöglichen. An den Synapsen erfolgt Erregungsübertragung im meisten Fall durch einen Überträgerstoff (Neurotransmitter).

Unter dem Begriff Glia werden verschiedene morphologisch und funktionell unterschiedliche Zelltypen zusammengefasst. Die Gliazellen sind für die neuronale Funktion unentbehrlich. Sie erfüllen z. B. Schutz- oder Stützfunktionen; bestimmte Gliazellen können auch Markscheiden um Axone bilden, dadurch die Geschwindigkeit der Erregungsweiterleitung erheblich steigern.

3.6.2 Bestandteile des Zentralnervensystems (ZNS) und des peripheren Nervensystems (PNS)

Zum ZNS gehören das Rückenmark (im Wirbelkanal) und das Gehirn (in der Schädelhöhle). Das ZNS wird von den Hirn- bzw. Rückenmarkshäuten umgeben. Auf Schnitten durch das Gehirn und das Rückenmark lassen sich mit bloßem Auge die graue (dunklere) und die weiße Substanz unterscheiden. Die graue Substanz (Substantia grisea) enthält die Nervenzellkörper. Im Gehirn kommt graue Substanz an der Oberfläche (des Groß- und des Kleinhirns) in Form der Rinde (Cortex) vor. Ferner liegen im Inneren des Gehirns Ansammlungen von Nervenzellkörpern, die als Kerne (Nuclei) bezeichnet werden. Im Rückenmark weist die graue Substanz eine schmetterlingsförmige (H-förmige) Struktur auf. In der weißen Substanz (Substantia alba) liegen die Nervenfortsätze, die meist in Bündeln verlaufen. Im Gehirn findet sich die weiße Substanz unter der Rinde und umfasst im Inneren die Kerne. Im Rückenmark liegt die weiße Substanz oberflächlich um die graue Substanz.

Zum PNS gehören alle Teile des Nervensystems außerhalb der Schädelhöhle und des Wirbelkanals.

3.6.3 Das Perikaryon/Soma einer Nervenzelle

Die Größe und die Form von Nervenzellkörpern kann sehr unterschiedlich sein. Der auffällige Kern ist relativ groß, meist rund und nur schwach gefärbt (euchromatisch, d. h. überwiegend entspiralisierte DNA). Er liegt häufig zentral im Perikaryon und enthält meist einen deutlichen Nukleolus.

Charakteristische Bestandteile des Zytoplasmas sind die Nissl-Substanz, die Neurofibrillen und die Lipofuszingranula.

Bei der Nissl-Substanz handelt es sich um raues endoplasmatisches Retikulum, das in Form von (basophilen) Nissl-Schollen (Tigroid) zusammengelagert ist. Zur Darstellung von Nervengewebe werden häufig Nissl-Färbungen angewandt (**Abb. 3.31**). Mit den dabei eingesetzten basischen Farbstoffen (z. B. Kresylviolett) stellt sich das Verteilungsmuster und die Form der Nissl-Schollen dar, ferner sind andere basophile Bestandteile der Zelle (z. B. Chromatin) mit angefärbt. Nissl-Substanz kommt in den somanahen Abschnitten der Dendriten, nicht je-

doch im Axonhügel und im Anfangssegment des
Axons vor.

Die Neurofibrillen sind gebündelt angeordnete Intermediärfilamente (Neurofilamentproteine).

Bei den Lipofuszingranula handelt es sich um lysosomale Residualkörper. Die Menge an Lipofuszingranula nimmt mit zunehmendem Alter zu (Alterspigment). Die Form, die Menge und das
Verteilungsmuster der Lipofuszingranula sind in
verschiedenen Nervenzelltypen unterschiedlich.

Elektronenmikroskopisch findet man in Nervenzellen noch viel glattes endoplasmatisches Retikulum,
einen ausgeprägten Golgi-Apparat und zahlreiche
Mitochondrien. Insgesamt deutet die Organellen-
ausstattung des Perikaryons auf eine hohe Stoff-
wechselaktivität hin.

3.6.4 Die Dendriten

Die Dendriten sind der afferente Teil des Neurons,
d.h. sie können Erregungen aufnehmen, die sie
dann zum Perikaryon hinleiten. Vom Soma entspringen ein oder meist mehrere Dendriten. Die
Dendriten verzweigen sich baumartig zu immer
dünner werdenden Ästen. Häufig zeigen die Dendriten in ihrem Verlauf feine, dornenförmige Fortsätze, die Spines (lichtmikroskopisch gerade noch
erkennbar). An den Dornen (Spines) enden Axone
anderer Nervenzellen unter Ausbildung einer Synapse.

Im Dendritenstamm, im somanahen Dendritenbe-
reich, finden sich *Nissl-Schollen* und zahlreiche andere Zellorganellen.

3.6.5 Das Axon

Jedes Neuron besitzt nur ein Axon, das den efferenten Teil des Neurons darstellt (**Abb. 3.31**). Das Axon
leitet nämlich die Erregung vom Perikaryon weg.
Sie besitzen über ihren gesamten Verlauf einen
konstanten Durchmesser und können sehr lang
sein (bis zu 1 m). An einem Axon lassen sich verschiedene Abschnitte unterscheiden:

Ursprungskegel (Axonhügel): Hierbei handelt es
sich um den verdichteten Axonursprung, der frei
von Nissl-Substanz ist.

Initialsegment (Anfangssegment): An diesem kurzen Abschnitt besitzt das Axon keine Myelinscheide. Ultrastrukturell sind weitere Besonderheiten
am Initialsegment zu erkennen, z.B. Bündel von

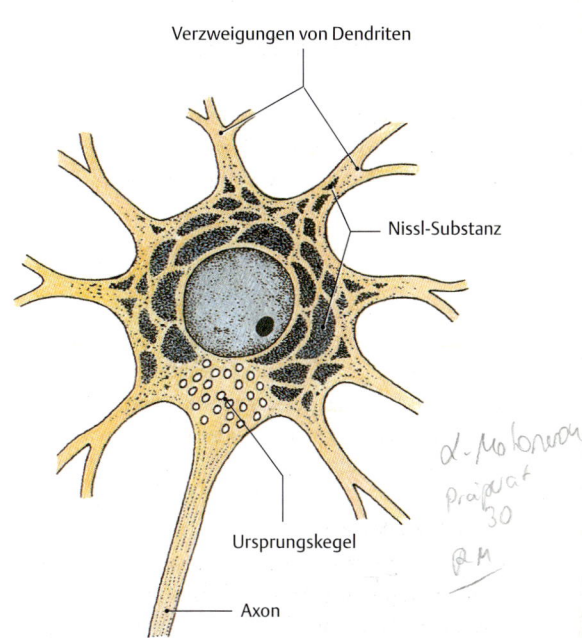

Abb. 3.31   Multipolare Nervenzelle (Schema)

Mikrotubuli und eine Verdichtungszone unter der
Membran. Ferner finden sich hier Na⁺-Kanäle in
hoher Dichte. Im Initialsegment ist die Erregungs-
schwelle der Membran sehr niedrig, so dass hier
leicht Aktionspotenziale entstehen.

Hauptverlaufsstrecke: Hier kommen Mikrotubuli
(auch Neurotubuli genannt), Neurofilamente (als
Intermediärfilamente) und Aktinfilamente sowie
Mitochondrien und Vesikel vor. Die Neurotubuli
sind die Grundlage des axonalen Transportes. Dabei
werden im Perikaryon synthetisierte Moleküle
(Transmitter) oder Zellorganellen (Mitochondrien
und Vesikel) in die Endigungen des Axons gebracht
(anterograder Transport) und an den Axonendigungen aufgenommene Stoffe zum Perikaryon transportiert (retrograder Transport). Vom Axon können
rechtwinklig Kollateralen abgehen. Diese Kollateralen können zum gleichen Ziel wie das Axon oder
zu (auch weit entfernten) anderen Zielzellen ziehen. Sie können auch rückläufig zum eigenen Perikaryon verlaufen.

Endaufzweigungen: In ihrem Zielgebiet zweigen
sich die Axone meist in zahlreiche feine Äste auf.
Diese Endverzweigungen, die als Telodendron be-

zeichnet werden, enden in erweiterten Endkolben. *Endknopf*
Letztere sind Bestandteile der Synapsen.

3.6.6 Die Klassifizierungen von Nervenzellen

Klassifizierung nach der Form der Neurone
Die Form der Neurone wird wesentlich von der Anzahl der Fortsätze bestimmt.
Es werden unterschieden **(Abb. 3.32)**:

Unipolare Nervenzellen: Diese selten vorkommenden Neurone haben nur ein Axon, aber keine Dendriten. Sie kommen z. B. in der Netzhaut vor.

Bipolare Nervenzellen: Dieser Nervenzelltyp besitzt zwei Fortsätze (ein Axon und ein Dendrit), die von den gegenüberliegenden Enden der spindelförmigen Perikaryen abgehen.

Pseudounipolare Nervenzellen: Diese Neurone haben einen Stammfortsatz, der sich nach kurzem Verlauf *T-förmig* aufzweigt. Die pseudounipolaren Nervenzellen entwickeln sich aus bipolaren Neuronen, dabei kommt es perikaryonnah zu einer Vereinigung der beiden Fortsätze zum kurzen *Stammfortsatz.* Dieser Nervenzelltyp findet sich in sensiblen Ganglien (Spinalganglion, sensible Kopfganglien). Einer der beiden Fortsätze zieht in die Körperperipherie und leitet Reize in Richtung Ganglion. Dieser Fortsatz wäre eigentlich der Dendrit; er gleicht jedoch in vielen Aspekten (z. B. durch seine Umhüllung mit einer Myelinscheide) einem Axon, deshalb spricht man von einem dendritischen Axon. Im Ganglion wird die Erregung direkt auf das eigentliche Axon übertragen, das der Weiterleitung zum ZNS dient; d. h. die Erregungen durchlaufen nicht das Perikaryon.

Multipolare Nervenzellen: Diese sehr häufig vorkommenden Neurone besitzen viele Dendriten und ein Axon. Die Anordnung der Dendriten und damit auch die Zellform sind sehr variabel, deshalb werden verschiedene Unterformen der multipolaren Neurone beschrieben; z. B.

- *Pyramidenzellen* in der Endhirnrinde besitzen ein (pyramidenförmiges) (dreieckiges) Soma (s. S. 232).
- *Purkinje-Zellen* in der Kleinhirnrinde haben an definierten Stellen einen komplexen, spezifischen Dendritenbaum (s. S. 230).

- *Mitralzellen* im Riechkolben (Bulbus olfactorius) haben ein Perikaryon, das einem Bischofshut ähnelt.
- *Sternzellen* in der Kleinhirnrinde.

Klassifizierung unter funktionellen Aspekten
Projektionsneurone: Die Axone der Projektionsneurone leiten die Erregung aus ihrem Ursprungsgebiet heraus in weiter entfernt liegende Areale.

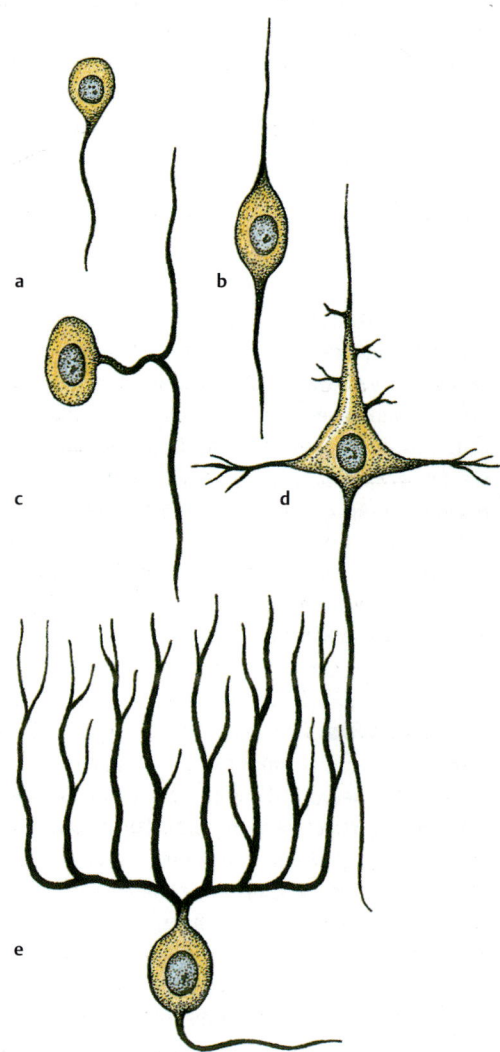

Abb. 3.32 Verschiedene Nervenzelltypen (Schema). (a) unipolares Neuron; (b) bipolares Neuron; (c) pseudounipolares Neuron; (d) Pyramidenzelle; (e) Purkinje-Zelle

Diese Neurone haben also lange Axone und werden auch als Golgi-Typ1-Zellen bezeichnet. Projektionsneurone sind z. B. die Pyramiden- und Purkinje-Zellen (s. o.).

Die Interneurone projizieren zu Neuronen in ihrer unmittelbaren Nachbarschaft. Ihre Axone sind kurz (nicht wesentlich länger als ihre Dendriten). Diese Neurone werden auch als Golgi-Typ2-Zellen klassifiziert. Zu den Interneuronen gehören die Sternzellen in der Endhirn- und Kleinhirnrinde.

Exzitatorische und inhibitorische Neurone: Je nach Art des Überträgerstoffes (Neurotransmitter) kann eine Nervenzelle die nachgeschaltete Zelle, mit der sie synaptisch verbunden ist, erregen oder ihre Erregung hemmen. Erregende Transmitter sind z. B. Acetylcholin und Glutamat, hemmende z. B. GABA und Glycin (s. auch „Die Synapsen"). Durch Neurotransmitternachweis lassen sich also verschiedene Nervenzelltypen definieren.

3.6.7 Die Synapsen

An spezialisierten Kontaktstellen, den Synapsen, erfolgt die Erregungsübertragung von einem Neuron auf das nächste Neuron oder auf nicht neuronale Zielzellen. Man unterscheidet elektrische und chemische Synapsen. Die Synapsen können ferner nach *verschiedenen Kriterien* klassifiziert werden, welche dies sind s.u.

Elektrische Synapsen sind Gap Junctions (Nexus, s. S. 13). Sie kommen nur sehr selten vor, z. B. in der Netzhaut und im Innenohr.

Bei weitem am häufigsten vorkommender Kontakttyp ist die chemische Synapse (im Folgenden kurz Synapse). Das Axon eines Neurons bildet an seinen Endverzweigungen kolbenförmige Verdickungen, die Boutons (oder Endkolben). In diesen Boutons liegen neben Mitochondrien vor allem synaptische Vesikel, die den Neurotransmitter enthalten. Die Vesikel und ihr Inhalt werden im Perikaryon gebildet und gelangen durch axonalen Transport in die Boutons.

Die Boutons treten nahe an die Oberfläche der nachgeschalteten (postsynaptischen) Zelle heran. Zwischen der *präsynaptischen Membran* des Boutons und der *subsynaptischen Membran* der postsynaptischen Zelle findet sich der synaptische Spalt. Elektronenmikroskopisch erscheinen die prä- und postsynaptische Membran verdickt, bedingt durch die Anlagerung von Molekülen, die an der Erregungsübertragung beteiligt sind. Erreicht die Erregung, d. h. ein Aktionspotenzial, den Bouton, verschmilzt die Membran der Vesikel mit der präsynaptischen Membran. Dabei wird der in den Vesikeln gespeicherte Transmitter in den synaptischen Spalt ausgeschüttet. Der Transmitter diffundiert durch den synaptischen Spalt und bindet an Rezeptoren der subsynaptischen Membran. Diese Bindung führt zu Veränderungen des Membranpotenzials. Solche Potenzialveränderungen können dann beispielsweise ein Aktionspotenzial am Axon der postsynaptischen Zelle auslösen.

Die Einteilung der Synapsen nach den beteiligten Zellarten

Interneurale Synapsen liegen zwischen Neuronen. Innerhalb dieser Gruppe lassen sich noch nach dem Ort der Erregungsübertragung Subtypen unterscheiden:

Axo-dendritische Synapsen liegen zwischen Axon und Dendrit, **axo-somatische** Synapsen zwischen Axon und Perikaryon und **axo-axonale** Synapsen befinden sich zwischen zwei Axonen.

Neuromuskuläre Synapsen liegen zwischen Neuronen und Muskelzellen bzw. -fasern, z. B. motorische Endplatten an den Skelettmuskelfasern (s. u.). Neuroglanduläre Synapsen finden sich zwischen Neuronen und Drüsenzellen. Neurosensorische Synapsen kommen zwischen Neuronen und Sinneszellen vor.

Die neuromuskulären Synapsen

Die großen neuromuskulären Synapsen (motorische Endplatte) befinden sich zwischen Axonende und dem Sarkolemm quergestreifter Skelettmuskelfasern. Das Axon stammt von Motoneuronen des Rückenmarks. Das Axonende bildet meist mehrere Endkolben, die in einer Vertiefung der Muskelfaser liegen. Hier besitzt das Sarkolemm Einfaltungen (tiefe Falten), die als subneuraler Faltenapparat bezeichnet werden. Dieser Faltenapparat dient der Oberflächenvergrößerung. Im engen synaptischen Spalt findet sich (glykoproteinreiches) amorphes Material, das am Rand der motorischen Endplatte in kontinuierlicher Verbindung mit den Basalmembranen der Muskelfaser und der Schwann-Zelle steht. Die synaptischen Bläschen enthalten Acetylcholin. Die postsynaptische Membran enthält (nikotinische) Acetylcholinrezeptoren.

■■ Beachte

Das Axon hat im Bereich der motorischen Endplatte seine Myelinscheide verloren.

Die Einteilung der Synapsen nach der Art der Vesikel und der Form der Membranverdickungen (Abb. 3.33)

Gray-I-Synapsen besitzen helle, runde präsynaptische Vesikel. Die subsynaptische Membran ist stärker verdickt (durch angelagertes Material) als die präsynaptische, deshalb werden die Gray-I-Synapsen auch als *asymmetrische Synapsen* bezeichnet. Sie gelten als exzitatorische Synapsen.

Gray-II-Synapsen haben ovale oder vielgestaltige Vesikel; es können auch sog. Densecore-Vesikel (mit dunklem Zentrum) vorkommen. Prä- und subsynaptische Membranen sind gleich dick (*symmetrische Synapsen*). Diese Synapsen sind fast immer inhibitorisch.

Die Einteilung der Synapsen nach dem vorhandenen Neurotransmitter

Die Benennung der Synapsen erfolgt nach dem vorhandenen Transmitter („-erge" Synapsen).

Cholinerge Synapsen enthalten Acetylcholin, sind exzitatorisch.

Monoaminerge Synapsen enthalten Monoamine (biogene Amine). Man unterscheidet dabei adrenerge Synapsen (Adrenalin), noradrenerge Synapsen (Noradrenalin), dopaminerge Synapsen (Dopamin), serotoninerge Synapsen (Serotonin) und histaminerge Synapsen (Histamin).

Synapsen mit Aminosäuren lassen sich unterscheiden in glutamaterge Synapsen (Glutamin, exzitatorisch), GABAerge Synapsen (γ-Aminobuttersäure, inhibitorisch) und glycinerge Synapsen (Glycin, inhibitorisch).

Neben diesen Synapsen mit den sog. klassischen Neurotransmittern gibt es noch peptiderge Synapsen (mit neuroaktiven Peptiden, z. B. Substanz P, Cholezystokinin, Galanin, Neuropeptid Y, Somatostatin oder Opioide wie Endomorphin) und Synapsen mit Stickstoffmonoxid (NO).

3.6.8 Die Gliazellen

Die Anzahl der Gliazellen ist 10x größer als die der Neurone. Im Gegensatz zu den Neuronen sind Gliazellen teilungsfähig. Man unterscheidet Gliazellen im ZNS (zentrale Glia) und solche im PNS (periphere Glia).

Zur zentralen Glia gehören die Astrozyten, die Oligodendrozyten, die Mikrogliazellen und die Ependymzellen.

Zur peripheren Glia gehören die Schwann-Zellen und die Satelliten- (oder Mantel-) Zellen.

Die zentrale Glia

Die Astrozyten

Die in der Regel sternförmigen Astrozyten sind die größten Gliazellen. Innerhalb der Gruppe der Astrozyten werde zwei Unterformen unterschieden,

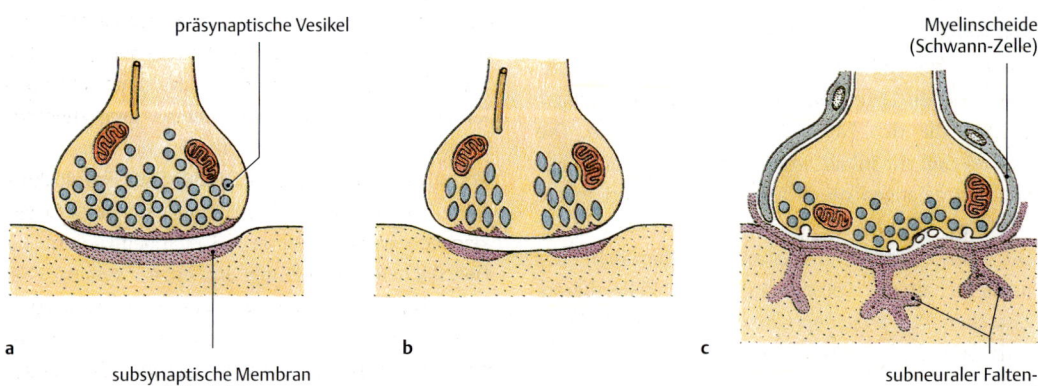

| präsynaptische Vesikel | | Myelinscheide (Schwann-Zelle) |

a b c

subsynaptische Membran mit Verdichtung

subneuraler Faltenapparat

Abb. 3.33 Verschiedene Synapsen (Schema). (a) Gray-I-Synapse; (b) Gray-II-Synapse; (c) neuromuskuläre Synapse

die protoplasmatische und die fibrilläre (fibrillenreiche) Astrozyten (Faserastrozyten).

Die *protoplasmatischen Astrozyten* sind vor allem in der grauen Substanz des ZNS anzutreffen. Im Vergleich zu den fibrillären haben die protoplasmatischen Astrozyten Fortsätze, die etwas dicker, stärker verzweigt, aber kürzer sind.

Die *Faserastrozyten* haben lange, dünne Fortsätze. Viel mehr als die protoplasmatischen Astrozyten besitzen die Faserastrozyten Bündel von Intermediärfilamenten. Diese Intermediärfilamente bestehen aus dem sauren Gliafaserprotein (GFAP, glial fibrillary acedic protein, **Abb. 3.34**).

Die z. T. sehr langen Fortsätze der Astrozyten treten an Nervenzellen besonders im Bereich von Synapsen heran. Ferner ziehen Astrozytenfortsätze auch zu Kapillaren, an deren Oberfläche sie sich zu sog. Füßchen verbreitern. Auf diese Weise bilden sie die *Membrana limitans gliae perivascularis* als eine Art Grenzmembran. Eine zweite Grenzmembran bilden die Fortsatzfüßchen der Astrozyten an der Oberfläche des Gehirns und des Rückenmarks, die *Membrana limitans gliae superficialis*.

Untereinander stehen Astrozyten besonders über Nexen (Gap Junctions) miteinander in Verbindung. Das Zytoplasma der Astrozyten enthält häufig Glykogengranula. Bergmann-Gliazellen sind spezielle Astrozyten in der Kleinhirnrinde, Müller-Zellen in der Netzhaut (Retina).

Die Funktionen der Astrozyten: Astrozyten sind an der Aufrechterhaltung des *Elektrolytgleichgewichtes*

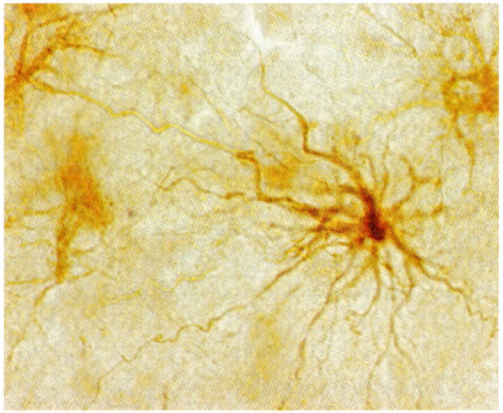

Abb. 3.34 Immunzytochemische Darstellung eines Faserastrozyten (aus der weißen Substanz) mittels eines Antikörpers gegen GFAP; Vergrößerung 900-fach

beteiligt; sie können z. B. Kaliumionen aufnehmen. Außerdem können sie Neurotransmitter (Glutamat, GABA, Glycin) aufnehmen und verstoffwechseln. Dabei erfüllen sie z. B. Entgiftungsfunktionen oder führen bestimmte Stoffwechselprodukte Neuronen zu.

Astrozyten sind in der Lage, neurotrophe Faktoren zu sezernieren.

Bei Verletzungen oder Erkrankungen (z. B. Entzündungen) können Astrozyten anschwellen (reaktive Astrozyten) und proliferieren (Gliose). Dadurch können sie Parenchymdefekte bedecken; sie bilden also eine *Glianarbe*.

■ Beachte
Narbenbildung im ZNS kann durch den immunhistochemischen Nachweis von GFAP (saurem Gliafaserprotein) gezeigt werden (s. S. 20).

Die Oligodendrozyten
Die Oligrondendrozyten bilden im ZNS die Markscheiden. Sie besitzen einen schmalen, dunkel gefärbten Zytoplasmasaum und einen runden, dichten Zellkern. Vom Zellkörper gehen weniger und kürzere Fortsätze (als bei den Astrozyten) ab, außerdem sind Oligodendrozyten kleiner als die Astrozyten (**Abb. 3.35**).

Die Mikrogliazellen
Mikrogliazellen sind die kleinsten Gliazellen. Sie kommen sowohl in der grauen als auch in der weißen Substanz vor. Häufig liegen sie in der Nähe von Gefäßen. Die Mikrogliazellen, die einen länglichen Kern aufweisen, haben dünne und lange Fortsätze. Diese Fortsätze verlaufen meist gewellt und sind verzweigt. Sie sind die Makrophagen des ZNS, sind wie diese auch amöboid beweglich und werden dem monozytären Phagozytensystem zugeordnet.

Man unterscheidet ruhende und aktivierte Mikrogliazellen. Bei ZNS-Verletzungen wandeln sich ruhende Mikrogliazellen schnell in aktivierte um. Dabei wird ihr Zellkörper größer und ihre Fortsätze erscheinen kurz und dicker. Bei einer Aktivierung kommt es ferner zu einer Proliferation der Mikroglia. Mikrogliazellen können nicht nur phagozytieren. Sie geben nach Aktivierung auch zytotoxische

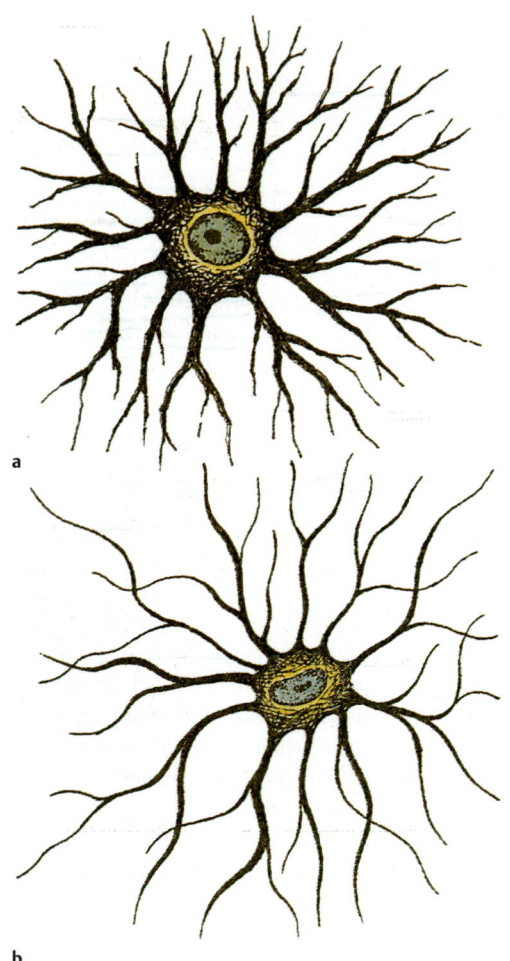

a

b

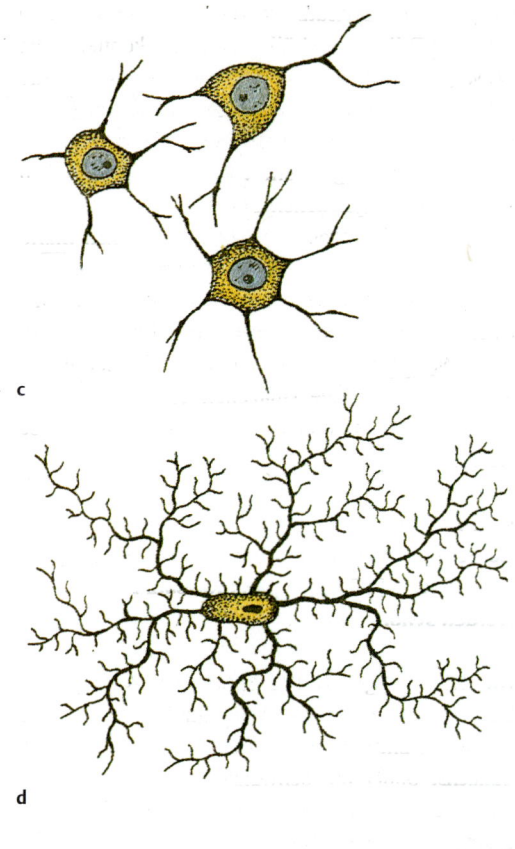

c

d

Abb. 3.35   Verschiedene zentrale Gliazellen (Schema).
(a) fibrillärer Astrozyt (Faserastrozyt); (b) protoplasmatischer
Astrozyt; (c) Oligodendrozyten; (d) Mikrogliazelle

Substanzen ab und gelten als die Antigen-präsentierenden Zellen des ZNS.
Mikrogliazellen werden nach ihrem Erstbeschreiber
auch Hortega-Zellen genannt.

Die Ependymzellen
Die iso- bis hochprismatischen Ependymzellen
kleiden die Hirnventrikel und den Zentralkanal des
Rückenmarks aus. Sie bilden einen epithelähnli-
chen, einschichtigen Zellverband. Ependymzellen
stehen über Nexus und Desmosomen miteinander
in Verbindung. Sie besitzen meist Kinozilien.
Tanyzyten sind spezielle Ependymzellen, die beispielsweise im Boden des 3. Ventrikels vorkommen. Sie besitzen lange Fortsätze, die weit in das
Nervengewebe reichen. Eine weitere Art spezieller

Ependymzellen sind die Epithelzellen des Plexus
choroideus, der in den Ventrikeln liegt und den Liquor cerebrospinalis (Hirnwasser) bildet.

Die periphere Glia
Die Schwann-Zellen umhüllen Axone und bilden
im PNS die Markscheiden (s. u.). Die Mantelzellen
(auch Amphizyten oder Satellitenzellen genannt)
liegen um die meisten Perikarya der Ganglien im
PNS. Sie bilden dabei eine oder mehrere Zellschichten.

3.6.9 Die Nervenfasern
Eine Nervenfaser ist die Einheit aus Axon und seiner Umhüllung aus Gliazellen. Diese Umhüllung
unterscheidet sich im PNS von der im ZNS.

Die Nervenzellfortsätze werden im PNS von den Schwann-Zellen umhüllt. Dabei können die Schwann-Zellen zahlreiche dünne Lamellen um die Nervenfaser herum bilden. Diese Lamellen bauen die Myelinscheide (Markscheide) auf. Eine Nervenfaser wird entlang ihrem Verlauf von zahlreichen hintereinander gelegenen Schwann-Zellen (mit ihren Lamellen) umgeben. Dadurch entstehen markhaltige Nervenfasern. Werden mehrere Nervenfortsätze von einer Schwann-Zelle umhüllt, so kommt es nicht zur Ausbildung von Lamellen; es ist also keine Myelinscheide vorhanden. Auch hier liegen wiederum zahlreiche Gliazellen entlang der Nervenfortsätze hintereinander. Es entstehen marklose Nervenfasern.

■■■ Merke

Nervenfortsätze sind die Axone bzw. die dendritischen Axone (s. S. 64). Nervenfortsatz und Axon werden synonym gebraucht.

Die markhaltigen Nervenfasern im PNS

Der Aufbau der lamellären Myelinscheide lässt sich aus seiner Entwicklung besser verstehen (**Abb. 3.36**). Zunächst bildet die Schwann-Zelle eine längsverlaufende Rinne, die ein Axon aufnimmt. Das Axon gelangt zunehmend tiefer in die Schwann-Zelle, indem die Schwann-Zelle mit lippenförmigen Vorwölbungen das Axon immer mehr umfasst. Schließlich berühren sich die Membranen der lippenförmigen Vorwölbungen und verschmelzen zum Mesaxon. Das Axon liegt jetzt innerhalb der (jetzt röhrenförmigen) Schwann-Zelle. Im nächsten Schritt wickelt sich das Mesaxon viele Male um das Axon. Nach Abschluss dieses Prozesses erkennt man ein äußeres Mesaxon, das eine Verbindung zur Oberfläche der Schwann-Zelle darstellt, und ein inneres Mesaxon, das mit der Axonoberfläche verbunden ist. Die Umwicklungen des Mesaxons ergeben den lamellären Bau der Myelinscheide, der elektronenmikroskopisch ein charakteristisches Bild hat. Es werden dunkle Hauptlinien erkennbar, zwischen denen jeweils eine helle Zwischenlinie (Intermediärlinie) liegt. Die dunklen Hauptlinien sind die verschmolzenen Zellmembranteile des Mesaxons.

Zu beachten ist, dass sich während der Entwicklung *ein* Axon in zahlreiche Schwann-Zellen, die

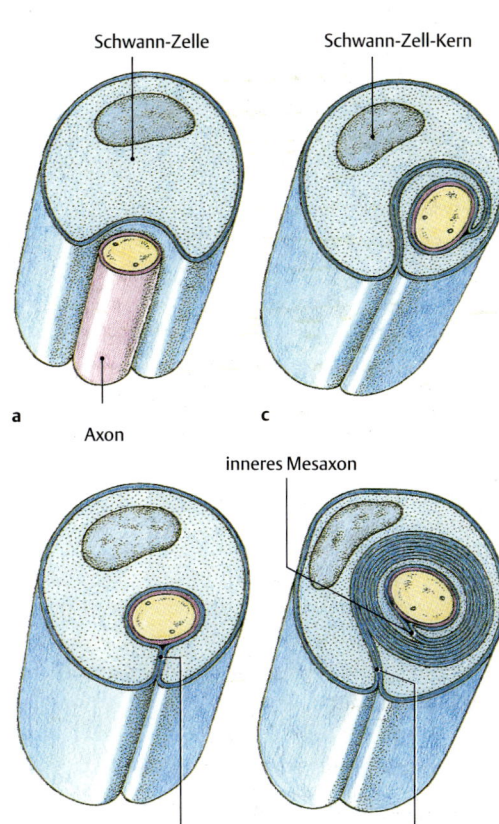

Abb. 3.36 Stadien der Markscheidenentwicklung im peripheren Nervensystem (Schema)

hintereinander entlang des Axons angeordnet sind, einlagert.

Ranvier-Schnürringe (Knoten, Nodien)

Hierbei handelt es sich um *Unterbrechungen der Markscheide*. Der Ranvier-Schnürring ist der Bereich zwischen zwei aufeinanderfolgenden Schwann-Zellen. Der Abschnitt zwischen zwei (benachbarten) Ranvier-Schnürringen wird als Internodium bezeichnet. Das Internodium entspricht also der Länge einer Schwann-Zelle. Je größer der Axondurchmesser, desto dicker ist die Myelinscheide und desto länger sind die Internodien.

Schmidt-Lantermann-Einkerbungen (Inzisuren)

Dabei handelt es sich um lichtmikroskopisch erkennbare schmale (schräg verlaufende) Einkerbungen (Aufhellungen des Myelins), die von der Außenseite der Markscheide bis zum Axon reichen.

Im Bereich dieser Inzisuren finden sich noch Zytoplasmareste der Schwann-Zelle.

Um die lamelläre Markscheide befindet sich ein Mantel aus Schwann-Zellen-Zytoplasma. Hier liegt auch der *Zellkern*, der sich nach außen vorbuckelt.

Die Funktion der Markscheide

Im Bereich der Internodien ist das Axon durch die Myelinscheide gegenüber der Umgebung isoliert. Nur im Bereich der Ranvier-Schnürringe kann ein Ionenaustausch stattfinden und somit ein Aktionspotenzial ausgelöst werden. Das bedeutet, dass das Aktionspotenzial sprunghaft von Schnürring zu Schnürring weitergeleitet wird (saltatorische Erregungsleitung). Der Vorteil dieser Form der Erregungsleitung ist eine hohe *Erregungsleitungsgeschwindigkeit*.

👁 Machen Sie sich hier nochmals klar, dass bei markhaltigen Nervenfasern die Myelinscheide im Bereich des Initialsegmentes und des Ranvier-Schnürringes fehlt.

Die marklosen Nervenfasern im PNS

Bei diesen marklosen Nervenfasern liegen in der Regel *mehrere Axone in einer Schwann-Zelle*. Dabei sind zwar meist Mesaxone ausgebildet, doch sind diese Mesaxone kurz und wickeln sich nicht um das Axon. Weniger tief in die Schwann-Zelle eingelagerte Axone besitzen kein Mesaxon. Ranvier-Schnürringe fehlen, die Schwann-Zellen liegen dicht beieinander. Die Erregungsleitung ist langsam und nicht saltatorisch, sondern kontinuierlich.

Marklose Nervenfasern sind typisch für das vegetative Nervensystem.

Die markhaltigen Nervenfasern im ZNS

Die Markscheiden im ZNS sind im Prinzip ähnlich aufgebaut wie die im PNS. Es lassen sich jedoch folgende Unterschiede herausstellen:

- Die Markscheiden im ZNS werden von **Oligodendrozyten** gebildet.
- Im ZNS erfolgt keine Umhüllung des Axons durch den *Zellkörper* der Markscheidenbildner. Vielmehr umhüllt der Oligodendrozyt mit seinen Fortsätzen jeweils einen Abschnitt des Axons. Das bedeutet, dass ein Oligodendrozyt Internodien von mehreren Axonen bildet.

- Schmidt-Lantermann-Einkerbungen fehlen im ZNS.
- Im ZNS befindet sich keine Basallamina um die Nervenfaser.

Die marklosen Nervenfasern im ZNS

Im ZNS werden die marklosen Fasern nicht von Oligodendrozyten umhüllt. Vielmehr treten Astrozytenfortsätze zum Teil an diese Axone.

3.6.10 Der periphere Nerv (Abb. 3.37)

Die Nerven im PNS bestehen aus Nervenfaserbündeln (Axone und ihre Markscheiden) und bindegewebigen Strukturen. Bei diesen **bindegewebigen Hüllstrukturen** lassen sich unterscheiden:

Das **Endoneurium** (aus lockerem Bindegewebe) umhüllt jede einzelne Nervenfaser. Die Basalmembran der Schwann-Zelle und das Endoneurium bilden gemeinsam die Endoneuralscheide. Das **Perineurium** (auch Perineuralscheide genannt) fasst einige bis mehrere Hundert Nervenfasern zu Bündeln zusammen. Es besteht aus epithelartig angeordneten Zellen, die mehrere Schichten bilden. Die Zellen sind durch verschiedene Zellkontakte miteinander verbunden und bilden eine Diffusionsbarriere. Zwischen den Zellschichten liegen Kollagenfasern und auch einige elastische Fasern.

Das **Epineurium** (aus lockerem Bindegewebe) fasst die Nervenfaserbündel zum Nerven zusammen. Es bildet eine Hülle um den gesamten Nerven. Durch diese Hülle ist der Nerv verschieblich in seine Umgebung eingebaut. Von der Hülle ziehen Bindegewebssepten zwischen die Nervenfaserbündel.

Der periphere Nerv im histologischen Präparat

Querschnitte in Azan- oder HE-Färbung: Rundliche (unterschiedlich große) Bündel von Nervenfasern umschlossen von einem deutlichen Perineurium (in der Übersichtsvergrößerung).

Ungefärbte Markscheiden mit punktförmigem (gefärbten) Axonquerschnitt im Zentrum; Anschnitte von flachen Schwann-Kernen (bei starker Vergrößerung).

Längsschnitte in Azan- oder HE-Färbung: Leicht gewellter Verlauf der Nervenfaserbündel, spindelförmige Kerne der Schwann-Zelle und der Fibrozyten des Endoneuriums, Anschnitte von zellreichem Perineurium.

Abb. 3.37 (a) Peripherer Nerv (Schema, Überblick); (b) Ausschnittsvergrößerung aus einem Nervenfaserbündel

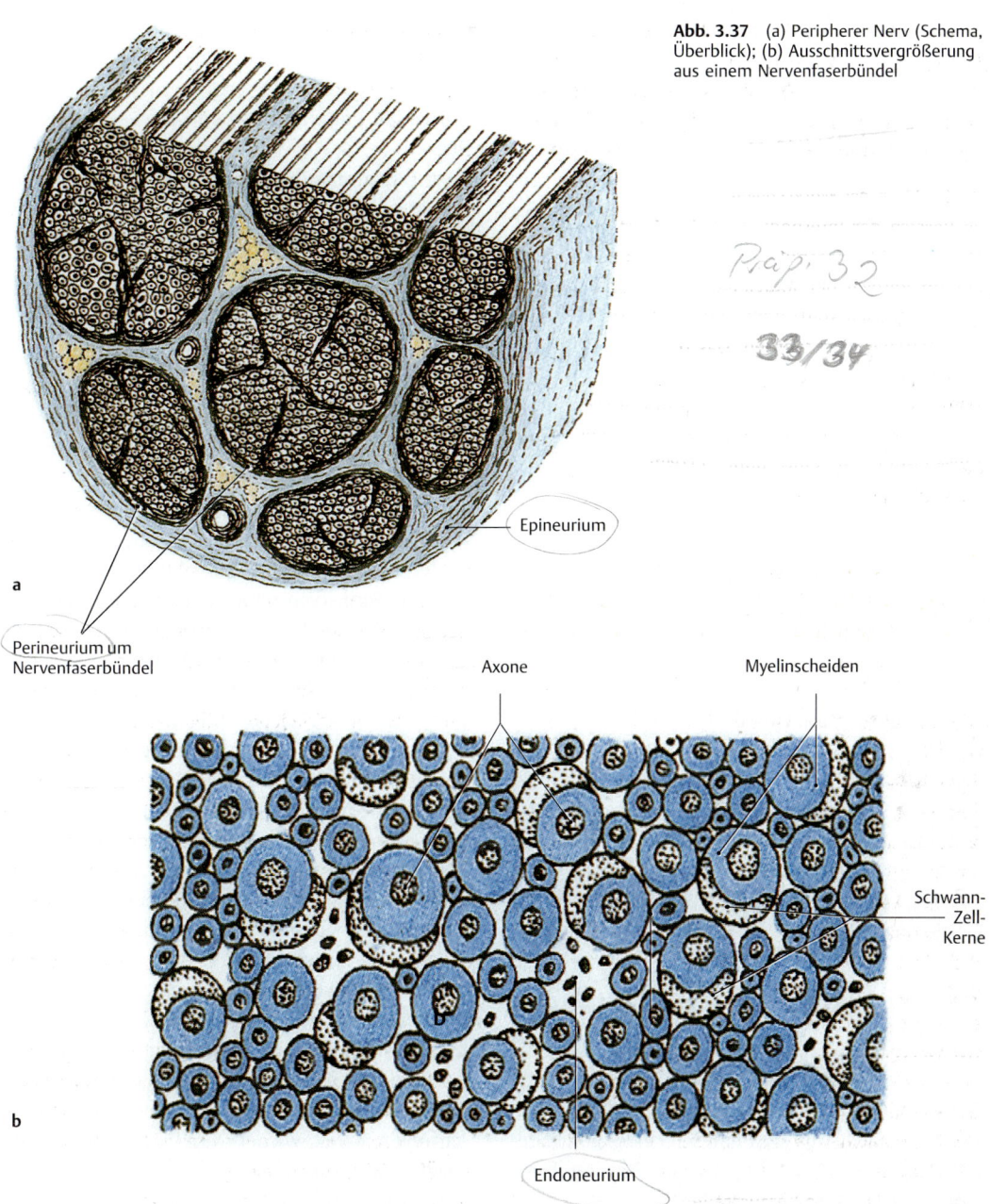

Präp. 32

33/34

Epineurium

a

Perineurium um
Nervenfaserbündel

Axone

Myelinscheiden

Schwann-
Zell-
Kerne

b

Endoneurium

Querschnitte nach Osmierung (Osmierung führt zur Schwarzfärbung der Markscheiden): Markscheiden als schwarzgefärbte Ringe (manchmal eingedellt); Axon ungefärbt. Weitere Strukturen wie Kerne der Schwann-Zellen oder der Bindegewebszellen sind schwächer oder ungefärbt.

Längsschnitte nach Osmierung: Markscheiden erscheinen als Röhren mit dicker, schwarzgefärbter Wandung; Unterbrechungen der Markscheiden: Ranvier-Schnürringe. Wellenförmiger Verlauf: Markscheiden nicht immer längs getroffen. Selten zu sehen: Schmidt-Lantermannsche Einkerbungen (helle, schräge und dünne Linien in den Markscheiden).

3.6.11 Das Spinalganglion

Präp. 31

Die Kennzeichen von Spinalganglien sind auffällig große, runde Nervenzellen **(Abb. 3.38)**, auch der Zellkern ist groß, hell, mit kräftig gefärbtem Nukleous, das Zytoplasma ist gleichmäßig gefüllt mit fein verteilter Nissl-Substanz, eventuell Lipofuszin. Charakterisitsch für Spinalganglien ist auch, dass sie von Kapselgewebe umgeben sind. Die Nervenzellen des Spinalganglions liegen in Gruppen zwischen Bündeln von meist längs getroffenen Nervenfasern. Sie sind meist von einem Kranz aus Mantelzellen (Amphizyten) umgeben. Die Mantelzellen enthalten kleine dunkle Kerne. Um einzelne Nervenzellen findet sich ein artefizieller Schrumpfspalt.

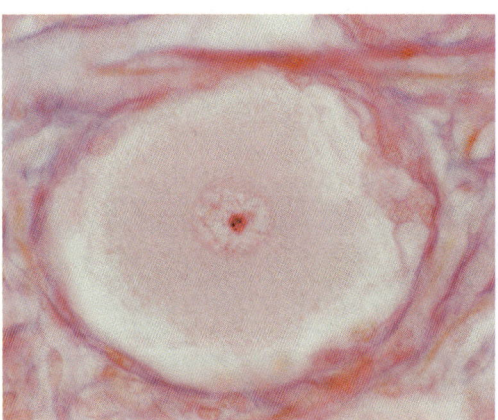

Abb. 3.38 Pseudounipolare Nervenzelle aus dem Spinalganglion (H.E.; Vergrößerung 600-fach)

3.6.12 Das vegetative Ganglion

Die efferente Leitungsbahn des vegetativen Nervensystems besteht aus zwei hintereinander geschalteten Neuronen. Das erste Neuron liegt im Hirnstamm (präganglionäres Neuron); sein Axon zieht zu vegetativen Ganglien. Hier erfolgt die Umschaltung auf das zweite Neuron. Dieses postganglionäre Neuron schickt sein Axon zu den Erfolgsorganen. Vegetative Ganglien sind z.B. entlang der Wirbelsäule als paravertebrale Ganglien zu finden. Bei den Nervenzellen der vegetativen Ganglien handelt es sich um multipolare Neurone. Ihre Peri-

karya sind kleiner als die in den Spinalganglien, sie werden von Satellitenzellen umhüllt.

3.6.13 Die Regeneration von Nervenfasern im PNS

Nach Durchtrennung einer Nervenfaser verliert der distal von der Verletzungsstelle gelegene Abschnitt der Nervenfaser die Fähigkeit zur Reizleitung. Das abgetrennte (distale) Axonsegment geht (einschließlich seiner Synapsen) zugrunde. Ferner kommt es zum Zerfall der Markscheide. Diese Veränderungen werden als **anterograde** (oder absteigende) **Degeneration** bezeichnet. Das zerfallene Material wird von Makrophagen entfernt. Die Schwann-Zellen selbst und das Bindegwebe des Endoneurium bleiben erhalten.

Auch im proximal von der Läsionsstelle gelegenen Zellteil kommt es zu Veränderungen, die als **retrograde** (aufsteigende) **Degeneration** bezeichnet werden. Das Perikaryon schwillt an, der Kern verlagert sich an den Rand des Perikaryons und die Nissl-Substanz verschwindet weitgehend. Der Axonabschnitt von der Läsionsstelle bis zum ersten davor gelegenen Ranvierschen Schnürring degeneriert. Nach diesen degenerativen Prozessen beginnt die **Regeneration**. Vom proximalen Axonstumpf sprossen Fortsätze aus, die an ihrem Ende kolbenförmige **Wachstumskegel** tragen. Die von der distalen Nervenfaser erhalten gebliebenen Schwann-Zellen proliferieren und bilden eine röhrenförmige Struktur, in die ein aussprossender Axonfortsatz hineinwächst. Die übrigen Axonaussprossungen degenerieren. Der eine Axonfortsatz wächst in der von Schwann-Zellen gebildeten Röhre nach distal. Er erreicht schließlich die Zielzelle und es kommt zur Synapsenbildung. Die Markscheide bildet sich neu, das zugehörige Perikaryon erscheint nicht mehr geschwollen, weist wieder Nissl-Substanz auf, und der Kern ist in seine ursprüngliche Position zurückverlagert.

Für den Prozess der Regeneration spielen *Wachstumsfaktoren*, die von Schwann- oder Bindegwebszellen gebildet werden, eine große Rolle. Zu diesen Faktoren gehören z.B. GDNF (Glial-derived neurotrophic Factor) und FGF (Fibroblast Growth Factor).

3.6.14 Klinische Bezüge

Tumoren des ZNS

Da Neurone postmitotische Zellen sind, bilden sich keine Tumoren. ZNS-Tumore des Erwachsenen sind Gliome, die sich aus Gliazellen ableiten, es gibt fibrilläre und protoplasmatische Astrozytome, Oligodendrogliome, Ependymome und Glioblastome.

Die polymorphzelligen (multiformen) Glioblastome sind die bösartigsten Tumoren des ZNS. Die Tumorzellen, die eine hohe Mitoserate zeigen, sehen sehr unterschiedlich aus und haben keine Ähnlichkeit mit normalen Gliazelltypen.

Entmarkung

Unter Entmarkung versteht man eine schwere Schädigung bzw. einen Untergang der Markscheiden. Eine häufige Entmarkungskrankheit ist die *Multiple Sklerose* (Markscheidenschwund in vielen Einzelherden, fleckförmig, in der weißen Substanz).

Aurikotemporales Syndrom

Nach einer operative Entfernung der Ohrspeicheldrüse können die durchtrennten vegetativen Fasern, die die Drüse vorher innerviert haben, regenerieren. Sie wachsen entlang von Schwann-Zellen vegetativer Hautnerven und innervieren Hautgefäße und Schweißdrüsen der Haut. Aufgrund dieser „fehlgeleiteten" Regeneration kommt es zur Hautrötung (durch Gefäßerweiterung) und Schweißabsonderung vor dem Ohr während des Essens (statt Speichelfluss).

Check-up

✔ Wiederholen Sie nochmals, was ein Mesaxon ist.

✔ Verdeutlichen Sie sich die prinzipiellen Unterschiede zwischen Nervenzelltypen, z. B. Projektionsneurone und Interneurone.

✔ Machen Sie sich nochmals die unterschiedliche Bildung der Myelinscheiden im zentralen und peripheren Nervensystem klar.

✔ Vergessen Sie beim Lernen des Nervensystems die Gliazellen nicht; sie spielen eine große Rolle in der Neuropathologie.

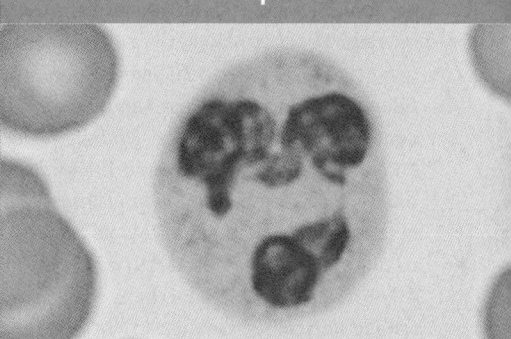

Herz-/Kreislaufsystem und Blut

Die Schaufensterkrankheit

Wenn ein Fluss gestaut wird, fließt er nur als kleines Rinnsal weiter. Ähnlich ist es bei Atherosklerose, einer Gefäßkrankheit, die zu einer Gefäßverengung (Stenose) führt. Schäden am Gefäßendothel (über das Sie im folgenden Kapitel mehr lesen werden) sind meist die Ursache. Sind die Herzkranzgefäße atherosklerotisch verändert, kommt es zur koronaren Herzerkrankung, wenn Hirngefäße betroffen sind, können neurologische Ausfälle auftreten und in den Beinarterien macht sich die Atherosklerose – wie bei Erna L. – als periphere arterielle Verschlusskrankheit (pAVK) bemerkbar.

Stadtbummel mit Schmerzen

Günther L. tritt gelangweilt von einem Fuß auf den anderen. Auch nach 40 Ehejahren hat sich nichts geändert: Seine Frau liebt es, Schaufenster zu betrachten. So kann ein kleiner Stadtbummel schnell Stunden dauern! Doch heute bleibt seine Frau häufiger als sonst stehen. Günther L. kommt ein Verdacht: In einer Apothekenzeitschrift hat er kürzlich etwas über die „Schaufensterkrankheit" gelesen. Er drängt darauf, dass seine Frau ihren Hausarzt aufsucht.

Dr. Kliemt kennt Erna L. schon lange. Die 65-Jährige ist wegen ihres Diabetes mellitus und eines leichten Bluthochdrucks seit vielen Jahren in Behandlung. Vor fünf Jahren hat sie auf sein Drängen das Rauchen aufgegeben. Nun berichtet Erna L. dass sie seit etwa drei Wochen bei Spaziergängen immer wieder stehen bleiben müsse, da sie Schmerzen in der linken Wade habe. Nach einer kurzen Verschnaufpause könne sie dann wieder problemlos weitergehen. Die Strecke, die sie ohne Pause zurücklegen könne, schätzt Erna L. auf unter 200 Meter. Dr. Kliemt bittet Frau L., sich auf die Untersuchungsliege zu legen. Er hat bereits eine Verdachtsdiagnose: „Schaufensterkrankheit" bzw. periphere arterielle Verschlusskrankheit (pAVK), Stadium IIb.

Verstopfung im Gefäß

Ohne dass Erna L. es bemerkt hat, ist es in den letzten Jahren in ihren Gefäßen zu einer Atherosklerose gekommen. Das Gefäßendothel wird weniger elastisch und leichter verletzbar. Kleine Verletzungen setzen den körpereigenen Reparaturmechanismus in Gang. Dadurch können sich Plaques an den Gefäßinnenwänden bilden. Nikotinkonsum, Diabetes und hoher Blutdruck können diesen Alterungsprozess der Gefäße beschleunigen. Schließlich wird das Gefäßlumen immer enger und die Organe werden nicht mehr ausreichend mit Blut versorgt. Doch erst wenn etwa 80 % der Arterie verschlossen sind, kommt es zu Schmerzen. Die Erkrankung bleibt also lange Zeit unentdeckt (Stadium I). Dem Stadium II (Schmerzen bei Belastung) können schließlich Ruheschmerzen (Stadium III) und Gewebsschäden (Stadium IV) folgen.

Therapie mit Ballon und Röhrchen

Dr. Kliemt untersucht Erna L. Ihre Beine sind warm und wirken gut durchblutet, allerdings sind die Fußpulse kaum tastbar. Die Blutdruckmessung an den Beinen mithilfe eines Ultraschallgerätes zeigt, dass Erna L. eine pAVK vom Oberschenkeltyp hat: Bei ihr ist die Arteria femoralis stark verengt.

Dr. Kliemt rät seiner Patientin zu einer Operation, einer perkutanen transluminalen Angioplastie (PTA) mit Stent. Dabei wird ein Katheter in die Arterie eingeführt und zu der Stenosestelle vorgeschoben. Dort wird das Gefäß durch einen kleinen Ballon geweitet. Ein Stent, ein kleines Röhrchen, das an der stenosierten Stelle eingeführt wird, soll verhindern, dass sich die Arterie an dieser Stelle wieder verengt.

Erna L. übersteht die Operation gut. Bald kann sie wieder längere Spaziergänge machen. Ihr Mann Günther begleitet sie dabei gerne – außer, wenn die Spaziergänge in die Innenstadt führen.

4 Herz-/Kreislaufsystem und Blut

4.1 Die Blutgefäße

Lerncoach

- **Es ist sinnvoll, dass Sie sich zunächst den prinzipiellen Aufbau der Gefäße einprägen. Danach erarbeiten Sie sich die Unterschiede, z. B. zwischen Arterien und Venen.**
- **Bei den Kapillaren ist es hilfreich und wichtig, die verschiedenen Typen mit ihrer jweiligen Funktion zu verknüpfen. Z. B.: Soll ein ausgeprägter Stoffaustausch zwischen Blut und Organparenchym erfolgen (wie etwa in der Leber)? Oder soll ein Organ, z. B. das Gehirn, nur ausgewählte Stoffe erhalten und damit vor bestimmten Blutbestandteilen geschützt werden?**

4.1.1 Der mikroskopische Aufbau

Die Arterien und Venen sind Blutleiter, während die Kapillaren Austauschprozessen dienen.

Die Wand der Arterien und Venen sind prinzipiell gleich aufgebaut (**Abb. 4.1**). Man unterscheidet drei Schichten (von innen nach außen), die Tunica intima (kurz: Intima), die Tunica media (kurz: Media) und die Tunica adventitia (kurz: Adventitia).

Die Intima besteht aus dem Endothel und einer subendothelialen Bindegewebsschicht. Die flachen Endothelzellen bilden einen einschichtigen, lückenlosen Verband, der auf einer Basalmembran liegt. Die Endothelzellen sind durch Tight Junctions untereinander verbunden. Die schmale subendotheliale Bindegewebsschicht enthält nur wenige Zellen.

Die Media ist in der Regel die breiteste Schicht. Sie besteht aus glatten Muskelzellen und (elastischen und kollagenen) Fasern. Die glatten Muskelzellen sind überwiegend zirkulär angeordnet und stehen über Gap Junctions miteinander in Verbindung.

Die außen gelegene Adventitia ist eine Bindegewebsschicht, die dem Einbau des Gefäßes in seine Umgebung dient. Sie enthält kollagene und elastische Fasern, Fibroblasten sowie Blutgefäße (Vasa vasorum) und Nerven. Die Vasa vasorum (Gefäße der Gefäße) versorgen bei dickeren Gefäßwänden die äußeren Anteile der Media, während die inneren Anteile aus dem Blut des Gefäßlumens versorgt werden. Bei den Nerven in der Adventitia handelt es sich vorwiegend um (postganglionäre) Axone des Sympathikus, die die Weite des Gefäßes regulieren können.

An der Grenze zwischen Intima und Media sowie zwischen Media und Adventitia kann jeweils eine elastische Membran liegen (Membrana elastica interna bzw. externa). Dieser Wandaufbau zeigt in den verschiedenen Gefäßabschnitten Unterschiede, s. u.

4.1.2 Die Unterschiede zwischen Arterien und Venen

Prinzipiell haben die Venen ein größeres Lumen und eine dünnere Wand als die entsprechenden Arterien. Die Venen speichern und transportieren große Blutmengen. Die Dreischichtigkeit im Wandaufbau ist bei den Venen weniger deutlich sichtbar. Die Media ist häufig dünner und enthält weniger Muskelzellen (auch longitudinal verlaufend), zwischen denen viel Bindegewebe vorkommt. Außen liegt eine breite Adventitia. Die Venen der Extremitäten besitzen Venenklappen. Hierbei handelt es sich um Intimaduplikaturen in Taschenform, die in das Lumen hineinragen (zur Definition der Duplikatur vgl. S.136). Die meisten Klappen besitzen zwei Taschen. Sie haben Ventilfunktion für den Blutfluss, d.h. sie lassen nur den Blutfluss in Richtung Herz zu.

■ Beachte

Im histologischen Präparat erscheinen die Venen aufgrund ihrer geringen Wanddicke meist unregelmäßig zusammengedrückt, während die Arterien in der Regel einen rundlichen Querschnitt aufweisen. In den Venen kommt, wenn überhaupt, nur eine unvollständige Membrana elastica interna vor.

4.1.3 Die Arterien vom elastischen Typ

Die großen, *herznahen* Arterien gehören zu diesem Typ (**Abb. 4.1**). Sie besitzen eine relativ dicke subendotheliale Schicht. In der Media sind zahlreiche Membranen aus elastischem Material meist konzentrisch angeordnet; die Membranen sind miteinander verbunden. An den Membranen setzen glatte Muskelzellen an, die das elastische Lamellensystem

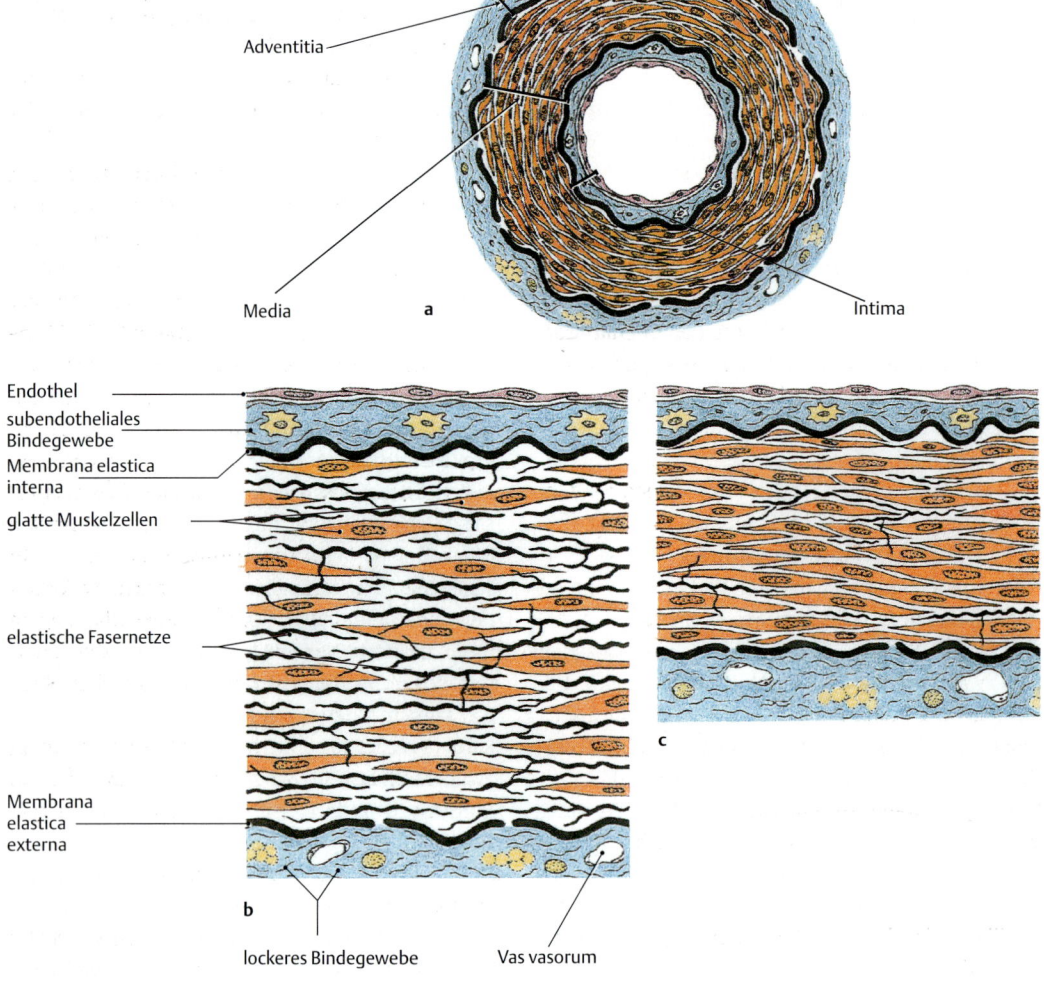

Adventitia

Media   a   Intima

Endothel
subendotheliales
Bindegewebe
Membrana elastica
interna

glatte Muskelzellen

elastische Fasernetze

c

Membrana
elastica
externa

b

lockeres Bindegewebe   Vas vasorum

Abb. 4.1   Arterie (Schema). (a) Arterienwand; (b) Ausschnitt aus der Wand einer Arterie vom elastischen Typ; (c) Ausschnitt aus der Wand einer Arterie vom muskulären Typ

verspannen. Eine Membrana elastica interna oder externa ist aufgrund des Reichtums an elastischen Fasern nicht deutlich abgrenzbar. Während der Systole (Austreibungsphase des Herzens) speichern diese Arterien durch Wanddehnung eine gewisse Blutmenge. Diese wird während der Diastole (Entspannungsphase des Herzens) durch Entdehnung in die nachgeschalteten Arterien „nachgeschoben" (sog. Windkesselfunktion). Dadurch entsteht eine kontinuierliche Strömung im arteriellen System.

4.1.4 Die Arterien vom muskulären Typ

Zu diesem Arterientyp gehören (herzfernere) mittlere und kleinere Arterien **(Abb. 4.1)**. Sie enthalten in ihrer Media dicht gepackte glatte Muskelzellen, die meist zirkulär angeordnet sind. Die subendotheliale Schicht ist dünn. Eine deutliche Membrana elastica intera ist vorhanden; eine dünne Membrana elastica externa kann vorkommen.

Durch Engstellung oder Weitstellung dieser Arterien wird die Blutmenge, die zu den Kapillargebieten gelangt, reguliert.

👁
Arterien erkennt man an einer deutlichen Dreischichtung, einer sehr dicken Media mit elastischen Fasernetzen (Arterie vom elastischen Typ) bzw. mit dicht gelagerten glatten Muskelzellen (Arterie vom muskulären Typ).

4.1.5 Die Arteriolen

Die Media größerer Arteriolen besteht aus zwei geschlossenen Muskelzellschichten, die Media der meisten Arteriolen nur noch aus *einer* geschlossenen Muskelschicht. Häufig sind den Arteriolen noch Metarteriolen nachgeschaltet, die durch eine lückenhafte Muskelschicht charakterisiert sind. Die Lumenweite dieser Gefäße ist entscheidend für den peripheren Widerstand im Gefäßsystem.

4.1.6 Die Kapillaren

Die Wand der Kapillaren (Durchmesser ca. 4–15 μm) besteht aus **Endothelzellen, Basallamina** und **Perizyten** (Abb. 4.2). Unmittelbar am Beginn einer Kapillare findet sich meist ein zirkulärer glattmuskulärer Sphinkter (präkapillärer Sphinkter), der den Blutzufluss in die Kapillare reguliert.

Die Kapillarwand ist entscheidend für den Gas- und Stoffaustausch. Der Grad der Durchlässigkeit der Kapillarwand ist in den einzelnen Organen sehr unterschiedlich; das bedeutet, dass der Aufbau der Kapillaren in den verschiedenen Organen unterschiedlich ist.

Beim Stoffaustausch können Stoffe entweder transzellulär oder parazellulär (interzellular) durch die Endothelzellen hindurchtreten. Der **parazelluläre** Transport hängt von den Charakteristika (d. h. der Durchlässigkeit) der Zellkontakte (Tight Junctions und Nexus) ab. In der Milz kommen an einigen Stellen echte Lücken zwischen den Endothelzellen vor. Für **transzellulären** Transport lassen sich elektronenmikroskopisch verschiedene Bautypen der Kapillarwand unterscheiden (Abb. 4.2):

■ **Geschlossene (kontinuierliche) Kapillaren**: Hier bildet das Endothel eine dünne Zytoplasmaschicht ohne Unterbrechungen. Der Durchtritt von Molekülen erfolgt unter Beteiligung von zytoplasmatischen *Vesikeln* (**Transzytose**). Solche Kapillaren kommen z. B. in der Herz- und Skelettmuskulatur sowie in der Lunge vor. Die **Hirnkapillaren** weisen kaum Transzytose-Vesikel auf. Zudem sind die Zellkontakte zwischen den Endothelzellen hier fest und undurchlässig. Aufgrund dieser Merkmale spricht man von der **Blut-Hirn-Schranke**.

■ **Gefensterte Kapillaren**: Diese Gruppe kann noch weiter in Fenestrationen (Fenster) mit Diaphragma und Fenestrationen ohne Diaphragma unterteilt werden. Die Endothelzellen dieses Kapillartyps sind siebartig gefenstert. Diese Fenster können durch Diaphragmata (bis auf sehr kleine Öffnungen) verschlossen sein. Bei den Diaphragmata (der Endothelzellen) handelt es sich um speichenartig angeordnetes Material (aus Glykoproteinen) in den Fenstern der Kapillaren). Zwischen den Speichen sind sehr kleine Öffnungen. Solche Kapillaren kommen z. B. in endokrinen Organen oder in der Darmschleimhaut vor. In der Leber und in der Niere kommen Endothelzellen mit offenen Fenstern ohne Diaphragma vor. In der Leber fehlt dort zudem die Basalmembran (freier Durchtritt von fast allen Plasmabestandteilen).

Sinusoide oder **Sinus** sind Kapillaren mit einem sehr *weiten Lumen*. Sie kommen vor in Leber, in Milz, Knochenmark und einigen endokrinen Organen.

Die **Perizyten** sind flache, kontraktile Zellen mit langen verzweigten *Ausläufern*, mit denen sie das Endothelrohr umgreifen. Sie werden ganz von der Basalmembran umschlossen. Sie dienen wohl der Stabilisierung der Endothelrohre, der Regulation der Kapillarweite und der Fenestrationen. Perizyten sind außerdem an der Gefäßneubildung beteiligt.

4.1.7 Klinische Bezüge

Arteriosklerose

Bei der Arteriosklerose handelt es sich um die häufigste Erkrankung des Gefäßsystems. Wahrscheinlich bedingt durch Endothelschäden kommt es zu Intimaverdickungen, die durch Plaques in der subendothelialen Schicht hervorgerufen werden. In solchen Plaques finden sich u. a. Ablagerungen von Fettsubstanzen (aus dem Blut), vermehrtes Auftreten von glatten Muskelzellen (aus der Media), ver-

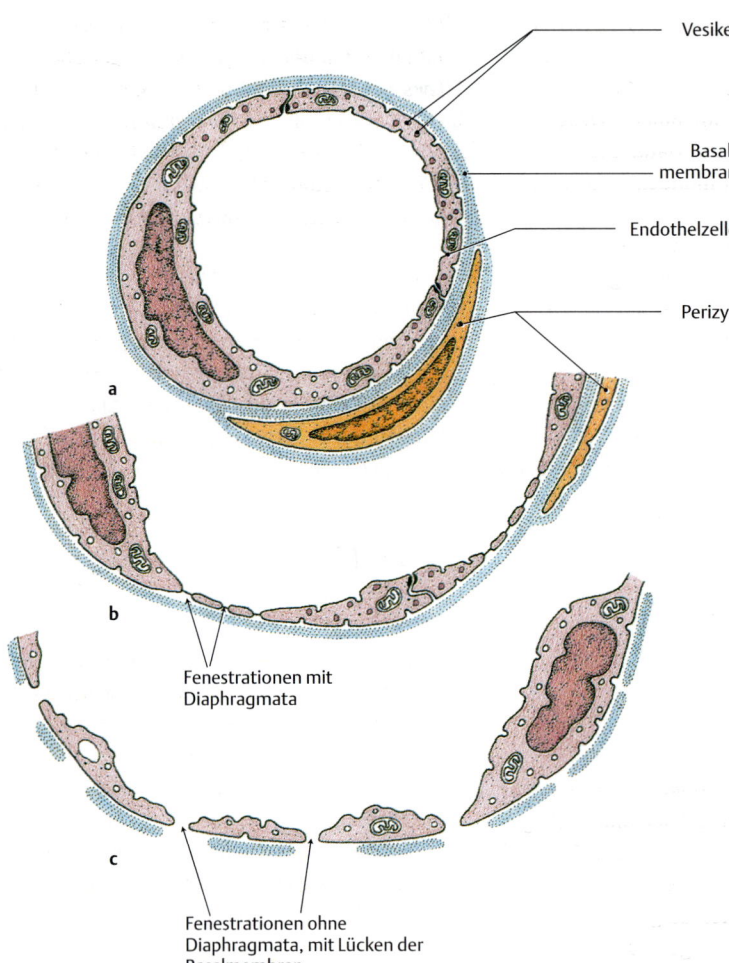

Vesikel

Basal-
membran

Endothelzelle

Perizyt

a

b

Fenestrationen mit
Diaphragmata

c

Fenestrationen ohne
Diaphragmata, mit Lücken der
Basalmembran

Abb. 4.2   Verschiedene Bautypen von Kapillarwänden (Schema). (a) geschlossene Kapillare; (b) Kapillarwand mit Fenestrationen, mit Diaphragmata und kontinuierlicher Basalmembran; (c) Kapillarwand mit Fenestrationen ohne Diaphragmata und unterbrochener Basalmembran

mehrte Extrazellularmatrix, Kalziumablagerungen. Durch die Intimaverdickung kommt es zu einer Einengung des Arterienlumen (Stenose) mit der Folge einer Minderdurchblutung des nachgeschalteten Gewebes (vgl. auch klinischer Fall S. 76). Bildet sich auf dem veränderten Endothel eines Plaques ein Thrombus, so kann ein Gefäßverschluss resultieren mit der Folge eines Infarktes (Nekrose des nachgeschalteten Gewebes).

Aneurysma

Unter einem Aneurysma versteht man eine durch Gefäßveränderungen bedingte, meist umschriebene Erweiterung einer Arterie. Bei Aneurysma verum ist die Gefäßwand spindel- oder sackförmig vorge-

wölbt und deutlich verdünnt. Beim Aortenaneurysma können Risse der elastischen Fasern in der Media vorliegen. Mit zunehmender Wandverdünnung besteht die Gefahr einer Gefäßruptur. Die Aneurysmen entstehen meist auf dem Boden einer Arteriosklerose.

Check-up

✔ Rekapitulieren Sie die Baubestandteile der Kapillaren.

✔ Überlegen Sie sich nochmals, wo (d. h. in welchen Organen) welche Kapillartypen vorkommen.

4.2 Die Lymphgefäße

Den Anfang des Lymphgefäßsystems bilden blind beginnende Lymphkapillaren im Bindegewebe der Organe und in der Dermis der Haut. Die relativ weitlumigen Lymphkapillaren münden in Sammellymphgefäße, die dann zu größeren Lymphgefäßen zusammenfließen. Der Wandaufbau der Lymphgefäße ähnelt dem von kleinen und mittelgroßen Venen. Häufig gibt es aber im Histologie-Kurs kein direktes Präparat zu den Lymphgefäßen.

4.3 Das Herz

Lerncoach

In der Histologie müssen Sie am Herzen hauptsächlich den dreischichtigen Aufbau sowie den Aufbau der Herzmuskulatur (s. S. 59) kennen. Weitere Details zu Anatomie und Physiologie werden Sie in den entsprechenden Fächern lernen.

4.3.1 Der Aufbau

Das Herz ist ein muskuläres Hohlorgan. Es ist als Pumpe in den Blutkreislauf eingebaut und bedingt durch seine rhythmischen Kontraktionen den Blutfluss. Die Herzwand ist ähnlich wie die der Arterien und Venen aus drei Schichten aufgebaut:

- Endokard: Endothel und Bindegewebe
- Myokard (Herzmuskulatur, s. S. 59)
- Epikard (Teil des Herzbeutels): Bindegewebe und Mesothel.

▋▋▋ Hinweis

Erregungsleitungs- und Erregungsbildungssystem s. S. 59

4.3.2 Klinische Bezüge

Herzinfarkt

Der akute Herzinfarkt entsteht in der Regel durch den Verschluss einer Herzkranzarterie. Kurz nach dem Herzinfarkt lassen sich elektronenmikroskopisch eine Anschwellung der Mitochondrien mit Fragmentierung ihrer Cristae nachweisen. Nach etwa 6 Stunden beginnt sich eine Nekrose auszubilden, die Myofibrillen sind jetzt irreversibel verändert. In den darauffolgenden Tagen und Wochen

wird das nekrotische Herzmuskelgewebe durch funktionell minderwertiges Narbengewebe (faserreiches Bindegewebe) ersetzt. Folgen eines Herzinfarktes können u. a. eine Herzinsuffizienz (mangelnde Pumpleistung des Herzens) oder Herzrhythmusstörungen (bei Befall des Erregungsbildungs- und Erregungsleitungssystems) sein.

Check-up

✔ **Wiederholen Sie nochmals die mikroskopischen Besonderheiten der Herzmuskulatur und beachten Sie dabei auch die Besonderheiten des Erregungsleitungs- und Erregungsbildungssystems (S. 59).**

4.4 Das Blut

Lerncoach

- **Das Blut wird zum einen gern geprüft, zum anderen ist es ein sehr wichtiges Thema für die klinische Tätigkeit: Oft liefert die Blutuntersuchung wichtige Hinweise bei der Diagnosefindung.**
- **Die bei den jeweiligen Zelltypen angegebenen Zahlen müssen Sie kennen; bei den Leukozyten ist es leichter (und ausreichend) wenn Sie sich statt der Variationsbreite (von...bis) den jeweiligen Mittelwert merken, s. u.**

4.4.1 Der Überblick

Das Blut besteht aus den **Blutzellen** und dem flüssigen, gerinnungsfähigen **Blutplasma**. Zu den Blutzellen gehören die **Erythrozyten** (*rote Blutkörperchen*), **Leukozyten** (*weiße Blutkörperchen*) und die **Thrombozyten** (*Blutplättchen*). Die Leukozyten werden weiter unterteilt in **Granulozyten**, **Lymphozyten** und **Monozyten**. Die Blutzellen werden im Knochenmark gebildet.

Einige Zahlen zum Blut:

- Menge: 3,7 l (Frauen)/4,5 l (Männer), d. h. etwa 7–8 % des Körpergewichtes
- Anteil des Blutplasmas: 54 %
- Anteil der Erythrozyten: 47 % (Männer), 42 % (Frauen)

- Der Volumenanteil der Erythrozyten am Gesamtvolumen wird als **Hämatokrit** (Hk) bezeichnet: 0,47/0,42.
- Anteil der Leukozyten und Thrombozyten: 1%.

4.4.2 Die Funktionen des Blutes

Eine Hauptfunktion des Blutes ist der **Transport** von Sauerstoff, Kohlendioxid, Nährstoffen, Stoffwechselendprodukten und Hormonen.

Außerdem spielt das Blut eine wesentliche Rolle bei der **Abwehr** (von Krankheitserregern), der **Temperaturregulation** und der **Homöostase** (Aufrechterhaltung eines konstanten inneren Milieus).

4.4.3 Das Blutplasma

Dieser extrazelluläre Anteil des Blutes enthält u. a. die Plasmaproteine und -elektrolyte. Mehr als 50 % der **Plasmaproteine** sind die Albumine; ferner gehören verschiedene Globuline (z. B. die Immunglobuline) und Fibrinogen zu den Plasmaproteinen. Das **Fibrinogen** ist die lösliche (monomere) Vorstufe des bei der Gerinnung entstehenden (polymeren) Fibrins. Die Flüssigkeit, die sich nach der Blutgerinnung vom entstandenen Fibrin absetzt, wird als Blutserum bezeichnet. D.h.: Fibrinogen + Blutserum = Blutplasma.

4.4.4 Die Erythrozyten (Abb. 4.3)

Die roten Blutkörperchen machen die ganz überwiegende Masse aller Blutzellen aus. Sie besitzen *keinen* Kern und *keine* Zellorganellen. Ihr Inhalt besteht größtenteils aus dem eisenhaltigen Blutfarbstoff **Hämoglobin** (Hb), das dem Sauerstoff- und Kohlendioxidtransport dient.

Die Erythrozyten sind runde, bikonkave Scheiben, d. h. Scheiben, die auf beiden Seiten zentral eingedellt sind. Entsprechend diesem Aufbau erscheinen die Erythrozyten im Blutausstrich als runde rote Scheiben mit zentraler Aufhellung (geringere Dicke). Ihre starke elastische Verformbarkeit ermöglicht ihnen die Passage auch durch sehr enge Kapillaren.

Die Gestalt und die Verformbarkeit der Erythrozyten ist durch spezielle Proteine, die dem Zytoskelett zuzuordnen sind, bedingt. Bei diesen Proteinen handelt es sich um **Spektrin** und **Aktin**. Spektrinfilamente werden durch kurze Aktinfilamente zu einem Netzwerk verbunden. Dieses Netzwerk (als Membranskelett) wird durch zwei Proteine (Ankyrin und Protein 4.1) an der Plasmamembran befestigt.

Mit der Alterung der Erythrozyten kommt es zu einem Verlust ihrer Membranflexibilität. Sie werden dann in der Milz, in der Leber und im Knochenmark abgebaut.

Die Glykokalix der Erythrozyten enthält die Blutgruppenantigene, die die Blutgruppe (z. B. AB0-System) bestimmen.

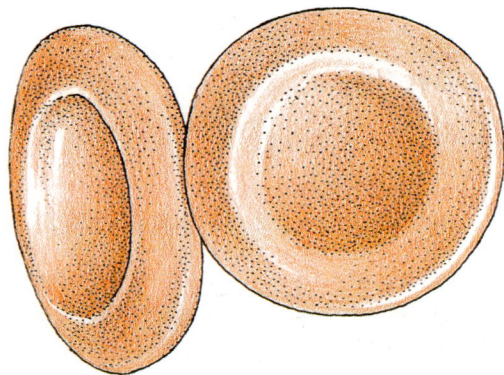

Abb. 4.3　Zwei Erythrozyten (Schema nach rasterelektronenmikroskopischer Aufnahme); beachte die bikonkave Scheibenform

Einige Zahlen zu den Erythrozyten:
- Anzahl: 4–5 Mio/mm^3
- Durchmesser: 7,5 μm
- Lebensdauer: 120 Tage
- Dicke: 2,5 μm im Randbereich, 1 μm im Zentrum
- Gehalt an Hämoglobin: 30 pg pro Erythrozyt
- Hämoglobinmenge: 140 g/l (Männer), 120 g/l (Frauen)
- Gesamtanzahl im Körper: mehr als 25 Billionen
- Gesamtoberfläche aller Erythrozyten: 3800 m^2

Anämien

Bei einer Anämie (Blutarmut) ist die Hämoglobinkonzentration deutlich unter die Normalwerte (140 g/l bzw. 120 g/l) gesunken. Neben der Hämoglobinmenge wird bei der Diagnosefindung auch der Hämatokrit und die Anzahl der Erythrozyten bestimmt. Es werden verschiedene Anämieformen unterschieden.

Anämien durch Störung der Hämoglobinbildung: Hierbei handelt es sich meist um eine Eisenmangelanämie. Der Mangel an Eisen ist die Ursache für die Abnahme des Hämoglobingehaltes. Dabei ist die Hämoglobinkonzentration deutlich stärker reduziert als die Anzahl der Erythrozyten. Das bedeutet, das der Hämoglobingehalt pro Erythrozyt deutlich erniedrigt ist. Man spricht von einer hypochromen Anämie („blasse Erythrozyten"). Zudem sind die Erythrozyten meist kleiner (Mikrozyten). Der Eisenmangel kann beispielsweise durch Eisenverluste aufgrund chronischer Blutungen (bei Geschwüren im Magen-Darmtrakt) bedingt sein.

Anämien durch Störungen der Erythropoese: Die Entwicklung der Erythrozyten (Erythropoese) im Knochenmark kann durch einen Mangel an Vitamin B12 oder Folsäure gestört sein. Dieser Mangel bedingt eine Verzögerung der Teilung von Stammzellen im Knochenmark. Dadurch entstehen große mit Hämoglobin überladene Erythrozyten (makrozytäre, hyperchrome Anämie). Die Anzahl der Erythrozyten und damit der Hämatokrit sind deutlich vermindert. Die Erythrozyten zeigen zudem Formanomalien (Poikilozytose).

Hämolytische Anämien: Diese Anämien entstehen durch einen krankhaft gesteigerten Erythrozytenzerfall, d.h. die Erythrozyten haben eine deutlich verminderte Lebensdauer. Hämolytische Anämien können durch einen Defekt an der Erythrozytenmembran, z.B. Funktionsverlust des Spektrins, hervorgerufen werden. Bei diesem Defekt treten vermehrt kugelförmige Erythrozyten (Sphärozytose) mit normaler Hämoglobinbeladung (normochrome Anämie) auf. Die vermindert verformbaren Erythrozyten werden in der Milz abgefangen und zerstört.

Hämolytische Anämien können auch durch Mikroorganismen, die sich in Erythrozyten vermehren und deren Membran zerstören, hervorgerufen werden (z.B. bei Malaria).

Nach Transfusion blutgruppenfremder Erythrozyten treten ebenfalls hämolytische Anämien auf (s. S. 9).

4.4.5 Die Leukozyten

Die Leukozyten (weißen Blutzellen) sind die kernhaltigen Zellen des Blutes. Sie machen nur etwa 1% des Blutvolumens aus. Die Leukozyten erfüllen ihre Aufgaben meist außerhalb des Blutes. Die amöboid beweglichen Leukozyten verlassen die Gefäße (Diapedese) und wandern in Gewebe ein. Dort spielen sie eine wesentliche Rolle bei der Abwehr von Krankheitserregern und Fremdkörpern. Sie stehen dabei im Dienste der spezifischen Immunreaktionen (s. S. 93) und der unspezifischen Abwehr. Im Rahmen der unspezifischen Abwehr rufen sie Entzündungsreaktionen hervor.

Einige Zahlen zu den Leukozyten
- Anzahl: 4300–10000/mm³.
- Im Differenzialblutbild wird der prozentuale Anteil der einzelnen Leukozytentypen bestimmt:
- neutrophile Granulozyten: 60% (45–75%)
- eosinophile Granulozyten: 3,5% (1–7%)
- basophile Granulozyten: 0,5% (0–2%)
- Lymphozyten: 30% (16–45%)
- Monozyten: 6% (4–10%).

Hinweis: Die Anzahl der einzelnen Leukozytentypen kann sich bei bestimmten Erkrankungen in charakteristischer Weise verändern. Für die Bezeichnung der drei Granulozytentypen werden häufig Kurzformen genutzt: Neutrophile, Eosinophile und Basophile.

Blutausstriche/Färbung (Abb. 4.4): Blutzellen werden in Blutausstrichen untersucht. Dazu wird ein Blutstropfen auf einen Objektträger aufgebracht und ausgestrichen, so dass ein dünner Blutfilm entsteht. Die in der Regel dann angewandte Färbung ist die May-Grünwald-Giemsa-Färbung (Farbstoffgemisch) nach Pappenheim. In diesen Präparaten sind basophile Strukturen blau, azidophile rot.

Die Granulozyten

Die Bezeichnung Granulozyten beruht auf dem Vorhandensein zahlreicher Granula im Zytoplasma. Nach der spezifischen lichtmikroskopischen Anfärbbarkeit dieser Granula werden neutrophile, eosinophile und basophile Granulozyten unterschieden. Die Granula der drei Granulozytentypen unterscheiden sich zudem in ihrer Größe, Form, Ultrastruktur und ihrem Inhalt. Nach der **Kernmorphologie** bezeichnet man die Granulozyten auch als polymorphkernige Leukozyten (zur Form der Kerne s. jeweiliger Abschnitt). Diesen Polymorphkernigen stellt man die Lymphozyten und Monozyten als mononukleäre Leukozyten gegenüber, s. u.

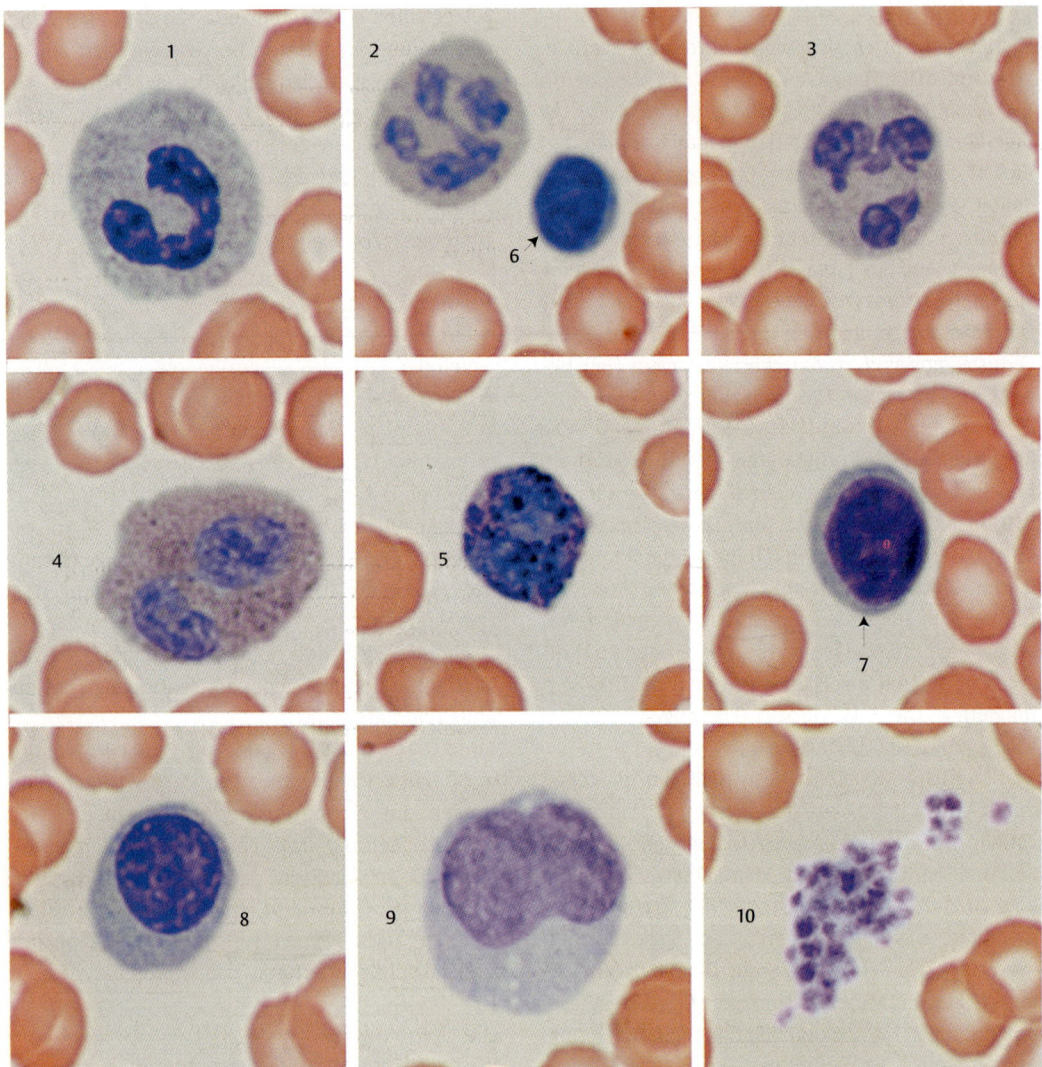

Abb. 4.4 Zellen im menschlichen Blutbild: 1-stabkerniger neutrophiler Granulozyt, 2+3-segmentkerniger neutrophiler Granulozyt, 4-eosinophiler Granulozyt, 5-basophiler Granulozyt, 6-kleiner Lymphozyt, 7-mittelgroßer Lymphozyt, 8-großer Lymphozyt, 9-Monozyt, 10-Thrombozyten (May-Grünwald-Giemsa-Färbung nach Pappenheim, Vergrößerung 1200-fach)

Die neutrophilen Granulozyten

Der Kern von neutrophilen Granulozyten kann unterschiedliche Formen aufweisen. Bei reifen Neutrophilen besteht der Kern aus meist 3–4 Segmenten, die über dünne (fadenförmige) Brücken miteinander verbunden sind. Neutrophile, die mehr als 5 Segmente aufweisen, bezeichnet man als **hypersegmentiert**. Sie gelten als alte Zellen. D.h. mit der Reifung der Neutrophilen kommt es zu einer Zunahme der Zahl der Kernsegmente. Im elektronenmikroskopischen Bild von neutrophilen Granulozyten erkennt man Segmentanschnitte, in denen das Heterochromatin als dichte Masse unter der Kernhülle liegt. Im Zentrum erscheint das Chromatin aufgelockert. Die dünnen Chromatinbrücken sind häufig nicht angeschnitten.

Die *jugendlichen Formen* der Neutrophilen besitzen noch keine Kernsegmente, sondern einen **stabför-**

migen Zellkern. Diese Jugendformen werden auch als *Stabkernige* bezeichnet. Die prozentuale Häufigkeit von Stabkernigen beträgt ungefähr 2 %.

Beim weiblichen Geschlecht weisen einige Neutrophile einen sog. Drumstick (trommelschlegelartiges Anhängsel) auf. Hierbei handelt es sich um ein inaktives X-Chromosom.

Die sehr feinen Granula färben sich sowohl mit sauren als auch mit basischen Farbstoffen an; sind also „neutrophil".

Man unterscheidet zwei Typen von Granula: spezifische (primäre) und azurophile (sekundäre) Granula. Die sehr kleinen spezifischen Granula enthalten im Wesentlichen bakterizide Substanzen, u. a. Laktoferrin, Lysozym, alkalische Phosphatase. (Lysozym daut Bakterienwände an. Lactoferrin bindet Eisen, das von Bakterien für das Wachstum benötigt wird.) Die etwas größeren azurophilen Granula sind etwas größer und als Lysosomen aufzufassen; sie enthalten lysosomale Enzyme (saure Hydrolasen) und **bakterizide** Stoffe.

Neutrophile haben einen Durchmesser von ungefähr 12 µm. Etwa 90 % der Neutrophilen sind im Knochenmark gespeichert. Die restlichen befinden sich im Blut und im Gewebe (als freie Bindegewebszellen). Im Blut halten sich Neutrophile meist nur 6–8 Stunden auf.

Die Neutrophilen spielen eine wesentliche Rolle bei akuten Entzündungen, insbesondere bei bakteriellen Entzündungen; sie sind unspezifische phagozytierende Zellen. Bei Entzündungsreaktionen kommt es zu einer vermehrten Ausschüttung von Stabkernigen aus dem Knochenmark ins Blut (sog. Linksverschiebung – man zeichnet die Zelltypen von jung nach alt geordnet von links nach rechts auf). Unter Rechtsverschiebung versteht man entsprechend ein vermehrtes Auftreten überalterten hypersegmentierten Neutrophilen.

Bei den im Blut befindlichen Neutrophilen kann man zwischen frei schwimmenden und randständigen Neutrophilen unterscheiden. Die randständigen Neutrophilen haben Kontakt mit dem Gefäßendothel. Dieser Kontakt wird durch Oberflächenmoleküle (Selektine, Intergrine, u. a.) vermittelt. Die Neutrophilen durchwandern dann das Endothel. Nach der Phagozytose gehen die Neutrophilen zugrunde; ihre Enzyme bauen Gewebsbestandteile

ab. Es entsteht Eiter aus Gewebsresten und toten Neutrophilen.

Die eosinophilen Granulozyten

Die Eosinophilen sind etwas größer als die Neutrophilen.

Der **Kern** der Eosinophilen ist *zweigelappt*, d. h. zwei Kernsegmente sind über eine Zytoplasmabrücke verbunden.

Die **spezifischen Granula** sind deutlich größer als die der Neutrophilen. Sie binden aufgrund ihres Gehaltes an basischen Proteinen an den sauren Eosinfarbstoff; sie erscheinen deshalb rot. Die Granula werden als modifizierte Lysosomen aufgefasst. Elektronenmikroskopisch erkennt man im Inneren der ovalen Granula ein charakteristisches *Kristalloid* (auch **Internum** genannt); es wird vom homogen dichten **Externum** umgeben (**Abb. 4.5**). Die Granula enthalten u. a. *major basic protein* (im Internum), eine Eosinophilenperoxidase, aber kein Lysozym. Das zytotoxische major basic protein kann Parasiten abtöten. Eosinophile besitzen an ihrer Oberfläche Fc-Rezeptoren (s. S. 94), über die sie sich an antikörperbedeckte Parasiten binden können.

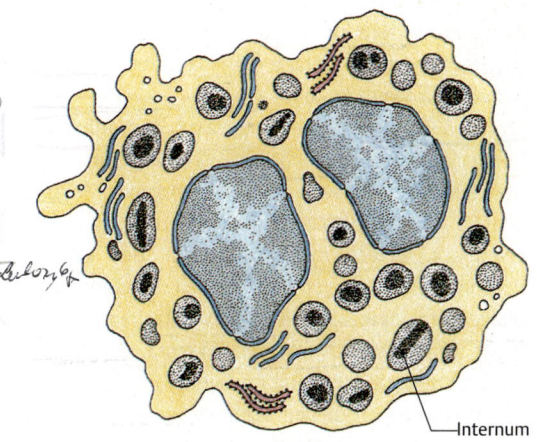

Abb. 4.5   Eosinophiler Granulozyt (Elektronenmikroskopie, Schema)

Die basophilen Granulozyten

Die Basophilen sind kleiner als die Neutrophilen. Der **Kern** der Basophilen ist groß und kaum gelappt. Er wird von den Granula meist verdeckt. Basophile ähneln (in morphologischer und funktioneller Hinsicht) den Mastzellen des Bindegewebes.

Die unregelmäßig großen **Granula** sind kräftig blauschwarz (violett) gefärbt; sie erscheinen meist grob. In den Granula sind Histamin, Heparin, Prostaglandin und chemotaktische Faktoren gespeichert. Die Inhaltsstoffe der basophilen Granula sind im Wesentlichen Entzündungsmediatoren. Diese bewirken Gefäßerweiterung, vermehrte Kapillarpermeabilität (Austritt von Blutplasma) und lokale Verhinderung der Blutgerinnung (durch Heparin). Elektronenmikroskopisch erkennt man in den Granula einen feingranulären Inhalt.

Basophile besitzen an ihrer Oberfläche IgE-Rezeptoren.

Die Monozyten

Die Monozyten sind die *größten* Leukozyten (Durchmesser: bis zu 20 µm). Ihr Zellkern erscheint *hell* und liegt meist *exzentrisch*. Er ist oval oder nierenförmig, häufig eingebuchtet. Im Zytoplasma finden sich feinste azurophile Granula, die Lysosomen entsprechen.

Die im Knochenmark gebildeten Monozyten befinden sich nur kurze Zeit (ca. 1 Tag) im Blut; sie wandern dann in verschiedene Organe aus. Hier können sie sich zu verschiedenen (langlebigen) Zelltypen weiterentwickeln. Diese Zelltypen, die in der Regel eine ausgeprägte Fähigkeit zur Phagozytose haben, werden zum **Mononukleären-Phagozyten-System (MPS)** zusammengefasst. Zum MPS gehören: Gewebsmakrophagen (Histiozyten) im (lockeren) Bindegewebe fast aller Organe, Makrophagen in lymphatischen Organen und im Knochenmark, Alveolarmakrophagen in der Lunge, Peritonealmakrophagen im Bauchfell, Pleuramakrophagen im Lungenfell, Kupffer-Sternzellen in der Leber, Hofbauer-Zellen in der Plazenta, Osteoklasten im Knochen, Mikroglia im Gehirn.

Die Makrophagen dienen auch als **Antigen-präsentierende Zellen** im Immunsystem (s. S. 96).

Die Lymphozyten

Nur ein sehr kleiner Anteil der Lymphozyten befindet sich im Blut. Der Großteil ist in den lymphatischen Organen, im Knochenmark und im Bindegewebe anzutreffen. Die Lymphozyten sind die spezifischen Zellen des Immunsystems (s. S. 93). Der Name Lymphozyt leitet sich aus der Tatsache ab, dass dieser Zelltyp der (fast) einzige in der Lymphe ist. Man unterscheidet kleine und große Lymphozyten.

Die **kleinen Lymphozyten** sind die (im Blut) ganz überwiegende Form. Sie sind gekennzeichnet durch einen runden dunklen Kern und einen schmalen (basophilen) Zytoplasmasaum. Die kleinen Lymphozyten sind kaum größer als Erythrozyten. Hinter diesem morphologisch einheitlichen Bild verbergen sich funktionell unterschiedliche Zelltypen des Immunsystems (z. B. B- und T-Lymphozyten, s. S. 93 ff).

Die **großen Lymphozyten** weisen mehr Zytoplasma auf. Ihr manchmal eingedellter Zellkern liegt exzentrisch. Zur funktionellen Bedeutung dieser großen Lymphozyten, s. S. 96.

Die Thrombozyten

Die Thrombozyten (Blutplättchen) sind kernlose, scheibenförmige Zellfragmente. Sie entstehen als Zytoplasmaabschnürungen aus Knochenmarkriesenzellen (Megakaryozyten, s. S. 89). Ihr Durchmesser beträgt nur etwa 1–4 µm. **Pro ml Blut** kommen **150000–350000** Thrombozyten vor. Nach 5–10 Tagen Lebenszeit werden sie abgebaut, vor allem in der Milz.

Bei starker Vergrößerung erkennt man lichtmikroskopisch ein dunkles Zentrum, das **Granulomer**, das von einer hellen Zone, dem **Hyalomer**, umgeben ist. Im Granulomer finden sich u. a. Lysosomen, Glykogen, elektronendichte Granula und helle sog. -Granula. Im Hyalomer (unter der Zellmembran) finden sich Mikrotubuli und kontraktile Filamente. Die Mikrotubuli sind zu einem zirkulären Ring angeordnet. Die Membran der Thrombozyten stülpt sich schlauchförmig in das Zellinnere ein.

Die Granula der Thrombozyten enthalten u. a. Fibrinogen, Fibronektin, Thrombospondin, von-Willebrand-Faktor, Anti-Heparin, den Wachstumsfaktor PDGF (**P**latelet-**d**erived **G**rowth **F**actor), Serotonin und Thrombozytenfaktor 3.

Die Funktion der Thrombozyten

Die Thrombozyten sind zusammen mit den plasmatischen Gerinnungsfaktoren und Gefäßwandreaktionen an der Blutstillung beteiligt. Nach einer Verletzung der Gefäßendothels kommt es zu einer Anlagerung von Thrombozyten an subendotheliales Bindegewebe; an dieser Anlagerung sind der von-Willebrand-Faktor sowie Fibronektin und Thrombospondin beteiligt. Es kommt dann zu einer Plättchenaggregation; aktivierte Thrombozyten lagern sich eng aneinander und bilden schlanke Fortsätze aus. Die Aggregation wird verstärkt durch Serotonin, das zudem vasokonstriktorisch wird. Auch Fibronektin und Thrombospondin vernetzen die Plättchen miteinander. Im nächsten Schritt kommt es unter Einbeziehung des plasmatischen Gerinnungssystems zum Verschluss des Endotheldefekts. Hierbei kommt es u. a. zur Ausbildung eines Fasernetzes aus Fibrin, das auch Fibrinogen entsteht.

4.4.6 Zusammengefasst: Die Merkmale der Blutzellen

Nr 10

brouch...v

Erythrozyt: kernlos; rund, mit zentraler Aufhellung; Durchmesser: 7,5 μm.

Neutrophiler Granulozyt: Kernsegmente (durch dünne Fäden verbunden); zartrosa gefärbte, feine Granula; Durchmesser: 12 μm.

Eosinophiler Granulozyt: zwei mehr rundliche Kernsegmente; grobe, dicht gepackte (rote) Granula; Durchmesser: größer als 12 μm.

Basophiler Granulozyt: großer u- oder s-förmiger Kern; unregelmäßige, große, violette Granula, Granula bedecken Kern; Durchmesser: kleiner als 12 μm.

Monozyt: ovaler (auch U- oder nierenförmiger) heller Kern, der exzentrisch liegt; feine azurophile Granula; großer Durchmesser (bis 20 μm).

Kleiner Lymphozyt: runder, dunkler Kern; schmaler Zytoplasmasaum; nur etwas größer als Erythrozyt.

Großer Lymphozyt: runder, dunkler Kern, der exzentrisch liegt.

Thrombozyten: sehr kleine, bläuliche Körnchen.

Monozyten und große Lymphozyten können leicht verwechselt werden. Monozyten haben aber einen weniger stark gefärbten Kern, der in der Regel auch stärker eingebuchtet ist.

Thrombozyten können mit Verunreinigungen verwechselt werden.

4.4.7 Klinische Bezüge
Veränderung der Leukozytenzahlen

Leukozytose: Hierbei handelt es sich um einen Anstieg der Gesamtzahl der Leukozyten über 10000/ μl Blut. Bei der Leukozytose wird u. a. unterschieden zwischen **Neutrophilie**, einem Anstieg der Neutrophilen, besonders bei akuten bakteriellen

Entzündungen, **Eosinophilie,** einer Vermehrung der Eosinophilen, besonders bei allergischen Erkrankungen und Parasitenbefall (z. B. Wurmerkrankungen) und **Lymphozytose**, der Vermehrung der Lymphozyten, besonders bei bestimmten Viruserkrankungen (z. B. Röteln).

Leukopenie: Hierbei handelt es sich um eine Abnahme der Leukozytenzahl auf Werte unter 4000/ μl Blut. Leukopenien können durch eine Schädigung des Knochenmarks und/oder einen beschleunigten Leukozytenabbau bedingt sein. Mögliche Ursachen sind u. a. Strahlen und Medikamente.

Bildung von Fremdkörper-Riesenzellen aus Makrophagen

Solche Riesenzellen werden gebildet, wenn in ein Gewebe Fremdkörper gelangen, die nicht durch Makrophagen aufgenommen werden können (z. B. Holz, Fäden). Bei der Riesenzellbildung gruppieren sich Makrophagen um den Fremdkörper und fusionieren miteinander. In den mehrkernigen Riesenzellen sind Fremdkörperteile meist nachweisbar.

Thrombozytopenie

Hierbei handelt es sich um eine Abnahme der Thrombozytenzahl auf Werte unter 30000/μl Blut. Es kommt zu charakteristischen punktförmigen Hautblutungen. Ursache einer Thrombozytopenie kann eine Bildungsstörung im Knochenmark und/ oder eine verkürzte Lebensdauer der Thrombozyten sein (z. B. allergisch bedingt). Bei Thrombozytenzahlen unter 10000/μl steigt die Gefahr einer größeren Blutung erheblich.

→ *Blutung gestört*

 Check-up

✔ **Wiederholen Sie nicht nur die Charakteristika der Blutzellen, sondern auch die konkreten Funktionen (z. B. Inhaltsstoffe von Granula).**

4.5 Die Blutbildung (Hämatopoese)

Lerncoach

- **Die Namen der verschiedenen Vorläuferzellen müssen Sie auswendig lernen. Sie können sich das Lernen erleichtern, wenn Sie sich die Veränderungen, die die Vorläuferzellen bei ihrer Reifung erfahren, zunächst prinzipiell klarmachen (s. u. „Das Knochenmark").**
- **Zur Lernmotivation: In der Inneren Medizin brauchen Sie das Wissen, das Sie sich hier erarbeiten, um die verschiedenen Leukämien zu verstehen.**

Die Blutzellen haben nur eine relativ kurze Lebenszeit. Das bedeutet, dass sie ständig neu gebildet werden müssen. Die Neubildung der Blutzellen findet nach der Geburt im (roten) Knochenmark statt. Während der Fetalentwicklung ist die Leber an der Blutbildung beteiligt. In der sich entwickelnden Leber finden sich daher Nester von Erythroblasten.

4.5.1 Das Knochenmark

Man unterscheidet rotes und gelbes Knochenmark. Rotes Knochenmark ist das blutbildende, aktive Knochenmark; es findet sich in den Epiphysen der Röhrenknochen sowie in kurzen und platten Knochen. Das gelbe Knochenmark besteht vorwiegend aus Fettzellen. Es ist in den Diaphysen der Röhrenknochen angesiedelt. Die beiden Formen stellen unterschiedliche Funktionszustände des Knochenmarks dar und können ineinander übergehen. Bei gesteigertem Blutzellbedarf kann gelbes in rotes Mark umgewandelt werden.

Rotes Knochenmark besteht aus dem Stroma (retikuläres Bindegewebe und zahlreiche Fettzellen), den Sinusoiden (in die die reifen Blutzellen gelangen) und den verschiedenen Zellen der Blutbildung (Hämatopoese).

Alle Blutzellen leiten sich von einer pluripotenten (hämatopoetischen) **Stammzelle** ab. Aus den Stammzellen gehen die frühen **Progenitorzellen** (Vorläuferzellen) für alle Blutzellen hervor. Aus denen gehen über verschiedene Progenitorstadien schließlich die Ursprungszellen der Blutzellen hervor. Die Entwicklung der verschiedenen Zelllinien

wird durch hemmende und stimulierende Faktoren reguliert. Zu den stimulierenden Faktoren gehören Interleukine, sog. Kolonie-stimulierende Faktoren sowie Thrombopoetin und Erythropoetin (s. u.).

4.5.2 Die Erythropoese

Bei der Erythropoese handelt es sich um die Differenzierung der Erythrozyten aus den Vorläufer- oder Ursprungszellen, den Proerythroblasten. Beim Durchlaufen der verschiedenen Stadien (vom Proerythroblast bis zum Erythrozyten) sind folgende **morphologische Veränderungen** sichtbar:

- Zunehmende Verkleinerung der Zellen
- Verschwinden der Nukleoli
- Verdichtung und Verkleinerung des Kerns (Kernpyknose)
- Ausstoßung des Zellkerns
- Verlust von Zellorganellen; Abnahme der zahlreichen Polyribosomen und damit Verminderung der Basophilie
- Zunahme der Hämoglobinmenge und damit Steigerung der Azidophilie.

Im Einzelnen werden folgende **Zellentwicklungsstadien** unterschieden (Abb. 4.6):

- Proerythroblast: groß (20–25 μm), heller Kern mit Nukleoli.
- Basophiler Erythroblast: etwas kleiner, stark basophiles Zytoplasma (durch zahlreiche freie Ribosomen).
- Polychromatischer Erythroblast (auch polychromatischer Normoblast): verkleinerter Zellleib und Nukleus (ohne Nukleolen), Abnahme der Ribosomen + Zunahme des Hämoglobins: basophiles + azidophiles Zytoplasma.
- Azidophiler Normoblast (auch orthochromatischer Normoblast): klein (ca. 8–10 μm), pyknotischer (kleiner und dichter) Kern, azidophiles Zytoplasma.
- Retikulozyt: kernlos, mit Resten von Ribosomen (Substantia granulofilamentosa), auch im Blut. Die Darstellung der Substantia granulofilamentosa gelingt nur mit Spezialfärbungen, z. B. Brillantkresylblau. Retikulozyten können also in den üblichen Blut- und Knochenmarkausstrichen nicht erkannt werden.
- Erythrozyt. Erythrozyten werden im Knochenmark nicht gespeichert; sie werden sofort in die Sinusoide abgegeben.

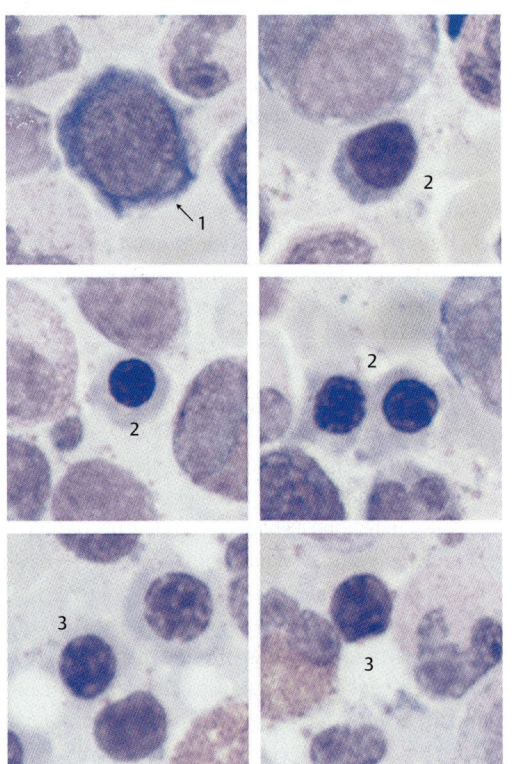

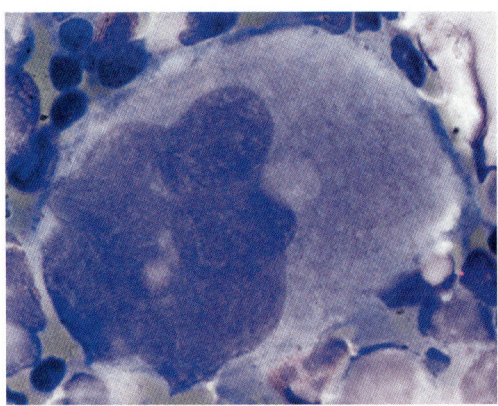

b

Abb. 4.6 (a) Zellen der Erythropoese im Knochenmarkaus-
strich: 1-basophiler Erythroblast, 2-polychromatischer Erythroblast, 3-Normoblast (Vergrößerung: 1200-fach);
(b) Megakaryozyt (Färbung nach Pappenheim; Vergrößerung
600-fach)

a

Die verschiedenen Zellen der Erythropoese liegen
meist in Haufen (Nestern) zusammen.
Die Regulation der Erythropoese erfolgt durch
Erythropoetin, das in der Niere gebildet wird.

4.5.3 Die Granulopoese
Die wichtigen Merkmale bei der Entwicklung der
Granulozyten sind **(Abb. 4.7)** die Verkleinerung und
Abflachung des Zellkerns sowie das Auftreten un-
spezifischer und später spezifischer Granula.
Man unterscheidet folgende Stadien:
- Myeloblast: rundlicher Kern mit Nukleoli, keine
  Granula.
- Promyelozyt: Kern mit einer Eindellung; Auftre-
  ten unspezifischer (primärer) Granula.
- Myelozyt: kleiner als Promyelozyt; dichter, all-
  mählich bohnenförmiger Kern; Auftreten der
  neutrophilen, eosinophilen und basophilen Gra-
  nula.
- Metamyelozyt: nierenförmiger, sich verdichten-
  der Kern.

- Stabkerniger Granulozyt (nur bei Neutrophilen).
- Segmentkerniger Granulozyt.

4.5.4 Die Monopoese
Über Monoblasten und Promonozyten entstehen
die Monozyten.

4.5.5 Die Lymphopoese
Aus Lymphozyten-Stammzellen entstehen Lympho-
blasten. Aus diesen gehen zum einen Pro-T-Lym-
phozyten hervor, die in undifferenziertem Zustand
das Knochenmark durchlaufen. Sie siedeln sich im
Thymus an und dort erfolgt ihre weitere Entwicklung. Zum anderen entstehen Pro-B-Lymphozyten,
die sich im Knochenmark differenzieren und als B-
Lymphozyten lymphatische Organe (Milz, Lymphknoten, Mandeln, u. a.) besiedeln.

4.5.6 Die Thrombopoese
Über Megakaryoblasten und Promegakaryozyten
entstehen die sog. Knochenmarkriesenzellen, die
Megakaryozyten.
Die Megakaryozyten fallen durch ihre Größe (Durchmesser 35–150 μm) und durch ihren unregelmäßig
gelappten Kern auf **(Abb. 4.6)**. Der Kern ist polyploid;
er enthält 8, 16 oder noch mehr Chromosomensätze.
Die Vermehrung der Chromosomen erfolgt durch
aufeinander folgende Endomitosen. Im Zytoplasma
der Megakaryozyten bilden sich die Granula der

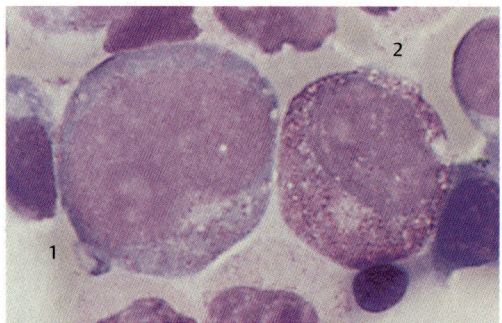
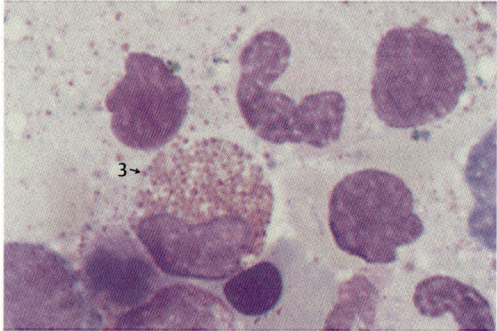
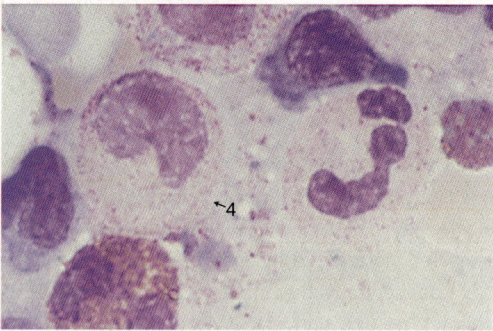

Abb. 4.7   Zellen der Granulopoese im Knochenmarkaus-
strich: 1-Promyelozyt, 2-eosinophiler Myelozyt, 3-eosinophi-
ler Metamyelozyt, 4-neutrophiler Metamyelozyt (Färbung
nach Pappenheim; Vergrößerung 1200-fach)

Thrombozyten (s. S. 86). An der Oberfläche bilden
sich Einsenkungen und fingerförmige Fortsätze aus.
Durch Verschmelzungen der Plasmamembran der
Fortsätze kommt es zur Abschnürung von Thrombozyten. Die Megakaryozyten werden durch Thrombopoetin stimuliert.

4.5.7 Klinische Bezüge
Polyglobulie
Bei der Polyglobulie handelt es sich um eine Erhöhung der Erythrozytenzahl, d. h. um einen Anstieg
des Hämatokritwertes. Sie kann beispielsweise

durch chronische Lungenerkrankungen oder Auf-
enthalte in größeren Höhen bedingt sein. Dabei
löst der Sauerstoffmangel eine vermehrte Erythro-
poetinausschüttung und damit eine Steigerung der
Erythropoese aus.

Renale Anämie
Bei chronischer Niereninsuffizienz kann es zu einer
renalen Anämie führen, für die eine ungenügende
Erythropoetinbildung verantwortlich ist.

Leukämien
Die Leukämien sind maligne Erkrankungen der
Leukozyten-Vorstufen im Knochenmark. Es kommt
zur Entartung einer Stammzelle; dieser entartete
Zellklon expandiert unkontrolliert. Es finden sich
häufig extrem hohe Leukozytenzahlen im peripheren Blut. Es werden **akute** und **chronische Leukämien** unterschieden. In Abhängigkeit vom Zelltyp,
aus dem die Tumorzellen hervorgegangen sind unterscheidet man zwischen myeloischen und lymphatischen Leukämien. Das Knochenmark bei Leukämien ist durchsetzt von entarteten, häufig auch
abnormen Zellen. Dabei wird die normale Blutzell-
bildung zunehmend verdrängt. Es kann so z. B. zu
Infektionen aufgrund eines Mangels an funktionstüchtigen Leukozyten kommen. Es kommt zu einem Auftreten von Vorläuferzellen in das periphere
Blut, die dort normalerweise nicht vorkommen. Bei
der myeloischen Leukämie findet man im Blut u. a.
auch zahlreiche Promyelozyten und Myelozyten.

Check-up

✓ Rekapitulieren Sie sich noch einmal die
    prinzipiellen Schritte der Erythropoese, Gra-
    nulopoese und Thrombopoese.

Lymphatisches System

Knoten im Hals

Gaby F. hat einen vergrößerten Lymphknoten am Hals. Das kann viele Ursachen haben, beispielsweise eine Entzündung in der Nähe des geschwollenen Lymphknotens. Vergrößerte Lymphknoten können jedoch auch auf einen Tumor hindeuten. Fast alle Gewebe des Körpers können entarten, also auch die Zellen des lymphatischen Systems (über das Sie im folgenden Kapitel mehr erfahren werden). Es entstehen z. B. maligne Lymphome. Eines der bekanntesten Lymphome ist der Morbus Hodgkin. An dieser Erkrankung leidet auch Gaby F.

Eine kleine Schwellung am Hals

Ein wenig beunruhigend findet Gaby F. die Schwellung auf der rechten Halsseite schon. Nun hat sie das kleine Knötchen schon seit mehreren Wochen. Ansonsten geht es der 25-jährigen Informatikstudentin gut. „Kein Grund zur Aufregung", denkt sie also, bis sie 2 Wochen später eine deutliche Vergrößerung der Schwellung beobachtet. Das kommt ihr nun doch komisch vor. Sie sucht ihre Hausärztin Dr. Helm auf.

Diese erhebt eine sorgfältige Anamnese. Dann untersucht sie Gaby gründlich. Außer der Schwellung am Hals kann sie keine weiteren Knötchen finden. Auch Leber und Milz sind nicht vergrößert. Allerdings ist die Blutsenkungsgeschwindigkeit (BSG) erhöht, ein Blutwert der u. a. für Entzündungen spricht, und die Zahl der Lymphozyten ist leicht erniedrigt. Das sind relativ unspezifische Befunde. Dennoch hat Dr. Helm das dumpfe Gefühl, dass mehr dahinter stecken könnte. Dabei denkt sie vor allem an einen Morbus Hodgkin, ein malignes Lymphom. Die einzige Möglichkeit, die Diagnose zu sichern, besteht darin, das Gewebe des Knotens am Hals zu untersuchen. Sie vereinbart für Gaby F. einen Termin im Krankenhaus.

Gründlich durch die diagnostische Mühle

Schon wenige Tage später wird die Gewebsprobe entnommen. Das Ergebnis der histologischen Untersuchung ist eindeutig: Gaby leidet tatsächlich an einem Morbus Hodgkin. Nun wird Gaby gründlich untersucht: Von der Röntgenuntersuchung über Sonographie und Untersuchung des Knochenmarks bis zur Computertomographie bleibt ihr kaum eine Untersuchung erspart. Sinn dieser gründlichen Diagnostik ist, das genaue Stadium der Erkrankung herauszufinden. Denn davon ist nicht nur die Prognose sondern auch die Therapie abhängig. Schließlich stellt sich heraus, dass die Krankheit bei Gaby F. noch in Stadium I ist. Außer den vergrößerten Lymphknoten am Hals haben die Ärzte nichts Auffälliges gefunden.

Therapie durch Medikamente und Strahlen

Die Behandlung des Morbus Hodgkin erfolgt durch Chemotherapie und Bestrahlung. Bei der Chemotherapie werden mehrere Medikamente kombiniert, die sich gegen die Krebszellen richten. Während der Behandlung geht es Gaby gar nicht gut. Ihr ist häufig übel, sie muss erbrechen, fühlt sich schwach und ihre Mundschleimhaut ist entzündet. Auch die Haare fallen ihr aus. Doch anschließend ist die Schwellung am Hals verschwunden. Noch ein wenig geschwächt verlässt sie das Krankenhaus. Alle zwei Monate muss sie zur Kontrolle in die Klinik, da der Morbus Hodgkin wiederkommen kann. Erst fünf Jahre nach der Erkrankung werden die Ärzte eine erste Entwarnung geben können. Gaby kann hoffen, dass der Morbus Hodgkin endgültig besiegt ist: Wird die Krankheit bereits in einem frühen Stadium entdeckt, liegt die Wahrscheinlichkeit, die nächsten fünf Jahre zu überleben, bei über 80%. Dass sie als Hodgkin-Patientin auch ein höheres Risiko für weitere Tumorerkrankungen hat, ist Gaby erst einmal egal.

5 Lymphatisches System

5.1 Allgemeine Immunologie

Lerncoach

Es ist generell hilfreich, sich den allgemeinen vor dem speziellen Teil eines Stoffgebietes zu erarbeiten. Beim Immunsystem gilt dies in besonderem Maße: Ein erfolgreiches Lernen der morphologischen und funktionellen Aspekte der Organe ist ohne allgemeine Grundlagen wenig sinnvoll; deshalb finden Sie hier einen kurzen Abriss der allgemeinen Immunologie.

5.1.1 Der Überblick

Das Abwehrsystem ist in der Lage, körpereigene und körperfremde Zellen und Substanzen zu unterscheiden. Es dient der Erkennung und Bekämpfung von Krankheitserregern. Es wird zwischen der unspezifischen (angeborenen) und der spezifischen (erworbenen) Abwehr unterschieden. Bei der **unspezifischen Abwehr** werden als fremd erkannte Zellen durch Phagozytose oder Zelllyse beseitigt. An der unspezifischen Abwehr sind Granulozyten, Mastzellen, Makrophagen, natürliche Killerzellen und das Komplementsystem beteiligt. Das Komplementsystem ist ein System von Serumproteinen, das durch Antigen-Antikörper-Komplexe oder Mikroorganismen aktiviert werden kann. Das Komplementsystem kann u. a. Löcher in der Membran von Mikroorganismen erzeugen.

Die Hauptbeteiligten bei der **spezifischen Immunität** sind die B- und T-Lymphozyten. Die B-Lymphozyten bilden die humorale Abwehr; die aus ihnen hervorgehenden Plasmazellen produzieren Antikörper. Die T-Lymphozyten bilden die zelluläre Abwehr. Die Effektorzellen innerhalb der Gruppe der T-Lymphozyten sind die zytotoxischen T-Lymphozyten, die virusbefallene Körperzellen erkennen und abtöten. Neben den Effektorzellen gibt es noch regulatorische T-Lymphozyten (z.B. T-Helfer-Zellen), die z. B. für die Differenzierung der B-Lymphozyten zu Plasmazellen mitverantwortlich sind. Für die Aktivierung von Lymphozyten sind weitere Zellen erforderlich, nämlich die Antigen-präsentierenden Zellen.

Die Lymphozyten besiedeln größtenteils die primären und sekundären lymphatischen Organe. In den **primären lymphatischen Organen**, Knochenmark und Thymus, proliferieren lymphatische Vorläuferzellen und differenzieren zu reifen (d. h. immunkompetenten) B- und T-Lymphozyten.

Die **sekundären lymphatischen Organe** sind Lymphknoten, Mandeln (Tonsilla palatina, Tonsilla pharyngealis und Tonsilla lingualis), Milz sowie mukosaassoziierte Lymphfollikel im Magen-Darmtrakt (MALT, s. S. 137). In diesen Organen werden die immunkompetenten Lymphozyten gespeichert und kommen hier mit pathogenen Keimen oder Fremdsubstanzen in Kontakt. Die B- und T-Lymphozyten besiedeln *unterschiedliche Areale* innerhalb der sekundären lymphatischen Organe.

5.1.2 Einige Funktionsprinzipien des Immunsystems

Das Immunsystem kann gegen Millionen von **Antigenen** (= Substanzen, die eine Immunantwort hervorrufen) in spezifischer Weise reagieren. Es entstehen während der Entwicklung zunächst eine große Vielzahl von Lymphozyten. Bereits vor einem Antigen-Kontakt wird jeder Lymphozyt darauf festgelegt, mit einem bestimmten Antigen reagieren zu können. Diese Festlegung (**Prägung**) erfolgt dadurch, dass ein Rezeptor-Protein an der Zelloberfläche eingelagert wird. Nach dieser **klonalen Selektionstheorie** werden also Lymphozyten mit einem bestimmten spezifischen Rezeptor-Protein „zufällig im Voraus hergestellt". Bindet ein Antigen an den Rezeptor wird speziell dieser Lymphozyt zur Proliferation und Reifung aktiviert. Streng genommen stimuliert ein Antigen nur einen Lymphozytenklon (monoklonale Immunantwort). Die meisten Antigene haben jedoch mehrere Bindungsstellen (Epitope), sodass sie verschiedene Lymphozyten-Klone stimulieren können (polyklonale Immunantwort).

Der erstmalige Kontakt mit einem Antigen führt zu einer primären Immunantwort. Dabei entstehen auch sog. **Gedächtniszellen**. Diese bedingen, dass die sekundäre Immunantwort, die durch einen zweiten Kontakt mit dem selben Antigen ausgelöst wird, schneller und stärker ist (**immunologisches Gedächtnis**).

Schon früh während der Lymphozytenprägung werden die Lymphozyten, die Rezeptoren für Moleküle des eigenen Körpers tragen, eliminiert (**erworbene immunologische Toleranz**). Danach kann das Immunsystem zwischen „fremd/nicht-selbst" und „eigen/selbst" unterscheiden.

Die große Mehrzahl der B- und T-Lymphozyten wandern ständig zwischen Blut und den sekundären lymphatischen Organen hin und her (Rezirkulation der Lymphozyten). Der Übertritt von Lymphozyten vom Blut in das lymphatische Gewebe erfolgt im Bereich spezialisierter postkapillärer Venolen (**h**och**e**ndotheliale **V**enolen, HEV). Die etwa kubischen Endothelzellen besitzen spezifische Oberflächenmoleküle, die von Lymphozyten erkannt werden. **(Abb. 5.1)**

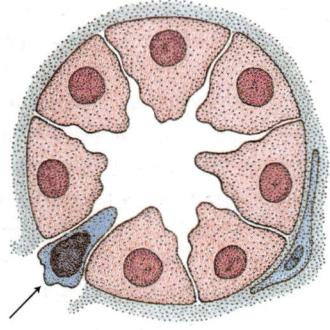

Abb. 5.1 Postkapilläre, hochendotheliale Venole (Schema) mit einem austretenden Lymphozyten (Pfeil)

5.1.3 Die B-Lymphozyten

Die **B**-Lymphozyten werden im Knochenmark (**b**one marrow) gebildet und geprägt. Nach Kontakt der Rezeptoren an den B-Lymphozyten mit einem „passenden" Antigen kommt es zu einer Aktivierung, und es entstehen Antikörper-produzierende **Plasmazellen**. Diese Immunreaktion ist die **humorale Abwehr**.

Elektronenmikroskopisch zeigen die (kugeligen oder ovalen) Plasmazellen ein stark entwickeltes endoplasmatisches Retikulum. Der Zellkern weist eine „radspeichenartige" Anordnung des Chromatins auf. **(Abb. 5.2)**

Neben den relativ kurzlebigen Plasmazellen (als Endform der B-Lymphozyten) entstehen **B-Gedächtniszellen**.

B-Lymphozyten sind in den sekundären lymphatischen Organen meistens in den Lymphfollikeln anzutreffen.

Die **Antikörper** (Immunglobuline) lassen sich u.a. nach ihrer Molekülmasse und Funktion in fünf Klassen einteilen. Das am häufigsten vorkommende Immunglobulin (IgG) besteht aus zwei leichten und zwei schweren Ketten. Es ist y-förmig mit zwei Antigen-bindenden Stellen (**A**ntigen-**b**indendes **F**ragment, Fab) und am Stamm mit einer Fc-Region (**c**ristallisierbares **F**ragment). Das Fc-Stück ist für die Bindung an Oberflächenrezeptoren (Fc-Rezeptoren) von Monozyten und Granulozyten sowie für die Komplementaktivierung verantwortlich. Die Fc-Region ist bei einem Individuum identisch; die Fab-Regionen variieren sehr stark.

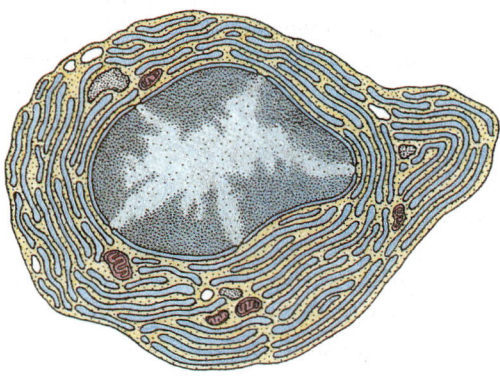

Abb. 5.2 Ultrastruktureller Aufbau einer Plasmazelle (Schema). Beachte das besonders stark entwickelte raue endoplasmatische Retikulum und das an den Rand des Kerns gedrängte Chromatin

5.1.4 Die Lymphfollikel

Die Lymphfollikel sind knötchenförmige Ansammlungen von (überwiegend) B-Lymphozyten. Morphologisch und funktionell werden Primär- und Sekundärfollikel unterschieden.

Die **Primärfollikel** hatten noch keinen Antigenkontakt. Die Lymphozyten sind gleichmäßig dicht im Follikel verteilt. Außer B-Lymphozyten kommen T-Helferzellen, Makrophagen und Antigen-präsentierende follikuläre dendritische Zellen (s. S. 96) vor.

Die Sekundärfollikel entstehen nach Kontakt mit Antigenen. Sie besitzen ein helles Keimzentrum (Reaktionszentrum), das von einem dunklen Lymphozytenwall (auch Randzone, Mantelzone oder Corona genannt) umgeben wird (Abb. 5.3). Der Lymphozytenwall besteht vornehmlich aus dicht gepackten kleinen B-Lymphozyten.

Das Keimzentrum ist der Ort der Vermehrung und Selektion von B-Lymphozyten. Ein wichtiges Strukturelement des Keimzentrums sind die follikulären dendritischen Zellen, die aus der Lymphe oder dem Blut aufgenommene Antigene präsentieren können. Passt ein Antigen zum Rezeptor von B-Lymphozyten, werden diese zur Proliferation angeregt. Die proliferierenden Zellen heißen Zentroblasten. Letztere entwickeln sich unter Beteiligung von T-Helferzellen zu Zentrozyten. Zentrozyten, die das präsentierte Antigen nicht oder nur schwach binden, werden eliminiert (Selektion). Die Zentroblasten und -zyten des Reaktionszentrums sind relativ große Zellen mit hellerem Zytoplasma. Das Reaktionszentrum lässt sich untergliedern in eine dunklere Zentroblastenzone (im Inneren) und eine helle Zentrozytenzone (zum Lymphozytenwall gerichtet). Aus den Zentrozyten entstehen schließlich Plasmazellen und B-Gedächtniszellen. Die von den Plasmazellen sezernierten Antikörper binden an die gelösten oder an die zellgebundenen Antigene. Die dabei entstehenden Antigen-Antikörperkomplexe werden von eosinophilen und neutrophilen Granulozyten oder von Makrophagen phagozytiert.

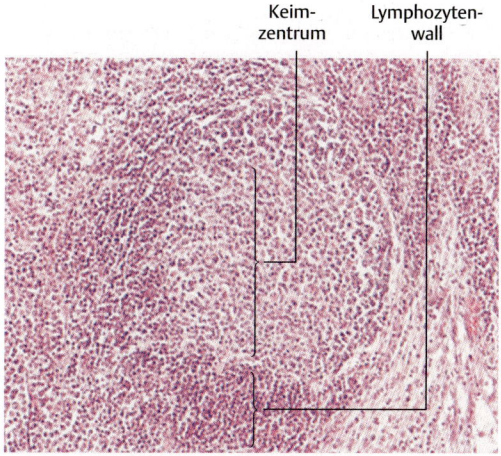

Keim-   Lymphozyten-
zentrum   wall

Abb. 5.3 Lymphfollikel aus der Rinde eines Lymphknotens (H.E., Vergrößerung 150-fach)

5.1.5 Die T-Lymphozyten

Die T-Lymphozyten werden im Knochenmark gebildet und wandern dann in den Thymus, wo sie geprägt werden. Es werden vier verschiedene T-Lymphozyten unterschieden: die zytotoxischen T-Zellen (auch T-Killerzellen) als Effektorzellen, T-Helferzellen und T-Suppressorzellen als regulatorische Zellen und T-Gedächtniszellen.

Der Major Histocompatibility Complex (MHC)

Für das Verständnis der Funktionen der T-Zellen (Effektorzellen und regulatorische Zellen) ist die Kenntnis der MHC-Moleküle unabdingbar. Beim Major Histocampatibility Complex (MHC) handelt es sich um Glykoproteine an der Zelloberfläche. Hier sind im Wesentlichen zwei Klassen von MHC-Proteinen von Bedeutung:

MHC-I: Diese Proteine kommen an der Oberfläche *aller* Körperzellen vor und sind bei allen Zellen eines Menschen und bei eineiigen Zwillingen identisch.

Gelangen MHC-I-Moleküle eines anderen Individuums in den Körper, z.B. in Form transplantierter Zellen, werden die Zellen mit den fremden MHC-I-Molekülen von T-Killerzellen erkannt und beseitigt. Bei einer Virusinfektion werden die Viren in Körperzellen aufgenommen. Nach Synthese viraler Proteine in der Zelle werden Fragmente dieser Proteine in dem MHC-I-Molekül verlagert. T-Killerzellen erkennen dann den veränderten MHC-I-Komplex und töten die virusinfizierte Zelle ab.

MHC-II: Diese Proteine finden sich an der Oberfläche von Antigen-präsentierenden Zellen (s.u.). Diese Zellen können fremde Proteine (Antigene) aufnehmen und intrazellular „verarbeiten". Fragmente des Antigens gelangen in das MHC-II-Molekül. Dieser veränderte MHC-II-Komplex wird von T-Helfer-Zellen erkannt. Die T-Helfer-Zellen werden durch Bindung an diesen Komplex aktiviert.

Die verschiedenen T-Lymphozyten

Die T-Killerzellen (zytotoxische T-Lymphozyten) sind die Effektorzellen und die eigentlichen Funktionsträger der zellulären Immunität. Sie binden mit ihren Rezeptoren an körperfremde oder virusinfizierte Zellen und zerstören sie u.a. durch Perforine, die die Membran der abzutötenden Zelle durch Porenbildung durchlässig machen.

Die **T-Helferzellen** werden von den meisten B-Zellen benötigt, damit diese schließlich als Plasmazellen Antikörper produzieren. Nach Aktivierung der T-Helferzellen durch Antigen-präsentierende Zellen (s. o. MHC-II) proliferieren die T-Helferzellen. Sie binden an B-Lymphozyten und aktivieren sie dann durch die Sekretion von Interleukinen. **CD4- und CD8-Proteine** sind MHC-bindende Corezeptoren auf T-Helfer-Zellen. CD4 findet sich auf T-Helferzellen und bindet an MHC-II. CD8 ist an der Oberfläche von zytotoxischen T-Zellen und bindet an MHC-I. Die Corezeptoren stabilisieren die Interaktionen zwischen den Zellen.

Die **T-Suppressorzellen** sind wie die T-Helferzellen regulatorische Zellen; sie wirken jedoch hemmend und verhindern eine übermäßige Stimulation. Die B-Gedächtniszellen wandeln sich nach Antigenkontakt in proliferierende T-Lymphoblasten um, die zu T-Killerzellen, T-Helferzellen und T-Suppressorzellen differenzieren.

5.1.6 Die Non-T-Non-B-Lymphozyten

Eine dritte Klasse der Lymphozyten sind die **Non-T-Non-B-Lymphozyten**. Sie gehören zu den großen Lymphozyten. Es handelt sich hierbei um unspezifische Killerzellen, die gegen virusinfizierte Zellen und Tumorzellen zytotoxische Aktivität (Lyse) entfalten können.

5.1.7 Die Antigen-präsentierenden Zellen

Zu den Antigen-präsentierenden Zellen gehören die Makrophagen, die interdigitierenden dendritischen Zellen (und Langerhans-Zellen), die follikulären dendritischen Zellen.

Die **Makrophagen** sind weit verbreitet im Körper. Im Rahmen der unspezifischen Abwehr phagozytieren sie und sezernieren u. a. Zytokine, die die Entzündungsreaktion hervorrufen. Darüberhinaus können sie Fragmente von Antigenen, an MHC-II gekoppelt, auf ihrer Oberfläche präsentieren. Damit stellen sie eine Verbindung zum spezifischen Immunsystem her.

Interdigitierende dendritische Zellen finden sich in den T-Zell-Arealen der lymphatischen Organe. Interdigitierende dendritische Zellen in der Epidermis (Stratum spinosum) heißen Langerhans-Zellen. Sie nehmen transepithelial eingedrungene Antigene auf und wandern dann in die T-Zell-Region des Lymphknoten.

In den Reaktionszentren der Lymphfollikel liegen die **follikulären dendritischen Zellen**. Sie präsentieren den B-Lymphozyten Antigen-Antikörperkomplexe.

5.1.8 Klinische Bezüge

Schutzimpfungen

Bei der **aktiven Immunisierung** werden Vakzine, z. B. abgeschwächte oder abgetötete Krankheitserreger verabreicht. Der Körper baut eine Immunität auf (daher „aktiv"), die erst nach einiger Zeit erreicht wird, aber länger anhält (immunologisches Gedächtnis).

Bei der **passiven Immunisierung** werden Antikörper verabreicht. Dadurch wird eine akute Vorbeugung bzw. Behandlung ermöglicht, da die zugeführten Antikörper sofort das Antigen neutralisieren können.

Autoimmunerkrankungen

Bei diesen Erkrankungen treten Organschädigungen durch spezifische Abwehrreaktionen gegen körpereigene Zellen auf. Die Selbsttoleranz ist also partiell aufgehoben. Z. B. Sklerodermie: Bei dieser Autoimmunerkrankung sind kollagene Fasern stark vermehrt und dicht zusammengelagert (Sklerosierung des Bindegewebes). Diese Veränderung betrifft das Bindegewebe der Haut (chronisch-kutane Sklerodermie) oder zusätzlich auch das Bindegewebe innerer Organe, wie Ösophagus, Lunge oder Niere (systemische Sklerodermie).

Check-up

✔ **Wiederholen Sie die Charakteristika und Funktionen der verschiedenen Zelltypen: B- und T-Lymphozyten sowie Antigen-präsentierende Zellen.**

✔ **Rekapitulieren Sie den Aufbau der Lymphfollikel.**

✔ **Machen Sie sich nochmals klar, was man unter der Rezirkulation von Lymphozyten versteht.**

5.2 Der Thymus

Lerncoach

Sie lernen im Folgenden den Thymus als das primäre lymphatische Organ des T-Zell-Systems kennen. Das Mikroskopieren ist relativ einfach; versäumen Sie es jedoch nicht, sich die funktionelle Bedeutung (Reifung der T-Zellen) klarzumachen.

5.2.1 Der Aufbau und die Lage

Der Thymus (Bries) liegt hinter dem Handgriff des Brustbeins (Manubrium sterni) und größtenteils auf dem Herzbeutel im oberen Mediastinum. Er besteht aus zwei unterschiedlich großen Lappen, Lobus dexter und Lobus sinister, die untereinander verbunden sind.

Beim Neugeborenen ist der Thymus relativ groß (10 g), vergrößert sich weiterhin bis zur Pubertät (30–40 g) und bildet sich danach zur Thymusinvolution. Beim Erwachsenen findet sich ein noch funktonstüchtiger Thymusrestkörper.

5.2.2 Der mikroskopische Aufbau

Von der zarten Kapsel ziehen feine Bindegewebssepten, die jedoch nicht weit in die Tiefe reichen. Daraus ergibt sich eine nur oberflächliche Läppchengliederung. Bei der Übersichtsvergrößerung fällt eine deutliche Gliederung in eine dunkle **Rinde** und in ein helles **Mark** (Abb. 5.4) auf. Rinde und Mark gehen fließend ineinander über. Die Rinde ist aufgrund ihres hohen Gehaltes an kleinen **Lymphozyten** dunkel angefärbt. Dementsprechend weist das Mark deutlich weniger Lymphozyten auf. Die Lymphozyten sind in ein hohes Schwammwerk eingelagert, das von den **Thymusepithelzellen** gebildet wird. Im Mark des Thymus liegen auffällige **Hassall-Körperchen**.

Sie erkennen den Thymus an der Läppchengliederung (durch Bindegewebssepten), dunkler Rinde und hellem Mark, am Fehlen von Lymphfollikeln sowie den Hassall-Körperchen (stark azidophil) im Mark.

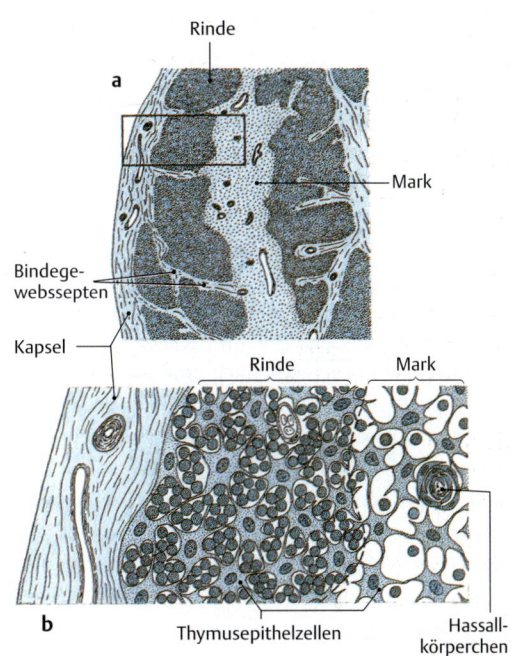

Abb. 5.4 Thymus eines Kindes (Schema). (a) Übersicht; (b) Ausschnittsvergrößerung

Die Thymusepithelzellen

Der Thymus entwickelt sich aus dem Epithel der 3. Schlundtasche (daher wird er auch als lymphoepitheliales Organ bezeichnet). Die Epithelzellen bilden ein netzartiges **Zellretikulum.** Sie werden auch als epitheliale (oder epitheliogene) Retikulumzellen, Epithelioretikulozyten, oder Thymusepitheliozyten bezeichnet. Die verzweigten Thymusepithelzellen besitzen lange Fortsätze, die untereinander durch Desmosomen verbunden sind, sie bilden keine retikulären Fasern. Dieser Aufbau, also die Desmosomen zwischen den Fortsätzen und das Fehlen von retikulären Fasern, weist auf die epitheliale Abstammung des Thymus hin.

Besonders im Rindenbereich bilden die Thymusepithelzellen mit ihren dünnen Fortsätzen eine kontinuierliche Trennschicht um die Blutgefäße, die *Blut-Thymus-Schranke.* Diese Schranke könnte verhindern, dass die sich entwickelnden Lymphozyten (Thymozyten) mit Antigenen (aus dem Blut) in Kontakt kommen; die funktionelle Bedeutung dieser Schranke wird jedoch auch angezweifelt. Außerdem finden sich in der Rinde sog. Ammenzel-

len, die Lymphozyten mit ihrem Plasma umschließen.

Thymusepithelzellen bilden Thymushormone, die
für die Ausdifferenzierung der Lymphozyten wichtig sind. Thymushormone sind: Thymosin, Thymo-
poetin, Thymostimulin.

Die Hassall-Körperchen

Die großen, kugeligen und azidophilen Hassall-Körperchen liegen im Mark **(Abb. 5.5)**. Ihr Durchmesser
beträgt im Durchschnitt 20–50 μm, jedoch werden
sie nicht selten auch erheblich größer. Sie bestehen
aus abgeflachten, scheibenförmig zusammenge-
lagerten Thymusepithelzellen. Im Zentrum der
Hassall-Körperchen sind häufig degenerative Veränderungen (Kernpyknose, hyaline Umwandlung
der Zelle, evtl. Verkalkung). Die genaue Funktion
der Hassall-Körperchen ist bisher nicht bekannt.

schen den Thymusepithelzellen und den Thymozyten erforderlich.

Bei den Differenzierungsprozessen der T-Lymphozyten spielt auch eine negative Selektion eine bedeutsame Rolle. Dabei werden T-Lymphozyten, die
eine Reaktivität gegen körpereigene Antigene zeigen, eliminiert.

Der Thymus des Erwachsenen

Nach der Pubertät bildet sich der Thymus zurück
(Thymusinvolution). Die Rückbildung betrifft vor
allem die Rinde, weniger das Mark **(Abb. 5.6)**. An
die Stelle des atrophierten Gewebes tritt Fettgewebe (retrosternaler Thymusfettkörper). Der Thymus
wird nicht ganz abgebaut; es bleiben stets Reste
von funktionstüchtigem Thymusgewebe.

In Präparaten des adulten Thymus finden sich große Mengen von Fettgewebe, Inseln von Thymuspa-
renchym und große Hassall-Körperchen. Mark und
Rinde sind kaum noch zu unterscheiden.

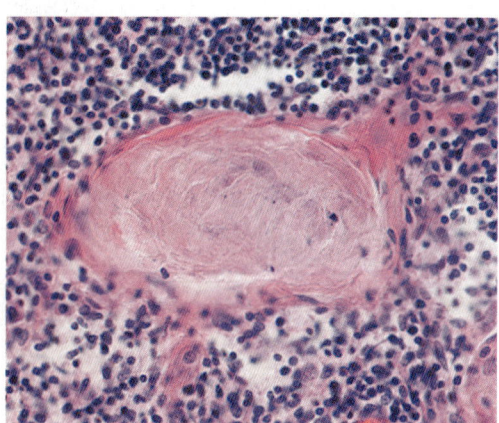

Abb. 5.5 Hassall-Körperchen (Azan, Vergrößerung 400-fach)

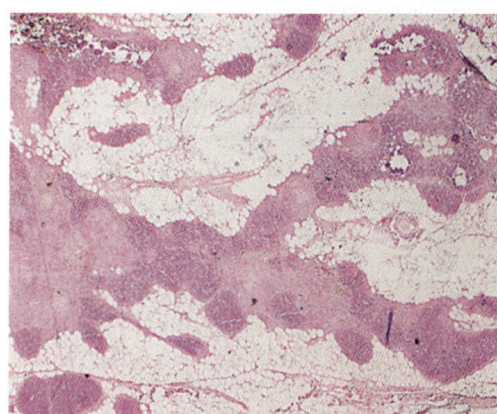

Abb. 5.6 Fettgewebe und Parenchym eines in Rückbildung
befindlichen Thymus (H.E., Vergrößerung 20-fach)

Die Lymphozyten

Die Lymphozyten des Thymus heißen auch **Thymozyten.** Aus dem Knochenmark stammende Lymphozyten besiedeln zunächst die äußere Rindenre-
gion des Thymus. Die eingewanderten Zellen
vermehren sich (Proliferation) und beginnen ihre
Differenzierung zu T-Lymphozyten. Reife T-Lymphozyten werden ins Mark verlagert und gelangen
dort durch die Wand postkapillärer Venulen in den
Blutkreislauf. Die Thymozyten liegen in den Lücke
des epithelialen Retikulums. Für die Differenzierung der T-Lymphozyten ist ein enger Kontakt zwi-

Check-up

✔ Machen Sie sich nochmals klar, dass im
Thymus besonders auch eine negative
Selektion erfolgt (d. h. T-Lymphozyten, die
körpereigene Substanzen erkennen, werden
eliminiert).

✔ Vergessen Sie beim Wiederholen nicht,
dass von den Thymusepithelzellen auch
Hormone gebildet werden.

5.3 Die Milz

Lerncoach

- **Die Milz ist eine in die Blutbahn eingeschaltete Filterstation. Sie können sich das Lernen erleichtern, indem Sie besonders auf die Gefäßverläufe achten. Dabei werden Sie sehen, dass das Blut z. T. eine Strecke lang *außerhalb* von Gefäßen fließt.**
- **Ferner ist es empfehlenswert, beim Lernen die beiden Kompartimente der Milz (weiße und rote Pulpa, s. u.) zu unterscheiden.**

5.3.1 Die Funktionen

Die Milz erfüllt vielfältige Aufgaben: Ausbildung von Lymphozyten, Erythrozyten-Sequestrierung, Immunabwehr und Speicherung von Thrombozyten.

5.3.2 Der Aufbau und die Lage

Die Milz (Splen oder Lien) findet sich im linken Oberbauch auf der Höhe der 9.–11. Rippe. Mit ihrer konvexen Außenfläche berührt die Milz das Zwerchfell (Facies diaphragmatica); sie ist atemverschieblich. Ihre konkave Eingeweidefläche (Facies visceralis) grenzt an die Niere, an den Magen und an den Dickdarm. An der Facies visceralis befindet sich die Ein- und Austrittsstelle der Gefäße und Nerven, das Hilum der Milz. Die Milz ist von Bauchfell überzogen; sie liegt intraperitoneal.
Die A. splenica (lienalis) stammt aus dem Truncus coeliacus, der aus der Aorta abdominalis entspringt. Der Blutabfluss erfolgt über die V. splenica in die Pfortader (V. portae hepatis).
Die Milz ist ein lymphoretikuläres Organ (Grundgewebe: retikuläres Bindegewebe).

5.3.3 Der mikroskopische Aufbau

Die Milz ist von einer derben **Kapsel** umhüllt, von der **Trabekel** (Milzbalken) in das Organinnere ziehen **(Abb. 5.7)**. Das Grundgewebe der Milz ist **retikuläres Bindegewebe**. Es lassen sich zwei Kompartimente innerhalb der Milz unterscheiden, die rote und die weiße Milzpulpa.
Die **rote Milzpulpa** (s. u.) erhält ihre Farbe durch das Vorkommen zahlreicher Erythrozyten; überalterte Erythrozyten werden hier abgebaut (Blutmauserung). Deshalb wird die Milz auch als Friedhof der Erythrozyten bezeichnet. In der roten Pulpa findet sich ein ausgedehntes Netz von Blutröhrchen, die Milzsinus. Zwischen den Milzsinus findet sich ein Schwammwerk aus Retikulumzellen und retikulären Fasern, das direkt um die Milzsinus zu Pulpasträngen verdichtet ist.
Die **weiße Milzpulpa** (s. u.) ist das lymphatische Gewebe der Milz. Sie setzt sich aus den Milzknötchen (Malpighische Körperchen, B-Zell-Region) und den periarteriellen lymphatischen Scheiden (PALS, T-Zell-Region) zusammen. Weiße und rote Milzpulpa werden durch die Marginalzone voneinander getrennt.
Der funktionelle Aufbau lässt sich aus der Anordnung der Blutgefäße innerhalb der Milz ableiten: Balkenarterien, Zentralarterien, Pinselarteriolen, Kapillaren (mit Hülsenkapillaren), Milzsinus, Pulpavenen und Balkenvenen. Das Blut aus den Kapillaren fließt entweder direkt in die Sinus (**geschlossener Kreislauf**) oder es fließt in das retikuläre Bindegewebe (außerhalb von Gefäßen, **offener Kreislauf**). Aus dem Bindegewebe gelangt das Blut durch die Sinuswand wieder ins Gefäßsystem.

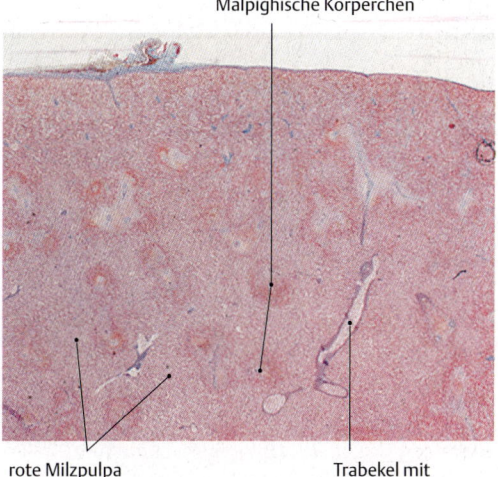

Malpighische Körperchen

rote Milzpulpa

Trabekel mit Trabekelvene

Abb. 5.7 Ausschnitt aus einer Milz (Azan, Vergrößerung 12,5-fach)

Die Milzkapsel und die Milztrabekel

Die Kapsel der Milz ist sehr kräftig ausgebildet. Sie enthält neben Kollagenfasern auch elastische Fasern (Dehnbarkeit), ferner einige glatte Muskelzellen. Sie ist von Peritonealepithel überzogen. Von der Kapsel ausgehend bilden kräftige unregelmäßig gestaltete Trabekel ein grobes Gerüst. Die Trabekel enthalten die **Balkenarterien** (oder **Trabekelarterien**) und die **Balkenvenen** (der **Trabekelvenen**). Die Balkenarterien entspringen aus den meist Hauptästen der A. splenica. Die Balkenvenen, die ihr Blut aus den Pulpavenen erhalten, besitzen keine Tunica media; ihre Wand besteht nur aus Endothel, das von Trabekelgewebe umfasst wird. Die Trabekelvenen führen das Blut in Richtung Hilum zur V. splenica.

Die weiße Milzpulpa

Die Organisation der weißen Milzpulpa ist komplex. Sie wird in den verschiedenen Lehrbüchern nicht immer einheitlich beschrieben.

Die Äste der Balkenarterien verlassen die Trabekel und gelangen in die weiße Milzpulpa (**Abb. 5.8**). Sie sind von der **periarteriellen (periarteriolären) lymphatischen Scheide (PALS)** umgeben und werden als **Zentralarterien** bezeichnet. Die PALS umfassen strangförmig die Pulpaarterien und bestehen aus T-Lymphozyten (vorwiegend T-Helfer-Zellen). Stellenweise ziehen die Zentralarterien oder häufig kleinere seitliche Äste in primäre oder sekundäre Lymphfollikel, die **Malpighi-Körperchen**, die die B-Zell-Region der Milz darstellen (**Abb. 5.9**). Die Zentralarterie oder ihre seitlichen Äste verlaufen mehr exzentrisch im Malpighi-Körperchen. Die Lymphfollikel liegen häufig seitlich der strangförmigen PALS wie Perlen an. Die Zentralarterie spaltet sich nach Verlassen der PALS häufig pinselförmig in zahlreiche **Pinselarteriolen** auf, die dann bereits in der roten Milzpulpa liegen.

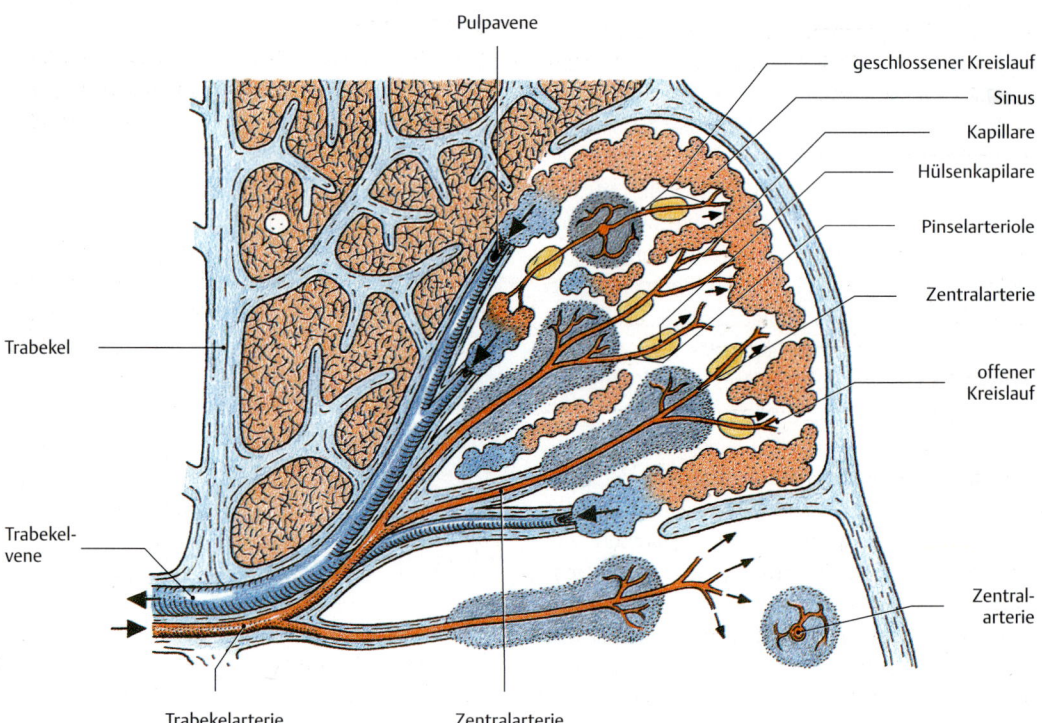

Pulpavene

geschlossener Kreislauf

Sinus

Kapillare

Hülsenkapilare

Pinselarteriole

Zentralarterie

Trabekel

offener Kreislauf

Trabekelvene

Zentralarterie

Trabekelarterie   Zentralarterie

Abb. 5.8   Gefäßverlauf in der Milz (Schema)

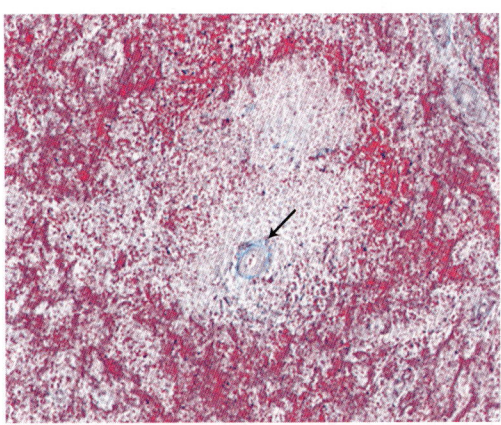

Abb. 5.9 Malpighi-Körperchen mit Zentralarterie (Pfeil; Azan, Vergrößerung 125-fach)

■■■ **Beachte**

- **Die Bezeichnung der Arterien variiert: Die PALS (T-Zellareal) enthält interdigitierende dendritische Zellen, während die Lymphfollikel (B-Zellareal) follikuläre dendritische Zellen besitzt.**
- **Bestimmte Abschnitte der Zentralarterie werden manchmal mit anderen Namen bezeichnet, es ist jedoch wenig sinnvoll, solche Namen zu lernen.**

Die rote Milzpulpa

Die Pinselarterien spalten sich in Kapillaren, die streckenweise von einer sog. „Hülse" (auch Schweigger-Seidel-Hülse oder Ellipsoid genannt) umhüllt sein können. Diese Kapillarabschnitte werden als Hülsenkapillaren bezeichnet. Die Hülsen bestehen aus verdichteten retikulären Bindegewebe und Makrophagen.

Die Kapillaren können ohne Unterbrechung in Milzsinus übergehen (geschlossener Kreislauf). Einige Kapillaren enden jedoch frei, d. h. offen, in das retikuläre Bindegewebe. Das Blut fließt dann (offener Kreislauf) außerhalb von Gefäßen im Schwammwerk des retikulären Bindegewebes (Abb. 5.10). Das Blut wird durch die Pulpastränge (auch Milzstrang oder Maschenstrang genannt) zur Sinuswand geleitet. Bei den Pulpasträngen handelt es sich um verdichtetes retikuläres Schwammwerk um die Sinus. Die Blutzellen treten durch Lücken zwischen Endothelzellen durch und gelangen so in

das Lumen der Milzsinus (10–50 μm Durchmesser, variiert). Die Wand der weitlumigen Milzsinus besteht aus langgestreckten Endothelzellen, die parallel zur Längsrichtung angeordnet sind. Bei den Außen sind den Endothelzellen (retikuläre) Ringfasern (auch Reifenfasern) aufgelagert, die quer zur Längsrichtung der Sinus orientiert sind. Bei den Ringfasern handelt es sich um Überreste der Basalmembran, d. h. die Milzsinus besitzen keine Basalmembran. Die Blutzellen gelangen aus den Pulpasträngen durch Spalten (Schlitze) zwischen den Endothelzellen in die Sinus. In den Pulpasträngen sind neben den Blutzellen zahlreiche Makrophagen anzutreffen. Nicht mehr verformbare (alte) Erythrozyten gelangen nicht mehr durch Endothelspalten und werden von den Makrophagen abgebaut. Makrophagen erkennen überalterte Erythrozyten auch schon in den Pulpasträngen an veränderten Oberflächenstrukturen der Erythrozyten.

Aus den Marksinus fließt das Blut in die Pulpavenen, die auch in der roten Milzpulpa liegen. Die Pulpavenen münden in die Trabekelvenen, die schließlich zur V. splenica zusammenfließen.

■■■ **Beachte**

Der offene Kreislauf (besonders in Nachbarschaft zur weißen Pulpa) ermöglicht ein schnelles Reagieren der weißen Pulpa auf die im Blut befindlichen Antigene.

Die Marginalzone

Die Marginalzone lagert sich der PALS und besonders ausgeprägt den Malpighi-Körperchen außen an. Sie trennt also B- und T-Zell-Areale und enthält überwiegend B-Lymphozyten (besonders Gedächtniszellen) und Makrophagen.

👁 **Sie erkennen die Milz an der roten Pulpa (Sinus, Pulpastränge und Blutzellen) und der weißen Pulpa (Lymphfollikel mit Zentralarterie und PALS), einer deutlichen Kapsel und kräftigen Trabekeln mit Gefäßen (auffällige Trabekelvenen).**

5.3.4 Klinische Bezüge
Milzruptur

Bei einem stumpfen Bauchtrauma ist die Milzruptur die häufigste Ursache einer intraabdominellen

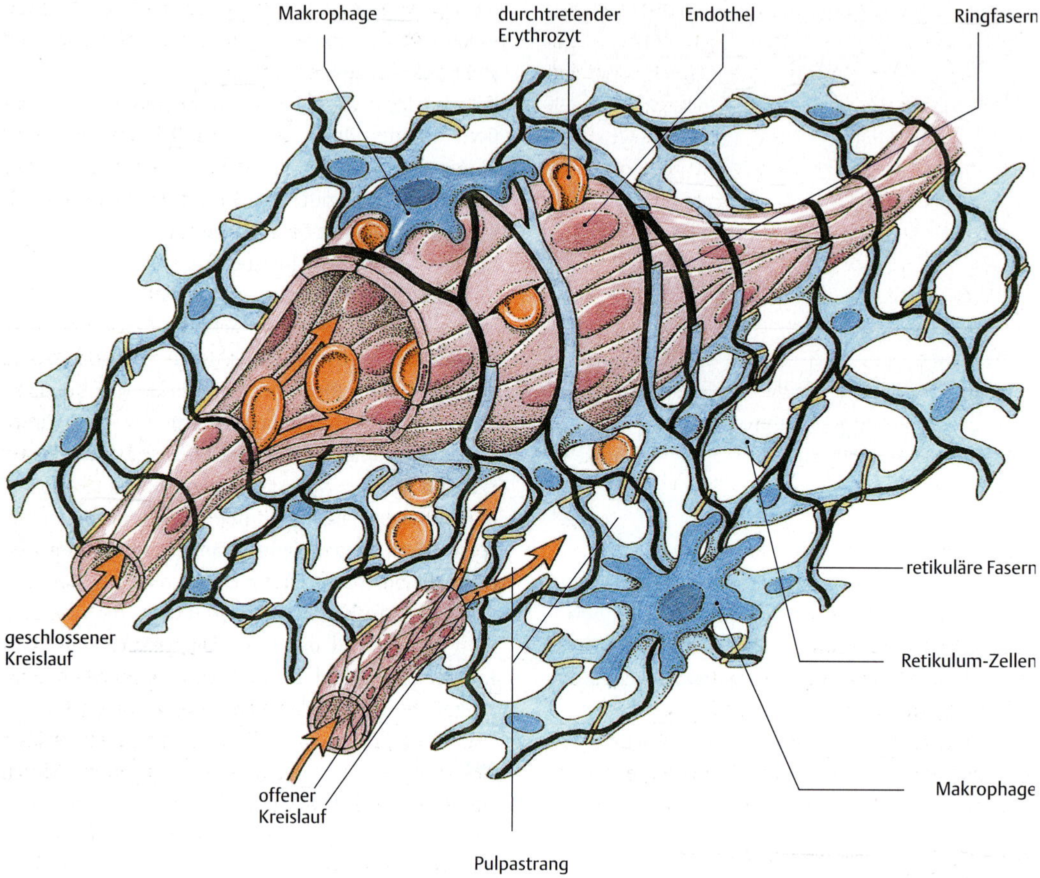

Abb. 5.10   Geschlossener und offener Kreislauf der Milz (Schema)

Blutung. Bei der sog. zweizeitigen Milzruptur liegt zunächst eine Einblutung in das Parenchym vor, die Kapsel ist erhalten. Zu einem späteren Zeitpunkt reißt die Kapsel, und es blutet in die Bauchhöhle.

 Check-up

✔ Wiederholen Sie nochmals den geschlossenen und offenen Kreislauf. Beachten Sie dabei auch die Aussortierung überalterter Erythrozyten.

✔ Rekapitulieren Sie nochmals, was die B-und T-Zell-Areale der Milz sind.

5.4 Die Lymphknoten (Nodi lymphatici)

Lerncoach

▪ Lymphknoten sind von großer klinischer Bedeutung, z. B. bei der Metastasierung von Tumoren (s. auch klinische Bezüge).

▪ Das Lernen der einzelnen Strukturen können Sie sich erleichtern wenn Sie sich klar machen, wie die Lymphe durch den Lymphknoten fließt.

5.4.1 Die Lymphknoten und das Lymphsystem

Die Größe von Lymphknoten variiert erheblich (wenige Millimeter bis über 1 cm), ihre Form ist rundlich, oval oder bohnenförmig. Sie sind in das

System der Lymphgefäße – als biologische Filter – eingeschaltet. Die **regionären Lymphknoten** sind die ersten Filterstationen eines Organs oder einer umschriebenen Körperregion. Aus mehreren regionären Lymphknoten fließt die Lymphe (über Lymphgefäße) in einen **Sammellymphknoten**. Der Mensch besitzt etwa 600-700 Lymphknoten. Große Ansammlungen von Lymphknoten finden sich z. B. am Hals, in der Leistengegend, in der Achselhöhle sowie neben der Aorta.

Die Lymphe

Lymphe entsteht im Kapillargebiet. Der hydrostatische Druck in den Kapillaren bedingt den Austritt einer bestimmten Flüssigkeitsmenge. Ein Teil dieser Flüssigkeit wird durch den Kolloidosmotischen Druck (Makromoleküle im Blut) zurückgezogen. Die verbleibende ausgetretene Flüssigkeit ist die Lymphe.

5.4.2 Die Funktionen

Lymphknoten sind für die **Filterung** von Krankheitserregern, Fremdkörpern und Tumorzellen aus der Lymphe zuständig. Weiterhin sind sie zur unspezifischen **Phagozytose** von Fremdkörpern in der Lage.

Hier proliferieren B-Lymphozyten, die zu Plasmazellen werden. Diese bilden dann Antikörper und geben sie in die Lymphbahn ab.

Eine weitere Aufgabe der Lymphknoten ist die Vermehrung von T-Killerzellen und T-Helferzellen und deren Abgabe in die Lymphbahn. Dadurch im Vas efferens etwa fünfmal mehr Lymphozyten enthalten sind als in den Vasa afferentia.

5.4.3 Der mikroskopische Aufbau

Der Lymphknoten besitzt eine **Bindegewebskapsel**, von der Bindegewebssepten, **Trabekel**, in das Innere ziehen und den Lymphknoten in kleinere Kompartimente untergliedern (**Abb. 5.11**). An einer Seite weist der Lymphknoten eine leichte Einziehung der Oberfläche auf. Dieser Bereich ist das **Hilum** des Lymphknoten, an dem Blutgefäße ein- und austreten und meist ein efferentes (austretendes) Lymphgefäß den Lymphknoten verlässt. Auf der dem Hilum gegenüberliegenden konvexen Seite treten Lymphgefäße durch die Organkapsel in den Lymphknoten. Die ankommende Lymphe gelangt so durch die Systeme von Lymphkanälen (**Sinus**). Nach Durchfluss durch dieses Sinussystem verlässt die Lymphe den Lymphknoten am Hilum (durch das efferente Lymphgefäß).

Abb. 5.11 Aufbau eines Lymphknotens und Durchfluss der Lymphe durch den Lymphknoten (Schema)

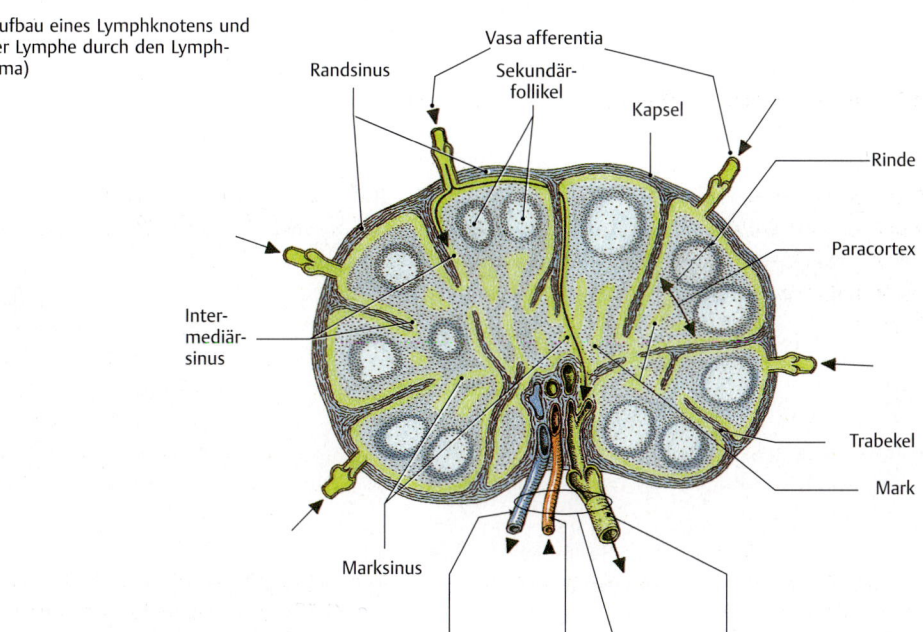

Vasa afferentia
Randsinus
Sekundär-
follikel
Kapsel
Rinde
Paracortex
Inter-
mediär-
sinus
Trabekel
Mark
Marksinus
Vene   Arterie Hilum   Vas efferens

Wand

Im Lymphknoten finden sich B- und T-Zell-Areale, die in der Übersichtsvergrößerung erkennbar sind. Der Lymphknoten gliedert sich in eine dunkel erscheinende Rinde und ein helleres, locker gebautes Mark. In der Rinde finden sich zahlreiche Lymphfollikel, im Mark sind die Lymphozyten in Strängen (Markstränge) angeordnet. Die Lymphfollikel der Rinde und die Markstränge sind die B-Zell-Regionen. Zwischen den Rindenfollikeln und den Marksträngen liegt die parafollikuläre Zone, die die T-Zell-Region des Lymphknoten darstellt.

Das Sinussystem

Die Lymphe durchfließt den Lymphknoten über das Sinussystem und gelangt zunächst durch zahlreiche Vasa afferentia zunächst in den Randsinus (Marginalsinus oder Sinus subcapsularis), der zwischen der Kapsel und den Lymphfollikeln der Rinde liegt (Abb. 5.11 und Abb. 5.12). Vom Randsinus gehen radial in Richtung Hilum die Intermediärsinus (auch als Rindensinus oder Radiärsinus bezeichnet) aus, die jeweils zwischen einem Bindegewebstrabekel und dem angrenzenden Lymphfollikel liegen. Aus dem Intermediärsinus fließt die Lymphe in die miteinander anastomisierenden Marksinus, die zwischen den Marksträngen liegen. Die zahlreichen Marksinus fließen zum Vas efferens zusammen. Die Sinus des Lymphknoten werden von Endothelzellen ausgekleidet, die auch als Uferzellen (Sinus-

wandzellen) bezeichnet werden. Die Sinuswandung weist zahlreiche Poren und Spalten auf, durch die Lymphozyten und Makrophagen zwischen Lymphe und Lymphknotenparenchym hin und her wechseln können.

Im Bereich der Sinus liegen zahlreiche fibroblastische Retikulumzellen, die retikuläre Fasern bilden. Die Fortsätze dieser Retikulumzellen ziehen durch die Lücken des Sinusendothels. Diese Fortsätze ummanteln retikuläre Fasern, die das Lumen der Sinus durchqueren.

Das lymphatische Gewebe

Die Follikel der Rinde sind meist Sekundärfollikel. In ihren Keimzentren proliferieren Zentroblasten, aus denen z.T. Plasmazellen werden. Die Plasmazellen wandern ins Mark und produzieren Antikörper. In der parakortikalen Zone können aus T-Lymphoblasten T-Killerzellen gebildet werden, die über die Lymphe in den Blutkreislauf gelangen. In den Marksträngen (verzweigte Bänder) finden sich vor allem B-Lymphozyten und Plasmazellen, die hier Antikörper bilden. Das Grundgewebe (die Matrix) des lymphatischen Gewebes bilden die Retikulumzellen. Im Paracortex (T-Zell-Region) kommen interdigitierende dendritische Zellen vor; in den B-Zell-Regionen die follikulären dendritischen Zellen. Im Parakortex finden sich hochendotheliale Venulen (HEV), die der Rezirkulation von Lymphozyten dienen (s. S. 94). Der Paracortex ist nicht scharf begrenzt!

Kapsel

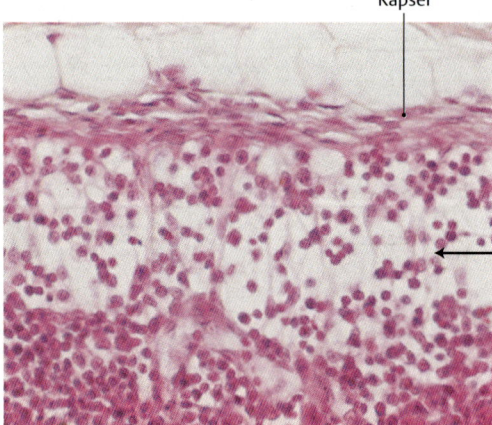

Abb. 5.12   Randsinus eines Lymphknotens (Pfeil; H.E., Vergrößerung 400-fach)

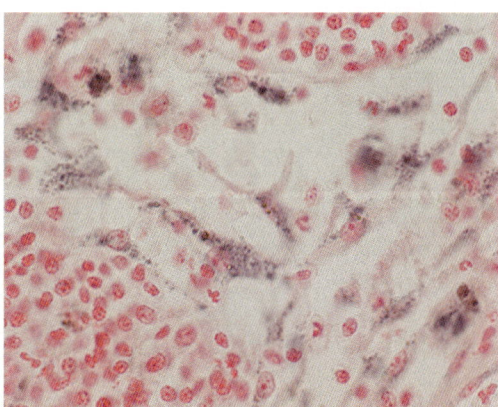

Abb. 5.13   Nach subkutaner Tuscheinjektion wurden Tuschepartikel im Lymphknoten abgefangen und besonders von histozytären Retikulumzellen phagozytiert; im Präparat des Lymphknoten erkennt man dunkle Tuschegranula, die in Retikulumzellen gespeichert sind (H.E., Vergrößerung 600-fach)

Sie erkennen einen Lymphknoten an der ty-pischen Form: Rundliches Organ mit Kapsel und Hilum. Der Randsinus zeigt sich als Spaltraum unter der deutlich erkennbaren Kapsel. Lymphknoten haben ein helles Mark und eine dunkle Rinde (mit Sekundärfollikeln).

5.4.4 Klinische Bezüge

Lymphadenitis

Bei einer eitrigen Entzündung können die Bakterien über die Lymphgefäße in die regionären Lymphknoten gelangen und dort eine entzündliche Reaktion hervorrufen (Lymphadenitis). Die Lymphknoten sind geschwollen und besonders im Randsinus befinden sich massenhaft neutrophile Granulozyten.

Lymphknotenmetastasen

Lösen sich Tumorzellen vom Primärtumor ab, können sie über die Lymphgefäße in die regionären Lymphknoten gelangen. Hier vermehren sie sich zunächst im Bereich des Randsinus, durchsetzen dann schließlich den gesamten Lymphknoten. Die Tumorzellen können schließlich über die efferenten Lymphgefäße in Sammellymphknoten gelangen (Lymphknotenmetastasenkette).

Check-up

✔ **Machen Sie sich nochmals klar, dass der Paracortex die T-Zell-Region des Lymphknotens ist.**

✔ **Rekapitulieren Sie die vielfältigen Funktionen des Lymphknotens.**

5.5 Die Tonsillen (Mandeln)

Lerncoach

Sie werden verschiedene Tonsillen kennen lernen. Sie können sich das Lernen erleichtern, indem Sie sich zunächst den prinzipiellen Aufbau merken (s. u. Überblick) und sich dann bei den einzelnen Tonsillen die jeweiligen differenzialdiagnostischen Merkmale einprägen.

5.5.1 Der Überblick

Im Übergangsbereich von Mund- und Nasenhöhle zum Rachen (Pharynx) enthält die Schleimhaut reichlich lymphatisches Gewebe. Dieses lymphatische Gewebe hat eine enge Beziehung zum Epithel, weshalb man auch von lymphoepithelialen Organen spricht. Zu diesen Organen gehören die Gaumenmandel (Tonsilla palatina), die Rachenmandel (Tonsilla pharyngealis), die Zungenmandel (Tonsilla lingualis) und die Seitenstränge mit der Tonsilla tubaria. Die Tonsillen werden insgesamt als Waldeyerscher Rachenring zusammengefasst.

Die Tonsillen weisen (unterschiedlich hohe) Epitheleinsenkungen (Krypten) auf. Unter dem Epithel finden sich Lymphfollikel (B-Zell-Regionen) und parafollikuläres lymphatisches Gewebe (T-Zell-Region). Die häufig sehr großen Sekundärfollikel weisen zum Epithel hin eine dunkle halbmondförmige Lymphozytenkappe auf. Das Epithel der Tonsillen ist aufgelockert (Retikularisierung des Epithels). In den Lücken des Epithel liegen Lymphozyten und Monozyten (Durchdringungszone, Leukodiapedese). In den Krypten kommen Pfröpfe (Detritus) aus geschilferten Epithelzellen, Schleim und Leukozyten vor.

5.5.2 Die Tonsilla palatina (Gaumenmandel)

Die Lage

Die Gaumenmandeln liegen beidseits in einer Bucht (Fossa tonsillaris) zwischen dem vorderen und hinteren Gaumenbogen (Arcus palatoglossus und Arcus palatopharyngeus des weichen Gaumens).

Der mikroskopische Aufbau

Die Tonsilla palatina **(Abb. 5.14)** besitzt ein mehrschichtiges unverhorntes Plattenepithel, eine große Anzahl tiefer, häufig verzweigter Krypten und viel lymphatisches Gewebe in der Lamina propria, überwiegend Sekundärfollikel, diese häufig mit Lymphozytenkappe. Das Epithel ist stark netzartig aufgelockert (Retikularisierung), Leukozyten dringen in die Zone ein (sog. Diapedese der Durchdringungszone). Weitere Charakteristika sind Detritus, eine bindegewebige Kapsel als Organabgrenzung, Anschnitte quergestreifter Muskulatur (Gaumenmuskeln) und muköse Speicheldrüsen in der Nachbarschaft der Organkapsel.

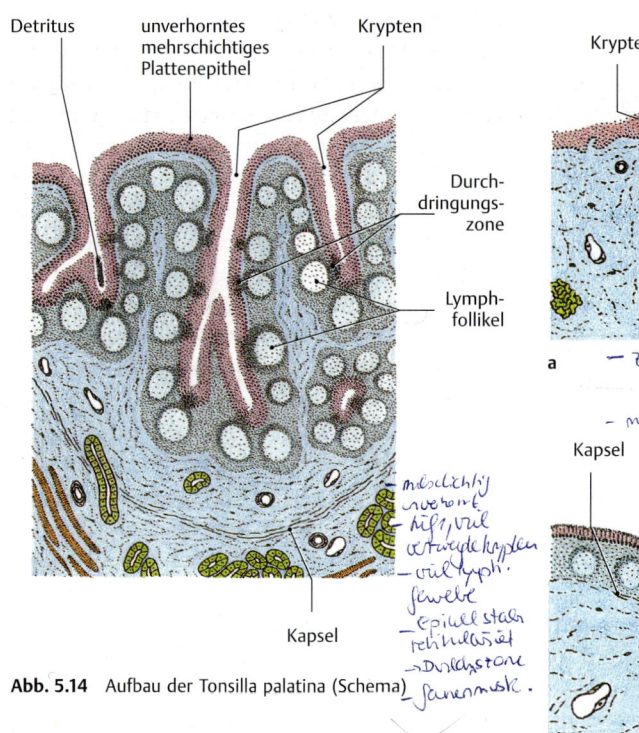

Abb. 5.14 Aufbau der Tonsilla palatina (Schema)

5.5.3 Die Tonsilla lingualis (Zungentonsille)

Die Lage

Die Zungentonsille liegt am Zungengrund hinter dem Sulcus terminalis. Die Tonsille bedingt die höckrige Oberfläche des Zungengrundes.

Der mikroskopische Aufbau

Die Tonsilla lingualis setzt sich aus den Zungenbälgen zusammen **(Abb. 5.15)**. Ein Zungenbalg besteht aus einer flachen Krypte mit relativ wenig lymphatischem Gewebe (meist Sekundärfollikel mit parafollikulärem lymphatischen Gewebe). In der Tiefe der Krypten münden muköse Drüsen (Glandulae linguales posteriores). Die Krypten und damit die Zungenbälge liegen weit auseinander, dazwischen befindet sich Bindegewebe. Das Epithel ist mehrschichtig unverhornt und wird von Lymphozyten durchsetzt.

Im Präparat sind meist noch quergestreifte Skelettmuskulatur (der Zunge) und Ansammlungen von Fettzellen zu erkennen.

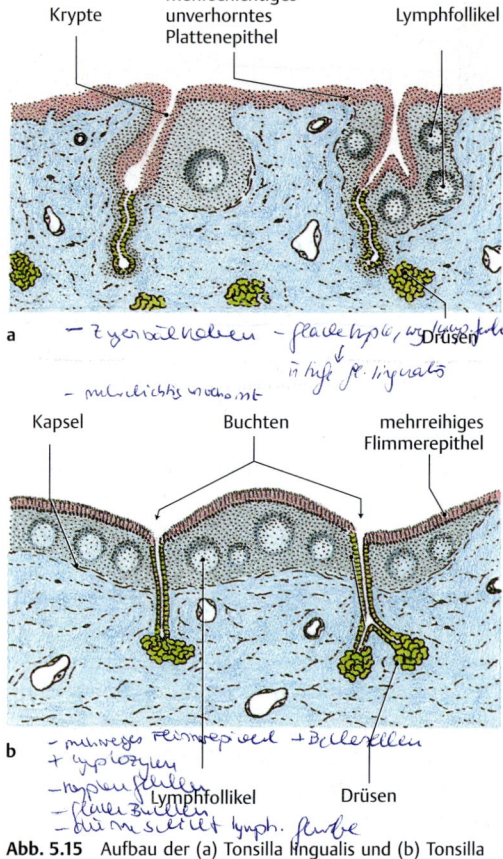

Abb. 5.15 Aufbau der (a) Tonsilla lingualis und (b) Tonsilla pharyngealis (Schema)

5.5.4 Die Tonsilla pharyngealis (Rachentonsille)

Die Lage

Die unpaare Tonsilla pharyngealis liegt am Dach des Rachens (Pharynx), also hinter den Choanen. Sie ist nur bei Kindern deutlich ausgebildet; beim Erwachsenen ist sie makroskopisch nicht mehr zu erkennen.

Der mikroskopische Aufbau

Die Rachentonsille besitzt ein **mehrreihiges Flimmerepithel** mit Becherzellen (respiratorisches Epithel), das – wie bei den anderen Tonsillen – von Lymphozyten durchsetzt ist **(Abb. 5.16)**. Typische Krypten fehlen; stattdessen senkt sich das Epithel zu flachen Buchten ein. Das lymphatische Gewebe (meist Sekundärfollikel) ist auf eine dünne Schicht beschränkt. Eine Kapsel ist nur schwach ausgebil-

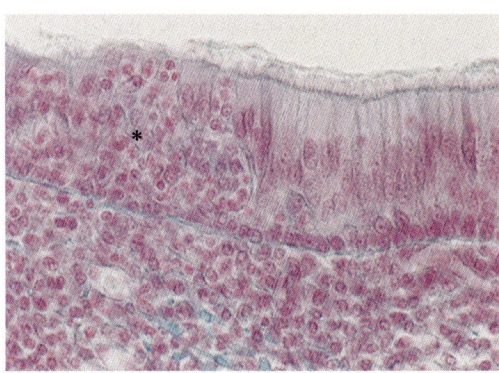

Abb. 5.16   Tonsilla pharyngealis. Respiratorisches Epithel mit Durchdringungszone (Sternchen; H.E., Vergrößerung 400-fach)

det. In die Epithelbuchten münden gemischte (seromuköse) Drüsen. Anstelle des respiratorischen Epithels kann stellenweise auch mehrschichtiges unverhorntes Plattenepithel vorkommen.

5.5.5 Die Seitenstränge und die Tonsilla tubaria

Hierbei handelt es sich um kleinere Ansammlungen von Tonsillengewebe in der Schleimhaut. Die Seitenstränge liegen seitlich in der Hinterwand des Pharynx; die Tonsilla tubaria am Ostium der Ohrtrompete (Tuba auditivia).

5.5.6 Klinische Bezüge

Bei einer Entzündung (Tonsillitis) der Gaumenmandel kann infolge der entzündlichen Schwellung der Abfluss aus den Krypten behindert sein, sodass sich dort Bakterien ansammeln und vermehren können. Bei einer chronischen Tonsillitis kann es zu einer Vergrößerung der Sekundärfollikel sowie zu einem partiellen Schwund des lymphatischen Gewebes (mit Vernarbung) kommen.
Im Kindesalter tritt häufig eine Hyperplasie der Rachenmandel auf. Die vergrößerte Rachenmandel kann u. a. die Nasenatmung behindern.

 Check-up

✔ Vergegenwärtigen Sie sich nochmals die Unterscheidungsmerkmale der Tonsillen. Beachten Sie dabei folgende Punkte: Kapsel (kräftig oder schwach); Menge an lymphatischem Gewebe; Krypten (tief und verzweigt oder nur flach); Epithel (mehrschichtig und verhornt oder Flimmerepithel mit Becherzellen); Drüsen (die in Krypten münden); Strukturen der Umgebung (z. B. Zungenmuskulatur).

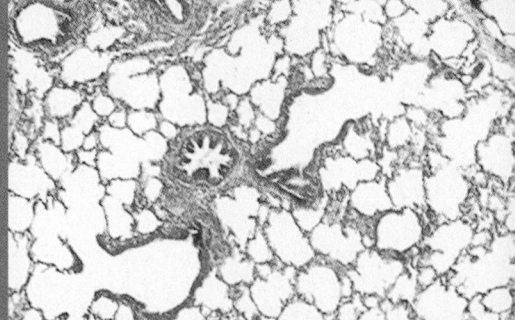

Respirationssystem

Typisch atypisch

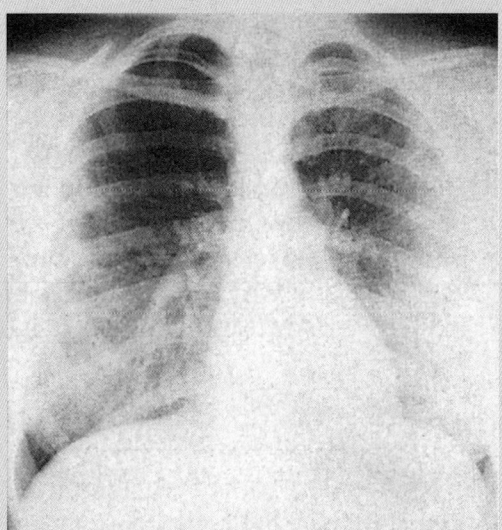

Die sog. Verschattungen im Röntgenbild führen schließlich zur Diagnose.

Mit der Luft gelangen Bakterien und Viren in die Lunge. Dann kann sich, wie bei Nadine, eine Lungenentzündung entwickeln. Doch meist verhindern Makrophagen und die Kinozilien (Flimmerhärchen) des Alveolarepithels, dass eine Infektion entsteht: Makrophagen, indem sie eingedrungene Partikel phagozytieren – also einfach „auffressen" – und die Kinozilien, indem sie das Bronchialsekret mit allen Eindringlingen nach draußen transportieren. Mehr über die mikroskopische Anatomie des Respirationstrakts erfahren Sie im nächsten Kapitel. Bei der starken Raucherin Nadine ist das Abwehrsystem der Luftwege gestört. Deshalb haben die Erreger mit dem Namen Mycoplasma pneumoniae bei ihr leichtes Spiel.

Mit Schnupfen, Husten und Heiserkeit ins neue Jahr

In der Silvesternacht hatte alles angefangen: Schnupfen, ein rauer Hals, trockener Husten – eine richtig dicke Erkältung. Nadine beschließt, ein paar Tage zu Hause zu bleiben. Sie hat zwar kein Fieber, fühlt sich aber matt und wie zerschlagen. Muskeln und Gelenke tun ihr weh. Auch ihre Zigaretten schmecken ihr nicht mehr richtig. Die 22-jährige Reiseverkehrskauffrau hütet das Bett, trinkt heiße Milch mit Honig und lutscht Hustenbonbons. In der nächsten Woche schleppt sie sich wieder zur Arbeit. Doch der Husten lässt nicht nach.

Perkussion und Auskultation unauffällig

Schließlich geht sie zum Hausarzt. Dr. Muth untersucht Nadine sorgfältig. Perkussion (Abklopfen der Lunge) und Auskultation (Abhören der Lunge mit dem Stethoskop) sind unauffällig. Nadine hat einfach eine sehr hartnäckige Bronchitis. Der Arzt verschreibt Hustensaft und einige pflanzliche Medikamente. Dennoch geht es Nadine nicht besser. Sie sucht nochmals ihren Hausarzt auf. Dr. Muth ist überrascht, dass seine Patientin noch immer krank ist. Ob das vielleicht mehr ist, als eine banale Bronchitis? Eine Lungenentzündung beispielsweise? Dr. Muth hört nochmals die Lunge mit dem Stethoskop ab. Doch er hört keine Rasselgeräusche, die bei einer Pneumonie normalerweise vorhanden sind. Auch die Symptome von Nadine passen nicht zu einer typischen Lungenentzündung: In der Regel sind die Patienten schwer krank, haben hohes Fieber und eitrigen oder blutigen Auswurf. Doch es gibt auch andere Formen der Lungenentzündung. Dr. Muth überweist Nadine zu einem Lungenspezialisten, der ein Röntgenbild anfertigen soll.

Verschattungen auf der Lunge

Als Dr. Spangenberg, der Pneumologe, das Röntgenbild in der Hand hält, ist die Diagnose sofort klar: Nadine hat eine so genannte atypische Pneumonie. Die Verschattungen (so nennt man die weißen Flecken auf den sonst schwarzen Lungenflügeln) sind deutlich zu sehen. Der Arzt vermutet eine Mykoplasmen-Pneumonie, da diese Form der Lungenentzündung häufig bei Kindern und jungen Erwachsenen vorkommt. Antikörper gegen den Erreger – Mycoplasma pneumoniae – werden einige Tage später tatsächlich in Nadines Blut nachgewiesen.

Doch mit einer Therapie möchte Dr. Spangenberg nicht bis zur endgültigen Diagnose warten. Er verschreibt Nadine Antibiotika, rät ihr, sich zu schonen und viel Flüssigkeit zu sich zu nehmen. Beim nächsten Arztbesuch eine Woche später geht es Nadine schon wesentlich besser. Dennoch muss sie insgesamt zwei Wochen die Antibiotika einnehmen. Dr. Spangenberg rät ihr, mit dem Rauchen nicht wieder anzufangen, was Nadine hoch und heilig verspricht. Immerhin ist sie jetzt schon vier Wochen „nikotinfrei".

6 Respirationssystem

Das Respirationssystem gliedert sich in die oberen Atemwege (Nasenhöhle, Rachen) und die unteren Atemwege (Kehlkopf, Luftröhre und Lungen). Der Kehlkopf (Larynx) verschließt die unteren Atemwege gegenüber dem Rachen. Die Luftröhre (Trachea) leitet die Luft in den linken und rechten Hauptbronchus. Die Bronchien verästeln sich in den Lungen zum Bronchialbaum. Die feinsten Äste führen in die Lungenbläschen (Alveolen), die von dichten Kapillarnetzen umgeben sind. Hier erfolgt der Gasaustausch durch Diffusion: Sauerstoff gelangt aus der Alveolarluft ins Blut, Kohlendioxid aus dem Blut in die Alveolarluft.

6.1 Die Nasenhöhle

Lerncoach

Die Bestandteile der verschiedenen Regionen der Nasenhöhle sind leichter zu lernen, wenn Sie sich deren Funktion klar machen. Die Regio respiratoria dient z. B. der Reinigung und Anfeuchtung der Atemluft, also finden sich dort Flimmerepithel und Drüsen (s. u.).

6.1.1 Der Aufbau und die Lage

Die Eingänge in die Nasenhöhlen sind die Nasenlöcher (Nares), die Ausgänge in den Rachen die Choanen. Die mediale Begrenzung der Nasenhöhle ist die Scheidewand (Septum nasi) zwischen den beiden Höhlen. Die Nasenscheidewand besitzt einen knöchernen, knorpeligen und (ganz vorne) bindegewebigen Abschnitt. In der lateralen Nasenwand liegen die drei Nasenmuscheln (Concha nasalis superior, media und inferior), die in das Lumen der Nasenhöhle hineinragen und es einengen. Die Schleimhaut des Nasenseptums gegenüber der mittleren Nasenmuschel weist ein besonders stark ausgeprägtes Kapillarnetz auf (in der subepithelialen Schicht der Lamina propria), das als Corpus Kieselbachi bezeichnet wird. Unter den Muscheln verlaufen die Nasengänge (Meatus nasi superior, medius und inferior). Das Dach der Nasenhöhle wird von der Lamina cribrosa des Siebbeins gebildet. Diese Knochenplatte besitzt zahlreiche Löcher für den Durchtritt der Riechfäden (in die vordere Schädelgrube, zum Bulbus olfactorius). Der Boden der Nasenhöhle entspricht dem harten Gaumen (s. S. 125).

6.1.2 Der mikroskopische Aufbau

Nach dem Aufbau der Schleimhaut gliedert sich die Nasenhöhle in drei Regionen, die **Regio cutanea**, die **Regio respiratoria** und die **Regio olfactoria**.

Die Regio cutanea

Die Regio cutanea befindet sich im Vestibulum nasi (Nasenvorhof). Sie weist mehrschichtiges verhorntes Plattenepithel, Talgdrüsen, apokrine Knäueldrüsen und dicke Haare (Vibrissen) auf. Das Vestibulum nasi reicht bis zum Limen nasi, einer bogenförmigen Leiste. Hier geht das verhornte Plattenepithel in Flimmerepithel über.

Die Regio respiratoria

Die Regio respiratoria nimmt den größten Teil der Nasenhöhle ein und liegt auf der mittleren und unteren Nasenmuschel sowie auf der gegenüberliegenden Fläche des Septum nasi. Die Schleimhaut der Regio respiratoria **(Abb. 6.1)** besitzt ein mehrreihiges Flimmerepithel (**respiratorisches Epithel**), in das Becherzellen eingestreut sind. In der dicken **Lamina propria** lassen sich drei Schichten unterscheiden:

- **Subepitheliale Schicht:** Sie besitzt ein dichtes Kapillarnetz und zahlreiche Lymphozyten.
- **Mittlere Schicht:** Sie zeichnet sich durch zahlreiche gemischte (seromuköse) Drüsen (Glandulae nasales) aus.
- **Tiefe Schicht:** Sie besitzt einen venösen Schwellkörper (Venenplexus).

Die Funktionen der Regio respiratoria
Regulation des Atemvolumens: Die Menge der eingeatmeten Luft kann durch Füllung oder Entleerung des venösen Schwellkörpers (in der tiefen Schicht der Lamina propria) variiert werden.
Reinigung der Atemluft: Staubteilchen können mit Hilfe des Schleimfilms und des Zilienschlages aus der Inspirationsluft entfernt werden.
Befeuchtung der Atemluft: Die Luftfeuchtigkeit der Inspirationsluft kann durch den Wassergehalt des Schleimfilms erhöht werden.

Erwärmung der Atemluft: Durch unterschiedliche Durchblutung des subepithelialen Kapillarnetzes kann die Temperatur der Atemluft verändert werden.

Die Regio olfactoria

Die Riechschleimhaut nimmt beim Menschen nur eine kleine Fläche der Nasenhöhle ein. Sie liegt an der oberen Muschel und dem gegenüberliegenden Areal des Nasenseptum. Das mehrreihige Epithel der Riechschleimhaut ist etwas dicker als das der Regio respiratoria und besteht aus drei Zelltypen **(Abb. 6.1)**: Riechzellen, Stützzellen (am häufigsten) und Basalzellen (Ersatzzellen). In den Stützzellen der Regio olfactoria kommen braune Pigmenteinlagerungen vor. Die Kerne der drei Zelltypen liegen auf unterschiedlicher Höhe. Die Kerne der Stützzellen liegen in der obersten Schicht, die der Sinneszellen in der mittleren Schicht, die der Basalzellen in der Nähe der Basalmembran. Auf der Oberfläche des Epithels liegen, eingehüllt in einen Schleimfilm, die langen Fortsätze der Riechzellen („Riechhaare") und Mikrovilli der Stützzellen. In der Lamina propria liegen zahlreiche Anschnitte von Nervenfasern (Fila olfactoria) und seröse Glandulae olfactoriae. Hierbei handelt es sich um verzweigte tubulöse Drüsen mit kugeligen Kernen, ihr Sekret bildet einen Schleimfilm auf dem Epithel. Sie werden auch Bowman-Drüsen genannt.

Die Präparate zur Regio respiratoria und Regio olfactoria enthalten meist (mindestens) einen Anschnitt einer Nasenmuschel; es können darüberhinaus u. a. das Septum nasi oder der harte Gaumen angeschnitten sein. Im Zentrum der Nasenmuschel finden sich Anschnitte dünner Knochenbälkchen, zwischen denen Fettgewebe liegt. In der Regio olfactoria finden sich keine Becherzellen, während in der Regio respiratoria Becherzellen häufig anzutreffen sind. Im respiratorischen Epithel kommen mehrzellige endoepitheliale Schleimdrüsen vor.

6.1.3 Klinische Bezüge
Rhinitis (Schnupfen)
Der Schnupfen beginnt mit einer starken Schleimhautschwellung, also einem Ödem im Bindegewebe, das durch eine gesteigerte Permeabilität der Gefäßwände bedingt ist. Ferner produzieren die nasalen Drüsen mehr Sekret.

Check-up
✔ Wiederholen Sie die Zelltypen der Regio olfactoria.
✔ Korrelieren Sie die einzelnen Bestandteile der Regio respiratoria mit Funktionen (z. B. Kapillaren – Anwärmung).

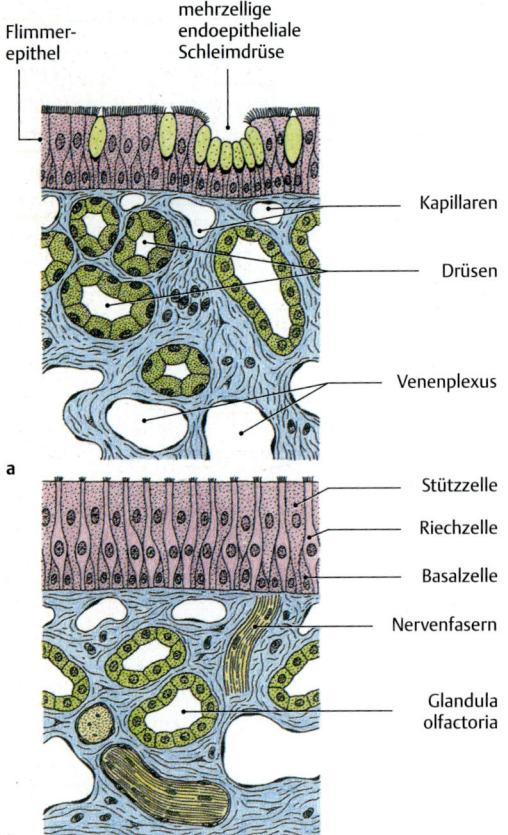

Flimmer-epithel
mehrzellige endoepitheliale Schleimdrüse
Kapillaren
Drüsen
Venenplexus
a
Stützzelle
Riechzelle
Basalzelle
Nervenfasern
Glandula olfactoria
b

Abb. 6.1 Nasenhöhlenschleimhaut (Schema). (a) Regio respiratoria; (b) Regio olfactoria

6.2 Der Kehlkopf (Larynx)

Lerncoach

In diesem Kapitel ist auch einiges zum komplizierten makroskopischen Aufbau des Kehlkopfs erklärt. Sie benötigen diese Kenntnisse, um sich am Präparat orientieren zu können; die weiteren Details werden Sie in der makroskopischen Anatomie lernen.

6.2.1 Die Funktionen

Der Kehlkopf dient zum einen der Stimmbildung und zum anderen dem Verschluss der unteren Atemwege. Durch diesen Verschluss wird ein Eintritt von Nahrung oder Fremdkörpern in die unteren Atemwege verhindert.

6.2.2 Der Aufbau und die Lage

Der Kehlkopf verbindet den Pharynx mit der Luftröhre, liegt also an der Grenze zwischen oberen und unteren Luftwegen. Er liegt am Hals vorne vor der Speiseröhre. Der Kehlkopf besteht im Wesentlichen aus Kehlkopfskelett, Kehlkopfmuskeln und dem Bindegewebsapparat.

Das **Kehlkopfskelett** ist ein Gerüst aus Knorpeln und besteht aus dem Schildknorpel (Cartilago thyroidea), dem Ringknorpel (Cartilago cricoidea), dem Kehldeckelknorpel (Cartilago epiglottica) und den beiden Stellknorpeln (Cartilagines arytenoideae). Zwischen den Knorpeln bestehen größtenteils gelenkige Verbindungen. Die **Kehlkopfmuskeln** sind quergestreift und können die Knorpel gegeneinander bewegen; Beispiele: M. cricothyroideus, M. cricoarytenoideus lateralis und posterior, M. arytenoideus. Der **Bindegewebsapparat** besteht aus Kehlkopfbändern und -membranen, z. B. Lig. vocale.

6.2.3 Der mikroskopische Aufbau

In das Lumen des Kehlkopfes wölben sich Falten vor **(Abb. 6.2)**, die beiden Taschenfalten (**Plicae vestibulares**, auch „falsche Stimmlippen" genannt) und darunter die beiden Stimmfalten (**Plicae vocales**). In den Stimmfalten liegen das Ligamentum vocale und der M. vocalis. Das Ligamentum vocale, das den M. vocalis bedeckt, besteht größtenteils aus elastischen Fasern. Die Stimmfalten besitzen ein

mehrschichtiges (meist) unverhorntes Plattenepithel.

Die Taschenfalten weisen, wie der größte Teil des Kehlkopfes, ein respiratorisches Epithel (mehrreihiges Flimmerepithel) auf. Ferner unterscheiden sich die Taschenfalten durch das Vorkommen zahlreicher Drüsen (in der Lamina propria) von den Stimmfalten. Zwischen den Taschen- und Stimmfalten befindet sich jeweils eine tiefe Aussackung, der Ventriculus laryngis, der weit nach oben reichen kann.

Der Raum vom Kehlkopfeingang bis zu den Taschenfalten heißt Vestibulum laryngis. Der Raum zwischen den Stimmbändern ist die Rima glottis, darunter liegt die Cavitas infraglottica.

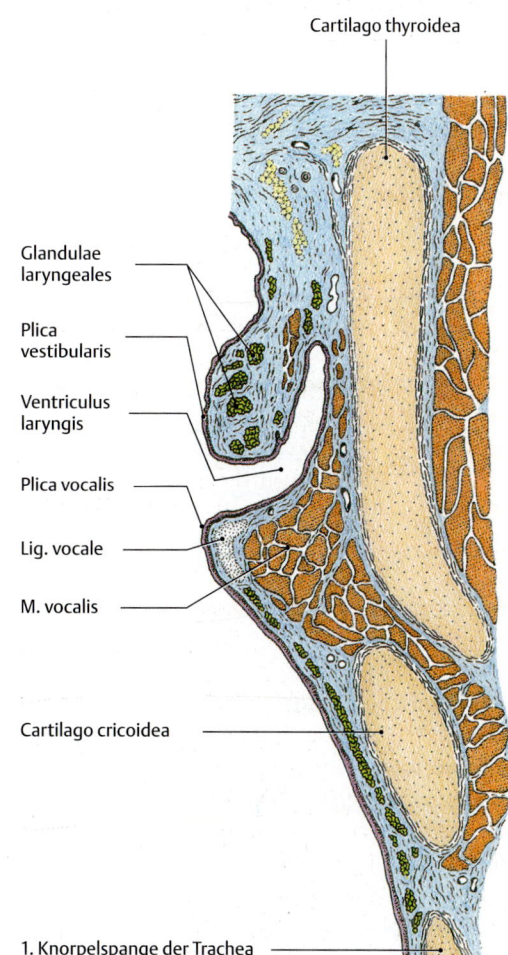

Glandulae laryngeales

Plica vestibularis

Ventriculus laryngis

Plica vocalis

Lig. vocale

M. vocalis

Cartilago thyroidea

Cartilago cricoidea

1. Knorpelspange der Trachea

Abb. 6.2 Frontalschnitt des Kehlkopfs (Schema)

In der Kehlkopfwand findet man hyaline **Knorpelanschnitte** (des Ring-, Schild- und Stellknorpels); kaudal sind manchmal hyaline Spangen der Luftröhre angeschnitten. Die Knorpelanschnitte sind größtenteils von quergestreifter Skelettmuskulatur umgeben. Die zahlreichen Glandulae laryngeales (mukös, in der Lamina propria) befeuchten die Kehlkopfschleimhaut. Subepithelial finden sich zahlreiche Lymphozyten. Die Lamina propria der Kehlkopfschleimhaut enthält zahlreiche elastische Fasernetze, die insgesamt die Membrana fibroelastica laryngis bilden.

Die **Epiglottis** (Kehldeckel) liegt am Eingang des Kehlkopfes. Das Gerüst des Kehldeckels besteht aus *elastischem* Knorpel, der häufig größere Löcher aufweist. An der Epiglottis unterscheidet man eine zur Zunge hin gerichtete linguale Fläche und eine zum Kehlkopf gerichtete laryngeale Fläche. An der *lingualen* Fläche befindet sich dickes mehrschichtiges unverhorntes Plattenepithel, an der *laryngealen* Fläche liegt der Übergang zum respiratorischen Epithel. In der Lamina propria liegen seromuköse Drüsen.

Für die Orientierung am Präparat (oben/unten) ist es sinnvoll, zunächst die beiden Falten und den dazwischen gelegenen Ventriculus laryngis aufzusuchen. Die Plica vocalis erkennt man am hell gefärbten Lig. vocale, unter dem der M. vocalis liegt. Dann können Sie die Knorpelausschnitte identifizieren: den plattenförmigen Anschnitt des Schildknorpels, darunter den kleineren Anschnitt des Ringknorpels. Nach weiter unten können sich noch Knorpel der Luftröhre anschließen.

6.2.4 Klinische Bezüge

Stimmlippenknötchen: Stimmlippenknötchen sind stecknadelkopfgroße Epithel- und Bindegewebsverdickungen auf beiden Stimmlippen. Sie entstehen bei mechanischer Überbelastung oder falscher Stimmtechnik (z. B. Sängerknötchen). Die Stimme ist heiser und rau.

Check-up

✔ Machen Sie sich die Besonderheiten von Taschenfalten und Stimmfalten noch einmal klar sowie die Lage des Ventriculus laryngis. Verwechseln Sie nicht Ventriculus und Vestibulum laryngis!

6.3 Die Trachea (Luftröhre)

Lerncoach

Die Histologie der Trachea ist relativ simpel wenn Sie sich den dreischichtigen Aufbau ihrer Wand klarmachen, s. u.

6.3.1 Der Aufbau und die Lage

[handschriftlich: hyaliner Knorpel]

Die Trachea erstreckt sich als elastisches Rohr vom Kehlkopf bis zu ihrer Aufzweigung (Bifurcatio tracheae) in die Hauptbronchien. Die Trachea gliedert sich in einen Hals- und Brustabschnitt und liegt vor dem Ösophagus. Das Gerüst der Trachea wird von 16–20 hufeisenförmigen Knorpelspangen gebildet. Die nach hinten gerichtete offene Seite der Spangen wird durch eine Bindegewebsplatte mit glatter Muskulatur (**Paries membranaceus**) verschlossen. Die Knorpelspangen sind durch **Ligg. anularia** miteinander verbunden. Die Knorpelspangen halten die Lichtung der Trachea offen.

6.3.2 Der mikroskopische Aufbau

Die Wand der Trachea besteht aus drei Schichten **(Abb. 6.3)**:

Tunica mucosa: Die innere Schleimhautschicht besitzt ein mehrreihiges Flimmerepithel (respiratorisches Epithel) mit Becherzellen (sowie Sinneszellen und endokrine Zellen). In der Lamina propria liegen seromuköse Drüsen (Glandulae tracheales).

Tunica fibromusculocartilaginea: Die auffällige Struktur dieser Schicht ist die hyaline Knorpelspange („-cartilaginea"). Der Knorpel besitzt ein kräftiges Perichondrium. Die freien Enden der hufeisenförmigen Knorpelspange werden durch den quer verlaufenden M. trachealis („-musculo-"), der im Paries membranaceus liegt, verschlossen. Eine Querspannung der Trachea wird durch den M. trachealis erzeugt; der Muskel kann die Weite der Trachea durch Kontraktion verkleinern. Untereinander sind die Knorpelspangen durch Ligg. anularia („fibro-") verbunden. In der Tunica fibromusculocartilaginea (besonders in den Ligg. anularia) sind zahlreiche elastische Fasern eingelagert, die eine Längsspannung der Trachea bedingen. Nach Dehnung der Trachea, z. B. beim Zurückbiegen des Kopfes, kehrt sie aufgrund dieser Längsspannung wieder in ihre Ausgangslage zurück. Tunica adventitia (Adventitia): Das lockere Bindegewebe dieser Schicht ermöglicht Verschiebungen der Trachea beim Schlucken und beim Husten.

6.3.3 Klinische Bezüge
Tracheomalazie
Eine vergrößerte Schilddrüse (Struma) kann zu einer Einengung der Trachea führen; in der Folge kann sich eine Tracheomalazie ausbilden. Die Tracheomalazie ist gekennzeichnet durch einen Stabilitätsverlust der Trachea durch Erweichung der Knorpelspangen.

Check-up
✔   Machen Sie sich nochmals klar, dass Sie die Trachea an den hyalinen Knorpelspangen und am Respirationsepithel erkennen können.

6.4 Die Lunge (Pulmo)

Lerncoach
Der Aufbau der Lunge aus den sich immer weiter verzweigenden Luftwegen (Bronchialbaum) könnte vielleicht zunächst etwas verwirrend sein. Sie können sich das Lernen erleichtern, indem Sie sich während des Lernens einen solchen Baum aufmalen.

6.4.1 Der Aufbau und die Lage
Die Lunge besteht im Wesentlichen aus den Verzweigungen des Bronchialbaumes (Luftwege der Lunge) bis hin zu den Lungenbläschen (Alveolen, Endabschnitte des Bronchialbaumes) und den Ästen der Lungenarterien und Lungenvenen. Die dem Gasaustausch dienenden Alveolen machen den größten Anteil der Lunge aus.
Die Basis der Lunge liegt dem Zwerchfell auf, ihre äußere Fläche berührt die Rippen. An der medialen Lungenfläche, die an das Mediastinum grenzt, findet sich das Hilum. Hier treten Bronchien, Gefäße (Lungenarterien und -venen, Lymphgefäße und arterielle Rami bronchiales) und Nerven ein und aus.

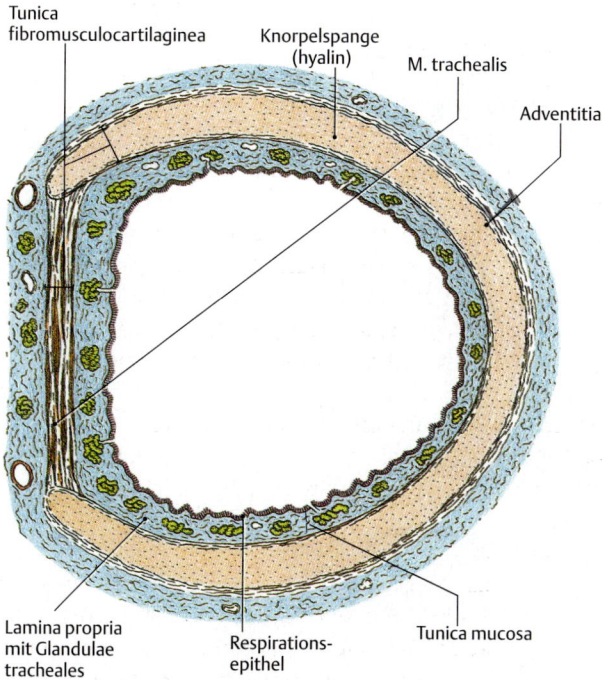

Abb. 6.3   Querschnitt durch die Trachea (Schema)

Tunica fibromusculocartilaginea

Knorpelspange (hyalin)

M. trachealis

Adventitia

Lamina propria mit Glandulae tracheales

Respirations-epithel

Tunica mucosa

Die linke kleinere Lunge besteht aus zwei Lappen (Lobus superior und Lobus inferior), die rechte aus drei Lappen (Lobus superior, Lobus inferior und Lobus medius). Die Lappen sind durch tiefe Fissurae interlobares voneinander getrennt. Die Lungenlappen werden in (keilförmige) Lungensegmente gegliedert, die durch Bindegewebe (unvollständig) begrenzt sind. Die Segmente werden ebenfalls durch lockeres Bindegewebe in Lungenläppchen (Lobuli) unterteilt.

Die Lunge wird von einem Blatt der Pleura bedeckt, dem sog. viszeralen Blatt.

6.4.2 Das Bronchialsystem der Lunge

An der Bifurcatio tracheae teilt sich die Luftröhre in die beiden außerhalb der Lunge gelegenen Hauptbronchien (Bronchus principalis dexter und sinister). Ebenfalls extrapulmonal teilen sich die

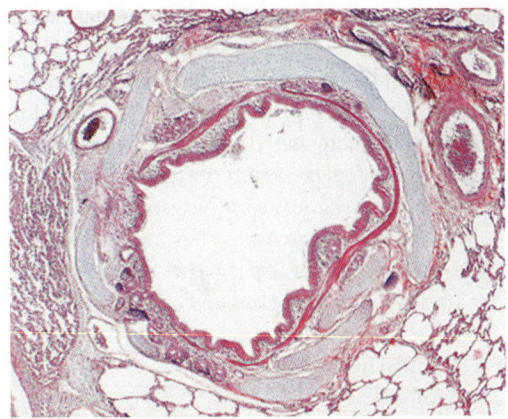

Abb. 6.4 Querschnitt durch einen Bronchus (H.E., Vergrößerung 40-fach); zum Wandaufbau vgl. mit Abb. 6.5

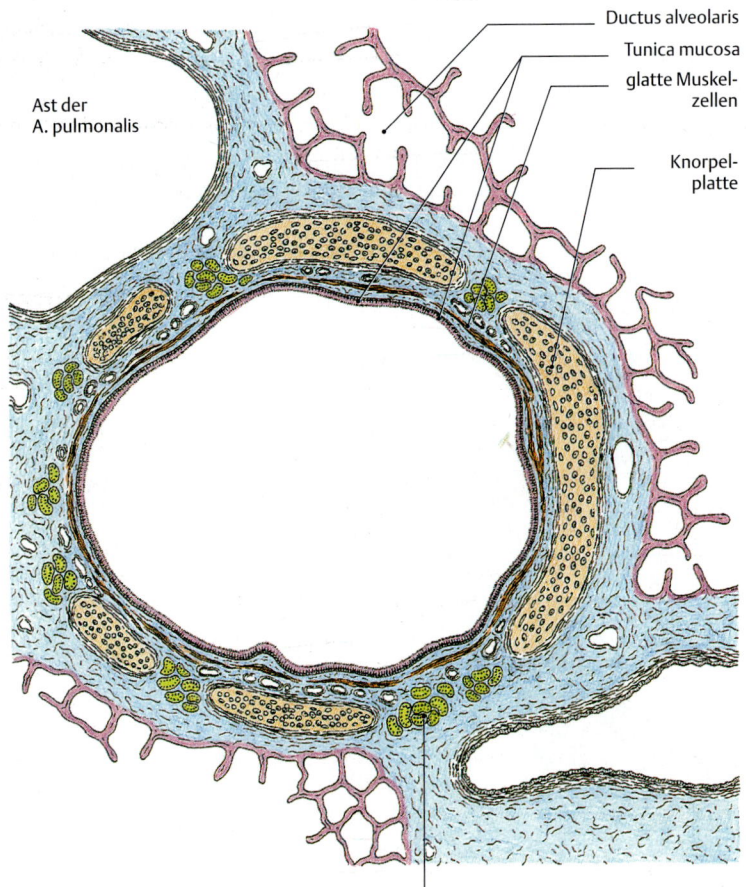

Ast der
A. pulmonalis

Ductus alveolaris

Tunica mucosa

glatte Muskelzellen

Knorpelplatte

Glandula bronchialis

Abb. 6.5 Querschnitt durch einen Bronchus (Schema)

Hauptbronchien in Lappenbronchien (Bronchi lobares, rechts 3, links 2).

Innerhalb der Lunge verzweigen sich die Bronchien fortlaufend durch Aufgabelung eines Bronchus in zwei kleinere (dichotome Teilungen).

Die **Bronchi segmentales** gehen aus Lappenbronchien hervor, teilen sich in mittlere und dann in kleine Bronchien. **Bronchioli** entstehen aus den kleinen Bronchien, sie teilen sich jeweils innerhalb eines Lungenläppchens bis zu ihren Endaufzweigungen, den **Bronchioli respiratorii**. Die sich anschließenden **Ductus alveolares** und **Alveolen** sind Strukturen, die dem Gasaustausch dienen.

👁
✎ **Machen Sie sich die Unterschiede im Aufbau von Bronchi und Bronchioli genau klar; sie sind äußerst prüfungsrelevant.**

Der Wandaufbau der Bronchien

Der Wandaufbau der Hauptbronchien entspricht dem der Trachea (s. S. 114). In den nachfolgenden **Bronchien** finden sich anstelle der hufeisenförmigen Knorpelspangen (s. Trachea) unregelmäßig gestaltete Knorpelplatten; eine Paries membranaceus ist nicht mehr erkennbar. Die Muskelzellen sind zirkulär angeordnet. Folgende Schichten enthält die Wand (**Abb. 6.4, Abb. 6.5**):

Tunica mucosa: Infolge fixationsbedingter Kontraktur der platten Muskulatur erscheint die Schleimhaut gefaltet (sternenförmiges Lumen!). Die Schleimhaut setzt sich zusammen aus dem respiratorischen Epithel und der Lamina propria, die seromuköse Bronchialdrüsen enthält.

Tunica fibromusculocartilaginea: Diese Schicht enthält hyaline Knorpelplatten oder -stücke (mit Perichondrium), glatte Muskelzellen und Bindegewebe (Kollagenfasern und elastische Netze). In den kleinen Bronchien befinden sich kleine elastische Knorpelstücke. Die unregelmäßig geformten Knorpelstücke liegen außen in der Tunica fibromusculocartilaginea, innen findet sich die durchgängige ringförmige Muskelzellschicht (Tunica muscularis). Zwischen den Knorpelstücken kommen seromuköse Glandulae bronchiales sowie venöse Plexus vor.

Tunica adventitia (Adventitia): Peribronchiales lockeres Bindegewebe.

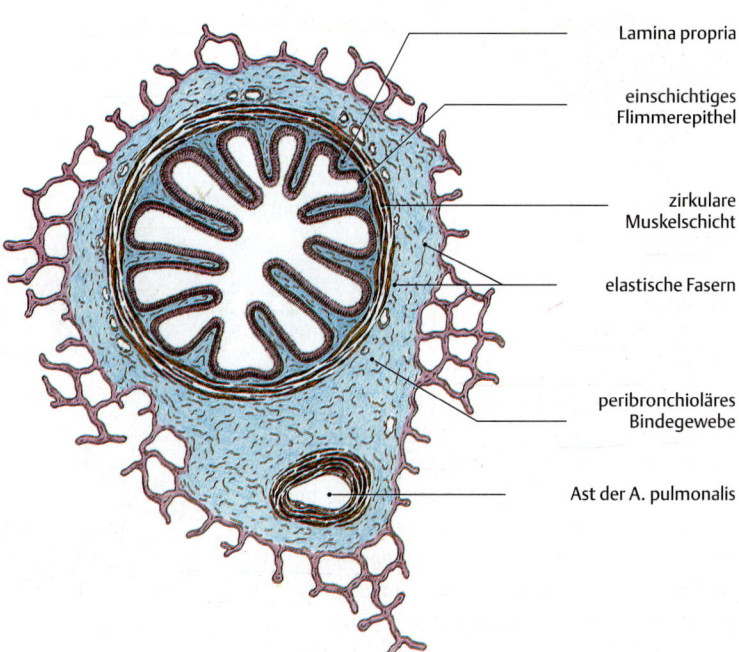

Abb. 6.6 Querschnitt durch einen Bronchiolus (Schema)

Lamina propria

einschichtiges Flimmerepithel

zirkulare Muskelschicht

elastische Fasern

peribronchioläres Bindegewebe

Ast der A. pulmonalis

Der Wandaufbau der Bronchioli

Die Bronchioli folgen auf die Bronchi. **Zur Unterscheidung** von Bronchi und Bronchioli: **Bronchioli** **(Abb. 6.6)** besitzen (im Gegensatz zu Bronchi):

- keine Knorpelstücke
- keine Drüsen
- ein *einschichtiges* (meist isoprismatisches) Flimmerepithel
- keine Becherzellen
- einen Durchmesser von unter 1 mm.

Charakteristisch für das **Querschnittsbild** eines **Bronchiolus** sind weiterhin:

- ein sternförmiges Lumen
- eine stark entwickelte zirkuläre Muskelschicht
- elastische Fasern (umschließen die Muskelschicht, Tunica fibromuscularis)
- peribronchioläres lockeres Bindegewebe.

Die **Bronchioli terminales (Abb. 6.7)** sind die Endaufzweigungen der Bronchioli; sie stellen das Ende des luftleitenden Bronchialbaums dar. Das Epithel der Bronchioli terminales enthält Clara-Zellen (s. u.).

Als **Azinus** bezeichnet man alle Lufträume, die von einem Bronchiolus terminalis abgehen.

Mit den **Bronchioli respiratorii** beginnt der Teil des Brochialbaumes, in dem Gasaustausch stattfindet. Charakteristisch für die Bronchioli respiratorii sind Lücken in ihrer Wand, in denen Alveolen liegen. Ansonsten findet man in der Wand glatte Muskelzellen, elastische Fasernetze und ein einschichtiges isoprismatisches Epithel ohne Kinozilien. Im Epithel kommen Clara-Zellen vor. Die zilienlosen **Clara-Zellen** wölben sich mit keulenförmigen Ausbuchtungen in das Lumen vor. Sie sezernieren Surfactantproteine (s. u.).

Die Ductus alveolares

Die Ductus alveolares entstehen durch Aufzweigungen der Bronchioli respiratorii **(Abb. 6.7)**. Die Wände des Ductus alveolaris bestehen aus dicht stehenden Alveolen, d. h. die Alveolen öffnen sich in die Ductus alveolares. Stellenweise liegen mehrere Alveolen in einer Gruppe zusammen, und sie besitzen eine gemeinsame Öffnung (Atrium alveolare) in den Ductus alveolaris. In den Öffnungen (Eingängen) der Alveolen in den Ductus alveolares liegen elastische Faserringe (im Anfangsteil des Ductus zudem glatte Muskelzellen).

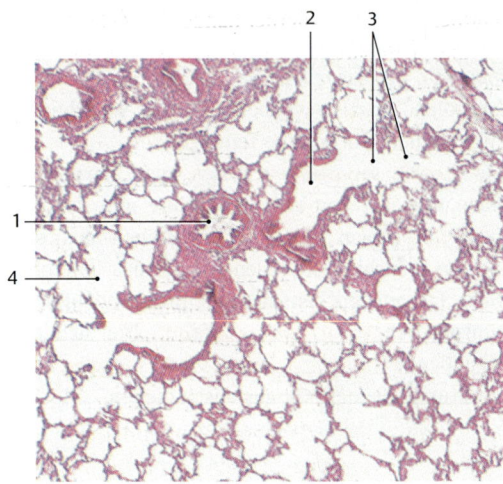

Abb. 6.7 Lunge mit Bronchiolus (1), Bronchiolus terminalis (2), Bronchiolus respiratorius (3), Ductus alveolaris (4) und zahlreichen Alveolen (H.E., Vergrößerung 40-fach)

Die Alveolen und der Gasaustausch

Die Wände der Alveolen, d. h. die **(Inter-)Alveolarsepten,** sind die Strukturen in denen der Gasaustausch durch Diffusion stattfindet. Die Interalveolarsepten bestehen aus einem dünnen Bindegewebsgerüst (Bindegewebsseptum mit kollagenen und zahlreichen elastischen Fasern und Fibrozyten, z. T. Myofibrozyten). In diesem Bindegewebe sind ausgedehnte Kapillarnetze anzutreffen, sie lassen sich durch Tuscheinjektion darstellen **(Abb. 6.8)**.

Auf beiden Seiten des Bindegewebsseptum, das die Kapillarnetze enthält, liegt eine größtenteils dünne

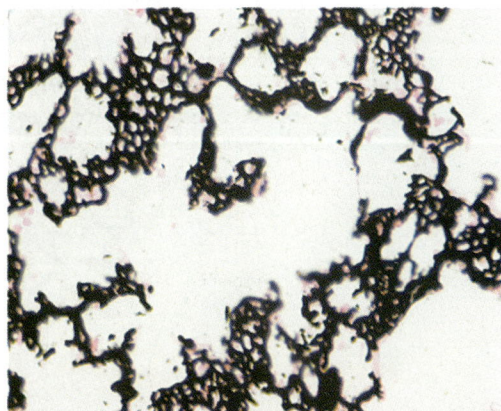

Abb. 6.8 Ductus alveolaris. Die Alveolarsepten sind indirekt durch die mit Tusche gefüllten dichten Kapillarnetze sichtbar (Tuscheinjektion, Vergrößerung 200-fach)

Epithelbedeckung. Hierbei handelt es sich um sehr dünne plattenartige Zytoplasmaausläufer der kleinen Alveolarepithelzellen = **Alveolarepithelzelle (Pneumozyt) Typ I,** auch Deckzellen genannt. In einem kleinen dickeren Teil der Zelle liegt ihr Kern mit wenig Zellorganellen. Von diesem kernhaltigen Teil der Zelle breiten sich die sehr dünnen Fortsätze flächenhaft aus. Die dünnen Fortsätze benachbarter Zellen sind durch Verschlusskontakte (Zonulae occludentes) fest miteinander verbunden. Zwischen den flachen Alveolarepithelzellen Typ I liegen größere Alveolarepithelzellen = **Alveolarepithelzellen (Pneumozyten) Typ II**; auch Nischenzellen genannt. Charakteristisch für Typ-II-Zellen, die zahlreiche Organellen enthalten, sind Lamellenkörperchen und multivaskuläre Körperchen. Die Typ-II-Zellen produzieren und sezernieren den Surfactant, ein Flüssigkeitsfilm, der die Innenfläche der Alveolen bedeckt.

Im Bindegewebe der Alveolarsepten sowie in den Alveolen kommen bewegliche **Alveolarmakrophagen** vor.

👁 **Sie erkennen die Lunge an der großen Anzahl von Alveolen sowie Bronchien und Bronchioli (mit charakteristischem Wandaufbau, z. B. Knorpel in Bronchien; sternförmige Lumina).**

Die Blut-Luft-Schranke

Im Bereich der Blut-Luft-Schranke besteht ein sehr enger Kontakt zwischen Alveole und Kapillare (im Alveolarseptum) **(Abb. 6.9)**. Eine Bindegewebsschicht zwischen Alveolarepithel und Kapillare fehlt in der Regel. Die Schranke setzt sich zusammen aus (von der Alveole zur Kapillare): 1) **Surfactant-Film**, 2) dünnem **Fortsatz der Alveolarepithel-Typ-I-Zelle**, 3) verschmolzenen **Basalmembranen** von Alveolarepithelzelle und Endothel und 4) **Endothelzelle**. Die Diffusionsstrecke für die Atemgase ist also sehr kurz!

Der Surfactant

Der Surfactant verhindert ein Zusammenfallen (Kollabieren) der Alveolen. Ein Kollabieren der Alveolen wird als Atelektase bezeichnet, weshalb der Surfactant auch Antiatelektase-Faktor genannt wird. Der Surfactant dient der Herabsetzung der

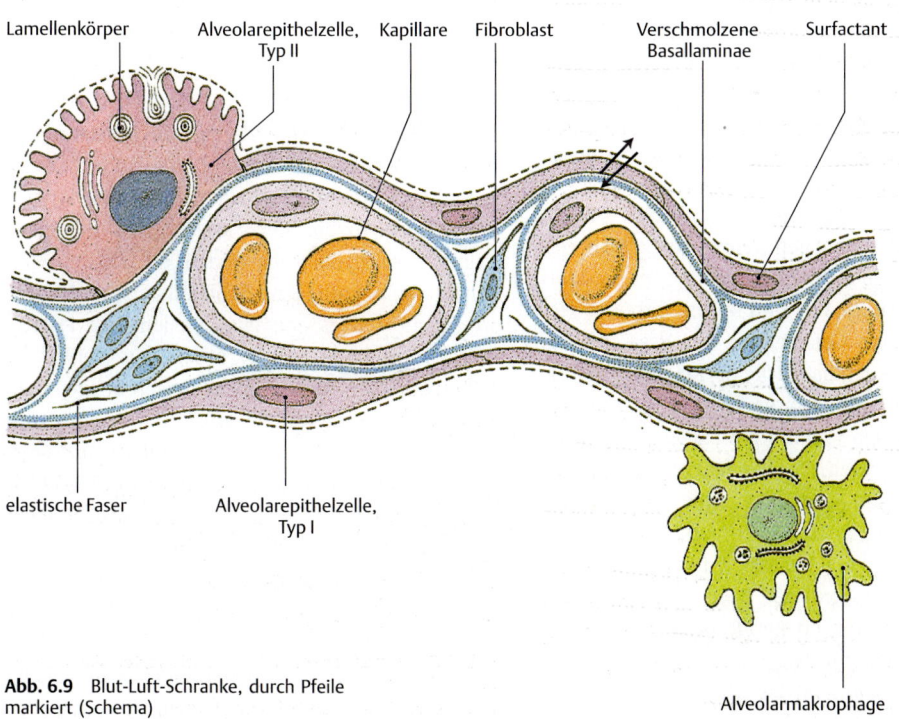

Lamellenkörper   Alveolarepithelzelle, Typ II   Kapillare   Fibroblast   Verschmolzene Basallaminae   Surfactant

elastische Faser   Alveolarepithelzelle, Typ I

Alveolarmakrophage

Abb. 6.9 Blut-Luft-Schranke, durch Pfeile markiert (Schema)

Oberflächenspannung der Alveolen. Der Surfactant besteht aus Phospholipiden (90 %) und Proteinen (10 %). Am Abbau des Surfactants sind die Alveolarmakrophagen beteiligt.

Die Alveolarmakrophagen
Die Alveolarmakrophagen, auch „Staubzellen" genannt, differenzieren sich aus Monozyten des Blutes. Sie wandern in das Bindegewebe der Alveolarsepten und gelangen durch das Alveolarepithel in die Alveolen. Hier können sie z.B. eingedrungene Staubpartikel phagozytieren. Sie werden über den Flimmerschlag in Richtung Pharynx transportiert und über das Sputum ausgeschieden („werden ausgehustet").

6.4.3 Die Blutgefäße der Lunge

Bei den Blutgefäßen kann zwischen einem Arbeitskreislauf (Vasa publica), d.h. den Aa. und Vv. pulmonales und einem Ernährungskreislauf (Vasa privata), d.h. kleine Aa. und Vv. bronchiales unterschieden werden.
Die Aa. pulmonales transportieren CO_2-reiches Blut; sie entspringen aus dem Truncus pulmonalis, der aus der rechten Herzkammer kommt. Am Hilum treten sie in die Lunge ein; ihre Äste verlaufen zusammen mit den Bronchien und Bronchioli im peribronchialen Bindegewebe. Ihr Blut gelangt schließlich in die (nicht-fenestrierten) dichten Kapillarnetze der Alveolarsepten und wird dort oxygeniert. Das oxigenierte Blut fließt zunächst in Venen, die in den Septa interlobularia verlaufen. Mehrere interlobuläre Venen vereinigen sich zu größeren intersegmentalen Venen. Schließlich verlassen zwei größere Venenstämme, Vv. pulmonales am Hilum die Lunge, um zum linken Vorhof zu ziehen. Beachte zum Gefäßaufbau der Vasa publica: Die Vv. pulmonales haben keine Klappen. Die Aa. pulmonales sind bis zu ihren kleinen Ästen Arterien vom elastischen Typ, nur die Endverzweigungen sind vom muskulären Typ (vgl. Blutgefäße S. 77).
Die kleinkalibrigen Vasa privata, die Aa. bronchiales, sind Äste des großen Kreislaufs. Sie stammen aus der Aorta und z.T. aus der 3. Intercostalarterie. Die Aa. bronchiales gelangen über das Hilum in die Lunge und verlaufen im peribronchialen Bindegewebe (zusammen mit den Ästen der Aa. pulmonales). Hier sammelt sich das Blut in Venenplexus,

die über Vv. bronchiales in Venen des großen Kreislaufs (über die V. azygos und hemiazygos in die V. cava superior) münden.

6.4.4 Der Lymphabfluss der Lunge

Der Lymphabfluss erfolgt über zwei getrennte Wege, die die Lymphe aus unterschiedlichen Arealen der Lunge ableiten: Lymphbahnen aus dem subpleuralen Bindegewebe verlaufen durch das interlobuläre und intersegmentale Bindegewebe zum Hilum. Lymphbahnen im peribronchialen Bindegewebe ziehen mit den Bronchien zum Hilum. Im Bereich des Hilum vereinigen sich die beiden Lymphabflusswege.

6.4.5 Klinische Bezüge
Asthma bronchiale
Die anfallsweise auftretende akute Atemnot beim Asthma bronchiale ist bedingt durch einen Spasmus der Muskulatur der Bronchien und Bronchiolen, eine entzündliche Schleimhautschwellung sowie Hypersekretion von zähem Schleim (mit Vermehrung der Becherzellen und muköser Transformation der Bronchialdrüsen). Auslöser des allergischen Asthma bronchiale sind eine Vielzahl von Inhalationsallergenen (z.B. Hausstaub, Pollen, Tierhaare).

Chronische Bronchitis
Durch chronische Einwirkung von Inhalationsnoxen, insbesondere Zigarettenrauch, kommt es zu einer Vermehrung der Becherzellen, einer Hyperplasie/Hypertrophie der seromukösen Bronchialdrüsen. Gleichzeitig schwinden die serösen Drüsenanteile, entzündliche Schleimhautschwellungen treten auf und es entstehen stellenweise Plattenepithelmetaplasien. Es resultiert ein Verlust an Flimmerepithel. Diese Veränderungen bedingen die Symptome Husten und Auswurf.
Folgen einer chronischen Bronchitis sind Bronchiektasen und das Lungenemphysem. Bronchiektasen sind umschriebene irreversible Ausweitungen von Bronchien (zylindrisch oder sackförmig). Sie entstehen als Folge entzündlicher Destruktion der Bronchialwand, in der Narbengewebe die Muskulatur und die elastischen Fasern ersetzt.
Das Lungenemphysem ist definiert als irreversible Erweiterung der alveolentragenden Lufträume, d.h.

der Lufträume distal der Bronchioli terminales. Durch den Verlust der Alveolen entstehen säckchenartige Hohlräume, der Gasaustausch ist dadurch erheblich gestört, durch die Zerstörung der Alveolen steht viel weniger Lungenoberfläche zum Gasaustausch zur Verfügung.

Lungenödem

Unter einem Lungenödem versteht man eine akute Erkrankung, die durch den Austritt von Flüssigkeit aus den Kapillaren in das lockere Bindegewebe im Bereich der Alveolen bedingt ist. Ein Anstieg des Drucks in den Kapillaren kann durch ein Pumpversagen des Herzens und damit Rückstau in den Lungenkreislauf verursacht werden.

Die Flüssigkeitsansammlung im Bindegewebe der Alveolen (und damit in der Blut-Luft-Schranke) führt zu einer Behinderung der Diffusion (also des Gasaustausches). Schließlich kann es zum Übertritt der Flüssigkeit in die Alveolen kommen.

Check-up

✔ **Rekapitulieren Sie die Charakteristika von Trachea, Bronchi, Bronchioli, Bronchioli respiratorii und Ductuli alveolares. Folgende Stichworte sind dabei wichtig: Epithelauskleidung, Vorkommen von Drüsen, Lage/Anordnung der glatten Muskulatur, Vorkommen, Form und Art von Knorpel sowie das Vorkommen von Alveolen.**

✔ **Machen Sie sich dann noch die Definition von Bronchioli terminales klar.**

✔ **Wiederholen Sie nochmals die Blut-Luft-Schranke, sie ist nicht nur sehr prüfungsrelevant sondern auch von großer klinischer Bedeutung.**

6.5 Die fetale Lunge

Lerncoach

Das Erkennen des Präparats der fetalen Lunge ist schwierig; hier hilft nur Üben.

6.5.1 Die Entwicklung der Lunge

Aus der ventralen Wand des Vorderdarms geht das Lungendivertikel als entodermale Aussackung ab.

Es wächst nach unten und teilt sich dort in zwei Lungenknospen, die sich nach lateral ausdehnen. Die Lungenknospen teilen sich in die Anlagen der Lappenbronchien, die sich dann immer weiter zum Bronchialbaum verzweigen. Die epitheliale Auskleidung (und die Drüsen) des Respirationstraktes (Larynx, Trachea, Hauptbronchien, Bronchialbaum und Alveolen der Lunge) ist entodermalen Ursprungs. Die Knorpelspangen, die glatte Muskulatur, das lockere Bindegewebe und die Gefäße der Trachea und der Lunge stammen vom Mesoderm ab, in das das Lungendivertikel hineinwächst. Bei der Histogenese der Lunge lassen sich mikroskopisch drei Stadien unterteilen:

Im **pseudoglandulären Stadium** (bis 4. Schwangerschaftsmonat) werden die Bronchien und Bronchiolen (bis zu den Bronchioli terminales) angelegt. Das histologische Bild gleicht einer tubulo-azinösen Drüse.

Im **kanalikulären Stadium** (4.–6. Monat) entstehen die Bronchioli respiratorii, die als Kanälchen erscheinen. *Pneumozyten*-Typ-I und -II werden nachweisbar. Die Kapillaren gelangen in engen Kontakt mit den Pneumozyten-Typ-I.

Im **alveolären Stadium** (ab 6. Monat) flachen sich die Pneumozyten-Typ-I ab; allmählich beginnt die Produktion des Surfactant. Somit differenziert sich die Blut-Luft-Schranke. Der Großteil der Alveolen entsteht erst postnatal.

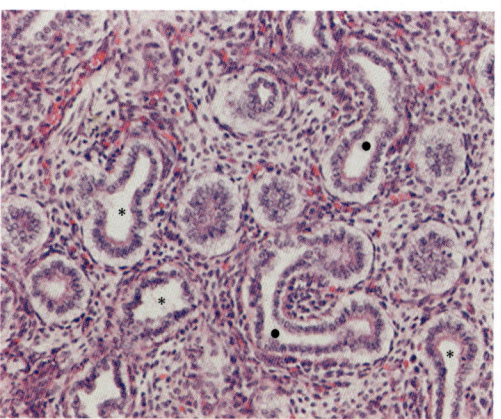

Abb. 6.10 Fetale Lunge (pseudoglanduläres Stadium). Beachte die dichotomen Verzweigungen (fette Punkte) des Bronchialbaumes mit azinusähnlichen Auftreibungen (Sternchen) (Azan; Vergrößerung 200-fach)

6.5.2 Der mikroskopische Aufbau

In der frühfetalen Lunge (pseudoglanduläres Stadium) erkennt man sich dichotom verzweigende, drüsenartige Epithelgänge mit azinusähnlichen Endauftreibungen **(Abb. 6.10)**. Die Gänge und Auftreibungen werden von einem einschichtigen isoprismatischen Epithel ausgekleidet. Je nach Alter können auch schon Lungenbläschen mit isoprimatischem Epithel sichtbar sein. Das interstitielle Gewebe ist zellreich und hat mesenchymalen Charakter. Hier finden sich meist größere Gefäßausschnitte.

■■I Beachte

Die fetale Lunge heißt manchmal in den Kursen auch (fälschlicherweise) embryonale Lunge.

6.5.3 Klinische Bezüge

Das Atemnotsyndrom Frühgeborener

Die Ursache dieses Atemnotsyndroms ist der Mangel an Surfactant, da Feten erst ab ca. 30 SSW ausreichend Surfactant produzieren. Die Hauptkomponente des Surfactant Lecithin ist u. a. vermindert. Als Komplikation tritt typischerweise eine Akkumulation von Proteinen des Blutplasmas in den Alveolen auf (nach Schädigung des Alveolarepithels und des Kapillarendothels). Das Atemnotsyndrom kann durch Surfactant-Substitution behandelt werden.

Check-up

✔ Verdeutlichen Sie sich nochmals, dass bei der Entwicklung der Lunge zwei Schritte wesentlich sind: Ausbildung der Blut-Luft-Schranke und Produktion von Surfactant.

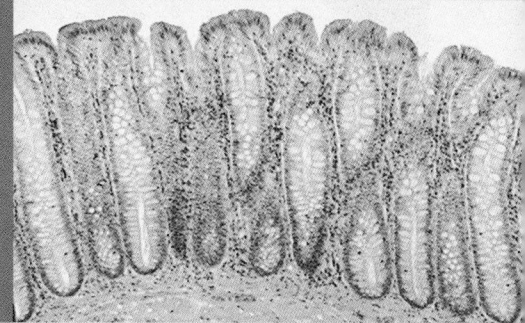

Kapitel 7

Verdauungsapparat

Die Fehldiagnose

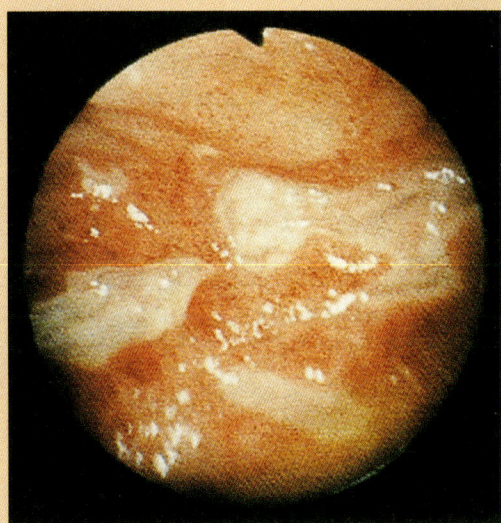

Bei der Endoskopie findet der Untersucher Ulzerationen und Rötungen.

Von der Mundhöhle bis zum Anus reicht der Verdauungsapparat, über den Sie im folgenden Kapitel mehr erfahren. Und von der Mundhöhle bis zum Anus kann der Morbus Crohn, eine chronische entzündliche Darmerkrankung, die Schleimhaut befallen. Meist ist jedoch das terminale Ileum betroffen. Da die Beschwerden bei Morbus Crohn den Symptomen einer Blinddarmentzündung ähneln, kommt es gelegentlich, wie bei Markus M., zu Fehldiagnosen.

Der Blinddarm muss raus

Als Weichei und Warmduscher will Markus M. auf keinen Fall gelten. Deshalb beißt der 19-jährige Rekrut die Zähne zusammen und tritt trotz Bauchschmerzen und Durchfall zum Wachdienst an. Abends fällt dem Unteroffizier auf, wie blass Markus ist und schickt ihn auf die Krankenstation. Dort vermutet der Arzt eine Appendizitis, eine Blinddarmentzündung. Alles spricht dafür: die heftigen, kolikartigen Schmerzen, der Druckschmerz im rechten Unterbauch, das leichte Fieber. Markus wird in das nächste Krankenhaus gebracht.

Der Dienst habende Arzt in der chirurgischen Ambulanz, Dr. Kirchgessner, ist nicht begeistert, dass er seine Pizza nicht aufessen kann. Er untersucht Markus und gelangt ebenfalls zu der Diagnose akute Appendizitis. Markus M. liegt noch vor Mitternacht auf dem OP-Tisch. Denn da eine nicht operierte Blinddarment-

zündung schlimme Folgen haben kann, stellt man die Operationsindikation großzügig, d. h., man operiert lieber einmal zu häufig.

Schnell haben Dr. Kirchgessner und sein Oberarzt die Appendix vermiformis gefunden, die jedoch alles andere als entzündlich aussieht. Eine Fehldiagnose? Die Operateure suchen den Darm nach anderen Auffälligkeiten ab. An einigen Stellen sieht der Dünndarm tatsächlich verändert aus. „Verflixt", sagt der Oberarzt. „Das sieht aus wie ein Morbus Crohn!"

Eine falsche Diagnose

Am nächsten Morgen berichtet Dr. Kirchgessner Markus M., dass sein Blinddarm entfernt wurde, er aber vermutlich an einer anderen Erkrankung leidet: Morbus Crohn, einer chronisch entzündlichen Darmerkrankung, deren Symptome manchmal ähnlich sind wie bei einer Appendizitis. Daher passiert es gar nicht so selten, dass Patienten mit Morbus Crohn zunächst einmal der Blinddarm entfernt wird. Dr. Kirchgessner erhebt nochmals eine ausführliche Anamnese. Markus M. erinnert sich, dass er im letzten halben Jahr häufiger leichte Bauchschmerzen und Durchfall gehabt hat. Außerdem hat er 5 kg Gewicht abgenommen, dies aber auf das schlechte Essen bei der Bundeswehr zurückgeführt.

Am nächsten Tag wird bei Markus M. eine Darmspiegelung durchgeführt. Der Untersucher findet im terminalen Ileum, also den letzten Abschnitten des Dünndarms, zwischen gesunden Darmwandabschnitten immer wieder Ulzerationen (Geschwüre) und gerötete Areale. Er entnimmt zahlreiche Gewebsproben, die histologisch untersucht werden. Danach steht die Diagnose Morbus Crohn fest.

Medikamente gegen den Krankheitsschub

Markus M. wird mit Endoskop und Röntgengerät von der Mundhöhle bis zum After untersucht. Denn die Entzündungen bei Morbus Crohn können überall im Gastrointestinaltrakt auftreten. Auch andere Organe, z. B. Augen, Gelenke, Haut und Leber können betroffen sein. Bei Markus finden sich jedoch nur im terminalen Ileum Entzündungsherde.

Zur Therapie erhält er Cortison und 5-Aminosalicylsäure. Dadurch soll die Entzündung eingedämmt werden. Morbus Crohn ist eine chronische Krankheit, die in Schüben verläuft. Daher muss Markus regelmäßig Medikamente einnehmen. Die Diagnose trägt er mit Fassung; schließlich können viele Menschen mit dieser Erkrankung ein nahezu normales Leben führen.

7 Verdauungsapparat

Der Verdauungsapparat besteht aus dem **Verdauungskanal** und aus **Drüsen**, die in den Verdauungskanal einmünden. Der Verdauungskanal wird unterteilt in Kopfdarm und Rumpfdarm. Zum Kopfdarm gehören die Mundhöhle und der Rachen, zum Rumpfdarm die Speiseröhre, der Magen und der Darm (mit Dünn- und Dickdarm). Die Drüsen des Verdauungssystems sind die Mundspeicheldrüsen, die Leber und die Bauchspeicheldrüse.

Im Kopfdarm findet die Aufnahme und Zerkleinerung der Nahrung statt. Im Rumpfdarm erfolgt die enzymatische Aufspaltung der Nahrung und die Resorption von Nährstoffen und Flüssigkeit.

7.1 Die Mundhöhle

Lerncoach

Hier lernen Sie die Strukturen kennen, die die Nahrung zerkleinern, mechanisch, thermisch und chemisch überprüfen, gleitfähig machen (Speichel) und weiter transportieren. Nicht immer werden in den Kursen alle Strukturen mikroskopiert. Sie müssen also entsprechend auswählen.

7.1.1 Der Überblick

Die Mundhöhle gliedert sich in das **Vestibulum oris** (Mundvorhof, zwischen Lippe, Wangen und Zähnen) und die **Cavitas oris propria** (eigentliche Mundhöhle, hinter den Zahnreihen).

Das Dach der Mundhöhle ist der **Gaumen**, der Boden wird von (den suprahyalen) Muskeln gebildet. Die Mundhöhle wird weitgehend von der **Zunge** ausgefüllt. Sowohl in den Vorhof als auch in die eigentliche Mundhöhle münden verschiedene Speicheldrüsen; die drei größten sind die Ohrspeicheldrüse (Glandula parotis), die Unterkieferdrüse (Glandula submandibularis) und die Unterzungendrüse (Glandula sublingualis). Hinten am Gaumen und hinten an der Zunge liegen Mandeln (Anhäufung von lymphatischen Gewebe), die Gaumenmandel (Tonsilla palatina) und die Zungenmandel (Tonsilla lingualis). An der Schlundenge (Isthmus faucium, zwischen den Gaumenbögen) geht die Mundhöhle in den Rachen über.

7.1.2 Die Lippe (Labia)

Die Lippen sind Weichteilfalten; ihre muskuläre Grundlage ist der quergestreifte M. orbicularis oris (mit Pars labialis und Pars marginalis). Die Pars labialis ist der Hauptteil des Muskels, die Pars marginalis besteht aus Faserbündeln, die unter dem Lippenrot nach außen umbiegen.

Am Präparat lässt sich eine **Außenseite**, eine **Innenseite** und die Zone des **Lippenrots** unterscheiden **(Abb. 7.1)**. An der Außenseite (Pars cutanea) findet sich mehrschichtig verhorntes Plattenepithel, in der Lamina propria liegen Haare, Talgdrüsen und auch Schweißdrüsen. Die Innenseite (Pars mucosa) wird von mehrschichtigem unverhornten Plattenepithel bedeckt; dieses Epithel ist wesentlich dikker als das auf der Außenseite. In der Pars mucosa sind meist zahlreiche hauptsächlich muköse Glandulae labiales. Der allmähliche Übergang der beiden Epithelien erfolgt in der Zone des Lippenrots (Pars intermedia, Übergangszone). Das Lippenrot kommt dadurch zustande, dass Bindegewebspapillen mit zahlreichen Kapillaren unter dem besonders dünnen (und pigmentlosen) Epithel liegen.

Sie erkennen die Lippe an zwei unterschiedlich hohen Epithelbedeckungen auf gegenüberliegenden Seiten, Lippenrot und Haaren (an der Außenfläche). Sie kann mit dem Augenlid verwechselt werden. Dieses besitzt Wimpernhaare (am Lidrand), zahlreiche Glandulae tarsales (holokrin) und glatte Muskelzellen.

7.1.3 Die Wangen (Buccae)

Bei der Wange ist der quergestreifte M. buccinator die muskuläre Grundlage. Die Innenfläche wird von mehrschichtigem unverhornten Plattenepithel bedeckt, darunter finden sich mukoseröse Glandulae buccales. Zwischen der äußeren Wangenhaut (mehrschichtiges verhorntes Plattenepithel) und der Muskulatur liegt der Wangenfettpfropf (Corpus adiposum buccae).

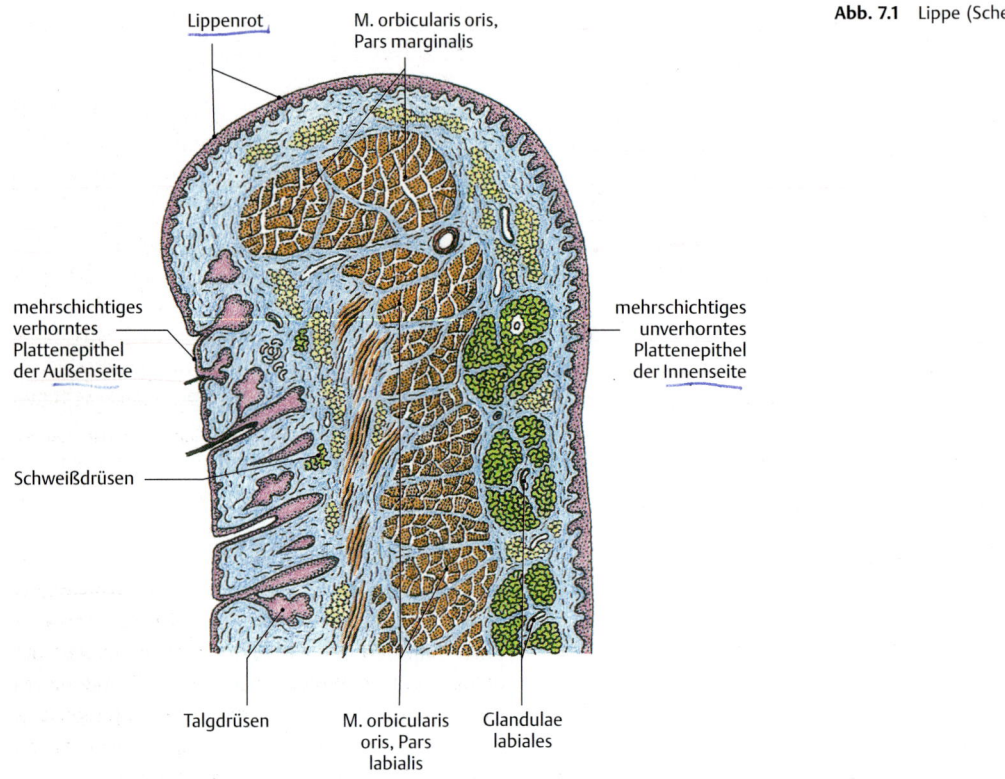

Abb. 7.1   Lippe (Schema)

Lippenrot

M. orbicularis oris, Pars marginalis

mehrschichtiges verhorntes Plattenepithel der Außenseite

mehrschichtiges unverhorntes Plattenepithel der Innenseite

Schweißdrüsen

Talgdrüsen

M. orbicularis oris, Pars labialis

Glandulae labiales

7.1.4 Der Gaumen (Palatum)

Der Gaumen bildet das Dach der Mundhöhle und den Boden der Nasenhöhle. Er gliedert sich in den **harten Gaumen (Palatum durum)**, der die vorderen 2/3 des Gaumens mit knöcherner Grundlage umfasst und den **weichen Gaumen (Palatum molle,** auch Gaumensegel = Velum palatinum genannt). Der weiche Gaumen macht die hinteren 1/3 des Gaumens aus. Seine Grundlage ist bindegewebig (Aponeurose) und muskulär, z. B. M. tensor veli palatini, M. levator veli palatini, M. uvulae.

Der mikroskopische Aufbau

Beim **harten Gaumen** erkennt man einen Rand mit mehrschichtigem Plattenepithel, das verhornt sein kann. Das Epithel ist mit dem daruntergelegenen Bindegewebe durch zahlreiche Papillen verzahnt. Das straffe Bindegewebe grenzt an Knochenbälkchen, an die es unverschieblich verankert ist. Die knöcherne Grundlage des harten Gaumen wird durch den Processus palatinus der Maxilla und die Lamina horizontalis des Os palatinum gebildet. Im Zentrum des **weichen Gaumens** finden sich eine derbe Bindegewebsplatte (Aponeurosis palatina) und quergestreifte Muskulatur (Gaumenmuskeln, Längs- und Querschnitte). Auf der zum Rachen gerichteten, pharyngealen Fläche **(Abb. 7.2)** liegt ein mehrreihiges Flimmerepithel (flach auf der Lamina propria). Auf der gegenüberliegenden oralen Fläche (zur Mundhöhle gerichtet) findet sich ein mehrschichtiges unverhorntes Plattenepithel (höher, mit Bindegewebspapillen, **Abb. 7.2**). Der Übergang vom Platten- ins Flimmerepithel liegt nicht an der Uvulaspitze sondern weit nach nasal verlagert. Im Bindegewebe unter dem Epithel liegen auf beiden Seiten dicht gepackt muköse Glandulae palatinae. Der weiche Gaumen läuft nach hinten in das Zäpfchen (Uvula) aus.

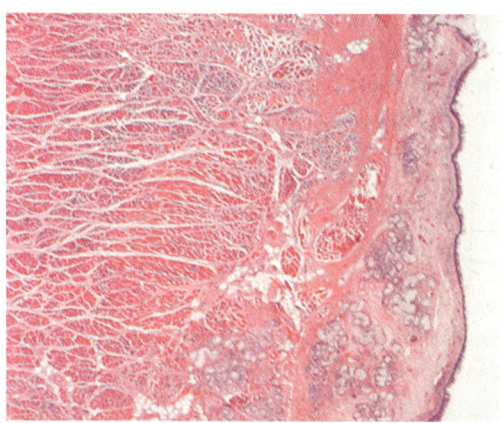 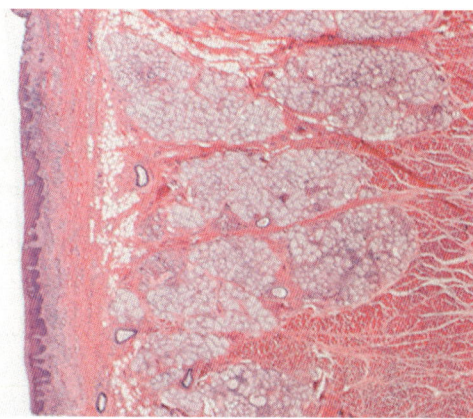

a   b

Abb. 7.2   Weicher Gaumen. (a) pharyngeale Seite; (b) orale Seite. Beachte die stark ausgebildeten Glandulae palatinae besonders auf der oralen Seite (H.E., Vergrößerung 2-fach)

7.1.5 Die Zunge (Lingua)

Der Überblick

Die Zunge, ein von Schleimhaut bedeckter Muskelkörper, ist äußerst beweglich und verformbar. Es werden Außen- und Binnenmuskeln der Zunge unterschieden. Die Außenmuskeln, die von knöchernen Strukturen der Umgebung entspringen, strahlen aus unterschiedlichen Richtungen in die Zunge ein. Die Binnenmuskeln, die nur innerhalb der Zunge verlaufen, sind in den drei Raumebenen senkrecht zueinander ausgerichtet und durchflechten sich. Der Ansatz der Zungenmuskeln liegt größtenteils an einer derben Bindegewebsplatte (*Aponeurosis linguae*) unter der Schleimhaut des Zungenrückens.

Die Zunge gliedert sich in Radix (Wurzel), Corpus (Körper) und Apex linguae (Spitze). In der Zungenspitze findet sich die seromuköse Glandula lingualis anterior (Nuhnsche Drüse) innerhalb der Zungenmuskulatur. Die Grenze zwischen Wurzel und Körper wird auf dem Zungenrücken durch den V-förmigen Sulcus terminalis markiert. Am Zungenrand erfolgt der Übergang vom Zungenrücken auf die -unterfläche. Der Zungenrücken und die -ränder weisen eine ausgesprochen raue Schleimhaut auf. Diese Rauigkeit ist bedingt durch das Vorhandensein zahlreicher Zungenpapillen. Die Schleimhaut am Zungenrücken und -rand ist unverschieblich mit der Aponeurosis linguae verbunden.

Die Zungenpapillen

Die Zungenpapillen werden von mehrschichtigem unverhornten oder verhornten Plattenepithel überzogen. Bei den Zungenpapillen handelt es sich um breitere Bindegewebsvorwölbungen (Bindegewebssockel, Primärpapillen), von denen epithelwärts kleinere Sekundärpapillen abgehen. Man unterscheidet vier Formen von Zungenpapillen.

Papillae filiformes: Diese fadenförmigen Papillen (Abb. 7.3) kommen am häufigsten vor und bedecken den gesamten Zungenrücken. Die Primärpapille (Bindegewebssockel) gabelt sich in Sekundärpapil-

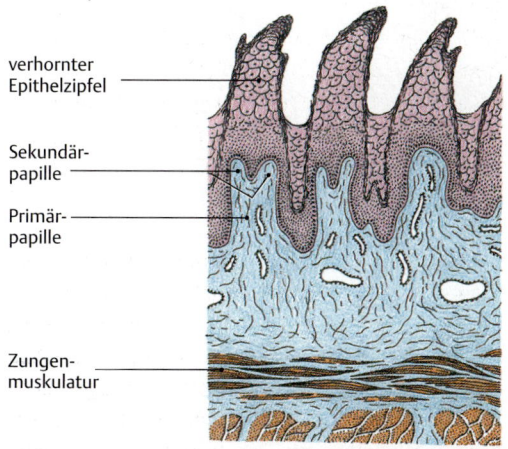

verhornter
Epithelzipfel

Sekundär-
papille

Primär-
papille

Zungen-
muskulatur

Abb. 7.3   Papillae filiformes (Schema)

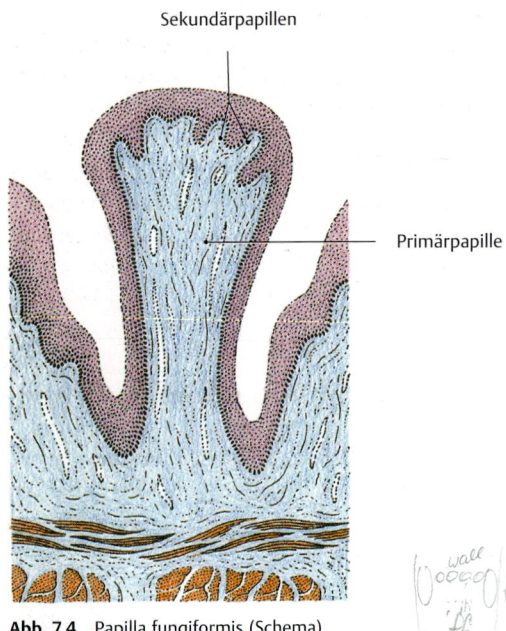

Sekundärpapillen

Primärpapille

Abb. 7.4   Papilla fungiformis (Schema)

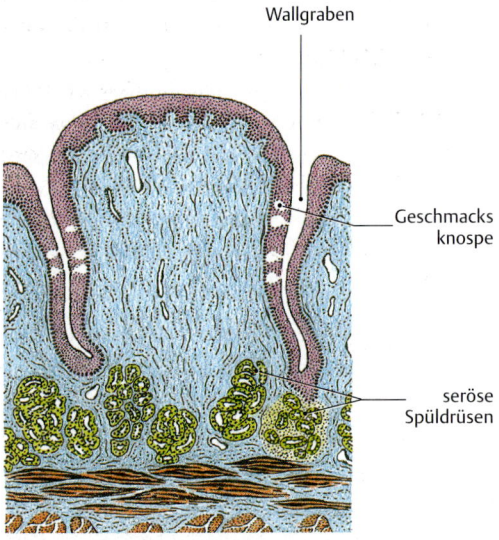

Wallgraben

Geschmacks knospe

seröse Spüldrüsen

Abb. 7.5   Papilla vallata (Schema)

len. Das Bindegewebsgerüst ist von einem spitzen, verhornten Epithelzipfel bedeckt. Die Spitze des Epithelzipfels ist rachenwärts gerichtet.

Papillae fungiformes: Die pilzförmigen Papillen **(Abb. 7.4)** sind seltener und kommen am Zungen-

rand und an der Zungenspitze vor. An der Basis sind sie schmaler als an ihrer Oberfläche. Ihr Bindegewebsgerüst (aus Primär- und Sekundärpapillen) ist von einem mehrschichtigen unverhornten Plattenepithel bedeckt.

Papillae vallatae: Die Wallpapillen sind die größten Papillen **(Abb. 7.5)**, sie liegen umittelbar vor dem Sulcus terminalis. Sie überragen kaum das Niveau der Zungenschleimhaut und werden von einem tiefen **Wallgraben** umgeben. An der seitlichen Papillenwand fehlen Sekundärpapillen, im Epithel dieser Wand sind zahlreiche **Geschmacksknospen** eingelagert. In die Wallgräben münden **seröse Spüldrüsen** (von-Ebnersche-Drüsen). Ihr Sekret entfernt eingedrungene Speisebestandteile und gelöste Geschmacksstoffe aus den Wallgräben. Sie können verhornen, jedoch ohne Stratum granulosum.

Papillae foliatae: Die blattförmigen Papillen liegen im hinteren Abschnitt des Zungenrandes, sie sind beim Erwachsenen nur undeutlich ausgeprägt. Sie besitzen lange leistenartige Sekundärpapillen und sind durch tiefe Gräben voneinander getrennt. In die Gräben münden seröse Spüldrüsen. Das mehrschichtige unverhornte Epithel besitzt an den Seitenflächen Geschmacksknospen.

Die Funktionen der Zungenpapillen

Die durch die Zungenpapillen hervorgerufene raue Oberfläche erleichtert die Verschiebung von Nahrungsbestandteilen innerhalb der Mundhöhle. Die Papillae filiformes dienen insbesondere auch der Tastempfindung. Sie enthalten zahlreiche freie Nervenendigungen und Mechanorezeptoren. Die Papillae vallatae und foliatae (bei Kindern auch die Papillae fungiformes) besitzen **Geschmacksknospen**. Die unterschiedlichen Geschmacksqualitäten werden an unterschiedlichen Stellen der Zunge wahrgenommen: *süß* im vorderen Viertel des Zungenrückens, *salzig* im zweiten Viertel, *sauer* im dritten Viertel und *bitter* im hinteren Viertel.

Die Geschmacksknospen

Die meist heller erscheinenden rundlichen Geschmacksknospen sind in das mehrschichtige Plattenepithel eingelagert. Sie nehmen die ganze Höhe des Epithels ein und öffnen sich mit einem **Porus gustatorius** (Geschmacksgrübchen). Die Anzahl der Geschmacksknospen nimmt im Alter ab.

Die Geschmacksknospen sind aus drei Zelltypen aufgebaut: **Geschmackszellen** (Sinneszellen), **Stützzellen** und **Basalzellen**. Aus den Basalzellen gehen durch mitotische Teilung die Geschmackszellen hervor. Die langgestreckten Stützzellen sind zwiebelschalenartig angeordnet. Die Geschmackszellen besitzen ein schmales Geschaftsstiftchen, das in den Porus gustatorius hineinragt. Die Lebensdauer der Geschmackszellen ist sehr kurz. Zum Geschmacksorgan gehören neben den Geschmacksknospen auch freie Nervenendigungen.

7.1.6 Klinische Bezüge

Auf der Zungenoberfläche können umschriebene nicht abwischbare Epithelverdickungen von weißer Farbe vorkommen. Aus solchen **Leukoplakien** kann ein Karzinom entstehen. Diese Leukoplakien sind aber nicht mit dem weißlichen Belag zu verwechseln, der abwischbar und harmlos ist.

Check-up

✔ Rekapitulieren Sie die Zelltypen der Geschmacksknospen.

7.2 Die Speicheldrüsen (Glandulae salivariae)

Lerncoach

Im Folgenden werden Sie die verschiedenen Speicheldrüsen kennenlernen, die sich in der Zusammensetzung ihres Sekretes unterscheiden. Falls Sie die Details zu serösen und mukösen Drüsen nicht mehr parat haben, lesen Sie dort nochmals nach. Dann kommen hier im Wesentlichen nur noch die Charakteristika der Ausführungsgänge als neue Informationen auf Sie zu.

7.2.1 Der Überblick

Ein charakteristisches Merkmal der meisten Speicheldrüsen ist ihr Läppchenbau; d. h. das Drüsenparenchym ist durch Bindegewebssepten in Drüsenläppchen gegliedert.

Die Speicheldrüsen kann man nach der Zusammensetzung ihres Sekretes in **seröse**, **muköse** und **seromuköse** Drüsen unterteilen. An die serösen oder

mukösen Endstücke (Azini) schließt sich das **Ausführungsgangsystem** an, das in Schaltstück, Streifenstück (oder Sekretrohr) und (größere) Ausführungsgänge gegliedert werden kann.

Die **Schaltstücke** nehmen das Sekret aus den Azini auf. Sie haben einen sehr geringen Durchmesser und ein enges Lumen. Ihre Wand wird von platten Zellen mit verhältnismäßig großem Kern gebildet. Den Schaltstücken liegen Myoepithelzellen an. Sie liegen *intralobulär* und leiten das Sekret in die Streifenstücke.

Der Durchmesser der **Streifenstücke** (**Sekretrohr**) ist mehr als doppelt so groß wie der der Schaltstücke. Die Wand besteht aus einschichtigem hochprismatischen Epithel, das kräftig angefärbt ist und eine basale Streifung aufweist. Die basale Streifung kommt durch starke Einfaltungen der Zellmembranen durch parallele Ausrichtung zahlreicher Mitochondrien zustande. Die Streifenstücke liegen *intralobulär* und münden in die (größeren) Ausführungsgänge. In den Streifenstücken erfolgt eine ausgeprägte Rückresorption von Natrium- und Chloridionen (durch die Natrium-Kalium-ATPase in der basolateralen Membran), dadurch ist der endgültige Speichel hypoton.

Diese **Ausführungsgänge** sind *interlobulär* (oder extralobulär), sind also von Bindegewebe (der Bindegewebssepten) umgeben. Das Lumen ist weit und wird von einem hohen einschichtigen und zweireihigen Epithel (mit basalen Ersatzzellen) begrenzt. Schließlich fließen die interlobulären zusammen zu einem großen extraglandulären Gang (**Ductus excretorius**), der in die Mundhöhle oder ins Vestibulum oris mündet.

Der von den Endstücken gebildete Speichel wird beim Durchfluss durch das Ausführungsgangsystem in seiner Zusammensetzung modifiziert. Das Schaltstückepithel ist sekretorisch aktiv, das Streifenstückepithel sekretorisch und resorptiv tätig.

Generell gilt, dass die serösen Drüsen ein längeres (stärker ausgebildetes) Ausführungsgangsystem haben als die mukösen Drüsen.

7.2.2 Die Glandula parotidea (Ohrspeicheldrüse)

Die Glandula parotidea (auch „Glandula parotis"), die größte Speicheldrüse, liegt vor dem äußeren Ohr und auf dem M. masseter (Kaumuskel). Ihr

Sekret gelangt über einen langen extraglandulären Ausführungsgang (Ductus parotideus) in den Mundvorhof; er mündet gegenüber dem 2. oberen Molaren.

Die Ohrspeicheldrüse wird von einer derben Fascia parotidea umhüllt. Innerhalb der Drüse verzweigt sich der N. facialis (7. Hirnnerv) zum Plexus intraparotideus.

Die Glandula parotidea ist eine **rein seröse Drüse** (**Abb. 7.6**); alle Abschnitte des Ausführungsgangsystems sind deutlich vorhanden. Zwischen den serösen Azini kommen Gruppen von Fettzellen vor.

Im interlobulären Bindegewebe können Nervenanschnitte des Plexus intraparotideus anzutreffen sein.

7.2.3 Die Glandula submandibularis (Unterkieferdrüse)

Die Glandula submandibularis liegt unter dem muskulären Mundhöhlenboden und ist der Innenfläche des Unterkieferknochens angelagert. Ihr Ausführungsgang mündet auf die Caruncula sublingualis, die vorne unter der Zunge (seitlich des Zungenbändchens) liegt.

Die Glandula submandibularis ist eine gemischte Drüse, d. h. sie enthält seröse und muköse Endstücke (**Abb. 7.7**). Die serösen Endstücke überwiegen (deshalb auch die Bezeichnung **seromuköse Drüse**). Die serösen Anteile sitzen häufig als seröse Halbmonde (von-Ebnersche-Halbmonde) den mukösen Azini auf. Schalt- und Streifenstücke sind seltener als in der Glandula parotidea.

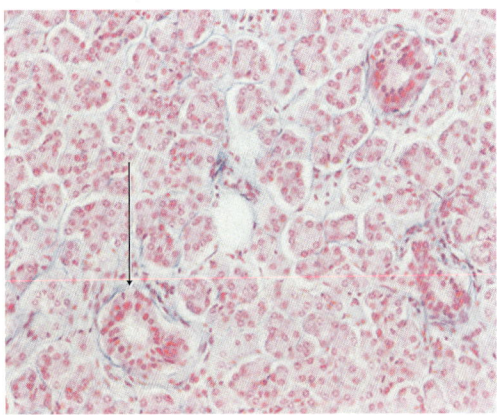

Abb. 7.6   Glandula parotis mit dicht gelagerten serösen Azini und drei Anschnitten von Sekretrohren. Der Pfeil zeigt auf ein Schaltstück (Azan, Vergrößerung 200-fach)

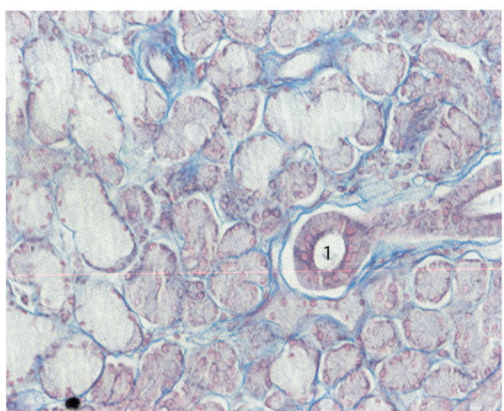

Abb. 7.7   Glandula submandibularis mit serösen (dunklen) und mukösen (hellen) Drüsenendstücken (Azan, Vergrößerung 200-fach); Anschnitt eines Sekretrohres (1)

Sie erkennen die Gl. parotis daran, dass sie rein serös ist, sehr gut entwickelte Schalt- und Streifenstücke sowie Fettzellen besitzt. Sie kann mit den ebenfalls rein serösen Drüsen des Pankreas (s. S. 155) verwechselt werden. Diese besitzen allerdings keine Streifenstücke und haben als Besonderheiten zentroazinäre Zellen und die Langerhans-Inseln. Verwechslungsmöglichkeit besteht außerdem zur Gl. lacrimalis. Diese hat ein weites Lumen der serösen Tubuli, keine Schalt- und Streifenstücke und viel Bindegewebe (mit freien Zellen).

Sie erkennen die Gl. submandibularis daran, dass sie sero-mukös (überwiegend serös) ist, ferner an den serösen Halbmonden und daran, dass sie weniger Schalt- und Streifenstücke als die Gl. parotidea besitzt.

7.2.4 Die Glandula sublingualis (Unterzungendrüse)

Diese Drüse liegt unter der Schleimhaut des Mundbodens (und auf dem muskulären Mundboden). Ihre kleinen Ausführungsgänge ziehen direkt durch die Schleimhaut (und münden unter der Zunge), ein größerer Gang (Ductus sublingualis major) mündet zusammen mit dem Ductus submandibularis auf die Caruncula sublingualis.

Die Glandula sublingualis **(Abb. 7.8)** ist eine gemischte, überwiegend muköse Drüse (deshalb auch die Bezeichnung mukoserös). Es ist eine tubuloazinöse Drüse, in der muköse Drüsenschläuche (tubulöse Endstücke mit mukösen Zellen) vorherrschen. Diese mukösen Tubuli tragen seröse Halbmonde (von Ebner) als Spüleinrichtung und sind häufig verzweigt. Insbesondere in der Glandula sublingualis erleichtert das Sekret der serösen Halbmonde die Ausschwemmung des mukösen Schleims. Die mukösen Tubuli werden auch als umgewandelte Schaltstücke aufgefasst. Weiterhin charakteristisch ist, dass die Schalt- und Streifenstücke außerordentlich kurz sind; entsprechende Anschnitte (von Schalt- und Streifenstücken) fehlen im histologischen Schnitt fast vollständig.

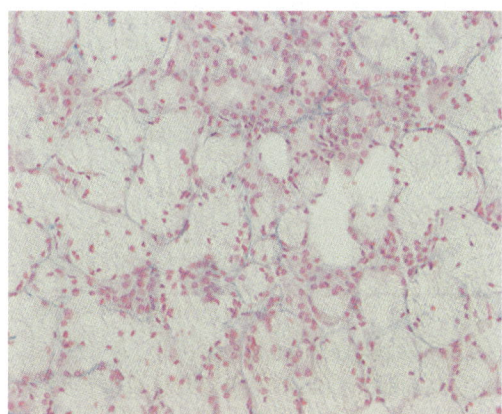

Abb. 7.8 Glandula sublingualis mit vorwiegend mukösen Drüsenendstücken. Wenige seröse Azini, Ausführungsgangsystem nicht angeschnitten (Azan, Vergrößerung 200-fach)

 Sie erkennen die Gl. sublingualis daran, dass sie muko-serös (überwiegend mukös) ist, ferner an den serösen Halbmonden und daran, dass sie kaum Schalt- und Streifenstücke besitzt.

7.2.5 Klinische Bezüge

Entzündungen der Speicheldrüsen: Bei gestörtem oder verringertem Speichelfluss können Bakterien aus dem Mund über den Ausführungsgang in die Speicheldrüsen gelangen und dort eine akute eitrige Entzündung hervorrufen. Geht die akute in eine chronische Entzündung über, kann es zur Athro-

phie des Drüsenparenchyms mit Fibrose (Faservermehrung, s. S. 45) kommen.

Check-up

✔ Schauen Sie sich die Präparate/Bilder zur Gl. submandibularis und Gl. sublingualis nochmals genau an; es besteht Verwechslungsgefahr. Sie sollten immer größere Teile des Präparates durchmustern. In der Gl. submandibularis finden sich immer größere Areale mit rein serösen Endstücken, und man findet eher Streifenstücke. In der Gl. sublingualis sind immer größere Areale mit rein mukösen Endstücken anzutreffen.

7.3 Die Zähne (Dentes)

Lerncoach

Sie werden in diesem Kapitel sehen dass das Kapitel „Zahnentwicklung" Ihnen das Lernen des Zahnaufbaus wesentlich erleichtert. Überfliegen Sie daher zunächst die Abschnitte 7.3.1 bis 7.3.6 um sich einen Überblick zu verschaffen (beachten Sie dabei das Hervorgehobene), lernen Sie dann die Zahnentwicklung und danach die überflogenen Abschnitte.

7.3.1 Der Überblick

An den Zähnen lassen sich drei Abschnitte unterscheiden:

Die **Zahnkrone** (Corona dentis) ist der sichtbare Teil des Zahns, sie überragt das Zahnfleisch.

Der **Zahnhals** (Collum dentis) ist der Übergangsbereich zwischen Krone und Wurzel.

Die **Zahnwurzel** (Radix dentis) macht den Teil des Zahns aus, der jeweils in den knöchernen Zahnfächern (**Alveolen**) des Ober- und Unterkiefers verankert ist.

Die Zähne bestehen aus den Hartsubstanzen: **Schmelz, Dentin** und **Zement** sowie der **Zahnpulpa**. Der größte Anteil der Hartsubstanzen des Zahns ist das Dentin, das im Kronenbereich vom Schmelz und im Wurzelbereich vom Zement bedeckt ist **(Abb. 7.9)**. Am Zahnhals treffen Schmelz und Zement aufeinander. Das Dentin umgibt die Pulpahöhle (mit der Zahnpulpa), die sich nach unten in den Wurzelkanal fortsetzt.

Zum Zahn gehört ferner der Zahnhalteapparat, das Periodontium, zur Befestigung der Zähne in den Alveolen.

7.3.2 Der Schmelz (Enamelum)

Hierbei handelt es sich um die härteste Substanz des Körpers. Der Schmelz ist zellfrei und enthält ganz überwiegend anorganische Substanzen (Hydroxylapatit). Der Schmelz besteht aus Schmelzprismen (mit Prismenscheiden) und interprismatischem Schmelz (als Kittsubstanz). Die vielkantigen Schmelzprismen durchziehen nahezu die gesamte Breite der Schmelzschicht; sie sind im Wesentlichen radiär orientiert.

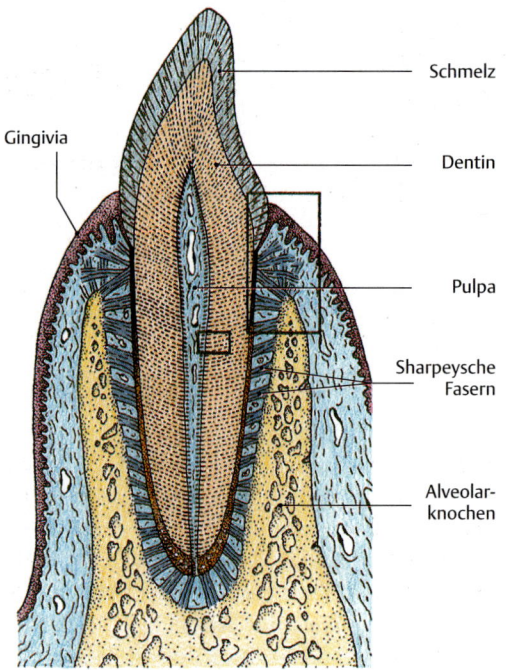

Abb. 7.9 Längsgeschnittener Zahn in seiner Alveole (Schema; Ausschnitte s. Abb. 7.10)

7.3.3 Das Dentin

Das Dentin (Zahnbein) ist aufgrund der Einlagerung von Hydroxylapatitkristallen härter als der Knochen, aber weniger hart als der Schmelz. Im Dentin liegen Dentinkanälchen, die radiär von der Pulpa zur Dentinoberfläche verlaufen. Diese Den-

tinkanälchen enthalten die Tomes-Fasern; hierbei handelt es sich um die Fortsätze der Odontoblasten. Die Zellkörper der Odontoblasten liegen außerhalb des Dentin, nämlich in der Pulpa an der Pulpa-Dentin-Grenze. Beim Dentin werden peritubuläres Dentin (umgibt die Dentinkanälchen, sehr dicht), intertubuläres Dentin (weniger dicht mineralisiert) und Manteldentin (unter dem Schmelz und unter dem Zement, weniger dicht mineralisiert) unterschieden (Abb. 7.10).

7.3.4 Die Zahnpulpa

Hier findet sich gallertiges Bindegewebe, in dem Blutgefäße und sensible Nerven verlaufen. Die Nerven dringen in die Anfangsteile der Dentinkanälchen vor. Am Pulpa-Rand, d.h. an der Grenze zum Dentin, liegen dichtgepackt die Zellkörper der Odontoblasten (Abb. 7.10); sie bieten das Erscheinungsbild eines mehrschichtigen Epithels.

7.3.5 Das Zement

Das Zement (Cementum) bildet eine dünne knochenähnliche Deckschicht an der Zahnwurzel. Im Zement können in einigen Bereichen Zementozyten eingelagert sein. Sie liegen in Lakunen und ähneln den Osteozyten. Das Zement wird dem Zahnhalteapparat zugeordnet.

7.3.6 Der Zahnhalteapparat

Zum Zahnhalteapparat (Parodontium, Abb. 7.10) gehören das Zement, die Wurzelhaut (Periodontium oder Desmodontium), der Alveolarknochen (Teile der Maxilla bzw. der Mandibula) und das Zahnfleisch (Gingiva).

Die Wurzelhaut

Die Wurzelhaut (Periodontium oder Desmodontium) füllt den Raum *zwischen* Zement und Alveolarknochen (Periodontalspalt). Ihr Hauptbestandteil sind die Sharpey-Fasern (vornehmlich Kollagenfasern, dazwischen feine elastische Fasern). Die in den Alveolarknochen und in das Zement einstrahlenden Sharpey-Fasern verlaufen überwiegend schräg abwärts in Richtung Wurzelspitze. Die Fasern befestigen den Zahn federnd in der Alveole und unterliegen beim Kauen überwiegend einer Zugbeanspruchung. Ferner finden sich in der Wur-

Labels in figure: Schmelz, Gingivia, Dentin, Pulpa, Sharpeysche Fasern, Alveolar-knochen

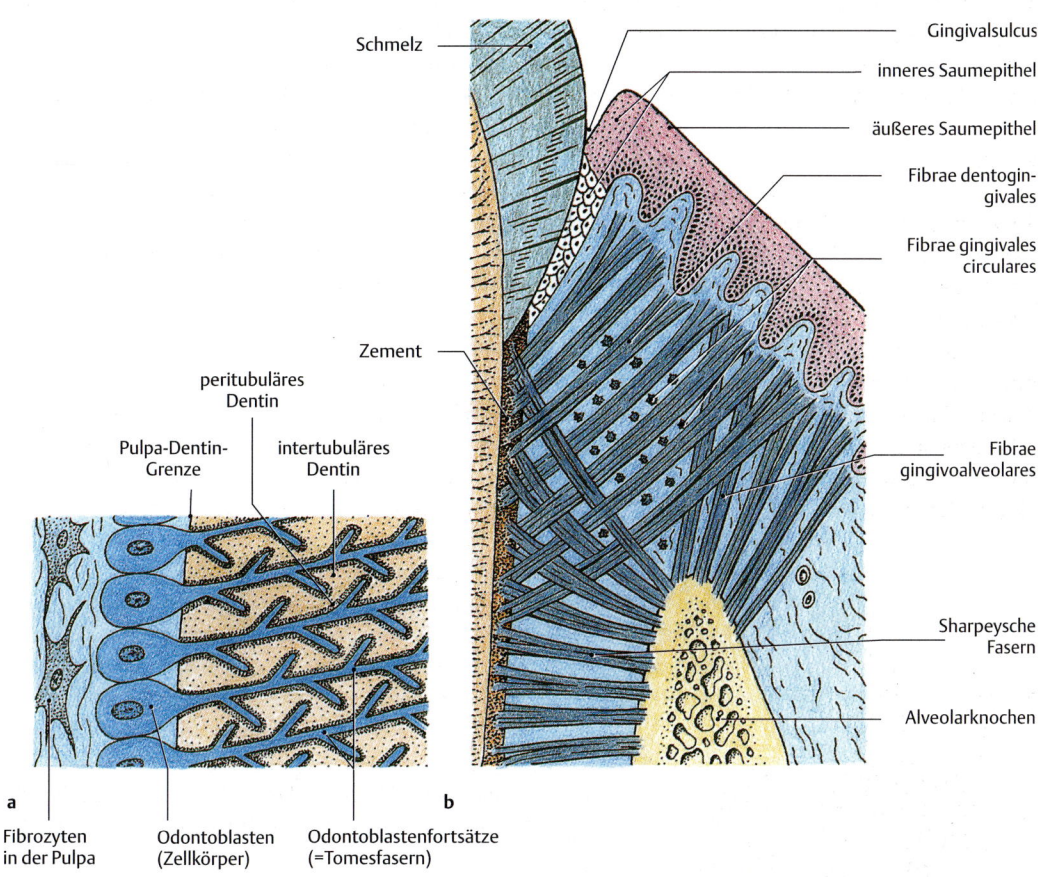

Abb. 7.10 (a) Pulpa-Dentin-Übergang; (b) Zahnhalteapparat (Ausschnittsvergrößerungen aus Abb. 7.9)

zelhaut Fibroblasten, lockeres Bindegewebe und Blutgefäße.

Das Zahnfleisch

Das Zahnfleisch (**Gingiva**) geht zur Mundschleimhaut. Es bedeckt den Alveolarknochen und umfasst die Zahnhälse. Zwischen den Zähnen bildet es die Interdentalpapillen. Zwischen dem Schmelz und dem Gingivalsaum (um die Zahnhälse) liegt der **Gingivalsulcus**. Das mehrschichtige unverhornte Plattenepithel des Gingivalsaums wird auf der Seite die zum Zahn gerichtet ist als **inneres Saumepithel** bezeichnet. Auf der gegenüberliegenden (oralen) Seite liegt das **äußere Saumepithel**. Das innere Saumepithel begrenzt (als Sulcusepithel) den Gingivalsulcus. In Richtung Wurzel ist es als Haftepi-

thel fest (durch Hemidesmosomen) mit dem Schmelz bzw. Zement verwachsen. Das äußere Saumepithel zeigt tiefe Bindegewebspapillen.

In der Lamina propria (unter dem inneren und äußeren Saumepithel) ziehen komplex angeordnete kollagene Befestigungsfasern (**Fibrae gingivales**) zwischen Epithel, Zement und Knochen.

7.3.7 Die Zahnentwicklung

An der Bildung der Zähne (**Abb. 7.11**), die im zweiten Embryonalmonat beginnt, sind zwei Keimblätter beteiligt: das **Ektoderm** und das **Mesoderm** (**Mesenchym**). Aus dem Epithel der ektodermalen Mundbucht wächst die **Zahnleiste** in die Tiefe, d. h. in das Mesenchym hinein. Das vorwachsende Ende der Zahnleiste verdickt sich zum **epithelialen**

Schmelzorgan. Das Schmelzorgan tritt in Kontakt zum Mesenchym, das sich zur **Zahnpapille** verdichtet. Im Schmelzorgan, an der Grenze zur Papille, entwickeln sich die Schmelzbildner (**Ameloblasten**). Am Rand der Zahnpapille, an der Grenze zum Schmelzorgan, differenzieren sich die **Odontoblasten,** die Dentinbildner. Der übrige Teil der Zahnpapille wird zur Zahnpulpa. Um die ganze Zahnanlage formiert sich mesenchymales Bindegewebe zum **Zahnsäckchen**, aus dem der Zahnhalteapparat hervorgeht.

Das Schmelzorgan

Das epitheliale Schmelzorgan, das die spätere Gestalt der Zahnkrone prägt, hat zunächst die Form einer **Schmelzknospe**, dann die einer Kappe (**Schmelzkappe**). Diese Kappe bedeckt die mesenchymale Zahnpapille. Durch schnelles Wachstum der Ränder der Kappe entstehen die **Schmelzglocken**, die die Papille weiter umgreifen. Gleichzeitig bildet sich die Zahnleiste zurück, nur ihr unterer Rand bleibt als **Ersatzzahnleiste** erhalten, von der die permanenten Zähne hervorgehen (Stadien s. **Abb. 7.11**).

Das (gefäßfreie) Schmelzorgan besteht zunächst aus dicht gepackten Epithelzellen. Im Zentrum der Schmelzkappe und -glocke kommt es zu einer star-

ken Auflockerung des Epithelverbandes (mit viel Interzellularsubstanz). Dieser aufgelockerte Bereich (mit sternförmigen Zellen) wird als **Schmelzpulpa** bezeichnet. An der Oberfläche der Schmelzpulpa liegt weiterhin kompaktes Epithel als **äußeres Schmelzepithel**, das an das Zahnsäckchen grenzt und als **inneres Schmelzepithel**, das der Zahnpapille zugewandt ist.

Aus den Zellen des inneren Schmelzepithels entstehen die (schmalen, hohlen) **Ameloblasten** (auch **Adamantoblasten** oder **Enameloblasten** genannt), die den Schmelz bilden.

▬▬▌ Beachte

Aus dem äußeren Schmelzepithel und aus der Schmelzpulpa entstehen direkt keine Bestandteile des Zahns.

Die Bildung der Zahnhartsubstanzen

Nachdem die Schicht der Ameloblasten entstanden ist, differenzieren sich die angrenzenden Zellen des Mesenchyms im Randbereich der Zahnpapille zu (länglichen) **Odontoblasten**, die Dentinbildner. Der Spaltraum zwischen Ameloblasten und Odontoblasten enthält die **Membrana praeformativa** (als Basalmembran der Ameloblasten). Die Odontoblasten sondern an ihrem Zellpol, der zu den Amelo-

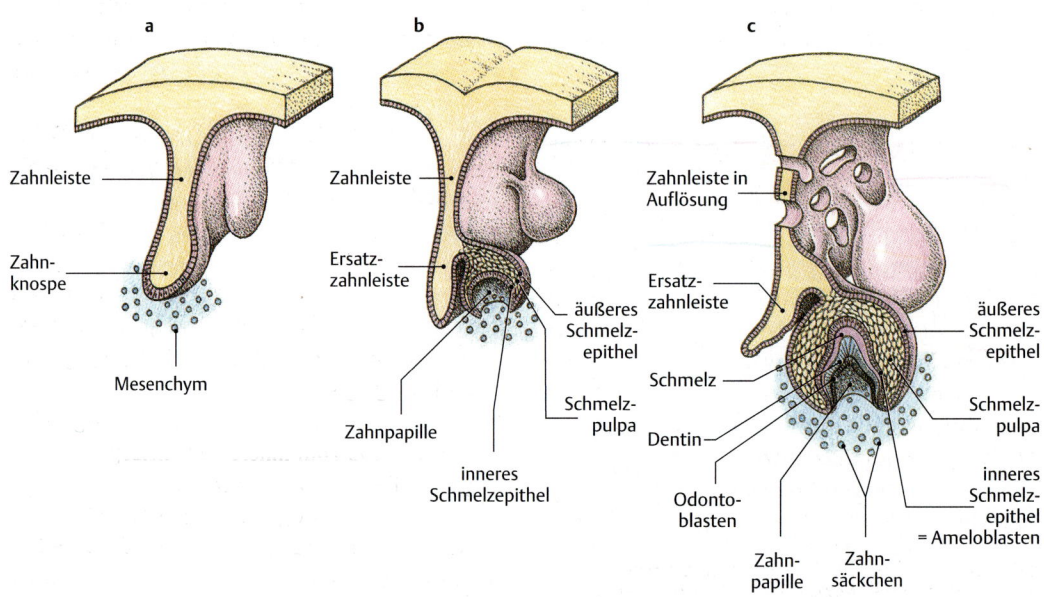

Abb. 7.11   Verschiedene Zahnentwicklungsstadien (Schema). (a) Knospenstadium; (b) Kappenstadium; (c) Glockenstadium

blasten zeigt, die Substanzen ab, die das (noch un-verkalkte) Prädentin bilden. Zuerst bildet sich das Manteldentin (Abb. 7.10).

Der Zellkörper bleibt (im Gegensatz zur Ossifikation) außerhalb des Dentins (in der Randzone der Zahnpapille bzw. der späteren Zahnpulpa). Nur der lange, in Richtung der Ameloblasten ausgerichtete Fortsatz der Odontoblasten liegt im Dentinkanälchen. Diese Fortsätze heißen **Tomessche Fasern** (Zahnbeinfasern).

Das jüngere odontoblastennähere Prädentin ist noch unverkalkt. Es unterscheidet sich auch im histologischen Präparat vom älteren odontoblastenfernen Dentin, in dem die Verkalkung stattfindet (mineralisiertes Prädentin).

Kurz nach Beginn der Dentinbildung sezernieren die Ameloblasten die Schmelzmatrix an ihrem zum Prädentin/Dentin gerichteten Zellpol. Die Mineralisation und Kristallisation des Zahnschmelzes erfolgt in Schüben.

Nachdem die Schmelzbildung abgeschlossen ist, sind keine funktionstüchtigen Ameloblasten mehr vorhanden. Die Odontoblasten jedoch bleiben erhalten, sodass eine Dentinbildung das ganze Leben erfolgen kann.

7.3.8 Weitere Fakten für Zahnmediziner

- *Technischer Hinweis*: Die Charakteristika der Hartsubstanzen des Zahnes lassen sich an Zahnschliffen (dünne Scheiben des nicht entkalkten Zahnes) betrachten. Im entkalkten Schnitt sind nur wenig Details sichtbar (Schmelz herausgelöst, im Dentin nur Kollagenfasern erkennbar).
- Das zuerst gebildete, dem Schmelz anliegende Manteldentin zeichnet sich durch das Vorkommen zahlreicher dicker Kollagenfaserbündel (v.-Korf-Fasern) aus.
- Benachbarte Gruppen von Schmelzprismen haben unterschiedliche Ausrichtungen, dadurch erscheinen im Schliffpräparat (quer) quer und schräg getroffene Schmelzprismen (Diazonien) sowie längsgetroffene Prismen (Parazonien). Dieses Muster wird als **Hunter-Schreger-Streifung** beschrieben.
- Als Ausdruck der schubweisen Schmelzbildung entstehen die **Rezius-Streifen** (Wachstumslinien).
- Im Hydroxylapatit des Schmelzes sind z. B. Fluoridionen zur Härtung eingelagert.
- Schmelzprismen sind etwa 5 μm dicke Säulen mit hufeisen- oder schlüssellochförmigem Querschnitt.
- Schmelzbüschel und -lamellen sind spaltförmige Schmelzareale, die schwächer verkalkt sind. Schmelzbüschel liegen an der Schmelz-Dentin-Grenze; Lamellen reichen bis zur Schmelzoberfläche.
- Peritubuläres Dentin, das keine Kollagenfasern enthält, heißt auch *Neumannsche Scheide*.
- Vor dem Zahndurchtritt bilden die Ameloblasten das Schmelzhäutchen (*Cuticula dentis*), das schnell verloren geht.
- Im Dentin der Krone (nahe an der Oberfläche) kommen unregelmäßig begrenzte, nur wenig verkalkte Areale vor, die als **Interglobulardentin** bezeichnet werden. In der Wurzel heißen solche Gebiete **Tomessche Körnerschicht**.
- Bei den Fibrae gingivales in der Lamina propria des Gingivalsaumes unterscheidet man nach ihrem Verlauf: Fibrae dentogingivales, gingivoalveolares, gingivales circulares.
- *Zur Zahnwurzelbildung*: Die Umschlagstellen vom äußeren zum inneren Schmelzepithel dringen in die Tiefe und bilden die **epitheliale Wurzelscheide** (Hertwig-Wurzelscheide). Sie induziert das Wurzeldentin und löst sich dann auf.
- Die Zementbildung erfolgt durch Zementoblasten, die aus dem Zahnsäckchen stammen.

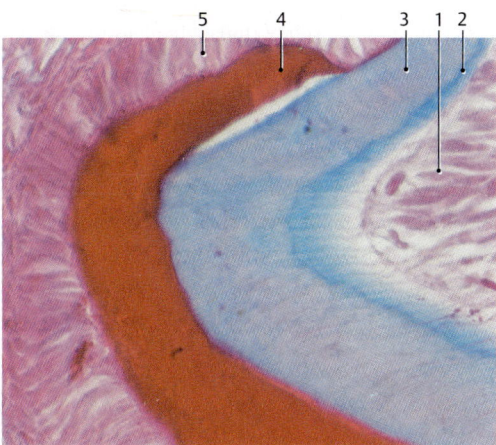

Abb. 7.12 Ausschnitt aus der Zahnanlage; Schmelz- und Dentinbildung: (1) Odontoblasten, (2) Prädentin, (3) Dentin, (4) Schmelz, (5) Ameloblasten (H.E., Vergrößerung 400-fach)

- Auch das Periodontium entwickelt sich aus dem Zahnsäckchen.
- Beim Zahnwechsel werden die Zahnwurzeln der Milchzähne resorbiert und anschließend die Kronen von den permanenten Zähnen herausgedrückt.
- Zirkumpulpäres Dentin umgibt die Pulpahöhle.

7.3.9 Klinische Bezüge
Parodontitis
Die Parodontitis ist eine Entzündung des Zahnhalteapparates ist durch bakterielle Beläge bedingt. Es kommt dabei zu einem fortschreitenden Verlust des Binde- und Stützgewebes (Gingiva, Desmodont, Zement, Alveolarknochen) mit Taschenbildung, Zahnlockerung, Ostitis und Abszessen.

Check-up
✔ **Zur Zahnentwicklung: Machen Sie sich nochmals die Herkunft der Odontoblasten und Adamantoblasten klar sowie ihre Lage im frühen (vor der Bildung der Hartsubstanzen) und in einem späteren Zahnentwicklungsstadium.**

7.4 Der gemeinsame Wandaufbau des Verdauungskanals

Alle Abschnitte des Verdauungskanals – von der Speiseröhre bis zum Enddarm – haben prinzipiell einen gleichartigen Wandaufbau. In den einzelnen Abschnitten finden sich leichte Modifikationen oder spezifische Charakteristika in den einzelnen Schichten, die für die Differenzialdiagnose wesentlich sind.
Es werden folgende Schichten und Unterschichten unterschieden (von innen nach außen, s. **Abb. 7.13**):
- **Tunica mucosa** mit Lamina epithelialis, Lamina propria und Lamina muscularis mucosa,
- **Tela submucosa,**
- **Tunica muscularis** mit Stratum circulare, Stratum longitudinale und Tunica adventitia oder **Tela subserosa** und **Tunica serosa**.

Es ist nicht notwendig, streng zwischen den Begriffen „Tela" und „Tunica" zu differenzieren. Häufig spricht man auch einfach nur von Mucosa, Submucosa usw.

Die **Tunica mucosa** (Schleimhaut) grenzt mit ihrer Lamina epithelialis an das Lumen des Verdauungstraktes. Das Epithel kann je nach Abschnitt unterschiedlich sein. Es ruht auf einer bindegewebigen Lamina propria. Die darunter gelegene Lamina muscularis mucosae (aus glatten Muskelzellen) ermöglicht eine Eigenbeweglichkeit der Schleimhaut. Zwischen Schleimhaut und Muskelschicht liegt, als Verschiebeschicht, die **Tela submucosa**. Sie besteht aus lockerem Bindegewebe, in das Blutgefäße, Nervenfasern und -zellen (Ganglienzellen, **Plexus submucosus, Meissner-Plexus**) und z. T. Ansammlungen von lymphatischem Gewebe (**Lymphfollikel**; vgl. u., MALT) eingelagert sind.
Die Muskelschicht (**Tunica muscularis**) besteht fast immer aus glatten Muskelzellen, die in zwei Schichten angeordnet sind: innere Ringmuskelschicht (Stratum circulare) und äußere Längsmuskelschicht (Stratum longitudinale). Zwischen diesen beiden Schichten liegt ein dünner Bindegewebsstreifen, in dem sich die Ganglienzellen des **Plexus myentericus** (**Auerbach-Plexus**) befinden. Die Muskelschicht dient der Durchmischung und Fortbewegung des Speisebreis.
Ist ein Organ nicht von Bauchfell (Peritoneum) überzogen, besitzt es eine **Tunica adventitia** aus lockerem Bindegewebe (zum Einbau in die Umgebung). Hat ein Organ einen Bauchfellüberzug, so erkennt man außen ein einschichtiges Peritonealepithel (**Tunica serosa**) mit einer Bindegewebsschicht darunter (**Tela subserosa**).
Duplikatur: Intraperitoneal gelegene Organe erhalten über eine Bindegewebsplatte, die von beiden Seiten mit Serosa bedeckt ist, ihre Gefäße und Nerven. Aufgrund der beidseitigen Serosabedeckung bezeichnet man diese Platte auch als Duplikatur. Die Duplikatur entspricht dem Meso- der verschiedenen Organe (z. B. Mesoappendix, Mesocolon, Mesenterium des Dünndarms). *Hinweis*: Wenn Sie sich genauer über Bauchfellverhältnisse orientieren wollen, schauen Sie in ein Embryologie-Buch (ist für den Histologie-Kurs aber nicht notwendig).

Mukosa-assoziiertes lymphatisches Gewebe (MALT)

Als MALT bezeichnet man Herde von lymphatischem Gewebe sowie diffus verteilte Zellen der spezifischen Abwehr in der Lamina propria von Schleimhäuten. Im darüberliegenden Epithel kommen M-Zellen vor (s. S. 144).

MALT kann in Form von eigenständigen Organen oder definierten Organbestandteilen vorkommen: Tonsillen (s. S. 105), Solitärfollikel (s. o.), Peyer-Plaques (s. S. 144).

7.5 Die Speiseröhre (Ösophagus)

Lerncoach

Die Speiseröhre zeigt den typischen Wandaufbau des Verdauungskanals, s. o. Das Lernen wird Ihnen wesentlich leichter fallen, wenn Sie diesen prinzipiellen Aufbau gut beherrschen und Sie dann die Charakteristika des Ösophagus hinzufügen.

7.5.1 Der Aufbau und die Lage

Der Ösophagus ist ein Muskelschlauch, der dem Transport des Bissens vom Rachen in den Magen dient. Am Ösophagus unterscheidet man einen **Halsteil** (Pars cervicalis; kurz, direkt hinter der Trachea), einen **Brustteil** (Pars thoracica; lang, im hinteren Mediastinum, kreuzt den Aortenbogen) und einen **Bauchteil** (Pars abdominalis; kurz, vom Zwerchfelldurchtritt (am Hiatus oesophageus) bis zum Mageneingang).

7.5.2 Der mikroskopische Aufbau

Die verschiebliche Schleimhaut bildet mehrere Längsfalten. Daher sieht man auf Querschnitten ein sternförmiges Lumen.

Der Ösophagus zeigt die für den Verdauungskanal typische Schichtung in Tunica mucosa, Tela submucosa, Tunica muscularis und Tunica adventitia. Die Lamina epithelialis der **Tunica mucosa** besteht aus einem mehrschichtigen, unverhornten Plattenepithel. Die Lamina propria weist vereinzelt Lymphfollikel auf. Die Lamina muscularis mucosae ist deutlich ausgebildet. In der Tela submucosa finden sich muköse Glandulae oesophageales sowie (besonders im unteren Teil der Speiseröhre) Venennetze.

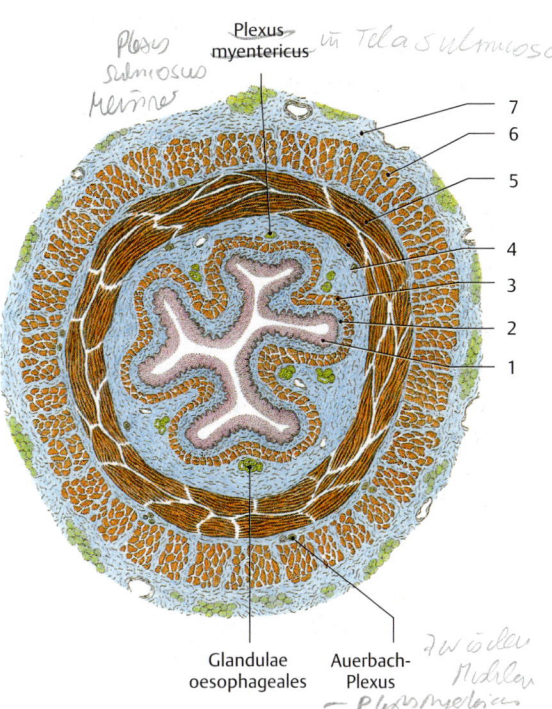

Abb. 7.13 Querschnitt durch den Ösophagus (unteres Drittel; Schema). Beachte den allgemeinen Aufbau, d. h. die Schichtung des Verdauungskanals: Tunica mucosa (1-3): Lamina epithelialis (1), Lamina propria (2), Lamina muscularis mucosae (3); Tela submucosa (4); Tunica muscularis (5-6): Stratum circulare (5), Stratum longitudinale (6); Tunica adventitia (7)

Im oberen Drittel der Speiseröhre besteht die **Tunica muscularis** ausschließlich aus quergestreifter Muskulatur, im unteren Drittel ausschließlich aus glatter Muskulatur. Im mittleren Drittel wird die quergestreifte Muskulatur allmählich durch glatte abgelöst; die glatten Muskelzellen treten zuerst im Stratum circulare auf.

Der weitaus größte Teil des Ösophagus besitzt eine **Tunica adventitia.** Nur der kurze abdominale Teil hat eine **Serosa/Subserosa.**

7.5.3 Klinische Bezüge

Refluxösophagitis

Die Refluxösophagitis entsteht durch einen Rückfluss von saurem Magensaft in das untere Drittel des Ösophagus. Hier kommt es zu Epithelnekrosen. Diese Defekte werden durch hochprismatisches Epithel (als Ersatz für Plattenepithel) bedeckt. Das hochprismatische Epithel ist weniger widerstandsfähig, deshalb können in diesen Bereichen Ulzera (Geschwüre) entstehen.

Check-up

✔   Machen Sie sich prinzipiell nochmals klar, wo man eine Tunica adventitia und wo eine Serosa/Subserosa findet.

7.6 Der Magen

Lerncoach

Es ist erforderlich, für die Histologie auch die makroskopische Gliederung des Magens mitzulernen. Sie bekommen meist Schnitte aus unterschiedlichen Abschnitten des Magens im Kurs zu sehen. Beim Hauptpräparat (Fundus/Corpus, s. u.) lernen Sie drei Zelltypen in den Magendrüsen kennen. Korrelieren Sie beim Lernen diese Zelltypen mit ihrer Funktion (z. B. Belegzelle = Salzsäureproduktion).

7.6.1 Der Aufbau und die Lage

Der Magen (Gaster, Ventriculus) ist eine sackförmige Erweiterung des Verdauungskanals. Er dient als Aufnahmeraum für die Speisen, die hier längere Zeit bleiben, für die weitere Verdauung vorbereitet werden und dann in kleineren Portionen in den Dünndarm abgegeben werden.

Die Pars abdominalis des Ösophagus mündet in den Mageneingang (**Pars cardiaca**). Oberhalb und links vom Mageneingang liegt die Magenkuppel (**Fundus ventriculi**). Darunter liegt als Hauptteil des Magens der Magenkörper (**Corpus ventriculi**). Über dem Magenpförtner (**Pylorus**) wird der Mageninhalt in den Zwölffingerdarm abgegeben.

Der Magen weist eine kleine und eine große **Krümmung** auf: Curvatura minor nach links, Curvatura major nach rechts. Er ist als Ganzes von Bauchfell überzogen (besitzt also eine Tunica serosa mit Tela subserosa) und liegt dadurch intraperitoneal.

Betrachtet man die **Schleimhaut** des Magens mit bloßem Auge, erkennt man die Plicae gastricae, die durch Vorwölbungen der Tela submucosa entstehen. Bei Lupenvergrößerung werden felderförmige Areale (Areae gastricae, durch Furchen begrenzte

Felder) sichtbar. Als feine Punkte erkennt man auf den Areae gastricae mündende Foveolae gastricae.

7.6.2 Der Überblick

Der histologische Aufbau ist in den verschiedenen Abschnitten des Magens unterschiedlich: Zunächst werden die mikroskopischen Charakteristika der Fundus- und Corpusregion (als Hauptanteil des Magens) abgehandelt, danach werden vergleichend die Merkmale der Cardia- und der Pylorusregion beschrieben.

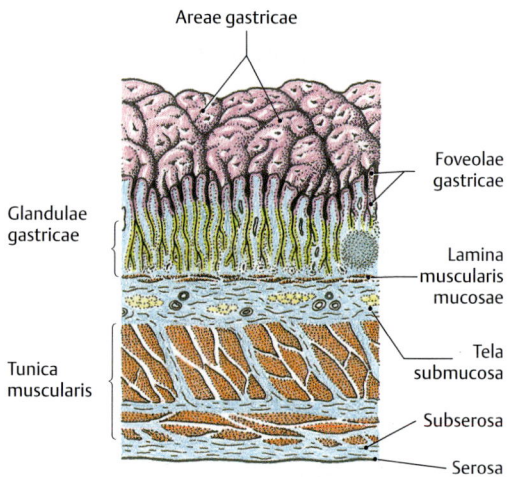

Abb. 7.14   Schleimhautrelief und Schichtung der Magenwand (Corpus/Fundus; Schema)

7.6.3 Der Fundus und der Corpus

Das einschichtige isoprismatische Oberflächenepithel senkt sich zu den Magengrübchen, den **Foveolae gastricae**, ein. Die Foveolae gastricae sind in diesen Magenabschnitten (Fundus, Corpus) relativ kurz. Sie nehmen etwa 1/5–1/4 der Schleimhautdicke ein. Im Grund der Foveolae gastricae münden jeweils bis zu 7 **tubulöse Magendrüsen, Glandulae gastricae propriae**. Die unverzweigten Drüsen verlaufen größtenteils gestreckt bis zur Lamina muscularis mucosae. Die Magendrüsen liegen dicht beieinander in der Lamina propria, so dass nur wenig Bindegewebe in der Lamina propria vorhanden ist (**Abb. 7.14**).

Die Glandulae gastricae werden in verschiedene Abschnitte gegliedert, den Isthmus (Übergangsabschnitt zwischen Foveola und Glandula gastrica),

Abb. 7.15   Fundus und Corpus (Schema). (a) Foveola und Glandula gastrica; (b) bis (e) verschiedene Zelltypen der Magendrüsen: (b) Belegzellen; (c) Hauptzelle; (d) Nebenzelle; (e) endokrine Zelle

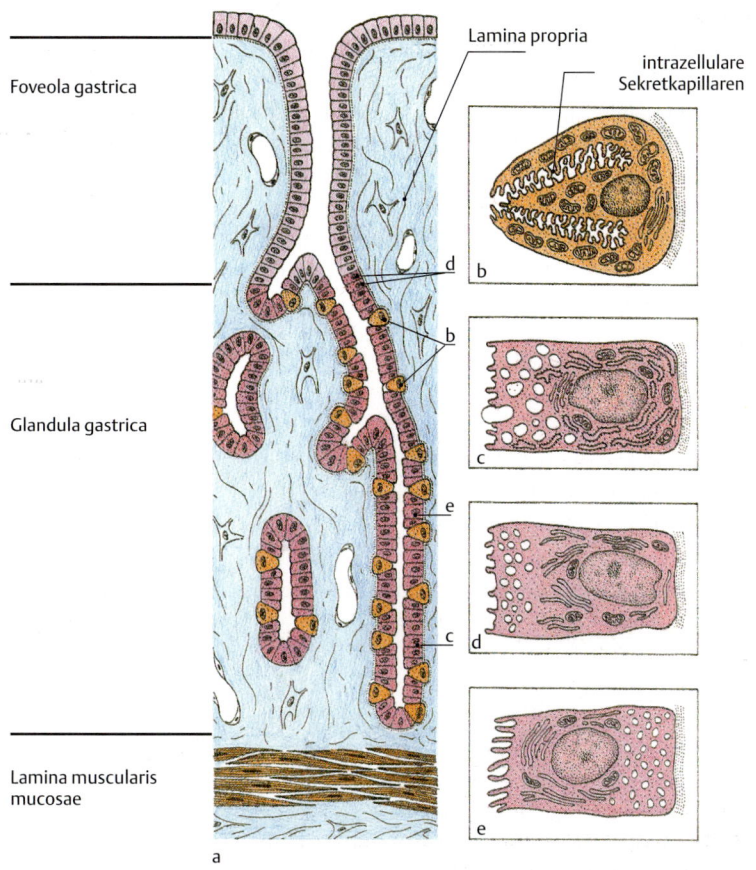

Foveola gastrica

Lamina propria

intrazellulare Sekretkapillaren

Glandula gastrica

Lamina muscularis mucosae

den Halsteil (Cervix), den Hauptteil (Pars principalis) und den Drüsengrund (Fundus).

In den einzelnen Abschnitten kommen die verschiedenen Zelltypen jeweils in unterschiedlicher Häufigkeit vor.

In der Wand der Magendrüsen liegen Nebenzellen, Hauptzellen, Belegzellen (Parietalzellen) und endokrine Zellen (**Abb. 7.15, Abb. 7.16**).

Das Oberflächen- und Drüsenepithel unterliegt einer *ständigen* Erneuerung. Stammzellen, die im Isthmusbereich der Magendrüsen liegen, können sich zeitlebens teilen und sich zu allen Zelltypen des Epithels differenzieren.

👁 Sie erkennen den Magen (Corpus/Fundus) an tiefen Glandulae gastricae mit Hauptzellen und deutlich hervortretenden Belegzellen.

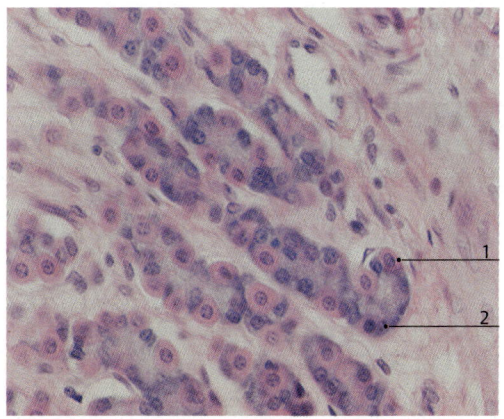

Abb. 7.16   Drüsengrund einer Glandula gastrica mit Belegzellen (rot, 1) und Hauptzellen (blau, 2; H.E., Vergrößerung 400-fach)

Das Oberflächenepithel

Dieses Epithel kleidet auch die Foveolae gastricae aus. Die Epithelzellen enthalten in ihrer apikalen Zellhälfte zahlreiche Schleimgranula, deren Inhalt kontinuierlich durch Exozytose freigesetzt wird. Dadurch bildet sich ein schützender Oberflächenfilm (auf den Epithelzellen), der auch Bicarbonat enthält. Dieses auch von den Epithelzellen sezernierte Bicarbonat bietet Schutz gegen die Salzsäure (s. u.) des Magensaftes.

Im unteren Bereich des Hauptteils verlaufen die Magendrüsen häufig etwas gewunden.

Die Nebenzellen

Die relativ kleinen Nebenzellen kommen vorwiegend im Halsbereich der Magendrüsen vor. Sie liegen eingekeilt zwischen den Belegzellen und produzieren einen sauren Schleim, der sich von dem des Oberflächenepithels unterscheidet. Sie werden auch als muköse Halszellen bezeichnet.

Die Hauptzellen

Vor allem im Hauptteil und im Drüsengrund finden sich die basophilen Hauptzellen (mit kugeligem Kern). Sie enthalten basal viel raues endoplasmatisches Retikulum und sie sezernieren Pepsinogene, die in apikalen Sekretgranula (sog. **Zymogengranula**) gespeichert sind. Die Stimulation der Pepsinogensekretion der Hauptzellen erfolgt durch Acetylcholin (der parasympathischen Nervenendigungen), Gastrin (aus dem Blut) und durch H^+-Ionen (aus dem Lumen der Magendrüsen).

▉ Beachte

Pepsinogen ist die inaktive Vorstufe des eiweißspaltenden Enzyms Pepsin.

Die Umwandlung in Pepsin erfolgt bei dem niedrigen pH-Wert im Magensaft.

Die Belegzellen (Parietalzellen)

Mit sauren Farbstoffen, wie Eosin, färben sich die Belegzellen aufgrund ihres Mitochondrienreichtums kräftig an. Die großen, pyramidenförmigen Belegzellen erscheinen im Präparat meist dreieckig (mit kugeligem Kern). Sie kommen besonders im Hals- und im Hauptteil der Magendrüsen vor. Die Spitze der pyramidenförmigen Belegzelle zeigt

zum Lumen der Magendrüse; ihre Basis wölbt sich in das Bindegewebe vor.

Elektronenmikroskopisch werden an den Belegzellen **intrazelluläre Sekretkanälchen** beschrieben. Hierbei handelt es sich um tiefe kanälchenförmige Einsenkungen der apikalen Zellmembran. An den Einsenkungen weist die Membran zahlreiche **Mikrovilli** auf. Die Ausbildung der Sekretkanälchen und der Mikrovilli bewirkt eine erhebliche Oberflächenvergrößerung.

Die apikale Zellmembran der Belegzellen enthält eine **H^+-Ionenpumpe**, die unter ATP-Verbrauch H^+-Ionen (im Austausch gegen K^+-Ionen) in das Lumen der Drüse befördert. Mit jedem abgegebenen H^+-Ion gelangt ein Cl^--Ion (durch einen Cl^--Kanal) in das Lumen. Hier entsteht dann aus H^+ und Cl^- die Salzsäure. Pro sezerniertes H^+-Ion verlässt ein HCO_3^--Ion aus der basalen Membran die Zelle.

Die Belegzellen sind nicht nur für die Salzsäureproduktion verantwortlich, sie sezernieren auch den *Intrinsic Factor*, der für die Resorption von Vitamin B_{12} (im Ileum) erforderlich ist.

Im inaktiven Zustand können die Belegzellen die für die Salzsäureproduktion erforderlichen Transportproteine der Membran durch Endozytose aufnehmen und in tubulovesikulären Strukturen innerhalb des Zytoplasmas speichern. Bei Aktivierung fusionieren diese Speichervesikel wieder mit der apikalen Zellmembran (Endozytose). Die Belegzellen besitzen außerdem Carboanhydrase (zur Bildung von HCO_3).

Der Name „Belegzellen" kommt daher, dass sie sich in das Bindegewebe vorbuckeln. Ihre apikale Spitze ist häufig nicht erkennbar und sie erscheinen deshalb von außen wie ein Belag.

Die enteroendokrinen Zellen

Die enteroendokrinen Zellen sind beim Schleimhautepithel (s. S. 139) beschrieben.

Die Regulation der Salzsäuresekretion

Die Belegzellen besitzen **Acetylcholin**-Rezeptoren, **Gastrin**-Rezeptoren und **Histamin**-Rezeptoren. Über diese drei Rezeptorentypen kann die Salzsäuresekretion stimuliert werden. Acetylcholin gelangt über parasympathische Nervenendigungen (aus dem N. vagus) zu den Belegzellen. Gastrin wird in endokrinen Zellen (den sog. G-Zellen) des Pylorus und des Duodenum gebildet und wird dort in die Blutbahn abgegeben. Über das Blut gelangt Gastrin an seine Rezeptoren an der Belegzelle als auch an Rezeptoren von endokrinen Zellen in der Nachbarschaft von Belegzellen. Diese endokrinen Zellen sezernieren dann Histamin, das parakrin die Belegzellen stimuliert. Histamin kann auch von Mastzellen sezerniert werden und an die Belegzellrezeptoren binden.

7.6.4 Die Cardia

Die Pars cardiaca ist ein schmaler, ringförmiger Schleimhautstreifen am Mageneingang. Hier sind die Foveolae gastricae länger. In die Foveolae münden die mukösen Kardiadrüsen. Diese tubulären Drüsen liegen nicht so dicht wie die Magendrüsen in Fundus und Corpus, sie sind stark verzweigt und gewunden, haben ein größeres Lumen und besitzen nur einen Zelltyp, der Schleim produziert.

Meist werden im Kurs Präparate des Übergangsbereichs von Ösophagus und Cardia gezeigt. Dabei geht das mehrschichtige unverhornte Plattenepithel abrupt in das einschichtige Epithel des Magens über. Gelegentlich kommen zystische Erweiterungen der Kardiadrüsen vor.

7.6.5 Der Pylorus

Die Pars pylorica liegt am Magenausgang, am Übergang zum Duodenum (wird auch meist als Übergangspräparat „Pylorus-Duodenum" vorgestellt) und ist breiter als die Pars cardiaca. Es wird ein Antrum pyloricum von einem Canalis pyloricus unterschieden. Die Foveolae der Pars pylorica sind sehr viel tiefer als im Fundus-/Corpus-Bereich. Sie sind auch besser erkennbar. In die Foveolae münden die Pylorus-Drüsen. Diese sind kurz, gewunden (aufgeknäuelt) und verzweigt (Verzweigungen besonders am Drüsengrund), haben ein weites Lumen, sind nicht so dicht gelagert (zwischen reichlich Bindegewebe der Lamina propria), haben *helle* Zellen (nur ein Zelltyp), ähneln den Kardia-Drüsen und produzieren einen schwach sauren Schleim, der die Gleitfähigkeit des Chymus erhöht.
In der Pars pylorica kommen auch endokrine Zellen vor, besonders **G-Zellen** (Gastrin-produzierend, s. o.). Die Tunica muscularis ist als kräftiger Ring-

muskel (Sphincter) ausgebildet. Man unterscheidet von außen nach innen drei Schichten, das Stratum longitudinale, Stratum circulare und die Fibrae obliquae. Das **Stratum circulare** ist im Pylorusbereich kräftig verdickt zum **M. sphincter pylori**. Die **Fibrae obliquae** sind eine Besonderheit im Magen; es handelt sich um schräg verlaufende Züge glatter Muskulatur, die innen dem Stratum circulare anliegen.

Auch hier gibt es meist Präparate des Übergangsbereichs Pylorus/Duodenum.

7.6.6 Klinische Bezüge

Erosion und Geschwüre

Bei der Erosion handelt es sich um einen kleinen Schleimhautdefekt; die Lamina muscularis mucosae bleibt dabei erhalten. Ursache ist eine Störung der Mikrozirkulation (z. B. bei Schockzuständen). Die wichtigste Komplikation der Erosion ist die Blutung aus arrondierten Arterienästen. Eine Erosion kann durch fortschreitende Tiefenausdehnung in ein Geschwür übergehen.
Bei Geschwüren im Magen (Ulcus ventriculi) liegt ein Substanzdefekt der Schleimhaut unter Einbeziehung der Lamina muscularis mucosae vor. Chronische Geschwüre überschreiten die Tela submucosa und Tunica muscularis und erreichen die Serosa. Faktoren, die zur Entstehung eines Ulcus beitragen sind eine gestörte Regeneration des Oberflächenepithels, eine gestörte Blutversorgung, vermehrte Sekretion von saurem Magensaft (vermehrte HCl-Produktion), Medikamente und ganz besonders Entzündungen (Gastritis) durch das Bakterium Helicobacter pylori.
Komplikationen des Ulcus sind u. a. Blutungen (durch Arrosionen von Gefäßen), Perforation (durch vollständige Zerstörung der Wand) oder Stenosen (Lumeneinengungen durch vernarbende, schrumpfende Ulcera).

Magenkarzinom

Nach dem histologischen Befund werden zwei Formen des Magenkarzinoms unterschieden. Das **Frühkarzinom** ist auf die Mukosa und Submukosa beschränkt, ist also nicht in die Muscularis eingewachsen. Die mittlere 10-Jahres-Überlebensrate der Patienten nach Magenresektion liegt bei über 90 %. Das **fortgeschrittene Magenkarzinom** hingegen, das in die Muscularis und tiefer gewachsen ist, hat eine 5-Jahre-Überlebensrate von nur 10 %.

Chronische Gastritis

Eine hochgradige chronische Gastritis führt zu erheblichen Veränderungen in der Morphologie der Magenschleimhaut: Abnahme der Anzahl der Beleg- und Hauptzellen, Verlängerung und Erweiterung der Foveolae gastricae, Metaplasie, d. h. Umwandlung in eine Schleimhaut, die der des Darms ähnelt: Zahlreiche Becherzellen in der Wand der Foveolae sowie Enterozyten (mit Bürstensaum) und Panethschen Körnerzellen in den Magendrüsen. Die Metaplasie begünstigt die Entwicklung eines Magenkarzinoms.

Die chronische Gastritis wird durch chronische Schleimhautreizungen (Rauchen, Alkohol, Medikamente, Bakterien) hervorgerufen.

Check-up

✔ Rekapitulieren Sie nochmals die Details zur Belegzelle. Es kann hilfreich sein, wenn Sie eine Belegzelle (mit intrazellulären Sekretkanälchen) zeichnen. Tragen Sie auch die Rezeptoren der Belegzelle mit in Ihre Zeichnung ein.

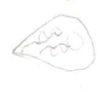

7.7 Der Dünndarm

Lerncoach

Sie lernen in diesem Kapitel zunächst Strukturen kennen, die der Oberflächenvergrößerung (und damit einer erhöhten Resorptionsfähigkeit) dienen. Im Anschluss können Sie sich die Kriterien der drei Dünndarmabschnitte erarbeiten; beachten Sie dabei insbesondere die drei 🏃 als knappe Zusammenfassung.

7.7.1 Die Funktionen

Die Hauptfunktion des Dünndarms ist es, Nahrungsbestandteile (Fette, Proteine, Kohlenhydrate, Elektrolyte) zu resorbieren. Die Nahrungsbestandteile werden vor der Resorption in kleine Moleküle

zerlegt. Dabei spielen die Enzyme der Bauchspeicheldrüse eine wichtige Rolle. Durch die Bewegungen des Dünndarms (Kontraktionen der Ring- und Längsmuskulatur) kommt es zur Durchmischung der Nahrungsbestandteile mit den Verdauungssäften Bauchspeichel und Galle.

7.7.2 Der Aufbau und die Lage

Am Magenausgang beginnt der etwa 6 m lange Dünndarm, der sich in drei Abschnitte gliedert, das **Duodenum**, **Jejunum** und **Ileum**.

Das C-förmige Duodenum umfasst den Kopf der Bauchspeicheldrüse und geht an der Flexura duodenojejunalis in das Dünndarmkonvolut über. Das Jejunum bildet etwa 2/5 des Dünndarmkonvoluts, es geht ohne deutlich erkennbare Grenze in das Ileum über. Jejunum und Ileum bilden das freibewegliche Dünndarmkonvolut.

7.7.3 Der mikroskopische Aufbau

Die Oberflächenvergrößerung des Dünndarms

Die Resorptionsleistung des Dünndarms wird durch die Vergrößerung seiner Oberfläche auf mehr als 100 m^2 ermöglicht **(Abb. 7.17)**. Diese Oberflächenvergrößerung erfolgt durch Plicae circulares (Ringfalten), Zotten, Krypten und Mikrovilli.

Die **Plicae circulares (Ringfalten oder Kerckring-Falten)** entstehen durch Vorwölbungen der Tunica mucosa und Tela submucosa.

Bei den **Zotten** (**Villi intestinalis**) handelt es sich um fingerförmige Ausstülpungen der Lamina epithelialis und der Lamina propria. Die im Zottenbindegewebe gelegenen Blut- und Lymphkapillaren haben ihren Zu- bzw. Abfluss über im Zottenzentrum verlaufende Arteriolen, Venolen und über das zentrale Chylusgefäß. Letzteres ist für den Lymphtransport verantwortlich. Einige Muskelzellen der Lamina muscularis mucosae dringen in die Zotte ein. Durch ihre Kontraktion verkürzen sich die Zotten, dadurch wird der venöse und der Lymphabfluss wesentlich gefördert (**Zottenpumpe**). Die verkürzten Zotten werden durch den Einstrom von Blut in die Arteriolen wieder aufgerichtet

Die **Krypten (Lieberkühn-Krypten, Glandulae intestinalis**) sind tubulöse Epitheleinsenkungen in die Lamina propria.

Mikrovilli sind fingerförmige Ausstülpungen der Zelle, vgl. S. 9.

Das Schleimhautepithel

Die hochprismatischen Enterozyten (Saumzellen) sind die Resorptionszellen, die als typische Oberflächendifferenzierung einen Stäbchensaum (Bürstensaum) aufweisen. Dieser Stäbchensaum wird durch dicht stehende Mikrovilli gebildet. Die Enterozyten sind apikal durch Schlussleisten miteinander verbunden. Sie sind der überwiegende Zelltyp des einschichtigen Epithels; sie kommen an den Zotten und in den Krypten vor.

Zwischen den Enterozyten sind sezernierende Becherzellen eingestreut. Ihr Sekret bildet eine schützende Schleimschicht, die zudem das Ableiten des Darminhalts erleichtert. Becherzellen sind sowohl an den Zotten als auch in den Krypten zu finden.

Am Grunde der Krypten liegen im Epithelverband Paneth-Zellen, die durch apikale (supranukleär gelegene) Granula gekennzeichnet sind. Die Paneth-Körnerzellen geben das antibakteriell wirkende Lysozym sowie verschiedene Peptidasen ab. Wie die Becherzellen sind sie exokrine Zellen.

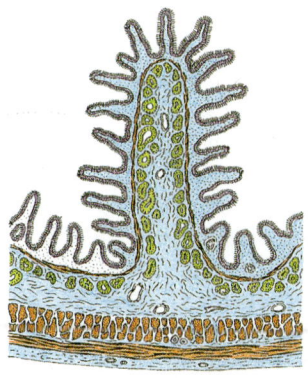 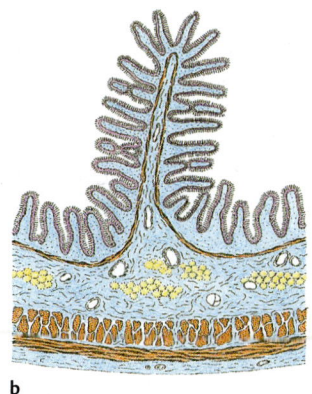 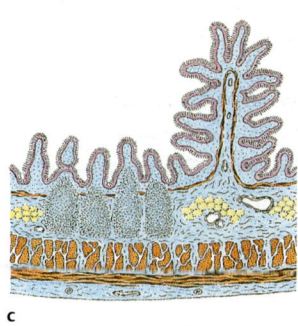

a   b   c

Abb. 7.17 Plicae circulares, Zotten und Krypten in den drei Dünndarmabschnitten (Schema); (a) Duodenum; (b) Jejunum; (c) Ileum

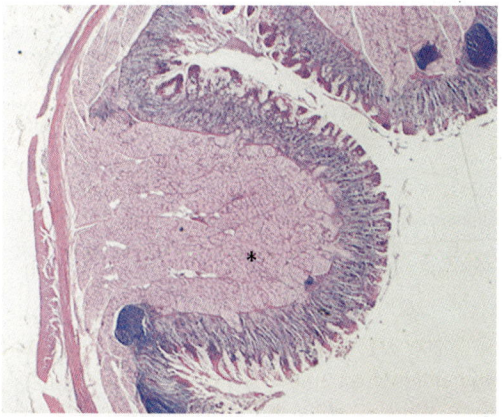

a

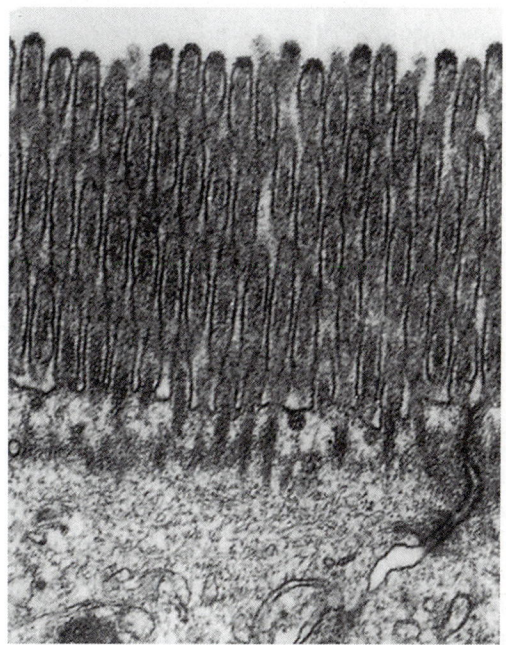

b

Abb. 7.18 (a) Plica circularis aus dem Duodenum (H.E., Vergrößerung 12,5-fach); beachte die stark ausgebildeten Brunner-Drüsen (Sternchen); (b) Elektronenmikroskopische Darstellung der Mikrovilli (dicht stehend und lang) im Duodenum, (Vergrößerung 23000-fach)

Zudem kommen im Epithel der Krypten endokrine Zellen vor. Diese enteroendokrinen Zellen, die einzeln oder in kleinen Gruppen im Epithel liegen, besitzen intranukleär (basal) gelegene Granula und werden deshalb auch als **basalgekörnte Zellen** bezeichnet. Die Sekrete dieser Zellen werden an Blutgefäße abgegeben, darüberhinaus können sie eine parakrine Nahwirkung haben. Die verschiedenen Subtypen der enteroendokrinen Zellen bilden 19 verschiedene Peptidhormone und Serotonin.

Über Lymphozytenansammlungen kommen im Darmepithel M-Zellen vor, die Antigene transportieren können.

Die Regeneration des Darmepithels geht von Stammzellen im unteren Drittel der Krypten aus. Die neugebildeten Zellen wandern zur Zottenspitze, wo sie abgestoßen werden. Ihre Lebensdauer beträgt etwa 5 Tage.

Die Charakteristika der drei Dünndarmabschnitte

Das **Duodenum** besitzt breite, sehr hohe und dicht stehende Plicae circulares. Seine Zotten sind kräftig ausgebildet; sie erscheinen plump oder blattförmig. Charakteristisch für das Duodenum sind die **Glandulae duodenales, Brunner-Drüsen**, in der Tela submucosa. Die mukoiden Brunner-Drüsen sind verzweigte, aufgeknäuelte tubuloalveoläre Drüsen. Sie nehmen ausgedehnte Bereiche der Submucosa ein, auch in den Plicae circulares **(Abb. 7.18)**. Das Zytoplasma der Drüsenzellen erscheint im histologischen Präparat auffallend hell. Vereinzelt kommen in der Lamina propria **Solitärfollikel** vor.

➤ **Sie erkennen das Duodenum daran, dass viele Brunner-Drüsen (helles Zytoplasma im HE-Präparat) in der Submucosa vorkommen, ferner an breiten und hohen Plicae circulares, blattförmigen und langen Zotten sowie flachen Krypten.**

Im **Jejunum** und **Ileum** nehmen die Anzahl und Höhe der Plicae circulares und die Höhe und Breite der Zotten kontinuierlich ab, gleichzeitig nimmt die Tiefe der Krypten zu. Zudem nimmt die Anzahl der Becherzellen zu.

Das **Jejunum** ist gekennzeichnet durch deutlich ausgeprägte Plicae circulares, die noch dicht stehen

sowie fingerförmige Zotten. Gelegentlich finden sich Solitärfollikel.

➤ **Das Jejunum erkennen Sie an dicht stehenden, schlanken und hohen Plicae circulares, schlanken und langen Zotten, tiefer werdenden Krypten sowie Solitärfollikeln.**

Im **Ileum** sind die Plicae circulares niedrig und weiter auseinander stehend (d.h. weniger zahlreich) als im Jejunum und Ileum **(Abb. 7.19)**. Die Zotten sind kurz, während die Krypten an Tiefe zunehmen. Typisch für das Ileum sind Ansammlungen von Lymphfollikeln, **Noduli lymphatici aggregati (Peyer-Plaques)**, die von der Lamina propria in die Tela submucosa hineinreichen, wodurch die Lamina muscularis mucosae unterbrochen ist. Die Peyer-Plaques liegen gegenüber dem Mesenterialansatz und wölben die Schleimhaut vor.

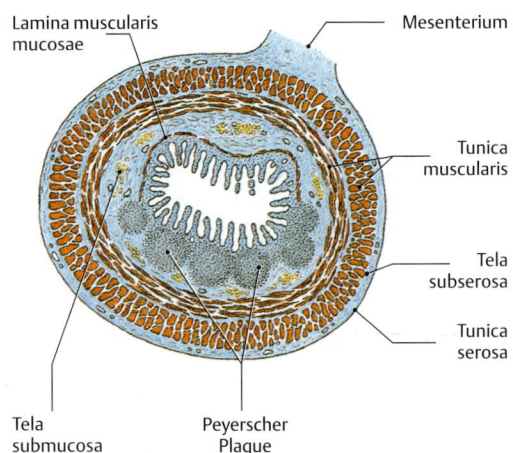

Lamina muscularis mucosae — Mesenterium — Tunica muscularis — Tela subserosa — Tunica serosa — Tela submucosa — Peyerscher Plaque

Abb. 7.19   Querschnitt des Ileum (Schema)

➤ **Sie erkennen das Ileum an weniger dicht stehenden, flachen Plicae circulares, weniger dicht stehenden, flachen Zotten, tiefen Krypten und Peyer-Plaques.**

7.7.4 Klinische Bezüge
Morbus Crohn

Bei dieser chronisch-entzündlichen Erkrankung unklarer Ursache ist häufig der Endabschnitt des Ileum betroffen. Histologisch findet man eine Entzündung mit Anhäufungen von Entzündungszellen des Blutes in allen Schichten der Darmwand. Die Peyerschen Plaques sind meistens vergrößert. Infolge der chronischen Entzündungen kann es zu Stenosen (Verengungen) des Darms oder zu Fistelbildungen kommen (vgl. klinischer Fall S. 124).

Einheimische Sprue

Bei der einheimischen Sprue handelt es sich um eine Resorptionsstörung im Dünndarm, die durch eine Unverträglichkeit des Getreideproteins Gluten bedingt ist. Es kommt über immunologische Prozesse zu einer Schädigung des Dünndarmepithels, die schließlich zu einem Schwund der Zotten führt. Durch eine gesteigerte Zellproliferation kommt es zur Vertiefung der Krypten. Bei glutenfreier Ernährung kommt es zum Wiederaufbau der Zotten. Die einheimische Sprue ist identisch mit der Zöliakie des Kleinkindes.

Check-up

✔ **Machen Sie sich nochmals klar, woraus die Plicae circulares, die Zotten, die Krypten und die Mikrovilli bestehen.**

✔ **Rekapitulieren Sie, welche Zelltypen im Schleimhautepithel des Dünndarms vorkommen und welche Funktionen sie jeweils haben.**

7.8 Der Dickdarm

Lerncoach

Im Prinzip geht es hier genauso weiter wie im Dünndarm; Sie lernen ähnliche Unterscheidungsmerkmale kennen.

7.8.1 Die Funktionen

Im Dickdarm erfolgt durch Eindickung des Darminhaltes und durch Beimischung von Schleim (Becherzellen) die Bildung des Fäzes (Kot).

7.8.2 Der Aufbau und die Lage

Der Dickdarm bildet einen Rahmen um die Dünndarmschlingen und gliedert sich in verschiedene Abschnitte, den **Blinddarm** (Caecum) mit Wurmfortsatz (Appendix vermiformis), den **Grimmdarm** (Colon) mit Colon ascendens, Colon transversum, Colon descendens und Colon sigmoideum, den **Mastdarm** (Rektum) und den **Analkanal** (Canalis analis).

Das Caecum liegt im rechten Unterbauch und ist der sackförmige Anfangsteil des Dickdarms. Es liegt unterhalb der Einmündungsstelle des Ileum. Am unteren Ende des Caecum geht der nur etwa bleistiftdicke Appendix vermiformis ab.

Oberhalb der Einmündungstelle des Ileum (Valva ileocaecalis) zieht das Colon ascendens aufwärts zur Leberunterfläche und geht hier mit einem spitzwinkligen Knick ins Colon transversum über. Dieser quer verlaufende Teil setzt sich in der Milzgegend mit einem scharfen Knick in das Colon descendens fort. Im linken Unterbauch erfolgt der Übergang in das S-förmige Colon sigmoideum, das vor dem zweiten Kreuzbeinwirbel ins Rektum übergeht. Der Analkanal ist der letzte Abschnitt des Darmrohres.

7.8.3 Das Colon

Im Colon sind keine Plicae circulares und keine Zotten vorhanden. Kennzeichnend sind tiefe, unverzweigte Krypten, die dicht stehen; charakteristisch ist auch eine hohe Anzahl von Becherzellen **(Abb. 7.20, Abb. 7.21)**.

In der Tunica muscularis fällt auf, dass die äußere Längsmuskulatur auf drei Längsstreifen zusammengedrängt ist, die als Taenien bezeichnet werden. Zwischen den Taenien ist die Längsmuskulatur nur sehr schwach ausgebildet. Die Ringmuskulatur ist gleichmäßig dick.

Am Colon können sich Fettanhängsel (Appendices epiploicae) befinden.

Das Colon erkennen Sie daran, dass (fast) keine Plicae circulares und keine Zotten vorkommen, die Krypten sehr tief und dicht stehen (in reagenzglasförmiger Anordnung) und es viele Becherzellen und Taenienanschnitte gibt.

7.8.4 Die Appendix vermiformis

Prinzipiell zeigt der Wurmfortsatz den gleichen mikroskopischen Aufbau wie das Colon **(Abb. 7.22, Abb. 7.23)**. Im Unterschied zum Colon sind die Krypten im Appendix vermiformis weniger zahlreich,

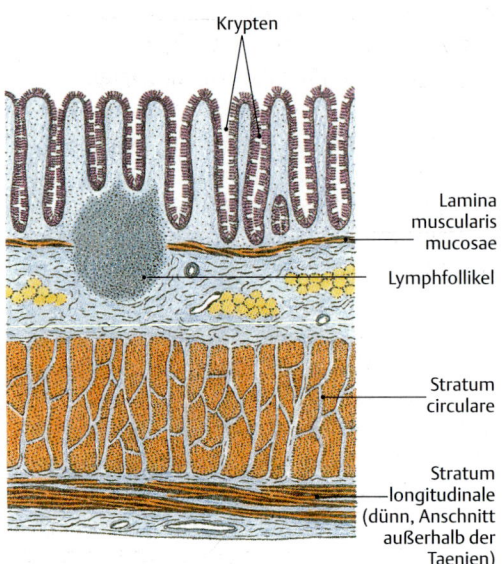

Krypten

Lamina
muscularis
mucosae

Lymphfollikel

Stratum
circulare

Stratum
longitudinale
(dünn, Anschnitt
außerhalb der
Taenien)

Abb. 7.20 Anschnitt aus der Colonwand (Schema)

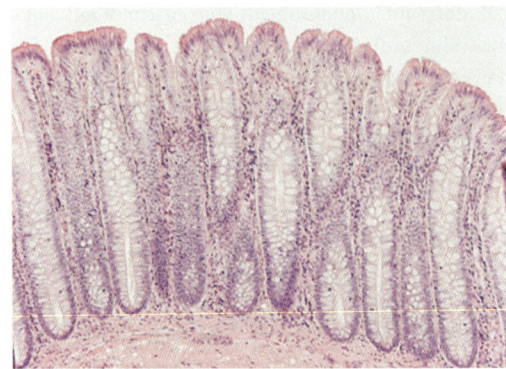

Abb. 7.21 Krypten des Colon (H.E., Vergrößerung 100-fach); beachte die Vielzahl der Becherzellen

nicht so tief und unregelmäßig in ihrer Form; sie können streckenweise auch fehlen. Auffallend beim Wurmfortsatz sind zahlreiche Lymphfollikel, die rings um das Lumen vorkommen. Sie liegen nicht nur in der Lamina propria, sondern reichen bis in die Submucosa. Dadurch ist die Lamina muscularis mucosae häufig nicht zu erkennen. Wegen der zahlreichen großen Lymphfollikel bezeichnet man die Appendix auch als Darmtonsille. An einem vollständigen Querschnitt durch den Wurmfortsatz ist die Mesoappendix (Mesenteriolum) sichtbar.

Abb. 7.22 Querschnitt der Appendix vermiformis (Schema)

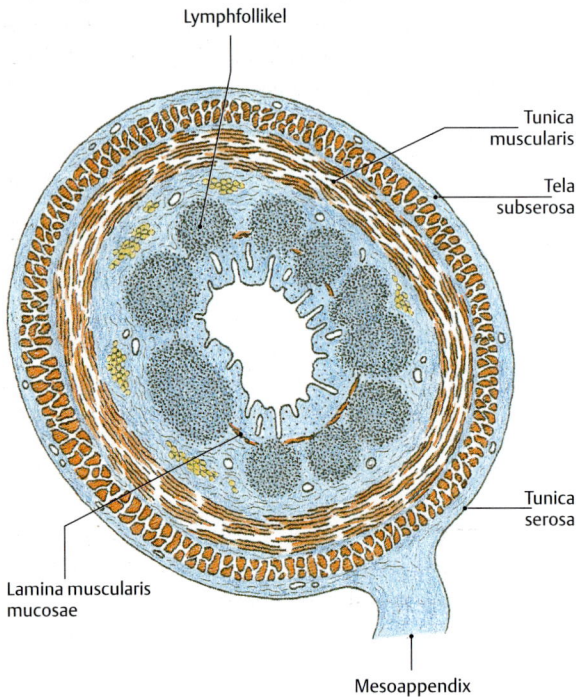

Lymphfollikel

Tunica
muscularis

Tela
subserosa

Tunica
serosa

Lamina muscularis
mucosae

Mesoappendix

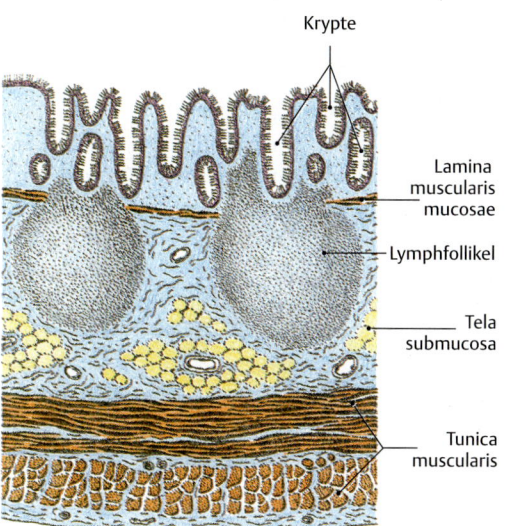

Krypte

Lamina
muscularis
mucosae

Lymphfollikel

Tela
submucosa

Tunica
muscularis

Abb. 7.23   Ausschnitt aus der Wand der Appendix vermiformis (Schema)

👁 Die Appendix vermiformis erkennen Sie am Fehlen von Plicae und Zotten (wie Colon). Außerdem gibt es weniger tiefe, unregelmäßig geformte Krypten und viele große Lymphfollikel rings um das Lumen und am Mesenteriolum.

nicht nur in Lamina propria, sondern in Tela submucosa → Lamina muscularis mucosa fehlt teilweise

7.8.5 Das Rektum und der Analkanal

👁 Meist werden keine Präparate im Kurs besprochen.

Das Rektum geht ohne scharfe Abgrenzung aus dem Colon sigmoideum hervor und gliedert sich in die Ampulla recti und den Canalis analis.

Die Mukosa der Ampulla recti weist tiefe Krypten auf und ist dicker als die des Kolons. Die Submukosa enthält häufig Lymphfollikel; die Längsmuskulatur bildet eine einheitlich dicke Schicht.

Der Canalis analis wird unterteilt in:

■ Zona columnaris: Mit dem Corpus cavernosum recti (Schwellkörpersystem) in der Submukosa. Das Dickdarmepithel wird allmählich ersetzt durch mehrschichtiges unverhorntes Plattenepithel.

■ Zona intermedia Pecten analis: Mit mehrschichtigem unverhorntem Plattenepithel und dem quergestreiften M. sphincter ani externus.

■ Zona cutanea: Verhorntes mehrschichtiges Plattenepithel mit ekkrinen und apokrinen Schweißdrüsen sowie Haaren und Talgdrüsen.

Weitere Details zum Analkanal, insbesondere zum Verschlussmechanismus, s. Lehrbücher der makroskopischen Anatomie.

7.8.6 Klinische Bezüge

Morbus Hirschsprung

Diese Erkrankung ist durch das Fehlen der Ganglienzellen des Meissner-Plexus in einem bestimmten Abschnitt des unteren Dickdarms charakterisiert (Aganglionose). Die (cholinergen) Nervenfasern, die eigentlich mit den Ganglienzellen (synaptischen) Kontakt aufgenommen hätten, sind durch übermäßige Aussprossung vermehrt. Folglich erkennt man bei der histochemischen Darstellung der Acetylcholinesterase dicht gepackte, ungeordnete Nervenfaserbündel, die normalerweise nicht vorhanden sind.

Der ganglionäre Abschnitt ist eingeengt (stenotisch). Vor der Stenose findet man eine Darmerweiterung. Klinisch zeigen die betroffenen Kinder eine Verstopfung (Obstipation) unterschiedlicher Ausprägung. Der aganglionäre Darmabschnitt kann operativ reseziert werden.

Colitis ulcerosa

Bei dieser chronisch-entzündlichen Erkrankung kommt es zum Auftreten von Entzündungszellen des Blutes in der Lamina propria sowie innnerhalb der Krypten (in den sog. Kryptenabszessen). Weiterhin verschwinden die Becherzellen und Epitheldefekte treten auf. Nach wiederholten Schüben der Erkrankung bildet sich ein Kryptenschwund aus. Das vermehrt proliferierende Epithel kann stark verändert erscheinen, z. B. eine ausgeprägte Kernpolymorphie aufweisen. Solche Areale können Ausgangspunkt eines Karzinoms sein.

Eine eindeutige Ursache dieser Erkrankung ist bisher nicht bekannt. Es spielen wohl immunologische Prozesse eine wesentliche Rolle.

Colonkarzinom

Colonkarzinome gehen wohl größtenteils aus gutartigen Adenomen hervor. Diese Adenome entstehen dadurch, dass die Kryptenzellen, die für die physiologische Zellerneuerung verantwortlich sind, neue aufgeweitete und geschlängelte Krypten bilden. Im Epithel solcher Adenome kommt es zunehmend zu Zellatypien und schließlich zur Invasion der Darmwand, d.h. zur Karzinomentwicklung.

Check-up

✔ Machen Sie sich noch einmal klar, warum man die Appendix vermiformis auch als Darmtonsille bezeichnet.

✔ Wenn Sie unsicher sind, ob Sie alle Charakteristika des Darms beherrschen, gehen Sie gedanklich nochmals alle Dünn- und Dickdarmabschnitte durch.

7.9 Die Leber (Hepar)

Lerncoach

▪ Merken Sie sich in diesem Kapitel zunächst die im Abschnitt 7.9.2 beschriebenen Strukturen, die in die Leber hineinziehen bzw. austreten. Sie werden anschließend kleine Äste dieser Strukturen im mikroskopischen Präparat vorfinden.

▪ Beachten Sie beim Lernen, dass zwei Arten von Blut (öffentlicher und privater Kreislauf, s. u.) zunächst getrennt verlaufen und sich schließlich vermischen.

▪ Die Leber spielt in der Biochemie als größtes Sroffwechselorgan eine herausragende Rolle (z. B. Fettstoffwechsel, s. Lehrbücher der Biochemie).

7.9.1 Die Funktionen

Die Leber bildet als exokrine Drüse Galle, die über die Gallenwege in die Gallenblase und von dort ins Duodenum gelangt. Die Galle enthält u. a. Gallensäuren und konjugiertes Bilirubin. Die Leber ist das größte Stoffwechselorgan und die größte Drüse des Körpers. Die Leberzellen können Stoffe bilden oder speichern und ins Blut abgeben sowie Stoffe metabolisieren und abgeben. Auch einige Arznei-

mittel werden in den Leberzellen konjugiert und in die Gallenkanälchen abgegeben.

7.9.2 Der Aufbau und die Lage

Die Leber liegt unter der rechten Zwerchfellkuppel hinter dem rechten Rippenbogen. Größtenteils wird sie von Bauchfell überzogen, das die Bindegewebskapsel bedeckt.

Die gewölbte Facies diaphragmatica der Leber schmiegt sich dem Zwerchfell an; ihre Facies visceralis ruht auf den Eingeweiden. An der Facies visceralis ist die V. cava inferior und die Gallenblase befestigt; ferner findet sich an der Eingeweidefläche die Leberpforte (Porta hepatis). Hier treten zwei Äste der A. hepatica propria und die V. portae in die Leber ein, und zwei Gallengänge (Ductus hepaticus dexter und sinister) verlassen die Leber an der Pforte.

Die A. hepatica propria führt sauerstoffreiches Blut; sie ist ein Ast der A. hepatica communis, die aus dem Truncus coeliacus entspringt. Der Truncus coeliacus ist ein unpaarer Ast der Aorta abdominalis. Die Verzweigungen der A. hepatica propria sind Vasa privata, d. h. sie dienen der Eigenversorgung des Lebergewebes mit sauerstoffreichem Blut.

Die V. portae (Pfortader) führt Blut aus den unpaaren Bauchorganen (Magen, Darm, Milz und Bauchspeicheldrüse) zur Leber. Sie enthält also aus dem Darm aufgenommene Nahrungsbestandteile.

Unter Pfortaderkreislauf versteht man die Hintereinanderschaltung zweier Kapillargebiete: Das erste Kapillargebiet liegt innerhalb der unpaaren Bauchorgane (z. B. in der Darmwand). Hier wird ein Teil des Sauerstoffs abgegeben. Nach dem Zusammenfluss zur V. portae gelangt das Blut innerhalb der Leber in ein zweites Kapillargebiet. Aus diesem zweiten Kapillarnetz fließt das Blut über Lebervenen in die V. cava inferior.

Im Bereich der Leberpforte treten der Ductus hepaticus dexter und der Ductus hepaticus sinister aus, sie gehören zu den ableitenden Gallengängen.

7.9.3 Der Überblick

Vieleckige Leberläppchen (Lobuli hepatis), die zum Teil von Bindegewebe begrenzt sind, stellen die Baueinheiten der Leber dar (Abb. 7.24). Im Zentrum des Leberläppchens findet sich die Zentralvene; radiär zur Zentralvene sind die Leberzellen (Hepatozyten) in balkenartiger Anordnung ausgerichtet. Zwischen den Leberzellbalken verlaufen die **Lebersinusoide** zur Zentralvene.

In den Hepatozyten kommen Aktin- und Myosinfilamente (im Bereich der Gallenkanälchen) und Zytokeratin-Intermediärfilamente vor. Bei alkoholischer Leberschädigung entstehen aus den Zytokeratin-Filamenten dichte Aggregate, die sog. Mallory-Körper. Die Hepatozyten synthetisieren außerdem zahlreiche Serumproteine des Blutes (z. B. Albumin, Blutgerinnungsfaktoren) und sind an der Synthese von Lipiden beteiligt.

An den Stellen, wo mehrere Leberläppchen zusammentreffen, finden sich Bindegewebszwickel, die **periportalen Felder**. Sie enthalten **Aa. interlobulares** (Äste der A. hepatica propria, Vasa privata), **Vv. interlobulares** (Äste der V. portae, Vasa publica) und Ductus interlobulares (Gallengänge).

Diese drei Strukturen werden zur **Glisson-Trias** zusammengefasst.

Das Blut der A. und V. interlobularis fließt in die Sinusoide. Der Ductus interlobularis erhält die von den Leberzellen gebildete Galle.

7.9.4 Die Periportalfelder

Periportalfelder liegen dort, wo drei oder mehr Leberläppchen aufeinander treffen **(Abb. 7.25, Abb. 7.26)**. Im Periportalfeld ist das Bindegewebe (zu Zwickeln) vermehrt und umhüllt die Glisson-Trias:

A. interlobularis: kleines Lumen, deutliche Wand mit zahlreichen Muskelzellen

V. interlobularis: auffällig großes Lumen, dünne Gefäßwand

Ductus interlobularis: Wand aus einschichtigem isoprismatischen Epithel mit großen runden Zellkernen, die eng nebeneinander liegen.

Neben der Glisson-Trias kommen Lymphgefäße in den Periportalfeldern vor.

7.9.5 Die Leberläppchen

Die Gliederung der Leber in Läppchen lässt sich am besten an Präparaten der Schweineleber demonstrieren. In diesen Präparaten sind die polygonalen Leberläppchen deutlich durch Bindegewebssepten voneinander abgegrenzt. Die Läppchenstruktur ist in Präparaten der menschlichen Leber schwieriger zu erkennen, da hier Bindegewebssepten fehlen und Bindegewebe lediglich in den Periportalfeldern vorkommt **(Abb. 7.27, Abb. 7.28)**.

Die Leberzellen sind epithelartig in Platten (oder Balken) angeordnet. Die Platten bestehen aus einer oder auch zwei Schichten von Hepatozyten. Die polygonalen Hepatozyten sind sehr organellenreich und enthalten zahlreiche paraplasmatische Einschlüsse (wie Glykogenablagerungen, Lipide oder Pigmente). Das reichlich vorhandene glatte endoplasmatische Retikulum dient der Metabolisierung bestimmter Medikamente und Hormone.

Bis zu einem Viertel der Leberzellen sind zweikernig.

Zwischen den Leberzellplatten verlaufen die Sinusoide, die das Blut der V. interlobularis wie auch der A. interlobularis (also Mischblut aus den Vasa publica und Vasa privata) enthalten. Die Leberzellplatten und die Sinusoide sind radiär auf die Zentralvene ausgerichtet.

Im Endothelverband der Sinusoide kommen **Kupffer-(Stern-)Zellen** vor **(Abb. 7.25)**, die in das Lumen hineinragen. Die lysosomenreichen Kupffer-Zellen können Fremdkörper phagozytieren, z. B. phagozytieren sie überalterte Erythrozyten und enthalten

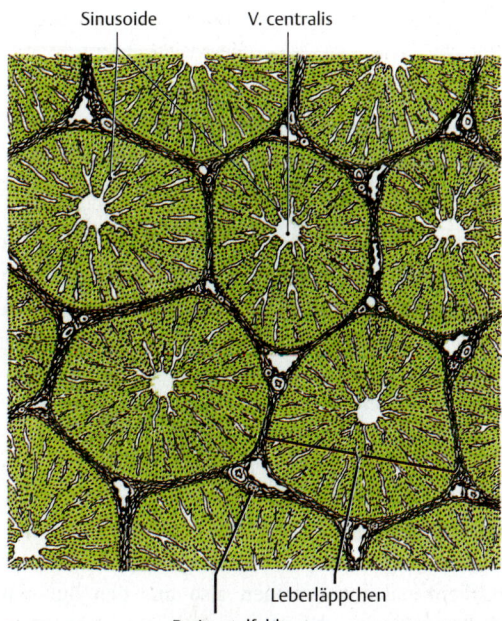

Sinusoide   V. centralis

Leberläppchen

Periportalfeld

Abb. 7.24   Leberläppchen mit deutlichem perilobulärem Bindegewebe, Schweineleber (Schema)

Ito-Zelle im
Perisinusoidalraum

V. centralis

Abb. 7.25 Periportalfeld und Leber-sinusoide zwischen Leberzellbalken (Schema)

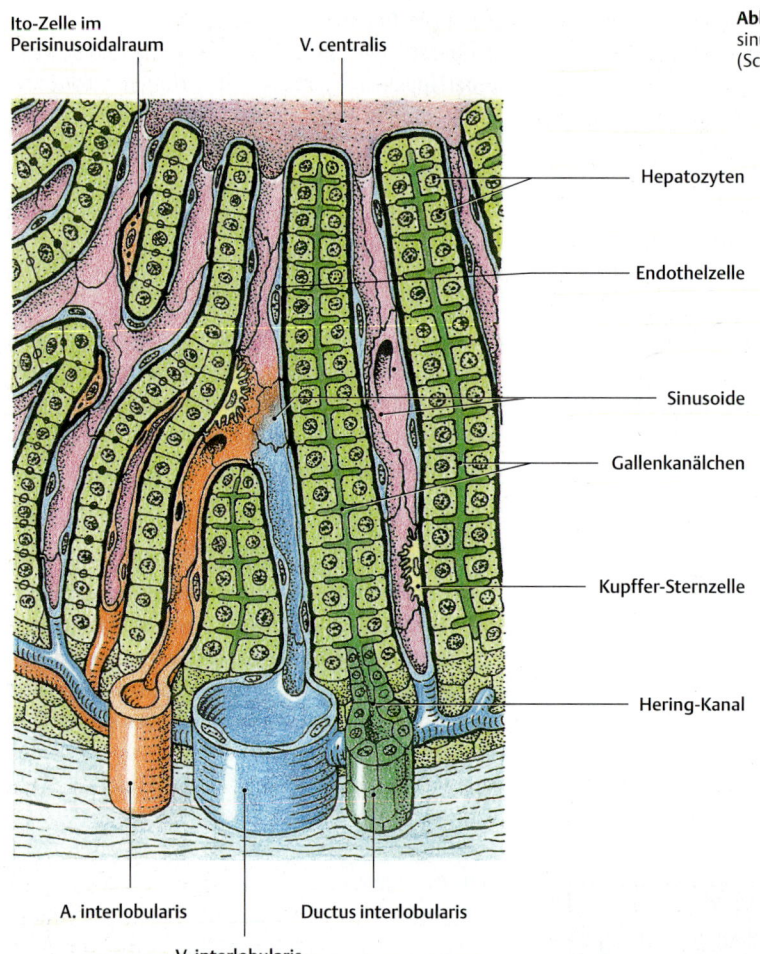

Hepatozyten

Endothelzelle

Sinusoide

Gallenkanälchen

Kupffer-Sternzelle

Hering-Kanal

A. interlobularis

Ductus interlobularis

V. interlobularis

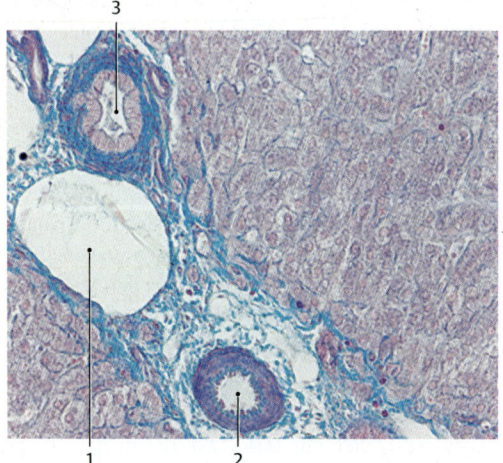

Abb. 7.26 Periportalfeld aus der Leber mit Glisson-Trias (H.E., Vergrößerung 200-fach): V. interlobularis (1); A. inter-lobularis (2); Ductus interlobularis (3)

deshalb viel Eisen (Ferritin). Zwischen den Hepato-zyten der Leberläppchen liegen Gallenkanälchen. Nach Injektion von Trypanblau oder Tusche in ein lebendes Tier (sog. Vitalfärbung) phagozytieren die Kupffer-Sternzellen diese Substanzen, die dann nicht weiter abgebaut werden.

Die Gallenkanälchen

Die intralobulären Gallenkanälchen (**Canaliculi bili-feri**, auch Gallenkapillaren genannt) besitzen keine eigene Wandung. Es sind Kanälchen zwischen be-nachbarten Leberzellen, die hier rinnenförmige Ein-senkungen aufweisen (**Abb. 7.28**). Die Wände der Gallenkanälchen bestehen also aus den äußeren Zellmembranen der Hepatozyten. Die Kanälchen werden durch Tight Junctions (entlang der Canali-culi) zwischen den Hepatozyten abgedichtet.

V. centralis

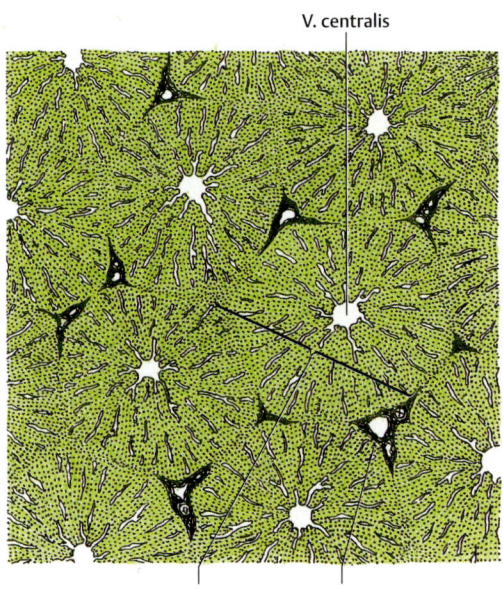

Leberläppchen   Periportalfeld

Abb. 7.27 Leberläppchen in der menschlichen Leber (Schema)

Die Gallenkanälchen beginnen im Zentrum des Läppchen; die Galle fließt von dort zum Rand des Läppchens. Der Gallenfluss ist also dem des Blutes entgegengerichtet.

In der Peripherie der Läppchen münden die Gallenkanälchen in kurze **Schaltstücke (Hering-Kanälchen)**, die durch eine Wandung aus einschichtigem Platten- bis isoprismatischen Epithel gekennzeichnet sind. Die Epithelzellen sind oval (mit ovalem Kern). Diese sog. Ovalzellen sind die Stammzellen für die Regeneration bei der Leberzirrhose (s. u.). Die Hering-Kanälchen ziehen in die Ductus interlobulares des Periportalfeldes.

👁
🐾 **Sie erkennen die Leber an der Läppchengliederung, den Zellplatten (aus Hepatozyten), die radiär zur Zentralvene angeordnet sind sowie den Periportalfeldern mit Glisson-Trias. Aufgrund des gering ausgebildeten Bindegewebes fällt einigen Studenten das Erkennen der menschlichen Leber schwer; hier hilft nur Übung.**

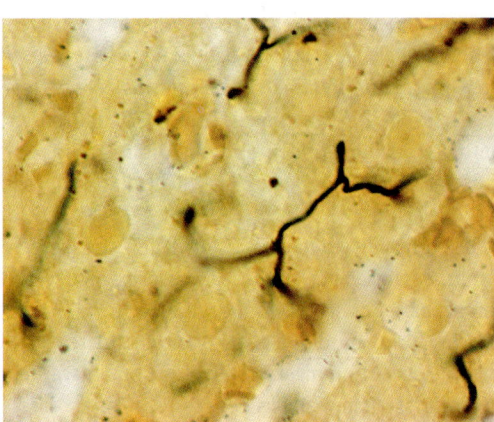

Abb. 7.28 Gallenkanälchen (zwischen Hepatozyten; Versilberung. Vergrößerung 1200-fach)

Der Disse-Raum

Um die Lebersinusoide herum liegt der **Disse-Raum** (perisinusoidaler Spaltraum, **Abb. 7.29**). Er wird einerseits vom Endothel der Sinusoide, andererseits durch die Hepatozyten begrenzt. Von den Hepatozyten ragen Mikrovilli in den Disse-Raum. Das Endothel der Sinusoide ist sehr dünn, es besitzt *keine* Basalmem-

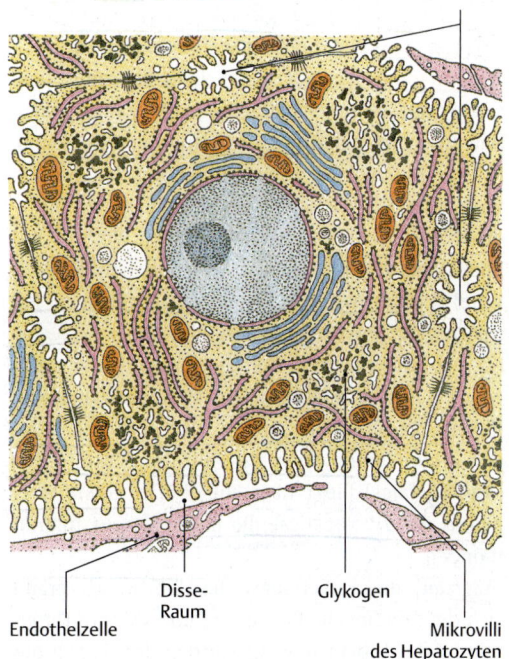

Gallenkanälchen

Disse-Raum   Glykogen

Endothelzelle   Mikrovilli des Hepatozyten

Abb. 7.29 Hepatozyt mit Disse-Raum und Gallenkanälchen (Schema)

bran und weist interzelluläre Öffnungen (zwischen den Endothelzellen) und intrazelluläre Poren auf.

Im Disse-Raum kommen Perisinusoidalzellen (Ito-Zellen) vor, die Fetttropfen (mit viel Vitamin A) enthalten. Ferner finden sich im Disse-Raum retikuläre Fasern. Diese lassen sich lichtmikroskopisch nachweisen.

Gelegentlich werden noch Pit-Zellen im Disse-Raum beschrieben; hierbei handelt es sich wohl um Leber-spezifische Lymphozyten.

Beachte: Die von den Hepatozyten gebildeten Proteine (z. B. Gerinnungsfaktoren des Blutes) werden in den Disse-Raum abgegeben.

■■I Merke

In der Wand der Sinusoide und im Disse-Raum kommen drei Zelltypen vor: Sinusendothelzellen, Kupffer-Sternzellen und Fettspeicher-(Ito-)Zellen

7.9.6 Der Leberazinus und das portale Läppchen

Das Leberläppchen (**klassisches Leberläppchen oder Zentralvenenläppchen**) ist als architektonische Struktureinheit der Leber aufzufassen. Unter funktionellen Aspekten kann mit Blick auf den Blutfluss ein **Leberazinus**, mit Blick auf den Gallenfluss ein **portales Läppchen** definiert werden (**Abb. 7.30**).

Der **Leberazinus** hat die Form eines Rhombus, dessen Ecken zwei gegenüberliegende Zentralvenen und zwei gegenüberliegende periportale Felder sind. An der Bildung des Leberazinus sind Anteile von zwei benachbarten klassischen Läppchen beteiligt.

Beachten Sie zunächst den genauen Verlauf des Blutes von der A. und V. interlobularis zur Zentralvene: Von der A. und V. interlobularis gehen im Periportalfeld ungefähr rechtwinklig feine **terminale Äste** ab, die zwischen den zwei aneinander grenzenden Zentralvenenläppchen verlaufen und von hieraus die Sinusoide speisen. Die Sinusoide münden in die Zentralvenen, das Blut der Zentralvenen (Vv. centrales) fließt über sublobuläre Sammelvenen in die VV. hepaticae die in die V. cava inferior münden.

Aufgrund dieses Verlaufes des Blutflusses ergibt sich die funktionelle Bedeutung und weitere Unterteilung des Leberazinus. Es werden drei Zonen des **Azinus** unterschieden. Die **Zone 1** liegt in der Peripherie des Zentralvenenläppchens. Sie liegt in

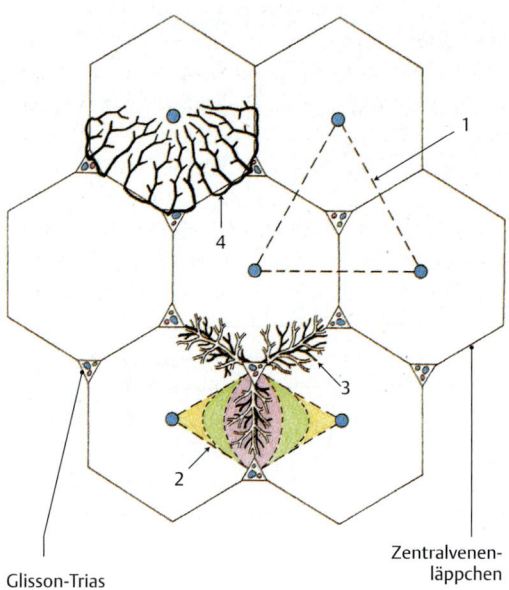

Abb. 7.30 Periportales Läppchen (1); Leberazinus (2); Blutfluss vom Periportalfeld in die Sinusoide (3); Gallenfluss (4); (Schema)

Glisson-Trias

Zentralvenenläppchen

Nachbarschaft der terminalen Äste. Das bedeutet, die Hepatozyten in der Zone 1 kommen als erste mit dem zugeführten Blut (aus der A. und V. interlobularis) in Berührung. Nachdem das Blut durch die Sinusoidabschnitte der Zone 1 geflossen ist, gelangt es in die **Zone 2**, eine Übergangszone. Von dort fließt das Blut in die (perizentrale) **Zone 3**, die im Zentrum des Zentralvenenläppchens liegt.

Die Zone 1 ist die sauerstoffreichste Zone. Hier finden in den Hepatozyten energieverbrauchende Stoffwechselprozesse, wie z. B. die Glucogenese, statt. In der sauerstoffärmeren Zone 3 läuft z. B. die anerobe Glycolyse bevorzugt ab. Die Hepatozyten der Zone 1 haben folglich eine andere Enzymausstattung als die der Zone 3.

Bei schweren Kreislaufstörungen (z. B. Schock) kommt es bevorzugt in Zone 3 zu Nekrosen.

Das **portale Läppchen** hat die Form eines Dreiecks, dessen Ecken drei Vv. centrales (von benachbarten klassischen Leberläppchen) sind. Im Mittelpunkt des portalen Läppchen liegt ein periportales Feld. Am Aufbau des portalen Läppchens sind Anteile von drei benachbarten klassischen Leberläppchen beteiligt.

7.9.7 Die Konjugation von Bilirubin in der Leber

Bilirubin ist ein Abbauprodukt des roten Blutfarbstoffs. Das unkonjugierte Bilirubin gelangt über das Blut der Sinusoide in die Leberzelle. Im glatten endoplasmatischen Retikulum wird es mit Glucuronsäure konjugiert. Das konjugierte Bilirubin wird in die Gallenkanälchen abgegeben. Bezüglich der klinschen Bedeutung dieser Prozesse siehe auch Ikterus (s. u.).

7.9.8 Der enterohepatische Kreislauf

Der größte Teil der Gallensäure (ca. 80 %) gelangt über diesen **enterohepatischen Kreislauf** im „Recycling" zurück zur Leber:

Die Gallensäure wird im Hepatozyten produziert → Abgabe in Gallenkanälchen → Hering-Kanälchen → Ductus interlobularis → Ductus hepaticus (dexter/sinister) → Ductus hepaticus communis → Ductus cysticus → Gallenblase → Ductus cysticus → Ductus choledochus → Duodenum → Jejunum → Ileum: hier Resorption → Aufnahme in Kapillaren → V. mesenterica superior → V. portae → Ramus dexter/sinister → Vv. interlobulares → terminale Äste → Sinusoide → Disse-Raum → Hepatozyt.

7.9.9 Klinische Bezüge

Leberzirrhose

Die Leberzirrhose ist eine chronische Erkrankung, die zu folgenden morphologischen Veränderungen führt:

- Nekrosen von einzelnen Hepatozyten oder kleineren Gruppen von Hepatozyten;
- Bildung von Knoten aus regenerierendem Lebergewebe: Dabei entstehen jedoch keine radiär ausgerichteten Platten aus Hepatozyten, d. h. es entwickeln sich keine funktionstüchtigen Leberläppchen. Die Regeneratknoten können Gefäße und Gallengänge komprimieren und so zur Störung des Blut- und Gallenflusses führen.
- Zunahme des Bindegewebes: Es kommt zur Neubildung von Kollagenfaserbündeln in den Periportalfeldern und um die Zentralvenen. Ferner entstehen Bindegewebssepten innerhalb der Leberläppchen. Im Disse-Raum kommt es zur Ablagerung von Basalmembrankollagen (Typ IV). Dadurch wird der Stoffaustausch zwischen Blut und Hepatozyten behindert. Die Kollagenbildung

erfolgt im Wesentlichen durch umgewandelte Ito-Zellen. Sie trägt auch zu einer Behinderung des Blutflusses bei. Die Behinderung des Blutflusses führt zu einer portalen Hypertension (Hochdruck im Pfortadersystem).

Ursachen der Leberzirrhose sind: Alkoholabusus, bestimmte Hepatitisformen, Abflussstörungen der Galle, Stoffwechselerkrankungen.

Ikterus

Der Ikterus, die Gelbsucht, d. h. eine gelbliche Verfärbung der Haut und Schleimhäute, tritt auf durch Übertritt von Bilirubin in diese Gewebe, bedingt durch eine Erhöhung des Bilirubinspiegels im Blut. Nach der Ursache dieser Erhöhung werden unterschieden:

Der prähepatische Ikterus: Bei dieser Ikterusform wird der Leber zuviel unkonjugiertes Bilirubin angeboten, so dass die Leber nicht das gesamte angebotene Bilirubin aufnehmen, konjugieren und in die Galle abgeben kann. Die Folge ist eine Erhöhung des unkonjugierten Bilirubin im Blut.

Der intrahepatische Ikterus: Infolge von Lebererkrankungen kann es zu einer Leberzellschädigung kommen. Dabei können die Hepatozyten zwar noch die Konjugation des Bilirubins durchführen, jedoch ist die Abgabe in die Gallenkanälchen gestört. Das konjugierte Bilirubin tritt aus der Leberzelle wieder ins Blut über und sein Blutspiegel ist folglich erhöht. Nur bei sehr schwerer Leberzellschädigung ist auch die Aufnahme und Konjugation von unkonjugiertem Bilirubin gestört, das dann im Blut ebenfalls erhöht ist.

Der posthepatische Ikterus: Durch einen Verschluss der extrahepatischen Gallenwege (z. B. Stein im Ductus choledochus) kommt es zur Behinderung des Gallenflusses. Konjugiertes Bilirubin tritt aus den Leberzellen und aus den Gallenkanälchen ins Blut.

Check-up

✔ **Wiederholen Sie den mikroskopischen Aufbau der Leber anhand folgender Begriffe: Glisson-Trias, Disse-Raum, Blutfluss und Gallenfluss. Den Blutfluss können Sie sich verdeutlichen, indem Sie einen Azinus zeichnen. Beachten Sie auch, dass die Gallenkanälchen keine eigene Wandung haben.**

7.10 Die extrahepatischen Gallenwege und die Gallenblase

Lerncoach

Beachten Sie in diesem Kapitel, dass die Gallenblase zwar einen ähnlichen Wandaufbau wie Dünn- und Dickdarm hat, die Anzahl der Schichten aber kleiner ist (s. u.).

7.10.1 Der Aufbau und die Lage

Durch Zusammenfluss der Ductus interlobulares in der Leber (s. o.) entstehen größere Gallengänge, die schließlich in den beiden Leberlappen jeweils einen Hauptstamm bilden: Ductus hepaticus dexter und sinister. Diese beiden Gänge vereinigen sich an der Leberpforte zum Ductus hepaticus communis. Nach kurzem Verlauf setzt er sich nach Aufnahme des spitzwinklig einmündenden Gallenblasenganges, Ductus cysticus, in den Ductus choledochus fort. Der Ductus choledochus mündet meist gemeinsam mit dem Pankreasgang, Ductus pancreaticus major, in das Duodenum (Pars descendens) auf die Papilla duodeni major.

Die birnenförmige Gallenblase gliedert sich in Collum (Hals), Corpus (Körper) und Fundus (Grund). Sie liegt auf der Fascies visceralis der Leber und ist auf der zur Bauchhöhle gerichteten Fläche von Serosa bedeckt. An der der Leber zugewandten Fläche liegt keine Serosa.

7.10.2 Die Funktionen

In der Gallenblase wird das Volumen der Gallenflüssigkeit erheblich reduziert. Durch die hohe Resorptionskapazität (transportierendes Epithel) der Gallenblase wird die Galle bis auf das 10-fache konzentriert. Die Muskulatur der Gallenblase kontrahiert sich unter dem Einfluss von Cholezystokinin und durch nervale Reize (N. vagus). (Cholezystokinin-produzierende endokrine Zellen sind am häufigsten im Dünndarm anzutreffen.).

Die Gallensäuren umhüllen Fette (Mizellenbildung), die dadurch resorbierbar werden.

7.10.3 Der mikroskopische Aufbau

Die Gallenblasenwand besteht aus mehreren Schichten (**Abb. 7.31**), der Tunica mucosa, ein einschichtiges Epithel und Lamina propria, der Tunica muscularis und der Tunica serosa/Adventitia.

Ein charakteristisches Merkmal der Tunica mucosa sind hohe Falten, die häufig miteinander verschmelzen. Das einschichtige Epithel ist hoch oder isoprismatisch und mit einem dichten Mikrovillibesatz versehen, es sezerniert auch Schleim.

Die Tunica muscularis ist nicht in zwei Schichten gegliedert; sie wird durch Bindegewebe aufgelockert.

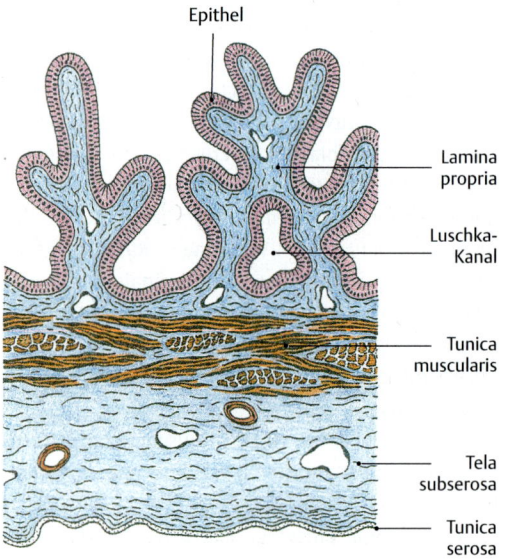

Abb. 7.31   Schichten in der Gallenblasenwand (Schema)

Die Gallenblase kann mit Darmpräparaten verwechselt werden. Sie erkennen die Gallenblase an auffälligen Falten sowie taschenartigen tiefen Buchten (Krypten) der Mucosa und an von Epithel ausgekleideten Luschka-Gängen (als Anschnitte der taschenartigen Buchten). Weiterhin fällt auf, dass es keine Lamina muscularis mucosae, aber eine einschichtige Tunica muscularis gibt. Das Epithel ist einschichtig und hochprismatisch.

7.10.4 Klinische Bezüge

Cholezystitis

Bei der akuten Gallenblasenentzündung handelt es sich um eine bakterielle Entzündung, meist bei Gallensteinen. Nach akuten Entzündungen kann sich eine chronische Cholezystitis entwickeln. Die Gallenblase ist bei chronischer Entzündung meist durch Narbenbildung geschrumpft, ihre Wand erscheint verdickt. Die Schleimhaut bildet sich häufig zurück; die Gallenblasenwand besteht dann im Wesentlichen aus faserreichem Bindegewebe, in dem es zu Verkalkungen kommen kann (Porzellangallenblase).

Check-up

✔ Vergegenwärtigen Sie sich noch einmal, wann die Gallenblase sich kontrahiert.

7.11 Das Pankreas (Bauchspeicheldrüse)

Lerncoach

Beachten Sie beim Lernen des Pankreas, dass es sich um eine gemischte Drüse handelt. Endokrine Inseln liegen dabei zwischen den exokrinen Strukturen (s. u.).

7.11.1 Die Funktionen

Das Pankreas ist eine gemischte exokrin-endokrine Drüse. Der überwiegende Anteil des Pankreas ist exokrin; er bildet den Bauchspeichel, der über den Ductus pancreaticus ins Duodenum abgegeben wird und für die Verdauung essenziell ist. Eingebettet im exokrinen Anteil des Pankreas liegen rundliche Zellinseln (endokrines Pankreas). Diese Zellinseln bilden Hormone (z.B. Insulin), die ins Blut abgegeben werden.

7.11.2 Der Aufbau und die Lage

Das Pankreas, ein längliches Organ, liegt quer im Oberbauch und ist vorne von Bauchfell bedeckt. Es werden drei Abschnitte unterschieden: Caput, Corpus und Cauda pancreatis. Der Pankreaskopf wird C-förmig vom Duodenum umfasst. Der Körper liegt vor der Wirbelsäule und vor der Aorta und V. cava

inferior. Weiter links erreicht der Pankreasschwanz die Milz.

Das Pankreas wird in seiner gesamten Länge von seinem Ausführungsgang (Ductus pancreaticus) durchzogen, der zahlreiche kleine Seitenäste aufnimmt. Der Ductus pancreaticus mündet, in der Regel gemeinsam mit dem Ductus choledochus, in das Duodenum (Pars descendens).

7.11.3 Der mikroskopische Aufbau

Das Pankreasgewebe ist in Läppchen gegliedert, die durch schmale Bindegewebssepten voneinander getrennt sind.

Der exokrine Pankreasanteil ist eine rein seröse Drüse mit azinösen Endstücken (Abb. 7.32). Diese Azini bestehen aus dicht gepackten pyramidenförmigen Drüsenzellen. Ihre rundlichen Kerne liegen im basalen Zelldrittel. Die Drüsenzellen zeigen eine deutliche Polarisierung. Ihr basales Zytoplasma ist aufgrund des hier konzentrierten Ergastoplasmas basophil. Im apikalen Anteil liegen zahlreiche Zymogengranula (Prosekretgranula). Ein charakteristisches Merkmal des exokrinen Pankreas sind die zentroazinären Zellen: Hierbei handelt es sich um Zellen der Anfangsteile der Schaltstücke, die in die Lumina der Azini vorgeschoben sind. Im histologischen Präparat sind deshalb im Inneren der Azini helle Zellen, die den Schaltstückepithelien als zentroazinäre Zellen entsprechen, zu erkennen. Die

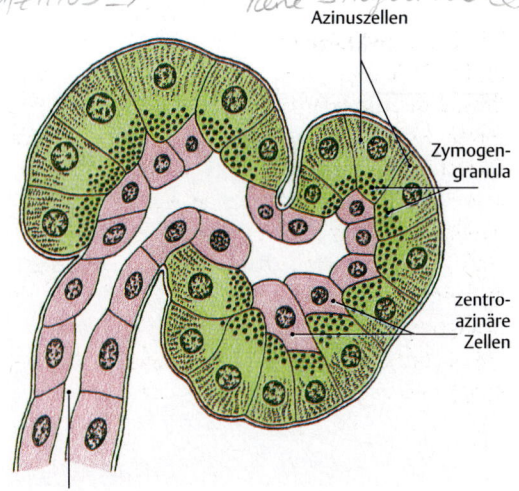

Abb. 7.32 Endstück des Pankreas mit Schaltstück (Schema)

Schaltstücke besitzen ein einschichtiges Epithel, das platt oder isoprismatisch ist. Ihr Aufbau entspricht also dem der Schaltstücke in den Mundspeicheldrüsen. Im Pankreas sind die Schaltstücke jedoch viel länger, besitzen keine Myoepithelzellen und münden direkt in Ausführungsgänge; **Sekretrohre fehlen** also. Die Ausführungsgänge verlaufen zunächst intralobulär und weisen ein einschichtiges isoprismatisches Epithel auf. Die großen interlobulären Ausführungsgänge, die von einem hochprismatischen Epithel ausgekleidet sind, besitzen eine breite bindegewebige Hülle mit mukösen Drüsen (Gangdrüsen).

Zwischen den dicht gelagerten Drüsenazini liegen die **Langerhans-Inseln** (Abb. 7.33). Sie kommen bevorzugt im Schwanzbereich des Pankreas vor und bilden in ihrer Gesamtheit das **endokrine Inselorgan**. Die meist rundlichen Zellinseln mit einem Durchmesser zwischen 50 und 500 µm erscheinen als hell gefärbte Areale im histologischen Schnitt und heben sich dadurch deutlich vom exokrinen Pankreas ab. Die Inseln, die zahlreiche Kapillaren enthalten, sind gegen das exokrine Gewebe durch eine zarte Bindegewebsschicht abgegrenzt. Die **Inselzellen** lassen sich mittels immunzytochemischer Methoden untergliedern in B-Zellen (ca. 80 %), die Insulin bilden und A-Zellen (ca. 20 %), die Glukagon (meist am Inselrand) bilden.

Ferner treten vereinzelt D-Zellen, die Somatostatin bilden, PP-Zellen, die pankreatisches Polypeptid

produzieren und EC-Zellen, die Serotonin, Motilin und Substanz P bilden, auf.

Das Pankreas kann leicht mit der Glandula parotis verwechselt werden (s. S. 129). Diese erkennt man jedoch an mehr Anschnitten des Ausführungsgangsystems, insbesondere an Streifenstücken.

Die Azinuszellen

In den Azinuszellen werden **Proenzyme** gebildet, deren Aktivierung erst im Darm erfolgt. Es handelt sich dabei um Enzyme zur Proteinspaltung (Proteasen), wie Trypsinogene, Pro-Elastase, u. a., Enzyme zur Kohlenhydratspaltung (Glykosidasen), wie α-Amylase, Enzyme zur Fettspaltung (Lipasen), wie Pankreaslipase, u. a. sowie Enzyme zur Spaltung von DNA und RNA (Nukleasen), wie DNase, RNase.

Die Azinuszellen sind reich an rauem endoplasmatischen Retikulum und besitzen Gap Junctions.

Die Schaltstücke und die intralobulären Ausführungsgänge sezernieren **Bikarbonat** in das Drüsensekret, das dadurch einen pH-Wert von 8 erhält. Die Regulation erfolgt über Cholezystokinin- und Acetylcholinrezeptoren der Azinuszellen des exokrinen Pankreas. Aufgrund dieser Rezeptoren können die Zellen über Cholezystokinin aus dem Blut oder durch den N. vagus (über Acetylcholin) zur Freisetzung ihrer Granula stimuliert werden. Sekretin (aus dem Blut) wirkt auf die Zellen des Gangsystems, die dann verstärkt Bicarbonat ausschütten.

Am Azinuslumen sind die Zellen durch Zellkontakte (Haftkomplexe, s. S. 12) miteinander verbunden. In das Lumen ragen Mikrovilli (Abb. 7.34).

7.11.4 Klinische Bezüge
Diabetes mellitus (Typ I)

Die im Kindes- und Jugendalter beginnende Form der Zuckerkrankheit wird als Typ-I-Diabetes mellitus bezeichnet. Im Frühstadium findet man entzündliche Veränderungen einzelner Inseln und einen deutlichen Verlust an B-Zellen. Bei länger dauernder Erkrankung sind häufig keine B-Zellen im Pankreas mehr nachweisbar, d. h. es besteht ein absoluter Insulinmangel. Die Patienten benötigen unbedingt Insulin. Für die Entstehung des Typ-I-Diabetes mellitus sind wahrscheinlich genetische

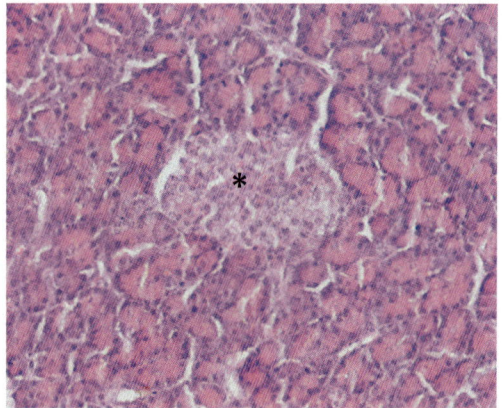

Abb. 7.33 Langerhans-Insel (Sternchen) umgeben von dicht gepackten serösen Azini im Pankreas (H.E., Vergrößerung 200-fach)

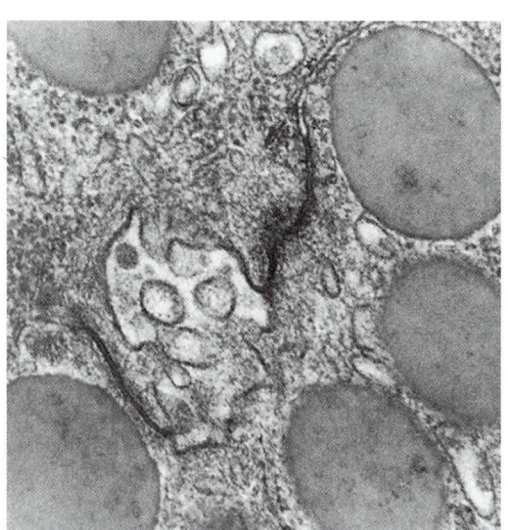

Abb. 7.34 Lumen eines Pankreas-Azinus (elektronenmikroskopische Darstellung, Vergrößerung 50500-fach)

und exogene (Virusinfektion) Faktoren verantwortlich.

Akute Pankreatitis

Bei der akuten Pankreatitis kommt es zu einer Selbstverdauung (Autodigestion) der Drüse. Eine umschriebene Schädigung mit Zelluntergang (z. B. infolge eines Sekretstaus) führt zu einer Freisetzung des Inhalts der Zymogengranula. Die dann aktivierten Enzyme verdauen Pankreasgewebe; es entstehen Parenchymnekrosen.

 Check-up

✔ Machen Sie sich nochmal klar, was zentroazinäre Zellen sind.
✔ Wiederholen Sie, wo Bikarbonat gebildet wird und was seine Freisetzung stimuliert.

Endokrine Organe

Kollaps der Nebennierenrinde

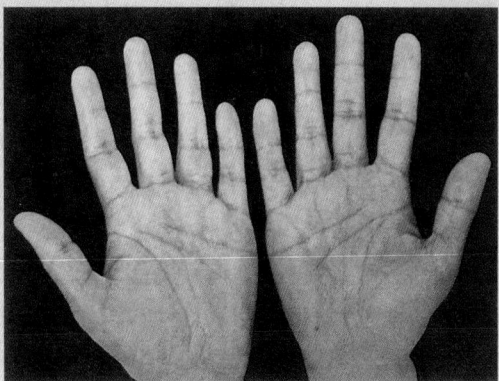

Die Handlinien sind pigmentiert.

Isabel fühlt sich wie erschlagen, ihr ist häufig übel und abgenommen hat sie auch. Das kann auf viele Krankheiten hindeuten. Bei Isabel diagnostizieren die Ärzte eine Nebennierenrindeninsuffizienz. In der Nebenniere, über deren verschiedene Zonen Sie im Kapitel „Endokrine Organe" mehr lesen können, werden u. a. Glukokortikoide und Mineralkortikoide produziert. Glukokortikoide beeinflussen fast alle Stoffwechselvorgänge und Mineralkortikoide greifen in den Wasser- und Elektrolythaushalt ein. Fällt die Nebennierenrinde aus, kommt es zu Schwäche, Müdigkeit, niedrigem Blutdruck und Kollapsneigung. Auch Isabel kollabiert und wird anschließend in die Klinik gebracht.

Müdigkeit und Übelkeit

Sie hätte nicht gedacht, dass es in der Schule so stressig sein könnte. Das erste halbe Jahr des Referendariats hat Isabel H. hinter sich, aber der Arbeitsalltag wird immer anstrengender. Sie fühlt sich ständig müde und schlapp. Vor Erschöpfung ist die angehende Französisch- und Geographielehrerin schon mehrfach im Lehrerzimmer zusammengebrochen. Als Isabel wieder einmal in der Schule kollabiert, bringt sie ein Kollege in die nächste Klinik.

In der Ambulanz notiert der AiPler Dr. Krenz folgende Aufnahmebefunde: 26-jährige Patientin in schlechtem AZ (Allgemeinzustand) und EZ (Ernährungszustand), Größe 172 cm, Gewicht 55 kg, Herz und Lungen unauffällig, Puls 92/min, Blutdruck 80/50, Abdomen weich, nicht druckschmerzhaft, Lymphknoten unauf-

fällig, neurologischer Befund unauffällig, Haut und Mundschleimhaut verstärkt pigmentiert. Die Anamnese hatte ergeben, dass Isabel H. sich seit Monaten schwach und müde fühlt, stark abgenommen hat und über häufige Bauchschmerzen klagt. Darauf kann sich Dr. Krenz keinen rechten Reim machen. Er informiert seine Oberärztin Dr. Dammer.

Zu viel ACTH, zu wenig Cortison

„Das hört sich nach einem Morbus Addison an", erklärt die Oberärztin. Eine Nebenniereninsuffizienz also. Wegweisend war für Dr. Dammer die vermehrte Pigmentierung. Die Nebennierenrindenhormone werden durch das in der Hypophyse gebildete Hormon ACTH stimuliert. Fällt die Nebennierenrinde aus, steigt – wie für einen Rückkopplungsmechanismus typisch – der ACTH-Spiegel im Blut an. Auch das Melanozyten stimulierende Hormon (MSH) wird in der Hypophyse vermehrt produziert, da es aus denselben Vorstufen wie ACTH gebildet wird. So kommt es zur Hyperpigmentierung an Haut und Schleimhäuten.

Wie erwartet ist bei Isabel ACTH im Blut erhöht und das Glukokortikoid Kortisol erniedrigt. Auch als ihr ACTH injiziert wird, steigt der Kortisolspiegel nicht an. Isabel leidet eindeutig an einer Nebenniereninsuffizienz.

Hormone aus Pillen

Ursache für die Erkrankung sind meist Autoantikörper, die gegen die Nebennierenrinde gerichtet sind. Diese vom Körper selbst gebildeten Antikörper haben also die eigene Nebennierenrinde zerstört. Tatsächlich lassen sich bei Isabel Nebennierenrindenantikörper im Blut nachweisen.

Die zerstörte Nebennierenrinde kann man nicht wiederherstellen. Die Therapie des Morbus Addison besteht daher in der Substitution der Gluko- und Mineralkortikoide. Isabel muss also ihr Leben lang Medikamente einnehmen. Außerdem muss sie immer eine Notfallration Kortikoide bei sich tragen. Denn bei Stress oder Infektionen ist der Bedarf an Glukokortikoiden erhöht. Dann kann es sein, dass ihre normale Medikation nicht ausreicht und sich bei Isabel eine lebensgefährliche Addison-Krise entwickelt. Das Kortison in ihrer Tasche könnte dann ihr Leben retten.

8 Endokrine Organe

8.1 Einführung

Lerncoach

In diesem einführenden Kapitel werden Ihnen zunächst einige Grundlagen vorgestellt. Das Verständnis dieser Grundlagen erleichtert Ihnen die Bearbeitung der nachfolgenden Kapitel. Weiterführende Details zur Endokrinologie s. Biochemie- bzw. Physiologie-Lehrbücher.

8.1.1 Der Überblick

Die endokrinen Organe steuern und regulieren zahlreiche Vitalfunktionen im Körper. Sie sezernieren Botenstoffe, die Hormone, in die Blutbahn, über die sie dann im Körper verteilt werden. So gelangen sie an ihre Zielorgane, an denen sie über spezifische Rezeptoren ihre Wirkungen auslösen. Damit die Sekrete schnell in die Blutzirkulation gelangen, werden endokrine Organe von einem dichten Netz aus fenestrierten Kapillaren durchsetzt. Endokrine Zellen sind meist Epithelzellen; es gibt aber auch hormonproduzierende Neurone.

Endokrine Zellen können **eigenständige Organe** bilden, wie z. B. die Hypophyse, Schilddrüse, Nebenschilddrüse oder Nebenniere.

Sie können auch **Teile eines Organs** bilden, wie z. B. beim Pankreas, Ovar, Hoden, oder Hypothalamus (des Zwischenhirns).

Sie können aber auch als **Einzelzellen** verstreut in einem Oberflächenepithel liegen, wie z. B. das disseminierte (diffuse) endokrine System im Magen-Darmtrakt und im Atmungstrakt.

8.1.2 Die Hormongruppen

Man unterscheidet chemisch verschiedene **Hormongruppen**, wie Peptide (z. B. Insulin), biogene Amine (z. B. Adrenalin) oder Steroidhormone (z. B. Cortisol).

Die **Peptidhormone** werden zunächst als Vorläufermoleküle im rauen endoplasmatischen Retikulum gebildet, anschließend im Golgi-Apparat modifiziert und verpackt. Sie sind in Speichergranula gelagert und werden durch Exozytose freigesetzt.

hydrophil

Die **biogenen Amine** entstehen aus Aminosäuren und kommen ebenfalls in Speichergranula vor. Im Gegensatz zu den hydrophilen Peptidhormonen und biogenen Aminen sind die Steroidhormone lipophil, also membrangängig, und können nicht in Granula auf Vorrat gelagert werden.

Die **Steroidhormon**-bildenden Zellen speichern die Ausgangssubstanz (Cholesterin) in Lipidtröpfchen, aus der sie die Hormone bei Bedarf schnell mobilisieren können. Eine Sonderform, nämlich eine extrazelluläre Speicherung findet sich in der Schilddrüse (s. S. 168).

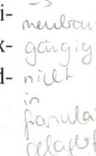

lipophil → membrangängig nicht in Granula gelagert

8.1.3 Die Bildung und Freisetzung der Hormone

Die Synthese und die Ausschüttung der Hormone wird über verschiedene Mechanismen reguliert:

Bei der **negativen Rückkopplung** registriert die endokrine Zelle den Effekt ihrer Hormone im Blut. Der Effekt kann beispielsweise eine Erniedrigung des Blutzuckerspiegels (hervorgerufen durch das Hormon Insulin) sein. Die Messung dieses Spiegels bringt die endokrine Zelle dazu, weniger Insulin auszuschütten. Umgekehrt stimuliert eine erhöhte Blutzuckerkonzentration die endokrine Zelle zur vermehrten Ausschüttung von Insulin.

Bei der **Regulation durch übergeordnete Hormone** sind zwei (oder mehr) endokrine Drüsen hierarchisch hintereinander geschaltet. So unterliegt beispielsweise die Schilddrüse der Kontrolle durch die Hypophyse, die ein glandotropes Hormon ausschüttet, das die Aktivität der Schilddrüse beeinflusst. Die Hypophysenaktivität wiederum wird durch ein Hormon (Releasing-Hormon) aus dem Hypothalamus stimuliert. Über eine Rückkopplung wird die Ausschüttung des glandotropen Hormons in der Hypophyse und die Freisetzung des Releasing-Hormons im Hypothalamus reguliert. Das bedeutet, die Blutkonzentration der Schilddrüsenhormone beeinflusst die Ausschüttung des glandotropen und des Releasing-Hormons. Dadurch ergibt sich insgesamt ein dreistufiger hierarchischer Aufbau eines Regelkreises (mit negativer Rückkopplung).

Bei der **Regulation durch Innervation** wird die Sekretion eines Hormons durch Nervenimpulse stimuliert, z. B. vegetative Nervenfasern zum Nebennierenmark.

█▌I Merke

Es gibt glandotrope Hormone (wirken auf ein untergeordnetes endokrines Organ) und effektorische Hormone (rufen z. B. Stoffwechseleffekte hervor).

8.1.4 Die Rezeptoren

Ein Hormon wirkt nur auf Zellen, die den Hormonspezifischen Rezeptor besitzen. Bei den Rezeptoren kann prinzipiell zwischen **Plasmamembranrezeptoren** (für hydrophile Hormone) und **intrazelluläre Rezeptoren** (*im* Zytoplasma oder *im* Kern) unterschieden werden.

Die Bindung eines Hormons („First Messenger") an einen Plasmamembranrezeptor ruft intrazelluläre Reaktionsketten (Weiterleitung des Signals über „Second Messenger") hervor, die letztlich den Effekt (z. B. eine vermehrte Membrandurchlässigkeit) hervorrufen. Durch Bindung an einen intrazytoplasmatischen Rezeptor kann z. B. die Transkription gesteigert werden, wodurch ein spezifisches Protein vermehrt gebildet wird.

Außer der endokrinen Sekretion gibt es noch die parakrine und autokrine Sekretion. Dabei werden die Wirkstoffe nicht ins Blut abgegeben. Bei der parakrinen Sekretion wirken die Sekrete auf Zellen der unmittelbaren Umgebung, bei der autokrinen Sekretion beeinflusst das Sekret die herstellende Zelle selbst.

Check-up

✔   Machen Sie sich unbedingt noch einmal die Prinzipien der hierarchischen Ordnung (Releasing-Hormone, glandotrope Hormone) und der Rückkopplung klar, bevor Sie das Kapitel zur Hypophyse lesen.

8.2 Die Hypophyse

Lerncoach

Im folgenden Kapitel werden Sie mit einer Vielzahl von Hormonnamen konfrontiert, die Sie wohl oder übel auswendig lernen müssen.

8.2.1 Der Aufbau und die Lage

Die bohnenförmige Hypophyse liegt in der mittleren Schädelgrube in der Fossa hypophysialis, die vom Türkensattel (Sella turcica) des Keilbeinkörpers gebildet wird. Mit dem über ihr gelegenen Hypothalamus ist die Hypophyse mit dem Hypophysenstiel verbunden.

Die Hypophyse besteht aus zwei verschiedenen Teilen (**Abb. 8.1**), der **Neurohypophyse** (Lobus posterior) und der **Adenohypophyse** (Lobus anterior) und ist von einer bindegewebigen Organkapsel umgeben. Die Neuro- und Adenohypophyse entwickeln sich aus unterschiedlichen Strukturen. Die Neurohypophyse ist eine Ausstülpung des Zwischenhirns. Die Adenohypophyse hingegen geht aus einer hirnwärts wachsenden Vorwölbung der primitiven Mundbucht (Rathke-Tasche) hervor.

Der **Hypothalamus** bildet den unteren Abschnitt des Zwischenhirns und begrenzt den basalen Teil des dritten Ventrikels. Von unten lagert sich dem Hypothalamus vorne das Chiasma opticum (Sehnervenkreuzung) an. Hinter dem Chiasma liegt der Hypophysenstiel, dahinter wiederum die Corpora mamillaria. In den neuroendokrinen Zellen des Hypothalamus werden **Steuerhormone** und **effektorische Hormone** gebildet.

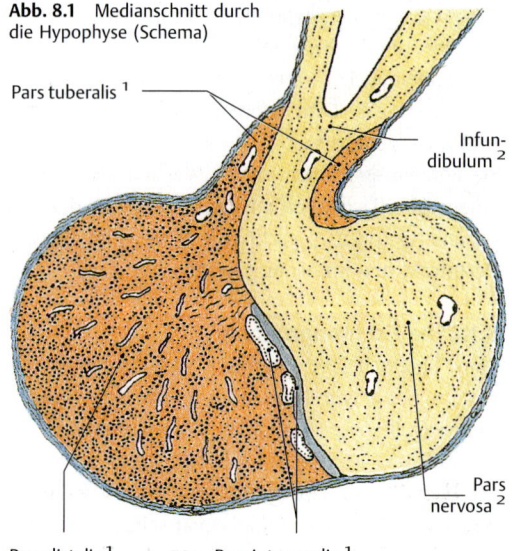

Abb. 8.1 Medianschnitt durch die Hypophyse (Schema)

Pars tuberalis ¹

Infundibulum ²

Pars nervosa ²

Pars distalis ¹   Pars intermedia ¹

1 = Adenohypophyse

2 = Neurohypophyse

8.2.2 Die Neurohypophyse

Der Hypophysenhinterlappen (auch Pars nervosa genannt) ist über das Infundibulum direkt mit dem Hypothalamus verbunden. Er besteht aus (**Abb. 8.2**) zahlreichen marklosen Nervenfasern (Axone), Gefäßen und Gliazellen (Pituizyten).

Die Axone stammen aus Perikarya, die in hypothalamischen Kerngebieten liegen. Sie enthalten Granula, deren Inhaltsstoffe die Hormone Vasopressin (ADH, antidiuretisches Hormon, auch Adiuretin) und Oxytocin sind. Die Granula können an einigen Stellen konzentriert vorliegen, was zu lokalen Anschwellungen der Axone führt, die als Herring-Körper bezeichnet werden. Die Axone enden an fenestrierten, weiten Kapillaren. Hier werden die Hormone ins Blut abgegeben. Die Pituizyten, die spezialisierten Gliazellen der Neurohypophyse, können wahrscheinlich die Hormonabgabe ins Blut steuern, indem sie die Kontakte zwischen Axonendigungen und Gefäßen regulativ beeinflussen.

■ Beachte

Die Neurohypophyse enthält keine Nervenzellperikarya.

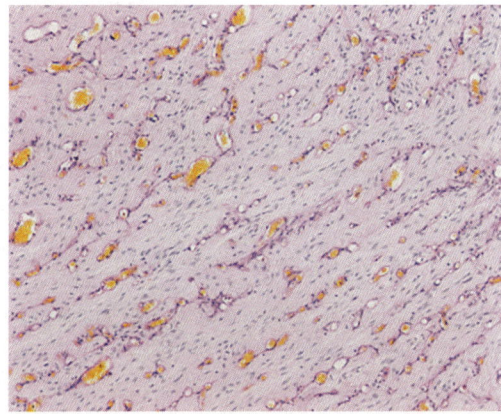

Abb. 8.2   Ausschnitt aus der Neurohypophyse. Beachte die Bündel markloser Nervenfasern (PAS-Orange G-Färbung, Vergrößerung 100-fach)

Das Hypothalamus-Hypophysenhinterlappen-System

In zwei großzelligen Kerngebieten des Hypothalamus, im Nucleus supraopticus und Nucleus paraventricularis, werden die Hormone gebildet. Nach der Synthese in den Perikarya werden die Hormone an ein Transportprotein (Neurophysin) gekoppelt und axonal in den Hinterlappen transportiert. Die Axone dieses Systems bilden den Tractus hypothalamo-hypophysealis.

Vasopressin (ADH) bewirkt eine Harnkonzentrierung (wirkt also antidiuretisch), indem es die Wasserrückresorption in den Sammelrohren der Niere steigert. Außerdem wirkt es vasokonstriktorisch.

Oxytocin fördert die Kontraktion der Uterusmuskulatur am Ende der Schwangerschaft (Wehen). Ferner fördert es beim Stillen das Auspressen der Milch (in der Brustdrüse) durch Aktivierung von Myoepithelzellen.

Vasopressin und Oxytocin werden über einen axonalen Transport in den Hinterlappen gebracht (s. **Abb. 8.3**).

8.2.3 Die Adenohypophyse

Die Adenohypophyse (Hypophysenvorderlappen) gliedert sich in (**Abb. 8.1**) Pars distalis, der vorne liegt und den größten Teil der Adenohypophyse einnimmt, Pars tuberalis (Trichterlappen), der vor und um das Infundibulum liegt und Pars intermedia (Zwischenlappen), der an die Neurohypophyse grenzt und den kleinsten Teil ausmacht.

Der Hypophysenvorderlappen besteht aus unregelmäßig geformten Zellsträngen und -knäueln. Dazwischen liegen Netzwerke aus weiten Kapillaren.

Die endokrinen Zellen

Die dicht gepackten endokrinen Zellen lassen sich lichtmikroskopisch in drei Gruppen einteilen (**Abb. 8.4**) chromophobe Zellen (wenig anfärbbar, blass), azidophile Zellen und basophile Zellen.

Die azidophilen und basophilen Zellen sind gut anfärbbar und werden deshalb als chromophile Zellen zusammengefasst. („Azidophil" und „basophil" bezieht sich dabei auf die Anfärbbarkeit der Sekretgranula. Innerhalb der Gruppe der azidophilen und basophilen Zellen lassen sich jeweils mittels Immunzytochemie verschiedene Zelltypen nachweisen.)

Die basophilen Zellen

In den üblichen Färbungen erscheinen die basophilen Zellen dunkelblau/violett. In diese Gruppe gehören gonadotrope Zellen, thyreotrope Zellen und kortikotrope Zellen.

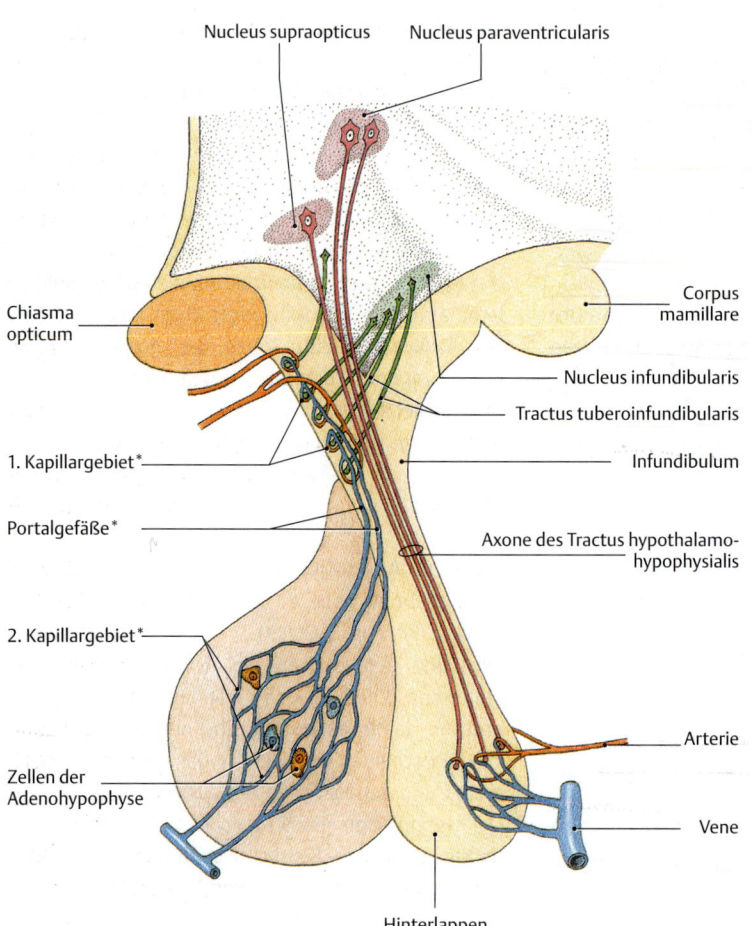

Nucleus supraopticus   Nucleus paraventricularis

Abb. 8.3 Hypothalamus-Hypophysen-System (Schema)

Chiasma opticum

Corpus mamillare

Nucleus infundibularis

Tractus tuberoinfundibularis

1. Kapillargebiet*

Infundibulum

Portalgefäße*

Axone des Tractus hypothalamo-hypophysialis

2. Kapillargebiet*

Arterie

Zellen der Adenohypophyse

Vene

Hinterlappen

*Pfortadersystem

Die gonadotropen Zellen bilden die Gonadotropine, nämlich follikelstimulierendes Hormon (FSH, Follitropin) und luteinisierendes Hormon (LH, Lutropin). Diese beiden gonatotropen Hormone steuern im Wesentlichen die Funktion der Keimdrüsen (Ovar und Hoden).

Die thyreotropen Zellen sezernieren das thyreoideastimulierende Hormon (TSH, Thyreotropin), das die Schilddrüse stimuliert.

Die kortikotropen Zellen produzieren das adrenocorticotrope Hormon (ACTH, Kortikotropin), das die Nebennierenrinde stimuliert. Ferner bilden diese Zellen aus dem einen Vorläufermolekül des ACTH auch melanozytenstimulierendes Hormon (MSH).

Basophile Zellen dringen häufig in die Neurohypophyse vor (sog. Basophileninvasion).

Die azidophilen Zellen

Die azidophilen Zellen stellen die Mehrzahl der endokrinen Zellen in der Adenohypophyse dar. Sie sind in den üblichen Präparaten rot gefärbt.

Es lassen sich zwei Typen von azidophilen Zellen unterscheiden: laktotrope Zellen und somatotrope Zellen.

Die laktotropen Zellen produzieren Prolactin, das das Brustwachstum und die Milchproduktion fördert.

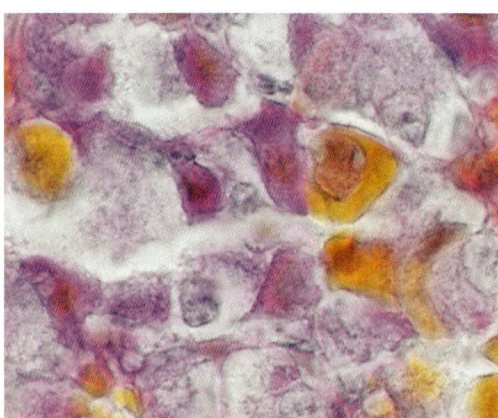

Abb. 8.4 Ausschnitt der Adenohypophyse mit chromophoben, azidophilen und basophilen Zellen (PAS-Orange G-Färbung, Vergrößerung 600-fach)

Die somatotropen Zellen bilden **Somatotropin** (somatotropes Hormon, **STH**, Wachstumshormon), das Knochen- und Muskelwachstum fördert.

Die chromophoben Zellen
Auch die kaum angefärbten Zellen sind eine heterogene Zellgruppe. Zu ihr gehören erschöpfte endokrine Zellen ohne Sekretgranula, Stammzellen und Sternzellen.
Die Sternzellen schicken Fortsätze zwischen die endokrinen Zellen, an Blutgefäße und an die Oberfläche der Adenohypophyse. Sternzellen beeinflussen die endokrinen Zellen durch Sekretion verschiedener Wachstumsfaktoren.
Die relative Häufigkeit der verschiedenen endokrinen Zelltypen in der Adenohypophyse beträgt für somatotrope Zellen 50 %, für laktotrope Zellen 15 %, für gonatotrope Zellen 10 %, für thyreotrope Zellen 10 % und für kortikotrope Zellen 15 %. Während der Schwangerschaft steigt die Menge der laktotropen Zellen auf bis zu 70 %.

Die Pars intermedia
In der Pars intermedia finden sich größere und kleinere zysten- und follikelartige Hohlräume, die von einem einschichtigen (isoprismatischen) Epithel ausgekleidet sind und eine amorphe (eosinophile) Masse (Kolloid) enthalten.

Das Hypothalamus-Hypophysenvorderlappen-System
Die Hormonsekretion der endokrinen Zellen der Adenohypophyse wird durch Hormone des Hypothalamus reguliert. Hierbei handelt es sich um Releasing-Hormone (Liberine, fördern die Freisetzung) und Release-Inhibiting-Hormone (Statine, hemmen die Freisetzung).
Für die Steuerung der Adenohypophysen-Funktion sind folgende **Releasing-Hormone** bekannt:

- Thyreotropin-Releasing-Hormon (TRH, Thyreoliberin): setzt Thyreotropin (TSH) frei.
- Kortikotropin-Releasing-Hormon (CRH, Kortikoliberin): setzt Kortikotropin (ACTH) frei.
- Gonadotropin-Releasing-Hormon (GnRH, Gonadoliberin): setzt die Gonadotropin, FSH und LH frei.
- Somatotropin-Releasing-Hormon (Somatoliberin, Growth-Hormon-releasing Hormon, GH-RH): setzt Somatotropin (STH) frei.
- Prolaktin-Releasing-Hormon: setzt Prolaktin frei, ist wahrscheinlich identisch mit TRH.

Bei den **Release-Inhibiting-Hormonen** sind bekannt:

- Somatotropin-Release-Inhibiting-Hormon (GH-IH, Somatostatin): hemmt die Freisetzung von Somatotropin (STH).
- Prolaktin-Release-Inhibiting-Hormon (PIH): hemmt die Freisetzung von Prolaktin.

Die Releasing-Hormone und die Release-Inhibiting-Hormone werden in kleinzelligen Kernen des Hypothalamus (z. B. Nuclei tuberales, Nucleus infundibularis) gebildet. Sie werden ein *kurzes* Stück in den Axonen der Bildungszellen (Tractus tuberoinfundibularis) zum Infundibulum transportiert. Hier, am sog. Eminentia mediana, enden die Axone an Kapillarschlingen und geben hier die Hormone an das Blut ab. Die Kapillaren münden in **Pfortadergefäße** (**Portalgefäße**), die zur Adenohypophyse ziehen. Dort spalten sich die Pfortadergefäße in ein zweites Kapillargebiet. Aus diesen Kapillaren gelangen die Releasing- und Release-Inhibiting-Hormone an die endokrinen Zellen der Adenohypophyse.
Hier sind also zwei Kapillargebiete hintereinander geschaltet; sie sind durch die Portalgefäße miteinander verbunden.
Dieser Aufbau ähnelt dem Pfortadersystem im Bauchraum. Dort sind ebenfalls zwei Kapillargebiete, im Darm und in der Leber, hintereinander ge-

schaltet, und durch das Pfortadersystem miteinander verbunden.

 Sie erkennen die Hypophyse an der typischen Form und Zweiteilung des Organs sowie an den Hohlräumen (Kolloidzysten, meist von einschichtigem Epithel ausgekleidet) im Zwischenlappen. Die Adenohypophyse besitzt zahlreiche Zellen (epithelartig; azidophil, basophil, chromophob), die Neurohypophyse Fasern und zahlreiche Gefäße.

8.2.4 Klinische Bezüge

Diabetes insipidus

Meist ist der Diabetes insipidus durch eine ungenügende Synthese oder durch eine zu geringe Freisetzung von ADH (Vasopressin) bedingt. Die Symptome sind abnorme Aufnahme von Flüssigkeit (bis zu 20 Litern in 24 Stunden) und Ausscheidung von enormen Mengen hellen Urins.

Akromegalie

Dieser Erkrankung liegt ein Hypophysenvorderlappentumor, der STH produziert, zugrunde. Über einen längeren Zeitraum entwickeln sich u. a. folgende Symptome: Prognathie (hervorstehendes Kinn), große Nase, klobige Hände und Füße (daher Akromegalie), Makroglossie (vergrößerte Zunge).

Hypothalamischer Minderwuchs

Meist im zweiten oder dritten Lebensjahr wird erkennbar, dass die Kinder im Wachstum deutlich zurückbleiben. Dieser Minderwuchs kann durch einen Ausfall der hypothalamischen Neurone, die Somatotropin-Releasing-Hormon bilden, verursacht sein.

Check-up
✔ Machen Sie sich nochmals die prinzipiellen Unterschiede zwischen dem Hypothalamus-Hypophysenhinterlappen- und dem Hypothalamus-Hypophysenvorderlappen-System klar. Vergegenwärtigen Sie sich dabei vor allem den axonalen Transport von Vasopressin und Oxytocin und den Transport der Releasing- bzw. Release-Inhibiting-Hormone über das Pfortadersystem.

8.3 Das Pinealorgan (Epiphyse)

 Lerncoach
Die Epiphyse ist im Laufe der Evolution von einem augenähnlichen Sinnesorgan zu einer endokrinen Drüse geworden. Beim Lernen kann es hilfreich sein, diese Entwicklung im Hinterkopf zu haben (z. B. Photorezeptorzellen wurden zu Pinealozyten, deren Hormonausschüttung lichtabhängig ist).

8.3.1 Die Funktionen

Photoreptorzellen zu Pinealozyten

Bei niederen Wirbeltieren ist die Epiphyse ein augenähnliches Organ (Parietalauge, unter der Schädeldecke gelegen). Dieses Organ enthält Photorezeptorzellen, die den Stäbchen und Zapfen der Retina ähneln. Im Laufe der Evolution hat das Pinealorgan seine Funktion als Sinnesorgan verloren und ist zu einer ausschließlich endokrinen Drüse geworden.

Die Pinealozyten (als modifizierte Photorezeptorzellen) produzieren das Hormon **Melatonin**. Die Melatoninausschüttung ist lichtabhängig. Erhöhtes Lichtangebot führt zu einer Hemmung, fehlendes Licht zu einer Steigerung der Melatoninfreisetzung. Somit spielt die Epiphyse eine wichtige Rolle bei der zirkadianen Rhythmik (**biologische Uhr**).

Melatonin wirkt inhibitorisch auf die Freisetzung von Releasing-Hormonen im Hypothalamus. Dadurch wirkt es hemmend auf die Entwicklung und Funktion von Hoden und Ovar.

8.3.2 Der Aufbau und die Lage

Das Pinealorgan (Corpus pineale, Epiphyse, Zirbeldrüse) gehört zum Zwischenhirn und liegt am hinteren Ende des 3. Ventrikels. Es liegt wie ein kleiner Pinienzapfen der Vierhügelplatte des Mittelhirns auf.

8.3.3 Der mikroskopische Aufbau

Die Epiphyse wird von einer **Bindegewebshülle** umgeben, die sich von der Pia mater ableitet. Von dieser Hülle dringen **Bindegewebssepten** in das Organ und unterteilen es in unregelmäßige Läppchen. Das **Parenchym** der Epiphyse besteht aus **(Abb. 8.5)** Pinealozyten, Gliazellen (interstitielle Zellen), Nervenfasern und Hirnsand (Acervulus).

Die **Pinealozyten** sind polygonale helle Zellen mit einem unregelmäßig geformten, blassen Kern. Sie besitzen Fortsätze, die an Kapillaren herantreten. Bei den **Gliazellen (interstitiellen Zellen)** handelt es sich um eine besondere Form von Astrozyten. Sie umgeben die Pinealozyten.

Mit zunehmenden Alter kommt es zur Ablagerung von kalkhaltigen Konkrementen (**Hirnsand, Acervulus**).

Die **Nervenfasern** verlieren beim Eintritt in die Epiphyse ihre Markscheiden. Sie bilden mit den Pinealozyten synaptische Kontakte aus.

 Sie erkennen die Epiphyse an der läppchenartigen Gliederung, häufig epithelartig angeordneten Pinealozyten und Hirnsand.

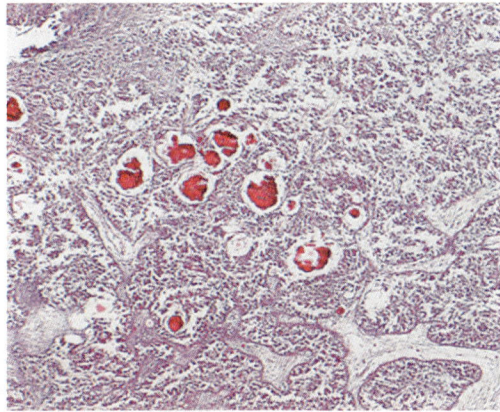

Abb. 8.5 Ausschnitt aus der Epiphyse in einer Übersichtsvergrößerung. Beachte den Acervulus (Azan, Vergrößerung 40-fach)

8.3.4 Klinische Bezüge

Jet lag

Beim Jet lag kommt es zu Störungen des Gleichgewichts zwischen äußeren Zeitgebersignalen (hell/dunkel) und endogener Uhr, z.B. nach Langstreckenflügen über mehrere Zeitzonen hinweg. Es können Unwohlsein sowie Störungen des Schlafs und der Aufmerksamkeit auftreten. Eine mögliche „Therapie" wäre die Einnahme von Melatonin.

 Check-up

✔ Wenn Sie nähere Informationen zur (lichtgesteuerten) Regulation der Melatonin-Abgabe haben möchten, schauen Sie sich das Thema in der Neuroanatomie an.

8.4 Die Glandula thyreoidea (Schilddrüse)

 Lerncoach

Die mikroskopische Struktur der Schilddrüse ist abhängig von ihrem Funktionszustand. Für das Lernen der Histologie ist es deshalb hilfreich, sich die funktionellen Aspekte, wie die Synthese, Jodierung, Speicherung und Abgabe der Schilddrüsenhormone klarzumachen.

8.4.1 Die Funktionen

In der Schilddrüse werden die Hormone **Thyroxin** (**T4**, Tetrajodthyronin) und **Trijodthyronin** (**T3**) gebildet. Im Gegensatz zu anderen endokrinen Organen werden in der Schilddrüse größere Mengen an Hormonen in Form des Thyroglobulin (Speicherform von T3 und T4) extrazellulär gespeichert. Neben den Schilddrüsenhormonen T3 und T4 wird von bestimmten Zellen das Hormon Calcitonin gebildet.

Trijodthyronin und Thyroxin steigern den Stoffwechsel und fördern das Wachstum. Calcitonin senkt den Kalziumspiegel im Blut.

8.4.2 Der Aufbau und die Lage

Die Glandula thyreoidea besteht aus zwei Lappen (Lobus dexter und sinister), die am Unterrand durch ein schmales Querstück (Isthmus) miteinander verbunden sind. Die beiden Lappen liegen lateral dem Kehlkopf, der Luftröhre, dem Schlund und der Speiseröhre an. Der Isthmus liegt vor dem zweiten Knorpel der Luftröhre. Die Schilddrüse ist von einer doppelten Kapsel umgeben, deren inneres Blatt mit **bindegewebigen Septen** in das Parenchym eindringt und es in unregelmäßige **Läppchen** unterteilt.

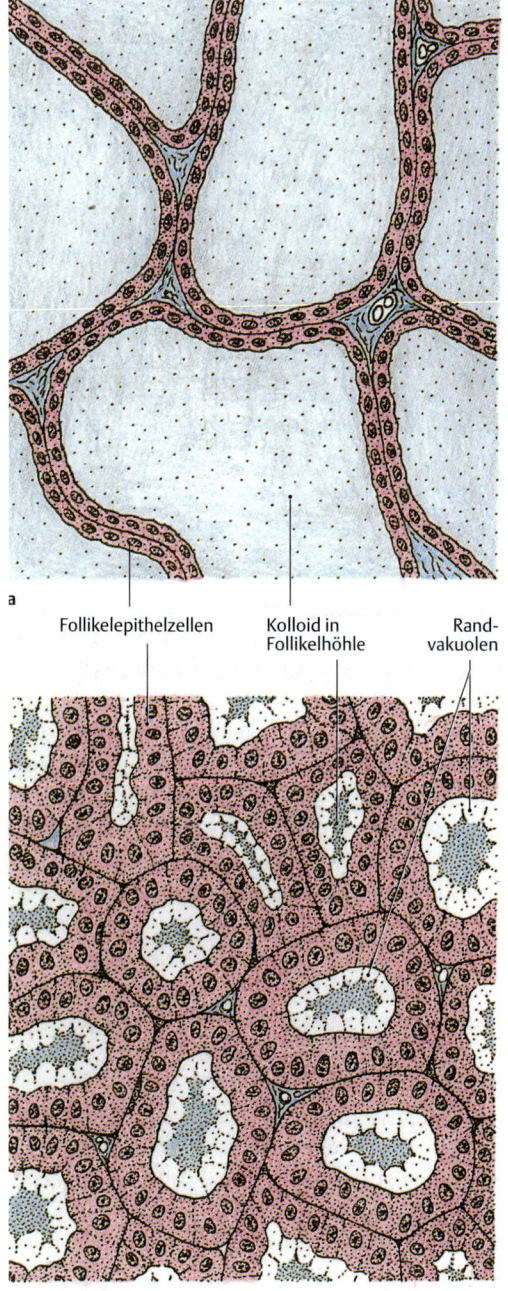

a

Follikelepithelzellen   Kolloid in   Rand-
                          Follikelhöhle   vakuolen

b

Abb. 8.6 Abhängigkeit der Schilddrüsenstruktur (Aussehen der Follikel) vom Funktionszustand (Schema). (a) Sekretspeicherung; (b) Sekretbildung

8.4.3 Der mikroskopische Aufbau

Kennzeichnend für die Glandula thyreoidea ist ihr Aufbau aus unterschiedlich großen **Follikeln**, die mit einem homogenen **Kolloid** gefüllt sind. Die rundlichen Schilddrüsenfollikel besitzen eine Wandung aus **einschichtigem Epithel**. Die Höhe des Epithels variiert stark. Sie ist wie die Durchmesser der Follikel, abhängig vom Funktionszustand. Es lassen sich folgende Funktionszustände (Phasen) unterscheiden (**Abb. 8.6**, **Abb. 8.7**):

1. Phase der Sekretbildung: Die Epithelzellen sind iso- bis hochprismatisch. Die Follikel sind klein und enthalten wenig Kolloid.

2. Phase der Sekretspeicherung (inaktive Follikel): Die Epithelzellen sind platt. Die Follikel haben viel Kolloid gespeichert und sind deshalb groß.

3. Phase der Sekretmobilisierung: Die Epithelzellen sind hochprismatisch. Die Follikel werden allmählich kleiner.

Im Bindegewebe zwischen den Follikeln oder basal dem Follikelepithel angelagert kommen die **parafollikulären C-Zellen** vor. Sie liegen einzeln oder in Gruppen. Diese C-Zellen, die größer und heller als die Follikelepithelzellen sind, produzieren das **Calcitonin**. Dieses Hormon wird direkt ans Blut abgegeben.

Im interstitiellen Bindegewebe liegen Kapillarnetze, die die Follikel umhüllen.

Sie erkennen die Schilddrüse an der Läppchengliederung und den zahlreichen rundlichen Follikeln. Diese sind unterschiedlich groß, mit Kolloid gefüllt, haben ein einschichtiges, unterschiedlich hohes Follikelepithel sowie helle Randvakuolen am Kolloid an der Grenze zum Epithel (wahrscheinlich Artefakt). Die Schilddrüse wird manchmal mit der Mamma lactans verwechselt (s. S. 224) .

■I Merke

In den Schilddrüsenfollikeln lagert ein Hormonvorrat für mehrere Wochen!

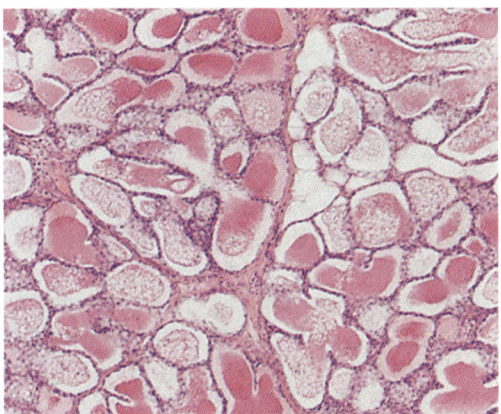 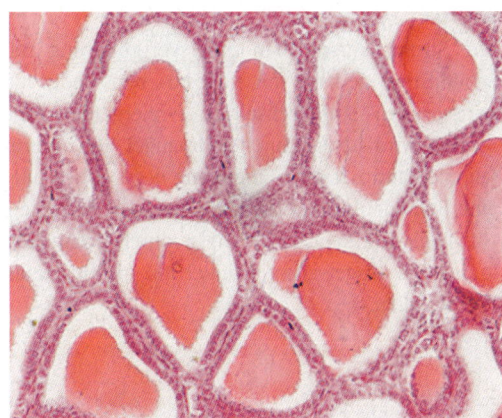

a b

Abb. 8.7 (a) Schilddrüsenfollikel in der Übersichtsvergrößerung (H.E., Vergrößerung 100-fach); (b) mehrere Schilddrüsenfollikel bei stärkerer Vergrößerung (H.E., Vergrößerung 200-fach)

8.4.4 Die Hormonbildung und -abgabe im Follikel

Im rauen endoplasmatischen Retikulum wird Thyroglobulin gebildet und im Golgi-Apparat glykosyliert. Mittels Exozytose gelangt es in das Follikellumen. Hier, im Randbereich der Kolloidhöhle, erfolgt der Einbau des Jods in die Thyrosinreste des Thyroglobulins. Vorher werden die Jodid-Ionen aus dem Blut (gegen ein Konzentrationsgefälle und im Cotransport mit Na$^+$) basal in die Follikelepithelzelle aufgenommen. Die Jodid-Ionen werden durch die Zelle transportiert und in das Lumen der Follikelhöhle abgegeben. Dort werden sie zu Jod oxidiert und dann erfolgt ihre Ankoppelung an Thyroglobulin.

Bei Bedarf wird Thyroglobulin aus der Kolloidhöhle in die Follikelepithelzelle aufgenommen und lysosomal gespalten. Dabei entstehen T3 und T4, die auf der basalen Seite der Zelle ausgeschleust werden und ins Blut gelangen.

Alle diese Funktionsabläufe der Follikelepithelzelle werden durch TSH stimuliert.

8.4.5 Klinische Bezüge

Schilddrüsenszintigraphie

Diese diagnostische Methode ermöglicht eine funktionelle Beurteilung der Schilddrüse. Verabreicht werden (intravenös) kurzlebige Radionuklide, die wie Jodidionen von den Follikelepithelzellen (auch Thyreozyten genannt) aufgenommen werden. Mittels Kameraszintigraphie lässt sich die Aufnahme der Radionuklide quantitativ darstellen.

Heißer Knoten: Hierbei handelt es sich um ein umschriebenes (knötchenförmiges) Areal von autonomem Schilddrüsengewebe; d. h. Gewebe, das unabhängig von TSH Hormone (T3 und T4) bildet. Der Knoten ist im Szintigramm kräftig dargestellt.

Die hohen Blutspiegel an T3 und T4 bedingen eine (stark) verminderte Ausschüttung von TSH, sodass das um den Knoten gelegene normale Gewebe kaum stimuliert ist. Es nimmt nur wenig Radionuklide auf und stellt sich im Szintigramm kaum dar.

Kalter Knoten: In der Szintigraphie erkennt man ein nicht speicherndes Areal, das von normalem Schilddrüsengewebe umgeben ist. Beim kalten Knoten kann es sich um eine Zyste oder ein Schilddrüsenkarzinom (entdifferenziert, nicht-hormonbildend) handeln.

Euthyreose, Hypothyreose und Hyperthyreose

Mit Euthyreose beschreibt man ein normales Angebot an Schilddrüsenhormonen. Die Hypothyreose, also ein Unterangebot an Schilddrüsenhormonen, kann angeboren oder erworben sein. Bei der angeborenen Form kommt es ohne Therapie zu einer körperlichen Retardierung und zu einer starken Beeinträchtigung der geistigen Entwicklung.

Der Hyperthyreose, also einem vermehrten Schilddrüsenhormongehalt im Blut, können Ursachen zugrunde liegen (z. B. heißer Knoten). Symptome einer Hyperthyreose sind u. a. Tachykardie, innere Unruhe, Konzentrationsschwäche, Gewichtsverlust, Schwitzen (Wärmeintoleranz), Tremor (Zittern).

Struma

Mit Struma meint man eine Vergrößerung der Schilddrüse; sie kann mit einer eu-, hypo- oder hyperthyreoten Stoffwechsellage einhergehen. Eine Struma wird häufig durch Jodmangel hervorgerufen. Sie kann z. B. eine Einengung der Trachea oder eine Behinderung der Ösophaguspassage bedingen. Histologisch erkennt man meist durch große Kolloidmenge ausgeweitete Follikel mit abgeplatteten Epithelzellen.

Check-up

✔ **Verdeutlichen Sie sich nochmals den Regelkreis der Schilddrüse, z. B. anhand des heißen Knotens.**

8.5 Die Glandula parathyreoidea (Nebenschilddrüse, Epithelkörperchen)

Lerncoach

Calcitonin, Vitamin D (D-Hormon) und Parathormon sind für die Einstellung der Kalziumkonzentration im Blut erforderlich. Während Calcitonin kaum eine klinische Bedeutung hat, spielt das in den Epithelkörperchen gebildete Parathormon in der Klinik eine große Rolle.

8.5.1 Die Funktionen

Die Epithelkörperchen bilden das Parathormon, das an der Regulation des Kalzium- und Phosphatstoffwechsels beteiligt ist.

Bei Verringerung des Blutcalciumspiegels bewirkt Parathormon eine Erhöhung des Kalziumspiegels. Dies kann durch Freisetzung von Kalzium aus dem Knochen durch erhöhte Aktivität der Osteoklasten, durch erhöhte Rückresorption von Kalzium in der Niere oder durch erhöhte Kalziumresorption im Darm geschehen.

8.5.2 Die Lage der Epithelkörperchen

Die zwei oberen und die zwei unteren Epithelkörperchen finden sich jeweils an der Dorsalseite der Schilddrüsenlappen. Die weizenkorngroßen Epi-

thelkörperchen liegen zwischen dem inneren und äußeren Blatt der Schilddrüsenkapsel.

8.5.3 Der mikroskopische Aufbau

Die Nebenschilddrüsen werden von einer Kapsel bedeckt, von der Bindegewebssepten ins Innere ziehen. Sie bestehen aus Strängen und Haufen dicht gelagerter Zellen (epithelartige Anordnung der Zellen, **Abb. 8.8**). Es werden zwei Arten von Zelltypen unterschieden, die **Hauptzellen** und die **oxiphilen Zellen**. Zwischen den Zellkomplexen kommen zahlreiche Kapillaren, Fettzellen und manchmal kolloidhaltige Follikel vor.

Innerhalb der Gruppe der kleinen, polygonalen Hauptzellen (mit kugeligem Kern) lassen sich **dunkle und helle Hauptzellen** unterscheiden. Hierbei handelt es sich um zwei Funktionszustände desselben Zelltyps. Die dunklen Hauptzellen enthalten zahlreiche Granula und sind sekretorisch aktiv, während die hellen Hauptzellen wenige Zellorganellen und viel Glykogen enthalten. Sie sind funktionell wenig aktiv.

Die ebenfalls polygonalen **oxiphilen Zellen**, die chromophiler (dunkler) und größer als die Hauptzellen sind, kommen einzeln oder in kleinen Gruppen vor. Sie enthalten zahlreiche Mitochondrien; ihre Funktion ist nicht sicher bekannt; sie treten erst in der späten Kindheit auf.

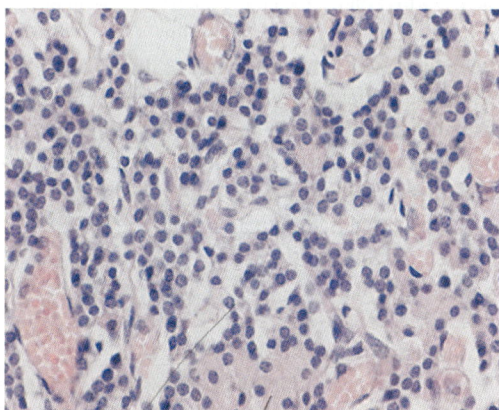

Abb. 8.8 Ausschnitt aus der Glandula parathyreoidea mit dicht gelagerten Epithelzellen (Azan, Vergrößerung 400-fach)

Sie erkennen die Glandula parathyreoidea an dicht gepackten, relativ kleinen Epithelzellen, die hell oder dunkel sein können und einen runden Kern besitzen sowie an größeren oxiphilen Zellen, Fettgewebe und Gefäßen.

8.5.4 Klinische Bezüge
Hyperparathyreoidismus

Dem Hyperparathyreoidismus liegt meist ein autonomes Adenom (überwiegend aus Hauptzellen) zugrunde. Es kommt zu einer Hyperkalzämie (erhöhter Blutcalciumspiegel). Die Symptome sind u.a. Zeichen von Entmineralisierung des Knochens, Steinbildung in der Niere und Obstipation, Übelkeit, Inappetenz. (Vergleiche auch „Die Funktionen des Parathormons").

 Check-up

✔   Verdeutlichen Sie sich nochmals, dass sich der Name Epithelkörperchen aus der Anordnung der Zellen ableitet. Behalten Sie dies im Hinterkopf, es hilft beim Erkennen des Präparates.

8.6 Die Nebenniere (Glandula suprarenalis)

Lerncoach
Ordnen Sie beim Lernen immer der jeweiligen Schicht der Rinde bzw. dem Mark die zugehörigen Hormone zu (s. u.).

8.6.1 Der Aufbau und die Lage
Die abgeplatteten Nebennieren liegen dem oberen Pol der Nieren kappenartig auf und sind von der Fettkapsel der Nieren mit umschlossen. Am Schnitt durch das unfixierte Organ lassen sich bereits makroskopisch **Rinde** und **Mark** unterscheiden **(Abb. 8.9)**. Hierbei handelt es sich um zwei funktionell unterschiedliche Anteile der Nebenniere.
Die Nebenniere gehört zu den am besten durchbluteten Organen des Körpers. Drei Arterien versorgen die Nebenniere: A. suprarenalis superior aus der A. phrenica inferior, ein Ast der Aorta (unterhalb des Zwerchfells). A. suprarenalis media direkt aus der

Aorta. A. suprarenalis inferior aus der A. renalis, ein Ast der Aorta. Diese Zuflüsse treten an verschiedenen Stellen durch die Kapsel der Nebenniere und bilden einen subkapsulären Plexus. Von diesem ziehen sich aufzweigende Sinusoide (mit gefensterten Endothel) durch die Rinde zum Mark. Einige Äste des Plexus ziehen ohne Aufzweigung ins Mark und bilden dort Kapillarnetze.
Der Blutabfluss erfolgt über muskelreiche Markvenen, die sich zu einer V. suprarenalis vereinigen. Die V. suprarenalis mündet in die V. renalis, deren Blut zur V. cava inferior fließt.

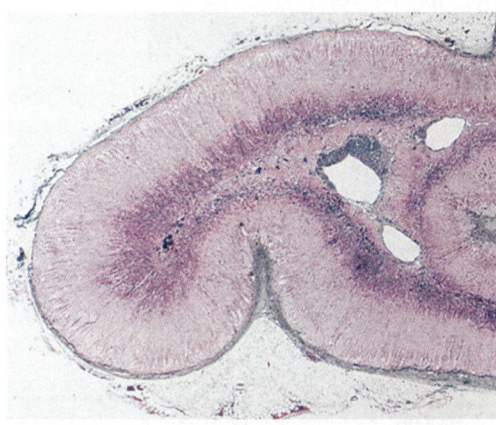 Rinde und Mark haben sich aus zwei ganz unterschiedlichen Strukturen entwickelt; Sie können dies in einem Embryologie-Buch vertiefen. Beachten Sie, dass auch die Hypophyse aus zwei entwicklungsgeschichtlich unterschiedlichen Anteilen besteht (s. S. 162).

Abb. 8.9 Schnitt durch die Nebenniere bei einer Übersichtsvergrößerung (Azan, Vergrößerung 12,5-fach)

Sie erkennen die Nebenniere an ihrer Einteilung in Mark und Rinde sowie an der typischen Schichtung der Rinde.

8.6.2 Die Nebennierenrinde
Die Nebenniere wird von der fibrösen Kapsel umhüllt. Die Nebennierenrinde gliedert sich in **drei Zonen** (von außen nach innen, **Abb. 8.10**, **Abb. 8.11**). Die drei Schichten der Nebennierenrinde sind aber nicht scharf voneinander abgrenzbar.

ACTH stimuliert Nebennierenrinde!!! (handwritten note)

Zona glomerulosa: In dieser äußeren schmalen Zone der Rinde sind kleine azidophile (dunkle) Zellen zu rundlichen Gruppen zusammengelagert.

Zona fasciculata: Hierbei handelt es sich um die breiteste Rindenzone, die durch Säulen von hellen Zellen charakterisiert ist. Das Zytoplasma der relativ großen Zellen erscheint schwammartig vakuolisiert (blasiges Aussehen der Zellen, Spongiozyten); es enthält eine große Anzahl von Lipidtröpfchen (Cholesterin), Mitochondrien vom tubulären Typ und reichlich glattes ER.

Zona reticularis: In dieser Zone sind kleine eosinophile (dunklere) Zellen zu netzförmigen Strängen, die miteinander anastomosieren, angeordnet.

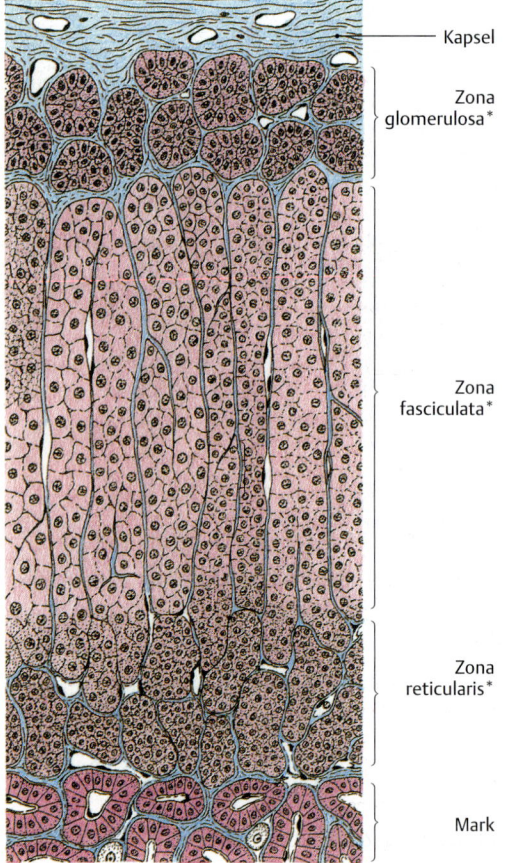

Kapsel

Zona glomerulosa*

Zona fasciculata*

Zona reticularis*

Mark

*Nebennierenrinde

Abb. 8.10 Schichten der Nebennierenrinde (Schema)

Die Funktionen der drei Zonen der Nebennierenrinde

In der **Zona glomerulosa** werden **Mineralokortikoide** (hauptsächlich **Aldosteron**) gebildet, die an der Regulation des Elektrolyt- und Wasserhaushaltes beteiligt sind. Aldosteron bewirkt z. B. eine verstärkte Resorption von Na^+-Ionen und (osmotisch bedingt) von Wasser (aus dem Harn in den Nierenkanälchen ins Blut). Ferner fördert Aldosteron die Ausscheidung von K^+-Ionen. Aldosteron wird durch Renin, das in der Niere gebildet wird, reguliert.

In der **Zona fasciculata** werden **Glucokortikoide** (z. B. **Kortisol** und **Kortison**) gebildet, die u. a. an der Regulation zahlreicher Stoffwechselvorgänge beteiligt sind. Sie fördern die Glucoseneubildung (Gluconeogenese) und die Glucogensynthese in der Leber; sie bedingen einen vermehrten Abbau von Proteinen (Proteolyse) z. B. in der Muskulatur; im Fettgewebe fördern sie die Bildung freier Fettsäuren (Lipolyse). In höheren Konzentrationen (als Medikament) wirken Glucokortikoide entzündungshemmend und immunsuppressiv.

Die Zellen der **Zona reticularis** bilden vorwiegend Geschlechtshormone, vor allem **Androgene**.

■■▎ Beachte
Die Aldosteronausschüttung wird von Renin gesteuert (Renin-Angiotensin-Aldosteron-System; vgl. Lehrbücher der Physiologie und Biochemie).

8.6.3 Das Nebennierenmark
Im Nebennierenmark finden sich polygonale, feingranulierte Zellen die strangförmig angeordnet sind. Da diese Zellen sich durch Behandlung mit Chromsalzen kräftig (braun) anfärben, heißen sie auch **chromaffine oder phäochrome Zellen**. Es sind modifizierte sympathische Neurone.

Die Granula der chromaffinen Zellen enthalten die Nebennierenmarkshormone Adrenalin oder Noradrenalin. Man unterscheidet also Adrenalin-produzierende Zellen (80 %) und Noradrenalin-produzierende Zellen (20 %). Ihre Granula unterscheiden sich elektronenmikroskopisch. Adrenalin und Noradrenalin bezeichnet man zusammen als **Katecholamine**. Ihre Wirkung entspricht der des Sympathikus; sie bewirken u. a. eine Steigerung des Auswurfvolumens des Herzens, der Pulsfrequenz,

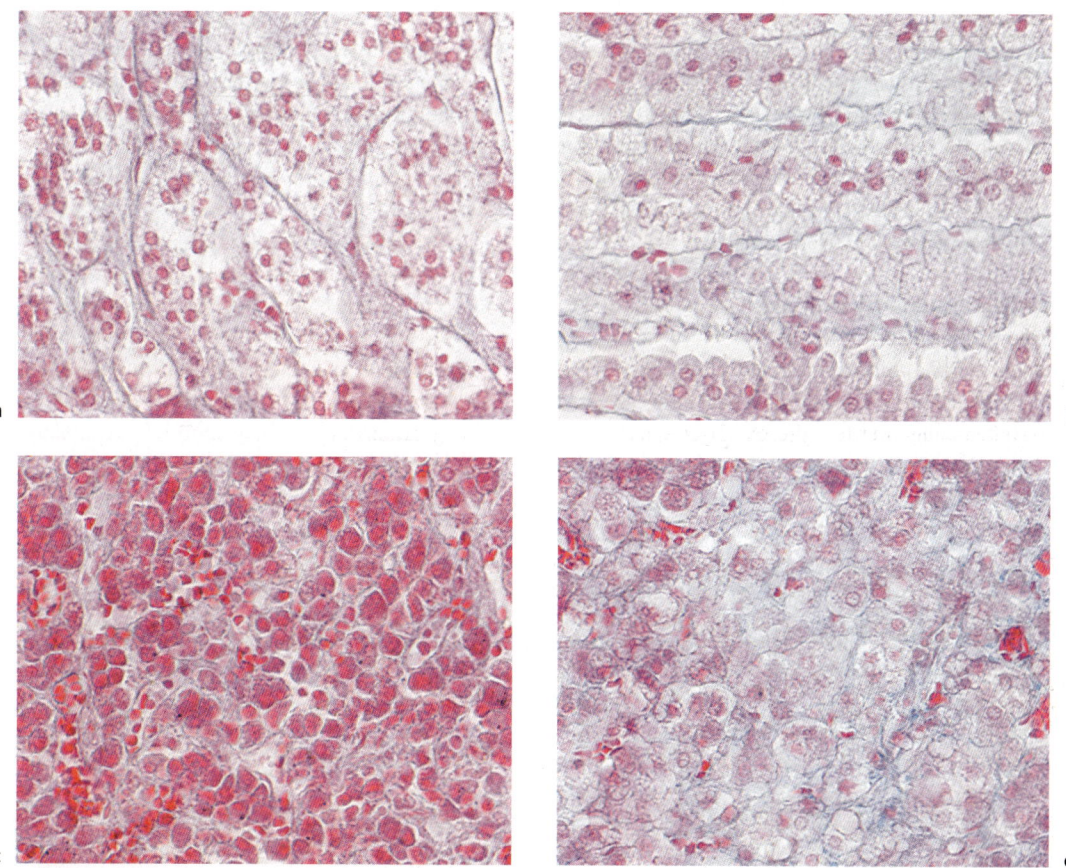

Abb. 8.11 Zonen der Nebennierenrinde und Nebennierenmark (Azan, Vergrößerung 400-fach). (a) Zona glomerulosa; (b) Zona fasciculata; (c) Zona reticularis; (d) Mark

des peripheren Gefäßwiderstandes und des Glykogenabbaus.

Außerdem findet man im Mark einzeln oder in Gruppen liegende, multipolare (sympathische) Ganglienzellen, sowie Bündel von marklosen Nervenfasern. Neben zahlreichen Kapillaren enthält das Mark charakteristische Drosselvenen, die durch subendotheliale Muskelwülste gekennzeichnet sind.

8.6.4 Klinische Bezüge

Cushing-Syndrom

Hierunter versteht man ein Überangebot an Glucokortikoiden (Kortisol) über einen längeren Zeitraum. Ursachen können eine autonome Kortisol-Sekretion in der Nebenniere durch ein Adenom (d. h. transformiertes Gewebe, das nicht unter der Kontrolle von ACTH steht), hypophysäre Hypersekretion von

ACTH durch ein Mikroadenom oder stressbedingte Erhöhung der Kortikotropin-Releasing-Hormon-Bildung im Hypothalamus (bei psychiatrischen Erkrankungen, z. B. Depressionen) sein.

Die Symptome des Cushing-Syndroms sind u. a. Stammfettsucht (bei dünnen Extremitäten), Büffelnacken, Mondgesicht, Leistungsabfall; ferner Osteoporose, Diabetes mellitus, verminderte Infektabwehr.

Hyperaldosteronismus (Conn-Syndrom)

Das Conn-Syndrom wird meist durch ein autonomes Adenom der Nebennierenrinde verursacht. Symptome sind: Hypertonie durch erhöhte Natrium- und Wasserresorption in der Niere sowie Hypokaliämie (verminderter Blutkaliumspiegel durch vermehrte renale Ausschüttung).

Nebennierenrinde

Phäochromozytom

Hierbei handelt es sich um einen Tumor, der von den chromaffinen (phäochromen) Zellen des Nebennierenmarks ausgeht. Das charakteristische Symptom sind hypertensive Krisen (Blutdruckanstiege mit Kopfschmerz, Herzklopfen, Schwindel) durch schubweise Ausschüttung von hohen Mengen an Adrenalin und Noradrenalin.

Nebennierenrindeninsuffizienz (Morbus Addison)

Beim Morbus Addison besteht ein Mangel an Nebennierenrindenhormonen. Durch die negative Rückkopplung werden die ACTH-produzierenden Zellen der Adenohypophyse stark stimuliert. In die-

sen Zellen entsteht aus den gleichen Vorstufen wie ACTH auch MSH in stark vermehrtem Umfang (s. S. 164). Deshalb bekommen die Patienten eine typische graubraune Verfärbung ihrer Haut. (Zum Morbus Addison vgl. auch klinischer Fall S. 160.)

Check-up

✔ Machen Sie sich nochmals klar, dass die Zellen des Nebennierenmarks modifizierte zweite Neurone des Sympathikus sind. Sollten Sie damit Schwierigkeiten haben, können Sie sich die Organisation des vegetativen Nervensystems in einem Neuroanatomie-Buch erarbeiten.

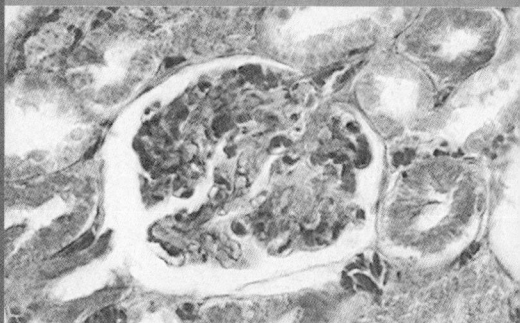

Harnorgane

Immunkomplexe im Wollknäuel

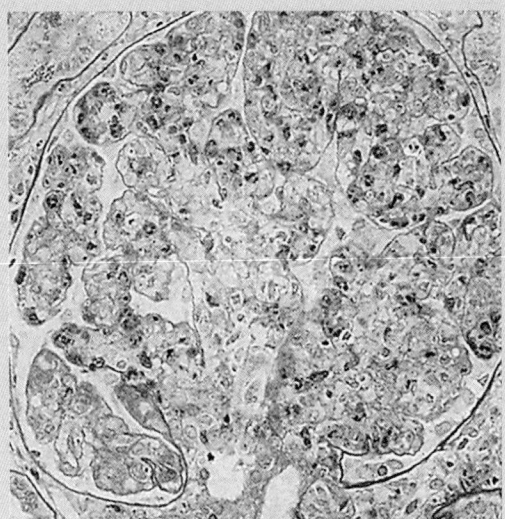

Die Kapillarschlingen des Glomerulus enthalten viele Granulozyten. Sie sind ein Zeichen der Entzündung.

Wie ein Wollknäuel sieht der Glomerulus der Niere aus, über dessen Aufbau Sie im nächsten Kapitel mehr erfahren. Bei dem siebenjährigen Ulf ist dieser Glomerulus entzündet. Es gibt viele Ursachen für eine solche Glomerulonephritis. Meist spielen Immunkomplexe aus Antigenen und Antikörpern dabei eine Rolle. Manche Formen der Glomerulonephritis führen rasch zur Niereninsuffizienz: Dabei verliert die Niere ihre Fähigkeit, Harn auszuscheiden. Am Ende steht oft eine Dialysebehandlung. Bei Ulf kommt es zum Glück nicht so weit. Doch die rote Farbe des Bluts in seinem Urin jagt Ulf und seiner Mutter einen ganz schönen Schreck ein.

Blut im Urin

Frau Grenzer ist besorgt. Kaum geht es Ulf etwas besser, ist er schon wieder krank. Begonnen hat alles vor etwa zwei Wochen mit einer Erkältung und starken Halsschmerzen. Erst gestern war Ulf nach über einer Woche Bettruhe zum ersten Mal in der Schule gewesen. Aber heute Morgen sind seine Augen geschwollen und Ulf klagt über Bauchschmerzen und Müdigkeit. Gegen Mittag kommt Ulf in die Küche und sagt: „Mama, mein Pipi ist ganz rot." Frau Grenzer erschrickt. Sie ruft sofort bei Ulfs Kinderärztin an. Dr. Hack vermutet am Telefon zunächst einen Harnwegsinfekt. Als sie jedoch hört dass Ulf kürzlich eine Halsentzündung hatte, zieht sie auch eine akute Post-streptokokken-Glomerulonephritis in Erwägung und vereinbart mit Ulfs Mutter einen Termin für den Nachmittag.

Immunkomplexhaufen und Granulozyteninvasionen

Poststreptokokken-Glomerulonephritis – hinter diesem langen Namen verbirgt sich eine Nierenentzündung, die etwa ein bis drei Wochen nach einer Infektion mit einer bestimmten Bakterienart, den β-hämolysierenden Streptokokken der Gruppe A, auftritt. Man vermutet, dass sich die im Körper zirkulierenden Streptokokkenantigene an den Glomeruli der Nieren anlagern. Später reagieren die ebenfalls im Blut kreisenden Anti-Streptokokken-Antikörper, die der Körper zur Abwehr der Streptokokken gebildet hat, mit den angelagerten Antigenen und setzen dadurch eine Entzündungsreaktion in der Niere in Gang. Mit dem Lichtmikroskop sieht man, dass viele Granulozyten in den entzündeten Glomerulus eingewandert sind (siehe Abb.). Die Granulozyten machen die Basalmembran für Proteine und Erythrozyten durchlässig. In Ulfs Harn müsste sich neben Blut (Hämaturie) also auch Eiweiß (Proteinurie) finden.

Penicillin gegen Streptokokken

Als Ulf in die Praxis kommt, fallen Dr. Hack sofort die Ödeme im Gesicht des Jungen auf. Der Junge hat bereits Wasser gelassen. Dr. Hack wirft einen Blick auf den Teststreifen, den die Arzthelferin in den Urin getaucht hat. Er zeigt eindeutig eine Hämaturie und Proteinurie an. Ulfs Blutdruck ist mit 150/95 erhöht. All dies weist auf eine Poststreptokokken-Glomerulonephritis hin. Beweisend sind allerdings erst Streptokokken im Rachenabstrich oder ein erhöhter Anti-streptolysin-Titer (ASL) im Blut. Bis Dr. Hack diese Befunde hat, kann sie jedoch nicht mit der Therapie warten.

Dr. Hack verschreibt Penicillin-Tabletten über zwei Wochen. Außerdem muss der erhöhte Blutdruck rasch gesenkt werden. Dafür erhält Ulf ein Diuretikum, ein Medikament, das die Wasserausscheidung in der Niere erhöht. Dem Jungen geht es verhältnismäßig rasch wieder besser. Die Ödeme im Gesicht gehen zurück, der Blutdruck normalisiert sich und auch die Nierenwerte sind nach zwei Wochen wieder unauffällig. Und in die Schule geht Ulf natürlich auch schon wieder.

9   Harnorgane

9.1 Die Niere

Lerncoach

Die Nieren sind die harnbildenden Organe. Der histologische Aufbau der Niere ist kompliziert. Die Funktionsweise der Nieren bietet jedoch ein Lernen in zwei Etappen an, was den Zugang zu diesem komplexen Organ ein wenig erleichtern kann. In einem ersten Schritt werden Sie die histologischen Grundlagen zur Bildung des sogenannten Primärharns kennenlernen (Nierenkörperchen), anschließend werden Sie sich mit den Teilen der Niere befassen, die für die Umwandlung dieses Primärharns in den Endharn zuständig sind (Tubulussystem). Danach folgen noch weitere Bauelemente der Niere (z. B. zur Messung des Blutdrucks).

9.1.1 Die Funktionen

Die Nieren sind die harnbildenden Organe. Sie sind wesentlich an der Kontrolle des Wasser-, Salz- und Säure-Basen-Haushaltes beteiligt. Ferner scheiden sie stickstoffhaltige Endprodukte aus dem Eiweißstoffwechsel aus.

9.1.2 Der Aufbau und die Lage

Die Nieren liegen hinter dem Bauchfell (retroperitoneal) und sind in ein Fettlager (Capsula adiposa) eingelagert. Sie besitzen eine derbe Organkapsel (Capsula fibrosa). Am medialen Rand der Niere befindet sich das Hilum renale (Nierenpforte). Hier tritt die Nierenarterie (A. renalis, aus der Aorta) ein, die V. renalis (zur V. cava inferior) und der Harnleiter (Ureter) treten aus.

Auf Frontalschnitten der Niere **(Abb. 9.1)** erkennt man mit bloßem Auge die Gliederung des Parenchyms in Mark und Rinde. Das Mark setzt sich aus fein gestreiften Pyramiden (7–9 in einer Niere) zusammen, deren Enden als Markpapillen bezeichnet werden und in die Kelche des Nierenbeckens hineinragen. Die Pyramiden werden durch Säulen von Rindenparenchym (Columnae renales) voneinander getrennt. Von der Basis der Pyramiden treten streifenförmige Markstrahlen in die Rinde ein.

Diese radiären Markstrahlen (Pars radiata der Rinde) sind ebenfalls fein gestreift. Zwischen ihnen liegt das Rindenlabyrinth (Pars convulata), das am frischen Präparat feine Blutpünktchen, die Nierenkörperchen, aufweist.

Als Lobus renalis wird eine Markpyramide mit ihren angrenzenden Columnae renales und das über der Pyramidenbasis gelegene Rindenareal (bis zur Kapsel) bezeichnet.

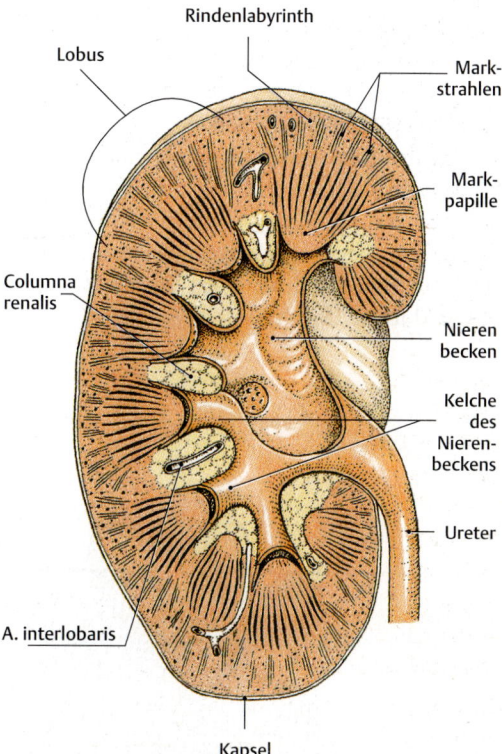

Abb. 9.1 Längsschnitt durch die Niere (Schema)

9.1.3 Der Überblick

Das Nierenparenchym besteht im Wesentlichen aus den Nephronen und den Sammelrohren. Eine menschliche Niere besitzt etwa 2 Millionen Nephrone. Ein Nephron, das als Funktionseinheit der Niere aufgefasst werden kann, setzt sich aus dem Nierenkörperchen und dem Tubulussystem zusammen. Das Tubulussystem besitzt *gestreckte* und *gewundene* Anteile. Die geraden (gestreckten) Kanälchenabschnitte bilden eine haarnadelförmige Schleife mit einem in Richtung Papille absteigenden Schenkel und einem in Richtung Rinde aufsteigenden Schenkel. Die Nierenkörperchen und die gewundenen Tubulusanteile liegen im Labyrinth, während die gestreckten Anteile ebenso wie die Sammelrohre im Mark und in den Markstrahlen anzutreffen sind. Die Tubulussysteme mehrerer Nephrone münden in ein Sammelrohr. Letztere leiten den Harn in Richtung Papillenspitze, wo er in das Kelchsystem des Nierenbeckens fließt.

Das Mark wird in eine Außenzone und Innenzone unterteilt. Die Außenzone wird weiter in einen Außenstreifen und Innenstreifen untergliedert.

9.1.4 Das Nierenkörperchen

An einem Nierenkörperchen (Corpusculum renale, Malpighisches Körperchen) unterscheidet man das Kapillarknäuel (Glomerulus) von der Bowmankapsel, die den Glomerulus umgibt (**Abb. 9.2**, **Abb. 9.3**). Ein Nierenkörperchen hat einen Durchmesser von etwa 200 μm.

■❘ Beachte

Häufig werden Nierenkörperchen und Glomerulus gleichgesetzt. Man meint dann mit Glomerulus eigentlich das Nierenkörperchen.

Der Glomerulus besteht aus etwa 30 Kapillarschlingen, von denen jeweils ca. 5 miteinander anastomosieren und so ein Läppchen bilden. Die Kapillarschlingen gehen aus dem **Vas afferens** (Arteriola afferens) hervor, das am Gefäßpol in das Nierenkörperchen eindringt. Sie münden in das **Vas efferens** (Arteriola efferens), das das Nierenkörperchen ebenfalls am Gefäßpol verlässt.

Die Bowmankapsel (Capsula glomeruli) besteht aus zwei Blättern, dem **äußeren** (**parietalen**) Blatt und dem **inneren** (**viszeralen**) **Blatt**, das den Kapillaren des Glomerulus aufliegt.

Das parietale Blatt ist ein einschichtiges Plattenepithel, während das viszerale Blatt von den **Podozyten** gebildet wird, die mit ihren verzweigten Fortsätzen am Aufbau der Bluthamschranke beteiligt sind.

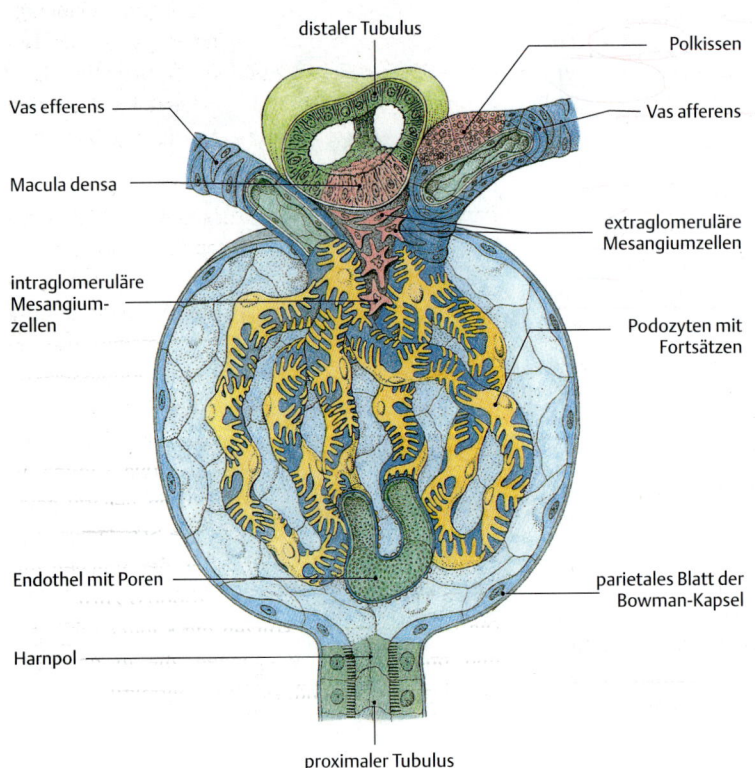

Abb. 9.2 Nierenkörperchen (plastische Darstellung)

distaler Tubulus

Polkissen

Vas efferens

Vas afferens

Macula densa

extraglomeruläre Mesangiumzellen

intraglomeruläre Mesangiumzellen

Podozyten mit Fortsätzen

Endothel mit Poren

parietales Blatt der Bowman-Kapsel

Harnpol

proximaler Tubulus

Zwischen dem parietalen und viszeralen Blatt der Bowmankapsel liegt der spaltförmige Kapselraum (Lumen capsulae, Harnraum), der den aus den Kapillaren abgepressten Primärharn (Glomerulusfiltrat, Ultrafiltrat des Blutplasmas) enthält. Am Gefäßpol gehen die beiden Blätter der Bowmankapsel ineinander über. Am Harnpol, der dem Gefäßpol gegenüber liegt, fließt der Primärharn in den Anfangsteil des Nierentubulus ab. Hier geht das parietale Blatt der Bowmankapsel in das Epithel des proximalen Tubulus über.

Es werden folgende Lokalisationen der Nierenkörperchen innerhalb des Rindenlabyrinths unterschieden:

- subkapsular (in der Nähe der Kapsel)
- midkortikal (im mittleren Rindenbereich)
- juxtamedullar (im unteren Rindenbereich, nahe am Mark).

Diese Gliederung ist mit Blick auf die Länge des Tubulussystems (s. S. 180) und die Verläufe der intrarenalen Gefäße von Bedeutung.

Gefäßpol

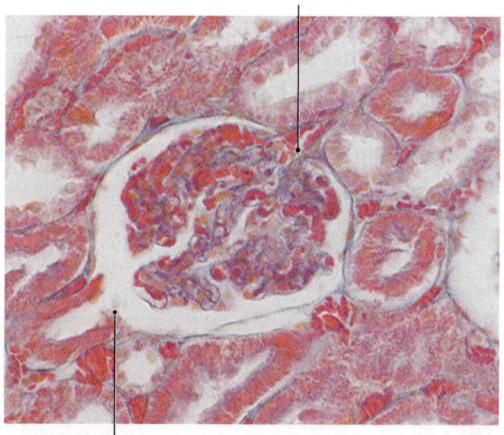

Harnpol

Abb. 9.3 Nierenkörperchen mit Gefäß- und Harnpol (Azan, Vergrößerung 400-fach)

Die Filtrationsschranke (Harnfilter, Glomerulusschranke)

Die Filtrationsschranke ist durch drei Strukturen zusammengesetzt. Dies sind, vom Lumen der Kapillare zum Kapselraum betrachtet; das Endothel der Glomeruluskapillaren, der Basalmembrankomplex (die glomeruläre Basalmembran, GBM) und

die Podozyten, also das viszerale Blatt der Bowmankapsel. Am Aufbau der Schranke sind *funktionell* auch die (intraglomerulären) Mesangiumzellen beteiligt.

Das Kapillarendothel ist sehr dünn und weist zahlreiche Poren auf, die *keine* Diaphragmen besitzen.

Die dreischichtige GBM (verschmolzene Basallaminae von Endothelzellen und Podozyten) besitzt eine mittlere Lamina densa, der zum Endothel hin die Lamina rara interna und zu den Podozyten hin die Lamina rara externa aufliegt.

Die Zellkörper der Podozyten (mit Kern und Organellen) liegen *im* Kapselraum. Von ihm gehen breite Primärfortsätze aus, von denen wiederum fingerförmige Sekundärfortsätze („Füßchen" oder Fußfortsätze im Querschnitt) abgehen. Diese Sekundärfortsätze benachbarter Podozyten liegen der GBM auf. Dabei liegen die Fortsätze der Podozyten miteinander verzahnt, d. h. sie greifen fingerförmig ineinander (interdigitierende Sekundärfortsätze benachbarter Primärfortsätze eines oder verschiedener Podozyten). Zwischen den Sekundärfortsätzen befinden sich Spalträume, die Filtrationsschlitze, in denen eine Schlitzmembran (Schlitzporendiaphragma) liegt. Zwischen den Kapillaren (bis an den Gefäßpol) finden sich sternförmige (intraglomeruläre) Mesangiumzellen. Sie besitzen kurze Fortsätze und sind durch Gap Junctions miteinander verbunden.

Die Funktionen der Filtrationsbarriere

Das Endothel der Glomeruluskapillaren hält zelluläre Blutbestandteile in den Kapillaren zurück.

Die GBM besitzt Filtereigenschaften: Moleküle ab einer bestimmten Größe (70000 D), sowie negativ geladene Moleküle (z. B. Plasmaproteine) werden nicht durchgelassen (Größen- und Ladungsselektivität). Ein Gerüst aus Kollagen Typ IV in der Lamina densa hindert große Moleküle am Durchtritt; Proteoglykane bewirken eine negative Ladung in den Laminae rarae, dadurch werden negativ geladene Substanzen abgestoßen. Die Schlitzmembranen bilden ebenfalls einen Filter, der Teilchen mit einem Molekulargewicht über 70000 D zurückhält.

Die Mesangiumzellen stützen die Kapillarschlingen und phagozytieren Substanzen, die in der GBM hängengeblieben sind; sie sind kontraktil.

9.1.5 Die Nierentubuli (Tubuli renales)

Am Harnpol beginnt das Tubulussystem der Niere; es besitzt ein einschichtiges Epithel. Das Tubulussystem wird in verschiedene Abschnitte unterteilt, die sich morphologisch, funktionell und in ihrer Lage (innerhalb der Niere) unterscheiden (**Abb. 9.4**).

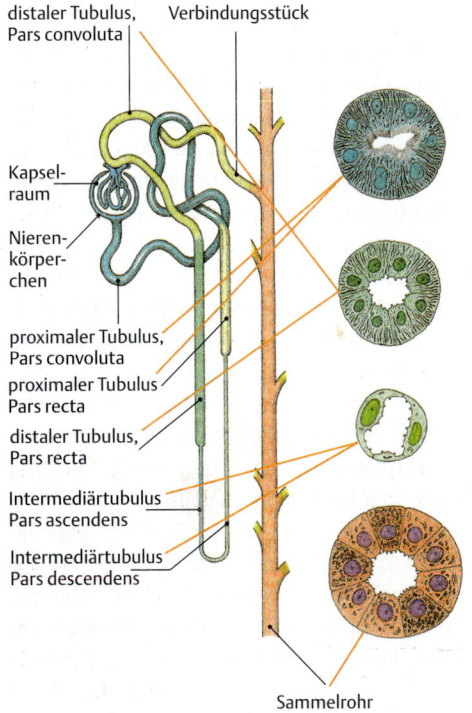

distaler Tubulus, Pars convoluta   Verbindungsstück

Kapsel-
raum

Nieren-
körper-
chen

proximaler Tubulus, Pars convoluta

proximaler Tubulus Pars recta

distaler Tubulus, Pars recta

Intermediärtubulus Pars ascendens

Intermediärtubulus Pars descendens

Sammelrohr

Abb. 9.4   Die verschiedenen Nierentubuli und das Sammel-rohr (Schema)

Beginnt am Harnpol

Der **proximale Tubulus** (Hauptstück) besteht aus Pars convoluta (gewundener Teil) und Pars recta (gerader Teil). Morphologische Charakteristika des proximalen Tubulus sind ein einschichtiges isoprismatisches Epithel (mit kugeligen Kernen), ein hoher Bürstensaum (aus dicht stehenden Mikrovilli), ein kräftig angefärbtes Zytoplasma (mit sauren Farbstoffen, z.B. Eosin), eine basale Streifung (bedingt durch tiefe Einfaltungen der basalen Membran) und apikal Endozytose-Vesikel. Weiterhin sind die Zellgrenzen kaum erkennbar (bedingt durch eine starke Verzahnung der Zellen miteinander). Der **intermediäre Tubulus** (Überleitungsstück, Tubulus attenuatus) setzt sich aus Pars descendens und Pars ascendens zusammen. Die mikroskopi-

Distale Tubulus – Pars recta pars convoluta

schen Kennzeichen des distalen Tubulus (im Querschnitt) im Vergleich zum proximalen Tubulus sind ein etwas niedrigeres einschichtiges isoprismatisches Epithel als beim proximalen Tubulus (mit kugeligen Kernen), kein Bürstensaum (nur wenige kurze Mikrovilli) und ein helles Zytoplasma. Die Zellgrenzen sind erkennbar, der Tubulusquerschnitt ist kleiner, die Tubuluslichtung etwas weiter als beim proximalen Tubulus. Es gibt ebenfalls eine basale Streifung.

Intermediäre Tubulus – pars asc. pars desc.

Der **distale Tubulus** (Mittelstück) unterteilt sich in Pars recta und Pars convoluta. Querschnitte dieses Tubulus zeigen einen sehr kleinen Durchmesser, ein großes Lumen, stark abgeplattete Epithelzellen (einschichtig) und einen linsenförmigen Kern (**Abb. 9.5**). Der kernhaltige Zellabschnitt springt ins Lumen vor, es existieren kaum Mikrovilli und keine basale Streifung. Distale Tubuli zeigen eine starke Ähnlichkeit mit Kapillaren (intermediärer Tubulus: etwas höheres Epithel, stärker ins Lumen vorspringende Kerne, keine Erythrozyten, weites Lumen).

Das **Verbindungsstück** (Tubulus reuniens) mündet schließlich in das Sammelrohr. Es besitzt ein isoprismatisches einschichtiges Epithel.

Die Pars recta des proximalen Tubulus und die Pars descendens des intermediären Tubulus bilden den **absteigenden Teil der Henleschleife** (Ansa nephroni, haarnadelförmig), die Pars ascendens des intermediären Tubulus und die Pars recta des distalen Tubulus den **aufsteigenden Teil**.

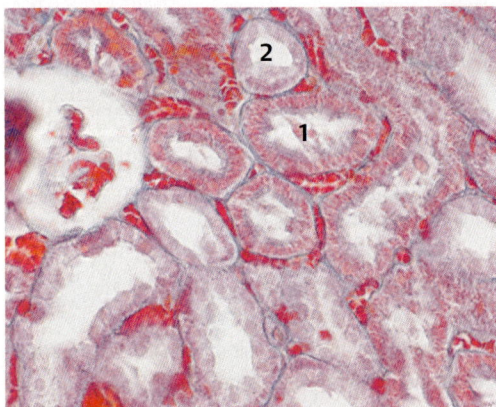

Abb. 9.5   Ausschnitt aus dem Rindenlabyrinth der Niere mit Querschnitten des proximalen (1) und distalen (2) Tubulus (Azan, Vergrößerung 400-fach)

9.1.6 Die Sammelrohre

In ein Sammelrohr (Tubulus colligens) münden mehrere Verbindungsstücke, d. h. verschiedene Nephrone. Kleinere Sammelrohre vereinigen sich zu größeren. Vor der Papillenspitze gehen jeweils mehrere Sammelrohre zu **Ductus papillares** zusammen, die auf die Papillenspitze münden. Ihre Öffnungen bilden die Area cribrosa.

Das einschichtige, isoprismatische Epithel der Sammelrohre zeigt deutliche Zellgrenzen **(Abb. 9.6)**. Die Epithelzellen wölben sich konisch in das Lumen vor. Zwei Epithelzelltypen können im Sammelrohr unterschieden werden, die **hellen Hauptzellen** und die **dunklen** (organellenreichen) **Schaltzellen** (mit kurzen Mikrovilli).

Das Epithel der großen Sammelrohre und der Ductus papillares ist hochprismatisch und besteht ganz überwiegend aus hellen Hauptzellen.

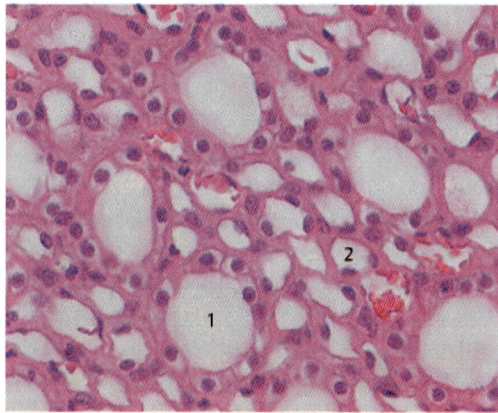

Abb. 9.6 Ausschnitt aus der Innenzone des Nierenmarks mit Querschnitten von Sammelrohren (1) und Intermediärtubuli (2) (Azan, Vergrößerung 400-fach)

9.1.7 Die Lage der Nephronabschnitte und der Sammelrohre innerhalb des Parenchyms

Das Parenchym gliedert sich in Rinde mit Labyrinth und Markstrahlen und Mark mit Außenzone (untergliedert in Außen- und Innenstreifen) und Innenzone.

In den einzelnen Parenchymabschnitten finden sich jeweils bestimmte Abschnitte des Nephrons sowie die Sammelrohre.

Das **Rindenlabyrinth** enthält die Nierenkörperchen und die gewundenen Abschnitte des proximalen und distalen Tubulus **(Abb. 9.7)**. Im Markstrahl (der

Rinde) lagern sich die geraden Anteile des proximalen und distalen Tubulus mit den zugehörigen Sammelrohren zusammen. Die Markstrahlen gehen kontinuierlich in die Außenstreifen (der Außenzone des Marks) über; der Außenstreifen beherbergt die gleichen Strukturen wie die Markstrahlen. An der Grenze zum Innenstreifen gehen die proximalen Tubuli in die (dünnen) absteigenden Teile der Intermediärtubuli über. Folglich finden sich im Innenstreifen Anschnitte von absteigenden Intermediärtubuli, gestreckte Anteile des distalen Tubulus. An der Grenze zwischen Innenstreifen und Innenzone gehen die aufsteigenden Anteile des Intermediärtubulus in die in die geraden Anteile des distalen Tubulus über. D. h., in der Innenzone findet man lediglich Anschnitte des Intermediärtubulus (auf- und absteigende Anteile) und Sammelrohre. Ferner liegen in der Innenzone (besonders im unteren Teil) Anschnitte von Ductus papillares.

Die Länge der Schleifen der Nephrone

Die Länge der Schleifen der Nephrone variiert **(Abb. 9.8)**. Es gibt Nephrone, deren Schleifen bis in die Innenzone des Marks reichen (Nephrone mit *langen* Schleifen). Die *kurzen* Schleifen biegen schon im Innenstreifen um. Schließlich gibt es noch Nephrone mit kortikalen Schleifen, die schon in den Markstrahlen umbiegen. Diese Nephrone „stören" die oben beschriebene Zuordnung von Tubulusabschnitten zu bestimmten Parenchymabschnitten.

Die Nierenkörperchen der Nephrone mit langen Schleifen liegen juxtamedullär; die Körperchen der Nephrone mit kurzen Schleifen finden sich midkortikal, die der Nephrone mit kortikalen Schleifen schließlich subkapsular. Kurze und kortikale Schleifen sind wesentlich häufiger als lange Schleifen.

9.1.8 Das Interstitium

Das renale Interstitium ist der Raum zwischen den Tubuli und den Sammelrohren. Das Interstitium ist ein wichtiger Passageraum für Ionen und Wasser, und es beherbergt die Gefäße (s. u.). Es ist im Mark ausgeprägter als in der Rinde. Einige spezialisierte Fibroblasten bilden Erythropoetin (s. S. 89).

Markstrahlen

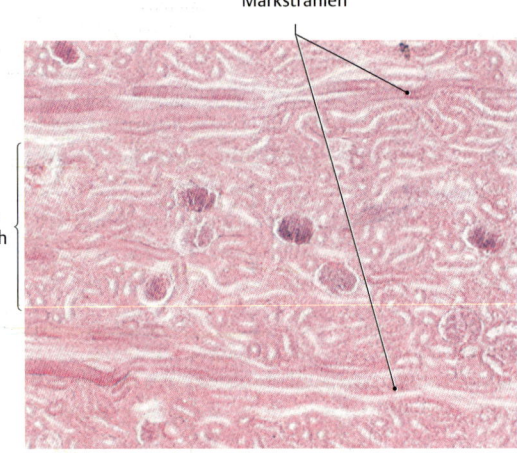

Rinden-
labyrinth

Abb. 9.7 Rindenlabyrinth mit zwei Markstrahlen in der Niere (H.E., Vergrößerung
70-fach)

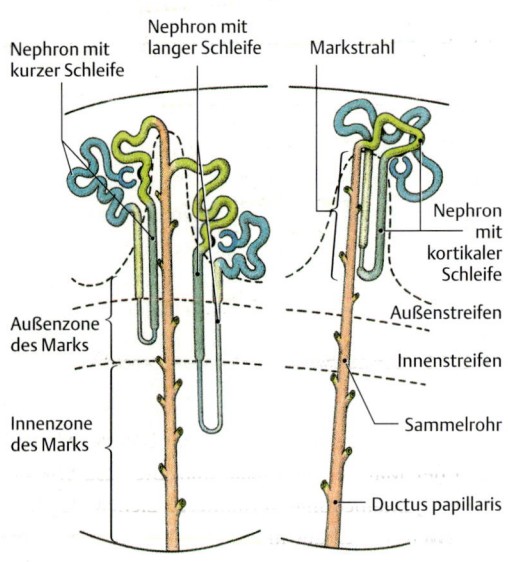

Nephron mit
kurzer Schleife

Nephron mit
langer Schleife

Markstrahl

Nephron
mit
kortikaler
Schleife

Außenzone
des Marks

Außenstreifen

Innenstreifen

Innenzone
des Marks

Sammelrohr

Ductus papillaris

Abb. 9.8 Lage der Nephronabschnitte in Abhängigkeit von
der Schleifenlänge der Nephrone in der Niere (Schema)

9.1.9 Der juxtaglomeruläre Apparat

Der am Gefäßpol gelegene juxtaglomeruläre Apparat ist für die Messung der Natriumkonzentration
des Harns und die Regulation des Blutdrucks von
Bedeutung. Zum juxtaglomerulären Apparat gehören drei Komponenten, das **Polkissen** (epitheloide,
granulierte Zellen), die Macula densa und die **extraglomerulären Mesangiumzellen** (Goormaghtigh-
sche Zellen).

epitheloide Zellen – enthalten Renin

Die Polkissenzellen liegen glomerulusnah in der
Wand des Vas afferens. Es sind epitheloide Zellen
der Tunica muscularis, d. h. umgewandelte Myozy-
ten. Ihre Granula enthalten das Enzym **Renin**.
Die Macula densa befindet sich in der Wand des
distalen Tubulus. Der gestreckte Teil des distalen
Tubulus zieht zurück zum Gefäßpol des Nierenkör-
perchens, von dem der proximale Tubulus des
Nephrons ausgegangen ist. Dabei liegt dieser Teil
des distalen Tubulus zwischen Vas afferens und
Vas efferens. Erst nach dieser Anlagerung beginnt
die Pars convulata. Der Wandabschnitt des distalen
Tubulus, der zum Nierenkörperchen gerichtet ist,
besteht aus hochprismatischen, dicht gelagerten
Zellen, die dunkler gefärbt sind. Dieser Zellverband
ist die Macula densa.
In dem Areal zwischen Vas afferens, Vas efferens
und Macula densa liegen die extraglomerulären
Mesangiumzellen. Sie besitzen zahlreiche Fortsätze
und bilden das extraglomeruläre Mesangium, das
mit dem intraglomerulären Mesangium in Verbindung steht.

**Sie können den juxtaglomerulären Apparat
als eine Regulations- und Messeinrichtung betrachten.**

**Die Funktionen des juxtaglomerulären
Apparates**
Die Komponenten des juxtaglomerulären Apparates
dienen der tubulo-glomerulären Rückkopplung.

Das von den Polkissenzellen gebildete Renin gelangt ins Blut und bewirkt dort eine Umwandlung von Angiotensinogen (in der Leber gebildet) in Angiotensin I. Durch das Converting-Enzym (z. B. in der Lunge gebildet) wird Angiotensin I in Angiotensin II umgewandelt. Angiotensin II wirkt vasokonstriktorisch und führt in der Nebenniere zur Freisetzung von Aldosteron. Letzteres bewirkt eine Erhöhung der Rückresorption von Natriumionen und Wasser im distalen Tubulus. Es kommt letztlich zu einer Blutdruckerhöhung.

Die Zellen der Macula densa messen als Chemorezeptoren die Natriumkonzentration des Harns im distalen Tubulus. Sie haben Einfluss auf die Polkissenzellen, sodass bei erhöhter Natriumkonzentration das Renin-Angiotensin-Aldosteron-System (s. o.) aktiviert werden kann. Zudem beeinflussen die Zellen der Macula densa die extraglomerulären Mesangiumzellen.

Die extraglomerulären Mesangiumzellen, bei denen es sich möglicherweise um modifizierte, glatte Muskelzellen handelt, sind an der Regulation der Nierendurchblutung beteiligt.

9.1.10 Die Gefäßverläufe in der Niere

Die A. renalis tritt am Hilum ein und teilt sich in R. anterior und posterior, die Segmentarterien abgeben. Aus Letzteren gehen die Aa. interlobares hervor, die im Grenzgebiet zweier Lobi in Richtung Rinde verlaufen. Am Unterrand der Rinde gehen die Aa. interlobares in die Aa. arcuatae über, die bogenförmig an der Grenze zwischen Rinde und Mark verlaufen. Aus den Aa. arcuatae gehen die Aa. interlobulares (Aa. corticales radiatae) ab, die radiär in die Rinde ziehen (Abb. 9.9). Aus den Aa. interlobulares entspringen die Vasa afferentia (Arteriola afferentia), die die Kapillarschlingen (Glomeruli) der Nierenkörperchen speisen. Aus diesen Kapillarschlingen gehen erneut Arteriolen hervor: Vasa efferentia (Arteriolae efferentiae). Letztere geben Kapillaren zu den Tubuli der Rinde und des Marks ab. Hier liegt also die Besonderheit vor, dass zwei Kapillargebiete hintereinander geschaltet sind („arterielles Wundernetz"). Die Vasa efferentia der subkapsulären, midkortikalen und juxtamedullären Glomeruli speisen unterschiedliche Kapillargebiete: Die Vasa efferentia der subkapsulären und midkortikalen Glomeruli ziehen zu den peritubulären Ka-

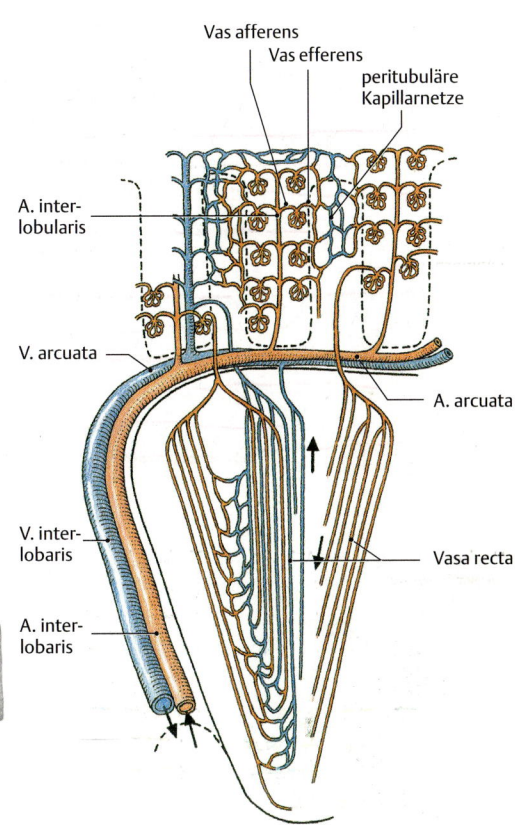

Vas afferens
Vas efferens
peritubuläre Kapillarnetze
A. interlobularis
V. arcuata
A. arcuata
V. interlobaris
Vasa recta
A. interlobaris

Abb. 9.9   Gefäßarchitektur in der Niere (Schema)

pillarnetzen der Rinde, d. h. des Rindenlabyrinths und der Markstrahlen (Abb. 9.10). Die Vasa efferentia der juxtamedullären Glomeruli ziehen ins Mark. Sie zweigen sich auf in absteigende Vasa recta, die auf unterschiedlichen Höhen Kapillarnetze speisen. Letztere geben ihr Blut in aufsteigende Vasa recta (Venulen!), die in Vv. interlobulares oder Vv. arcuatae münden. Von den peritubulären Kapillarnetzen der Rinde fließt das Blut in Vv. interlobulares, die in Vv. arcuatae münden. Von dort gelangt das Blut über Vv. interlobares in die V. renalis.

9.1.11 Die funktionellen Prozesse in der Niere

Die glomeruläre Filtration

In den Nierenkörperchen wird durch Ultrafiltration der Primärharn (Ultrafiltrat) gebildet. Das Ultrafiltrat enthält kleine Teilchen in gleicher Konzentration wie das Blutplasma. Dagegen finden sich nur geringe Mengen an Makromolekülen, insbeson-

Glomerulus

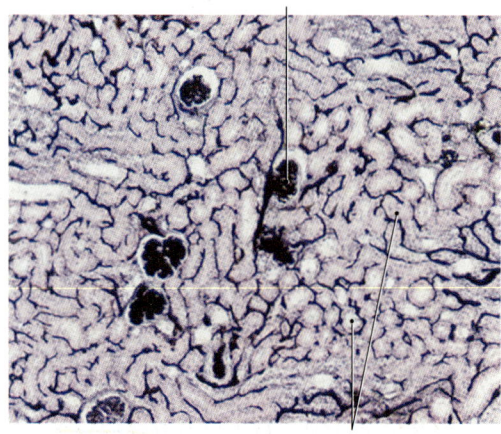

peritubuläre
Kapillarnetze

Abb. 9.10 Gefäße im Rindenlabyrinth: Glomerula und peritubuläre Kapillarnetze (Tuscheinjektion, Vergrößerung 100-fach)

dere kaum Proteine, und keine Blutzellen im Ultrafiltrat. Es werden täglich 180 Liter Primärharn produziert. Die glomeruläre Filtrationsrate hängt wesentlich vom renalen Blutfluss ab.

Die tubulären Transportprozesse

Der im Nierenkörperchen abgepresste Primärharn passiert die Tubuli und die Sammelrohre. Während dieser Passage wird der Primärharn durch Resorptions- und Sekretionsprozesse in den **Endharn** umgewandelt. Resorption bedeutet Übertritt von Substanzen aus dem Tubuluslumen ins Blut; mit Sekretion beschreibt man den Übertritt in umgekehrter Richtung. Für die Resorption und Sekretion von Elektrolyten und organischen Stoffen ist ein transepithelialer Transport (durch die Tubulusepithelzellen) erforderlich. Dieser Transport ist meist an die Pumpaktivität der basolateralen Na^+-K^+-ATPase gekoppelt, die in den Epithelzellen des proximalen und distalen Tubulus vorkommt. Das benötigte ATP wird von den Mitochondrien aus dem basalen Labyrinth bereitgestellt. Tubulär resorbiert werden Na^+, Cl^-, K^+, Ca^{2+}, Glukose, Harnstoff, Harnsäure, und andere. Organische Säuren und Basen werden tubulär sezerniert.

Die Harnkonzentrierung

Die ab- und aufsteigenden Tubulusabschnitte verlaufen parallel mit den Sammelrohren. Ebenfalls parallel zu den Tubuli sind die Vasa recta angeordnet. Diese räumlichen Beziehungen sind die Grundlage für die Harnkonzentrierung.

Die treibende Kraft beim Konzentrierungsmechanismus ist der **aktive Transport** von Na^+ aus dem aufsteigenden Teil der Henlenschen Schleife ohne gleichzeitigen Wasseraustritt. Damit wird das Interstitium **hyperton** und zieht Wasser aus dem absteigenden Teil der Schleife, der im Gegensatz zum aufsteigenden wasserdurchlässig ist. Das Wasser im Interstitium wird durch die Vasa recta abtransportiert.

Eine weitere Konzentrierung des Harns kann im Sammelrohr erfolgen. Ohne ADH (Adiuretin, s. S. 163) sind die Sammelrohre wasserdicht. Bei Anwesenheit von ADH werden in Sekundenschnelle Wasserkanäle (**Aquaporine**) in die apikale Zellmembran der Hauptzellen eingebaut. Dadurch kann Wasser in das hypertone Interstitium des Nierenmarks abströmen. Damit steigt die Harnkonzentration. Das interstitielle Wasser gelangt wiederum in Vasa recta. (Weitere Details, s. Lehrbücher der Physiologie, „Gegenstrommultiplikationssystem").

9.1.12 Klinische Bezüge
Glomerulonephritiden

Hierbei handelt es sich um Erkrankungen, die fast immer durch Immunreaktionen ausgelöst werden. Häufig kommt es dabei zur Ablagerung von Immunkomplexen (Antigen-Antikörper-Komplement) an der Basalmembran, die dann Granulozyten anlocken. Die Granulozyten rufen durch ihre lysosomalen Enzyme Veränderungen an der Basalmembran hervor. Dadurch wird die Basalmembran für Proteine oder Erythrozyten durchlässig. Histologisch erkennt man häufig eine Verdickung der Basalmembran und eine Vermehrung der intraglomerulären Mesangiumzellen (zur Glomerulonephritis vgl. auch klinischer Fall S. 176).

Pyelonephritis

Bei dieser Erkrankung handelt es sich um eine bakteriell bedingte Entzündung des Nierenbeckens mit Beteiligung des Nierenparenchyms, besonders des Nierenmarks. Die Erreger gelangen fast immer aszendierend von der Harnblase über die Harnleiter in das Nierenbecken.

Chronische Niereninsuffizienz

Die meisten schwerwiegenden Nierenerkrankungen können in einer Niereninsuffizienz enden. Durch den Verlust funktionstüchtiger Nephrone kommt es zu einer Retention von Wasser und den sog. harnpflichtigen Substanzen (z. B. Harnstoff, Endprodukte des Proteinstoffwechsels) im Blut, sowie zu Störungen im Elektrolythaushalt.

Nierenarterienstenose

Hierbei kommt es durch Verengung der Nierenarterie zu einer gesteigerten Freisetzung von Renin. Die erhöhte Reninsekretion führt zu einer Blutdruckerhöhung (Hypertonie). Die Einengung der Arterie kann durch Arteriosklerose-Herde bedingt sein (ältere Menschen) oder, bei jungen Frauen, durch eine angeborene sog. fibromuskuläre Dysplasie (mit multiplen Stenosen der Nierenarterien).

Check-up

✔ **Wiederholen Sie das Kapitel Niere, indem Sie sich nochmals folgende Punkte klarmachen: Die Blut-Harn-Schranke, die verschiedenen Abschnitte des Tubulussystems, die Definition des Nephrons, die Sammelrohre sowie den juxtaglomerulären Apparat. Der juxtaglomeruläre Apparat ist zwar sehr komplex, seine strukturellen Komponenten und Funktionen müssen Sie allerdings wissen.**

9.2 Die ableitenden Harnwege

Lerncoach

Sie benötigen jetzt Ihre Kenntnisse zum Übergangsepithel; schlagen Sie ggf. auf S. 33 nochmals nach.

9.2.1 Der Ureter (Harnleiter)

Der Aufbau und die Lage
Der 25–30 cm lange und ca. 5 mm dicke Ureter verbindet das Nierenbecken mit der Harnblase. Er gliedert sich in eine Pars abdominalis (Bauchteil) und eine Pars pelvina (Beckenteil).

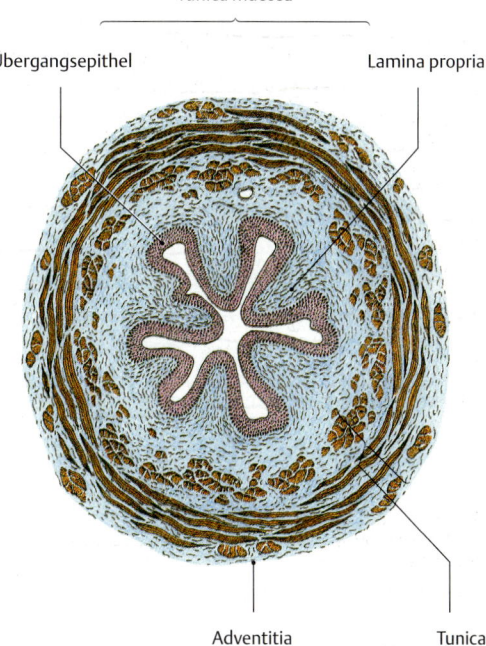

Tunica mucosa

Übergangsepithel · Lamina propria

Adventitia · Tunica muscularis

Abb. 9.11 Querschnitt durch den Ureter (Schema)

Der mikroskopische Aufbau

Die Wand des Ureters besteht aus Tunica mucosa, Tunica muscularis und Tunica adventitia **(Abb. 9.11)**.

Tunica mucosa
Die Tunica mucosa setzt sich aus **Übergangsepithel** (Urothel, s. S. 33) und **Lamina propria** (subepitheliale Bindegewebsschicht) zusammen und weist charakteristische Längsfalten (als Reservefalten) auf, sodass das Lumen des Ureters im Querschnitt sternförmig erscheint.

Tunica muscularis
Die Tunica muscularis lässt sich in **Stratum longitudinale internum, Stratum circulare** und **Stratum longitudinale externum** gliedern.
Das Stratum longitudinale externum fehlt in der Pars abdominalis des Ureters.
Die glatten Muskelzellen verlaufen nicht streng zirkulär bzw. longitudinal. Vielmehr handelt es sich um ein komplexes System von spiralig verlaufenden Muskelzügen mit wechselndem Steigungswinkel. Zudem liegen die Muskelzellen nicht kompakt gebündelt (wie etwa in der Darmwand).

Tunica adventitia

Über das lockere Bindegewebe der Tunica adventitia ist der Ureter in seine Umgebung eingebaut. In dieser Schicht ziehen Blut- und Lymphgefäße sowie markhaltige und marklose Nervenfasern.

👁 **Der Ureter kann mit dem Ductus deferens und dem Ösophagus verwechselt werden. Sie erkennen den Ureter daran, dass er ein Übergangsepithel besitzt.**

9.2.2 Die Harnblase (Vesica urinaria)

Die Harnblase ist ein muskuläres Hohlorgan, dessen Form und Größe sich nach dem Füllungszustand ändert. Größtenteils liegt sie hinter dem Schambein im Bindegewebsraum des kleinen Beckens. Nur der obere Teil der Harnblase ist von Peritoneum überzogen. Betrachtet man die eröffnete Harnblase, so erkennt man im überwiegenden Teil Schleimhautfalten. Nur im Trigonum vesicae ist die Schleimhaut faltenlos und glatt. Das Trigonum vesicae wird von den beiden Uretereinmündungen und dem Austritt der Urethra (Harnröhre) begrenzt.

Die Wand der Harnblase gliedert sich, im Wesentlichen wie die des Ureters, in **(Abb. 9.12) Tunica mucosa**, bestehend aus Übergangsepithel und bindegewebiger Lamina propria, **Tunica muscularis**, kräftig entwickelt, mit drei Schichten (äußere und innere Längsmuskelschicht, dazwischen gelegene Ringmuskelschicht) und **Tunica adventitia**/Tunica serosa. Die kräftige Muskelschicht bildet insgesamt den **M. detrusor vesicae**.

👁 **Sie erkennen die Harnblase an der dicken Muskelschicht, dem Übergangsepithel und einer relativ dicken Schleimhaut.**

9.2.3 Die weibliche Urethra (Harnröhre)

Der Aufbau und die Lage

Die weibliche Urethra, die nur etwa 3–5 cm lang ist, beginnt mit ihrer inneren Öffnung am Trigonum vesicae. Sie mündet direkt vor der Vagina in das Vestibulum vaginae (Scheidenvorhof). Die Lichtung der Harnröhre ist durch Längsfalten eingeengt (sternförmiges Lumen im Querschnitt). Die Tunica

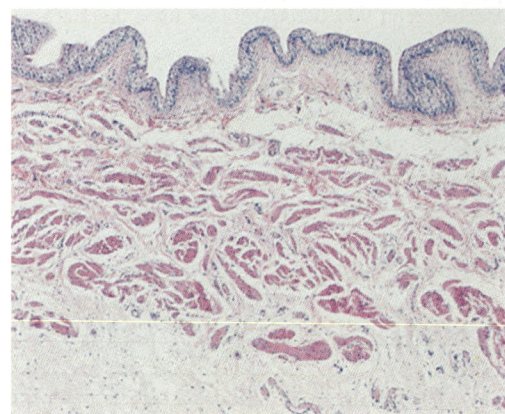

Abb. 9.12   Ausschnitt aus der Harnblasenwand (Azan, Vergrößerung 40-fach)

muscularis im Bereich des Trigonum vesicae besteht nur aus zwei Schichten.

Der mikroskopische Aufbau

Die Auskleidung der Urethra erfolgt im oberen Teil durch Übergangsepithel, im mittleren Teil durch mehrreihiges hochprismatisches Epithel und im unteren Teil durch mehrschichtiges unverhorntes Plattenepithel. In der Lamina propria finden sich kräftig ausgebildete venöse Gefäßnetze und muköse Drüsen (Glandulae urethrales). Die subepitheliale Bindegewebsschicht wird oft in Lamina propria und Lamina submucosa gegliedert. Die Muskelschicht ist dünn. Außen liegt eine Adventitia.

◼︎◼ **Hinweis:**

Die männliche Urethra wird bei den männlichen Geschlechtsorganen besprochen (s. S. 198).

9.2.4 Klinische Bezüge

Harnblasenkarzinom

Das Harnblasenkarzinom geht fast immer vom Übergangsepithel aus. Entscheidend für die Prognose ist vor allem die Infiltrationstiefe. Ist bereits die Tunica muscularis erreicht, verschlechtert sich die Prognose erheblich. Das Karzinom kann in späteren Stadien auch auf Nachbarorgane (z. B. Prostata) übergreifen.

🏃 **Check-up**

✔ **Wiederholen Sie die differenzialdiagnostischen Kriterien (vgl.).**

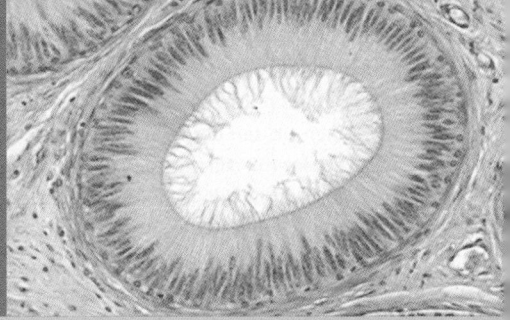

Männliche Geschlechtsorgane

Opernabend mit Toilettenpausen

Werner V. muss immer öfter zur Toilette und kann immer weniger Wasser lassen. Ein typisches Altmännerleiden. Meist ist eine gutartige Vergrößerung der Prostata die Ursache, aber auch ein Prostatakarzinom oder ein Blasentumor können dahinter stecken. Die Prostata gehört zu den akzessorischen Drüsen der männlichen Geschlechtsorgane. Ihr Sekret verflüssigt das in den Hoden gebildete Sperma. Mehr über die Histologie der männlichen Geschlechtsorgane lesen Sie auf den folgenden Seiten, wie es mit Werner V. weitergeht, erfahren sie hier:

Tropfen für Tropfen

Werner V. hat sich lange auf den Opernabend mit seiner Tochter gefreut. Der fliegende Holländer, eine seiner Lieblingsopern! Wie er den Abend bewältigen soll, macht ihm jedoch Sorgen. Denn seit einigen Monaten muss der 72-Jährige immer häufiger zur Toilette. Doch dann will zunächst kein Urin kommen. Erst nach einer Weile kommen ein paar Tröpfchen – und kurze Zeit später muss er wieder!

Der Opernabend ist wunderschön. Werner V. genießt die Aufführung und geht in jeder Pause zur Toilette. Zum Glück klappt alles gut. Dennoch beschließt Werner V.: So kann es nicht weitergehen und lässt sich einen Termin bei einem Urologen geben.

Eine zu große Prostata

Dr. Jäger weiß rasch, welches Leiden Werner V. plagt. Der Witwer leidet vermutlich – wie viele Männer in seinem Alter – an einer Prostatahyperplasie, einer gutartigen Vergrößerung der Prostata. Da sich der Hormonhaushalt bei älteren Männern verändert, nimmt das Prostatagewebe zu. Dadurch wird die Harnröhre eingeengt, es kommt zu Pollakisurie (häufiger Harndrang, aber nur geringe Harnmenge), verzögertem Miktionsbeginn und schwachem Harn-

strahl. Bei Werner V. ist die Erkrankung schon etwas weiter fortgeschritten: Bei ihm bleibt „Restharn" in der Harnblase zurück. Im Extremfall kommt es zu einer randvollen „Überlaufblase". Dann kann sich der Harn bis in die Niere zurückstauen und auch dort Schäden anrichten.

Untersuchung mit Sono und Sonde

Zunächst muss Dr. Jäger Werner V. untersuchen. Bei der rektalen Untersuchung tastet er eine deutlich vergrößerte, aber glatte Prostata. Der Urin selbst ist unauffällig: Es finden sich kein Blut und keine Leukozyten oder Proteine im Harn. Dr. Jäger untersucht die Prostata auch mit dem Ultraschallgerät. Auch hier sieht er eine diffuse Vergrößerung des Organs. Die Harnröhre ist verengt und die Blasenwand verdickt, da die Muskulatur der Harnblase den Urin durch die enge Harnröhre hinaustreiben muss. All dies spricht für eine Prostatahyperplasie. Um zu eruieren, wie viel Restharn nach der Miktion in der Harnblase verbleibt, bittet Dr. Jäger Werner V., zur Toilette zu gehen. Anschließend überprüft er mit dem Sonographiegerät, wie viel Urin in der Blase verblieben ist: 150 ml. Bis zu 30 ml Restharn sind normal.

Operation durch die Harnröhre

Dr. Jäger rät zu einer Operation. Dabei wird die Prostata transurethral, also durch die Harnröhre hindurch, mit einer elektrischen Schlinge Stück für Stück abgetragen. Für diese Operation wird Werner V. stationär in einer Klinik aufgenommen. Die Operation in Vollnarkose verläuft gut. Werner V. geht es rasch wieder besser. Erfreut stellt er fest, dass seine Beschwerden verschwunden sind. Als seine Tochter ihn aus dem Krankenhaus abholt, hat sie eine Überraschung für ihn: Opernkarten für eine Aufführung der Meistersinger. Werner V. freut sich und verspricht, seine Tochter in der Pause zu einem Glas Sekt im Foyer einzuladen. Denn nun muss er ja nicht mehr die ganze Pause auf der Toilette verbringen.

10 Männliche Geschlechtsorgane

10.1 Der Hoden (Testis)

Lerntipp:

Um sich die Abläufe der Spermatogenese ein-
zuprägen bedenken Sie, dass die Stadien der
Spermatogenese der Schichtenfolge im Keimepithel entsprechen, s. u.
Beachten Sie besonders auch die Sertoli-Zellen, ein spezieller Zelltyp, der essenziell für
die Spermatogenese ist.

10.1.1 Die Funktionen

Im Hoden werden die Spermien gebildet. Außerdem ist er der Produktionsort des Testosterons.

10.1.2 Der Aufbau und die Lage

Der Hoden (Volumen: 20–25 ml) ist ein paariges
ellipsoidales Organ und liegt im Skrotum (Hoden-
sack), wobei der linke Hoden in der Regel etwas
tiefer steht. Jeder Hoden und Nebenhoden
(Abb. 10.1) wird von Hüllen umgeben, die sich beim
Descensus (Abstieg) des Hodens aus der Bauchhöhle während der Embryonalentwicklung mit ausge-
stülpt haben. Der Hodenkapsel liegt direkt die Lamina visceralis auf (= ausgestülptes Bauchfell;
Epiorchium). Die Umgebungstemperatur ist im
Skrotum im Vergleich zur Bauchhöhle niedriger,
dies ist für die Samenbildung notwendig.

10.1.3 Der Überblick

In den aufgeknäuelten Hodenkanälchen (**Tubuli seminiferi contorti**) werden in der **Spermatogenese**
die Samenzellen (**Spermatozoen, Spermien**) gebildet. Die Tubuli seminiferi contorti wiederum liegen
in Hodenläppchen (**Lobuli testis**). Die Hodenläppchen (280 pro Hoden) werden außen von der dicken **Tunica albuginea** und voneinander durch **Septula testis** begrenzt.
Die Spermatogenese findet im Keimepithel der Hodenkanälchen statt. Diese enthalten außerdem die
verschiedene Funktionen erfüllenden **Sertoli-Zellen**
(Stützzellen). Zwischen den Hodenkanälchen liegen
die hormonbildenden **Leydig-Zellen**.

10.1.4 Die Lobuli testis und das Rete testis
(Abb. 10.1)

Die derbe, undehnbare Bindegewebskapsel des Hodens (Tunica albuginea) besteht aus einem Kolla-
genfasergeflecht sowie glatten Muskelzellen. Von
der Tunica albuginea ziehen häufig unvollständige
Septen (Septula testis) zum Hodennetz (**Rete testis**), das im **Mediastinum testis** auf der Dorsalseite
des Hodens liegt. Die Septula und die Tunica albuginea unterteilen das Hodenparenchym in Lobuli
testis. Darin liegen jeweils 2 bis 5 Hodenkanälchen
stark aufgeknäuelt (Länge ca. 20 cm) und somit
platzsparend. Die Hodenkanälchen münden direkt
oder über kurze gestreckte Kanälchen (**Tubuli seminiferi recti**) in das Rete testis. Das Rete testis ist ein
komplexes Netzwerk von miteinander verbundenen
Spalträumen. Diese Spalträume sind von einem
einschichtigen iso- und hochprismatischen Epithel
ausgekleidet und liegen in einem Bindegewebskör-
per. Vom Rete testis aus gelangt die Samenflüssigkeit in die ableitenden Samenwege.

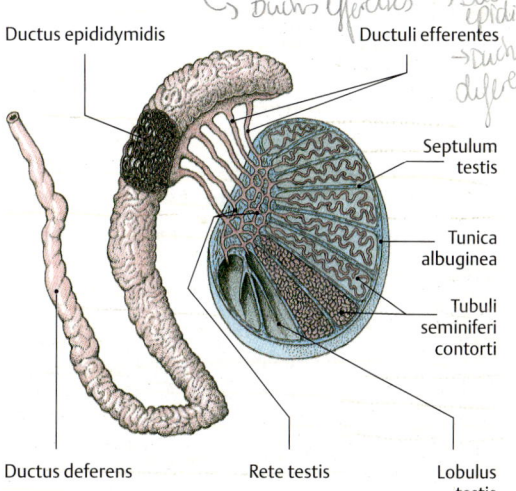

Abb. 10.1 Schnitt durch den Hoden und den Nebenhoden
(Schema)

10.1.5 Die Spermatogenese

Die Spermatogenese beinhaltet **Zellvermehrung**
(Mitose), **Reifeteilung** (Meiose) und **Zytodifferenzierung** (Umbau) zu reifen Spermien. Die mitoti-
schen Teilungen der Geschlechtszellen finden basal
in den Tubuli seminiferi contorti **(Abb. 10.2)** statt.
Mit der Meiose und anschließenden Zytodifferen-

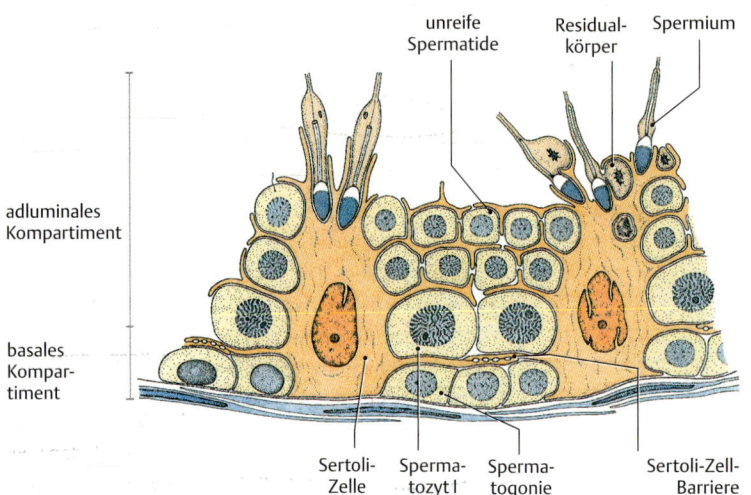

unreife Spermatide   Residual-körper   Spermium

Abb. 10.2 Tubulus semi-niferus contortus, der Ort der Spermatogenese (Aus-schnittvergrößerung; Schema)

adluminales Kompartiment

basales Kompar-timent

Sertoli-Zelle   Sperma-tozyt I   Sperma-togonie   Sertoli-Zell-Barriere

zierung rücken die Zellen weiter in zentral gelegene Schichten des Keimepithels.

■■■ Merke

Die Stadien der Spermatogenese entsprechen der Schichtenfolge im Keimepithel.

Die **Spermatogonien** liegen der Basalmembran des Tubulus seminiferus an (**Abb. 10.3**) und sind die Stammzellen der Spermatogenese; sie sind mittelgroß und rund und besitzen einen großen runden Kern. Es werden verschiedene Typen von Spermatogonien unterschieden:
Typ A: Stammzellen, die sich mitotisch teilen. Diese wiederum können unterteilt werden in: Spermatogonien A pale, mit hellem Kern und Spermatogonien A dark, mit dunklem Kern. A dark sind mitotisch aktive Zellen.
Typ B: Sie entstehen durch Teilung der Typ A-Spermatogonien und sind die Ausgangszellen für die sich anschließende Meiose.
Die **Spermatozyten I** entstehen durch Teilung der B-Spermatogonie. Sie durchlaufen die Prophase der Meiose und sind häufig im histologischen Präparat zu finden (dies liegt an der langen Prophase). Sie sind die größten Zellen des Keimepithels.
Die **Spermatozyten II** entstehen aus der ersten meiotischen Teilung der Spermatozyten I. Sie besitzen einen auf die Hälfte reduzierten Chromosomensatz, sind kleiner als Spermatozyten I und selten im histologischen Präparat anzutreffen (wegen der kurzen Entwicklungsphase).

Spermatiden entstehen durch die zweite meiotische Teilung der Spermatozyten II, besitzen einen haploiden Chromosomensatz, sind klein, rundlich und liegen lumennah.
Sowohl bei der Mitose als auch bei der Meiose bleiben die Zellen über Interzellularbrücken miteinander verbunden. Diese Bildung von Klonen ermöglicht eine synchrone Reifung.
Um das Keimepithel herum liegt die **Lamina limitans** (Lamina propria) mit einer Basalmembran, auf der das Keimepithel fußt. Die Lamina limitans besteht aus kontraktilen Myofibroblasten und Kollagenfasern.

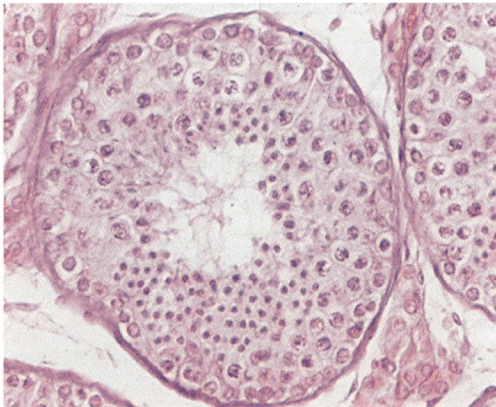

Abb. 10.3 Tubulus seminiferus contortus H.E., Vergrößerung 300-fach.

Die Zytodifferenzierung (Umwandlung) der Spermatiden in Spermatozoen (= Spermien)

Die Zytodifferenzierung umfasst fünf zum Teil gleichzeitig ablaufende Prozesse:

- Bei der Kondensation des Zellkerns verkleinert sich dieser auf etwa 10 % des Ausgangsvolumens.
- Bei der Bildung des Akrosoms entstehen die akrosomalen Bläschen durch Fusion von Lysosomen, die vom Golgi-Apparat gebildet wurden. Es folgt die Abflachung des Bläschens und die Auflagerung auf den Zellkern.
- Aus dem Zentriolenpaar entstehen zwei Strukturen: aus dem proximalen Zentriol entsteht der Spermienhals und aus dem distalen wächst die Geißel (= der Schwanzfaden) aus.
- Bei der Entstehung des Residualkörpers wird überschüssiges Plasma der Spermatiden abgeschnürt und von den Sertoli-Zellen (s. u.) phagozytiert. Die

jetzt reifen Zellen liegen in Buchten der Sertoli-Zellen.

10.1.6 Die Spermatozoen (Spermien)

Die Spermatozoen (60 µm) gliedern sich in Kopf und Schwanz. Der Schwanz wiederum besteht aus Halsstück, Mittelstück, Hauptstück und Endstück **(Abb. 10.4)**.

Der elektronenmikroskopische Aufbau des Spermiums

Im **Kopf** des Spermiums liegt der Kern, dem das Akrosom kappenartig aufgelagert ist.
Durch den gesamten **Schwanz** des Spermiums erstreckt sich zentral das Axonema (Achsenfaden). Es besteht aus Mikrotubuli in typischer Anordnung („9 x 2 + 2", s. S.10). Im **Halsstück** des Schwanzes liegen Basalkörper (in einer Kerneinbuchtung) und der Strahlenkörper, der das proximale Zentriol umfasst. Das Mittelstück ist der längste Abschnitt des Spermium-Schwanzes. Im Mittelstück liegen dem Axonema Längsfasern (Mantelfasern) und im Bereich des **Hauptstückes** Ringfasern an. Um die Längsfasern des Mittelstückes finden sich spiralig angeordnete Mitochondrienringe. Am distalen Ende des Mittelstückes liegt der Anulus (elektronendichtes Material). Im **Endstück** löst sich die typische Anordnung der Mikrotubuli auf.

Die Funktionen der einzelnen Strukturen

Der Kern besitzt den haploiden Chromosomensatz. Das Akrosom enthält Enzyme, z. B. Acrosin, die für die Kontaktaufnahme mit der Eizelle notwendig sind. Zwischen den 9 peripheren Doppeltubuli bedingen Dynein-Arme eine Gleitbewegung der Tubuli, die zu einer Bewegung des gesamten Spermienschwanzes führt. Die Mitochondrien dienen der Energiebereitstellung; die Längs- und Ringfasern haben aussteifende Funktion. Das proximale Zentriol wird in die Eizelle eingebracht.

10.1.7 Die Sertoli-Zellen

Die Sertoli-Zellen werden auch als Stütz- oder Ammenzellen bezeichnet. Sie liegen der Basalmembran breitbasig auf und erstrecken sich durch die gesamte Dicke des Keimepithels bis zum Lumen der Hodenkanälchen **(Abb. 10.2)**. Charakteristisch ist ihr großer, ovaler, heller (chromatinarmer) Zellkern,

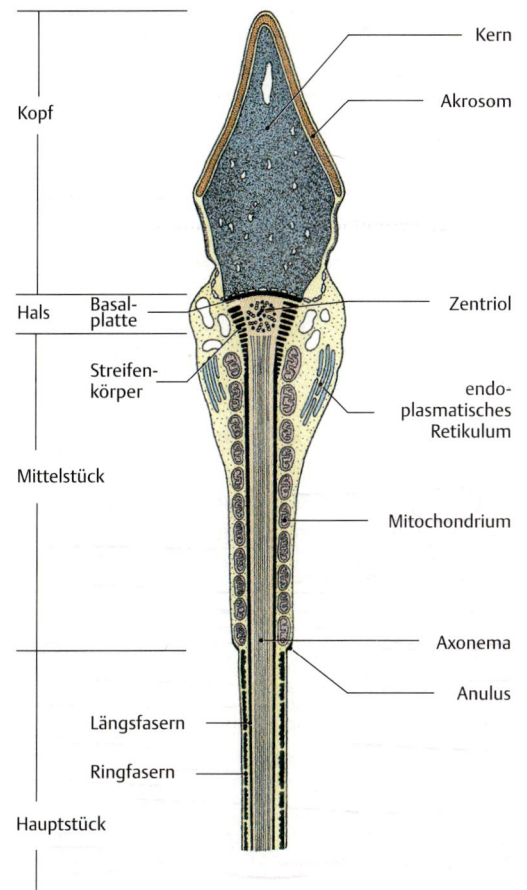

	Kern
	Akrosom
Kopf	
Hals — Basal-platte	Zentriol
Streifen-körper	endo-plasmatisches Retikulum
Mittelstück	Mitochondrium
	Axonema
Längsfasern	Anulus
Ringfasern	
Hauptstück	

Abb. 10.4   Reifes Spermium (Schema)

der im basalen Drittel des Keimepithels liegt und einen auffälligen Nukleolus aufweist. Die gut angefärbte Kernmembran zeigt Einfaltungen. Die Zellen der Spermatogenese werden von den Sertoli-Zellen umgeben. Dabei umfassen sie die lumenwärts vorrückenden Keimzellen zwischen sich (mit schlanken Fortsätzen). Ferner sind im basalen Drittel des Keimepithels Zonulae occludentes zwischen den Sertoli-Zellen ausgebildet. Sie bilden die Blut-Hoden-Schranke.

Die Funktionen der Sertoli-Zellen

Blut-Hoden-Schranke (Sertoli-Zell-Barriere): Durch die Zonulae occludentes zwischen den Sertoli-Zellen entsteht ein basales und ein adluminales Kompartiment im Tubulus seminiferus. Im basalen Kompartiment liegen die Spermatogonien und frühe Stadien der Spermatozyten I, im adluminalen Kompartiment finden sich die übrigen Zellen der Spermatogenese. Die Spermatozyten I passieren die Sertoli-Zell-Barriere, die wie eine Schleuse funktioniert, und gelangen so aus dem basalen in das adluminale Kompartiment.

Weitere Funktionen sind die Ernährung der Keimzellen, die Kontrolle der Vermehrung, Reifung und Differenzierung der Keimzellen, die Phagozytose der Residualkörper, die Abgabe der Spermien (Spermatio), die Bildung von Inhibin (s. u., Regulationprozesse) und die Produktion des Androgen-bindenden Proteins, ABP (s. u., Regulationprozesse).

10.1.8 Die Leydig-Zellen

Die Leydig-Zellen (Interstitialzellen) liegen dicht beieinander, in Gruppen angeordnet, im Bindewebe zwischen den Tubuli seminiferi (Abb. 10.5). Sie besitzen einen polygonalen Zellkörper (Durchmesser: 15–20 μm) und einen runden Zellkern. Im Zytoplasma kommen sog. Reinke-Kristalle (paraplasmatische Einschlüsse, meist stabförmig) vor, es handelt sich dabei um Proteinablagerungen.

Die Leydig-Zellen produzieren das männliche Sexualhormon Testosteron. Da sie Steroidhormone bilden, besitzen sie ein stark ausgebildetes glattes ER (s. S. 14) und Mitochondrien vom Tubulus-Typ (s. S. 18).

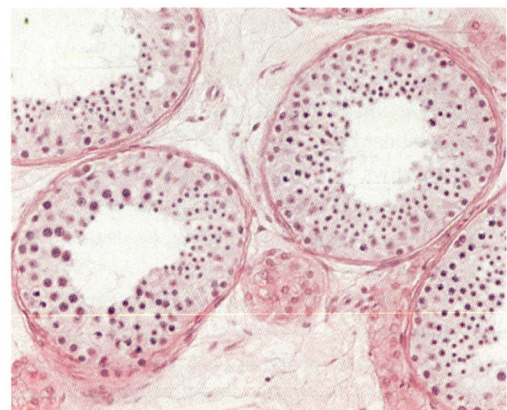

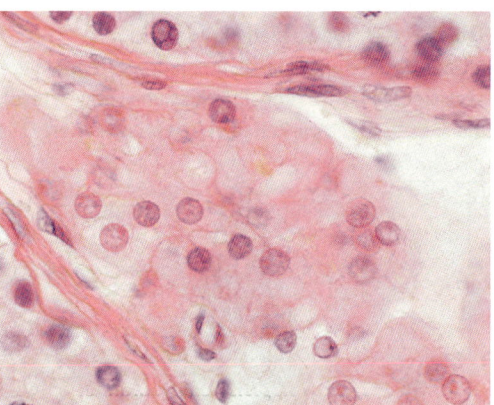

Abb. 10.5   (a) Stark gewundene Samenkanälchen (Tubuli seminiferi contorti) im Inneren des Hodens (H.E., Vergrößerung 200-fach); (b) Leydig-Zellen, sie verlaufen als interstitielle Zellen zwischen den Tubuli seminiferi (H.E., Vergrößerung 600-fach)

10.1.9 Die hormonellen Regulationsprozesse an den Zellen des Hodens

Das **FSH** (Follikel-stimulierendes Hormon) des Hypophysenvorderlappens aktiviert Sertolizellen, wodurch die Vermehrung, Reifung und Differenzierung der Keimzellen stimuliert wird.

Sertoli-Zellen sezernieren **Inhibin**, das die FSH-Ausschüttung hemmt und so zur Balancierung der Samenzellbildung beiträgt.

Das **LH** (Luteinisierendes Hormon) des Hypophysenvorderlappens aktiviert Leydig-Zellen, wodurch die Bildung von **Testosteron** stimuliert wird. Testosteron hemmt wiederum die LH-Ausschüttung, so dass eine Balancierung des Testosteronspiegels gewährleistet ist.

Sertolizellen produzieren ABP (Androgen-binden-des Protein). **Testosteron, an ABP gebunden**, gelangt in die ableitenden Samenwege und unterstützt die Funktionstüchtigkeit der Epithelien in den Samenwegen und den akzessorischen Geschlechtsdrüsen (z. B. Prostata).

Testosteron stimuliert die Samenbildung, die Entwicklung der sekundären Geschlechtsmerkmale (Penis, Skrotum, Behaarung), die Talgdrüsensekretion, die Libido und Potenz sowie anabole Stoffwechselprozesse; es beeinflusst außerdem Verhaltensweisen.

 Sie erkennen den Hoden an der dicken Tunica albuginea (Organkapsel), den zahlreichen (Quer-, Längs- und Schräg-) Anschnitten der Tubuli seminiferi mit mehrschichtigem Keimepithel (aus verschiedenen Zelltypen) und an den zwischen den Tubuli liegenden Leydig-Zellen.

10.1.10 Klinische Bezüge
Fertilitätsstörungen

Störungen der Spermatogenese (mit Fertilitätsstörungen) lassen sich in einer histologisch untersuchten Hodenbiopsie beispielsweise daran erkennen, dass das Keimepithel verschmälert ist, Spermatozoen fehlen (bei Spermatogenesearrest auf der Stufe der Spermatiden), Spermatozoen und Spermatiden fehlen (bei Spermatogenesearrest auf der Stufe der Spermatozyten).

Folge ist das Fehlen von Spermatozoen im Ejakulat. Diese Azoospermie kann z. B. Folge von lokalen Schäden wie Hodenentzündung (Orchitis, z. B. bei Mumps) sein.

Check-up

✔ **Vergegenwärtigen Sie sich noch einmal die verschiedenen Stadien der Spermatogenese; beachten Sie dabei die Gesamtdauer der Spermatogenese.**

✔ **Machen Sie sich noch einmal klar, welche Zellen im Keimepithel teilungsfähig sind und welche nicht.**

✔ **Rekapitulieren Sie die vielfältigen Funktionen der Sertoli-Zellen.**

10.2 Die ableitenden Samenwege

 Lerncoach

Die ableitenden Samenwege bestehen aus den Ductuli efferentes, dem Nebenhodengang (Ductus epididymidis) und dem Samenleiter. Vergleichen Sie während des Lernens die Charakteristika der Querschnitte.

10.2.1 Der Nebenhoden (Epididymis)
Die Funktionen

Im Nebenhoden erfolgt eine weitere Reifung und eine Speicherung der Spermien.

Der Aufbau und die Lage

Der Nebenhoden wird gegliedert in **(Abb. 10.1)** Kopf (Caput epididymidis), der den oben gelegenen dickeren Anteil ausmacht, Körper (Corpus epididymidis), ein länglicher schmaler Anteil und Schwanz (Cauda epididymidis), der unten gelegene Anteil, der sich in den Samenleiter (Ductus deferens) fortsetzt.

Der Kopf liegt dem Hoden oben an, die übrigen Anteile liegen ihm dorsal an.

Der mikroskopische Aufbau

Im Nebenhodenkopf befinden sich (als Verbindungskanälchen) die **Ductuli efferentes (Abb. 10.6)**, die aus dem Rete testis entspringen und in den Nebenhodengang (**Ductus epididymidis, Abb. 10.7**) münden. Der Ductus epididymidis, der aus dem obersten Ductulus efferens hervorgeht ist stark aufgeknäuelt.

Die Ductuli efferentes

Die Ductuli efferentes (Länge: 12 cm) sind von einem unterschiedlich hohen Epithel ausgekleidet, das Vorwölbungen (mehrreihiges Epithel mit Kinozilien) und Buchten (einschichtiges prismatisches Epithel, z. T. mit Mikrovilli) aufweist **(Abb. 10.6)**.

Die Ductuli efferentes werden von einer Hülle aus kontraktilen Myofibroblasten (Lamina propria) umgeben.

Funktion der Ductuli efferentes: Die Kinozilien dienen dem Transport der noch unbeweglichen Spermien. Die prismatischen Zellen resorbieren Flüssigkeit, die aus den Hodenkanälchen stammt, und sezernieren Substanzen für die Reifung der Spermien.

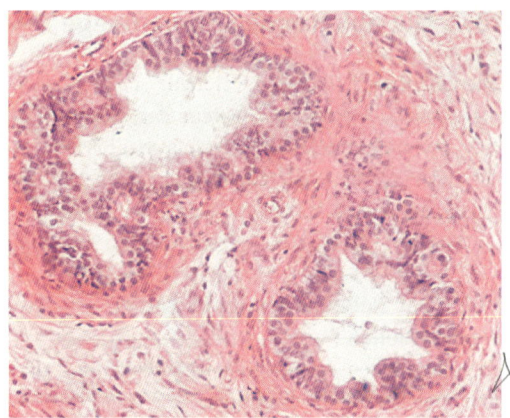

Abb. 10.6   Ductuli efferentes im Querschnitt, die Lumen sind unregelmäßig begrenzt (H.E., Vergrößerung 200-fach)

Der Ductus epididymidis
Der Ductus epididymidis (Länge: 4-6 m) besitzt ein gleichmäßig hohes, zweireihiges hochprismatisches Epithel: Basal finden sich rundliche Zellen; darüber liegen hochprismatische Zellen (mit schlanken längsovalen Kernen), die lange, häufig miteinander verklebte Stereozilien besitzen **(Abb. 10.7)**. In der Lamina propria verlaufen zirkular Myofibroblasten.
Der Durchmesser und das Lumen des Nebenhodenganges nehmen nach kaudal erheblich zu; das Epithel wird niedriger und Myofibroblasten sind kaudal vermehrt anzutreffen.
Funktion des Ductus epididymidis: Sekrete der hochprismatischen Zellen tragen zur Reifung der Spermien bei. Ferner können diese Zellen Flüssigkeit, die aus den Hodenkanälchen stammt, resor-

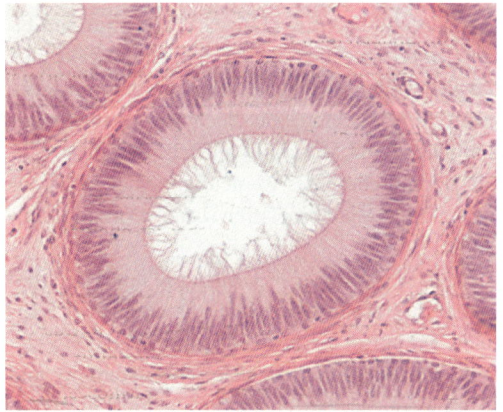

Abb. 10.7   Ductus epididymidis mit zweireihigem hochprismatischem Epithel mit Stereozilien (H.E., Vergrößerung 200-fach)

bieren. Im Nebenhodenschwanz sammeln sich die Spermien (für die Ejakulation).

👁
🔍 Sie erkennen die Ductuli efferentes des Nebenhodens an den unregelmäßigen Begrenzungen des Lumens mit Vorwölbungen und Buchten. Den Ductus epididymidis erkennen Sie an einem gleichmäßig hohen, zweireihigen (hochprismatischen) Epithel mit Stereozilien.

10.2.2 Der Samenleiter (Ductus deferens)
Die Funktion
Im Samenleiter werden die Samenzellen bei der Ejakulation zur Harnröhre transportiert.

Der Aufbau und die Lage
Der Samenleiter beginnt am Ende des Nebenhodenganges. Er zieht durch den Leistenkanal und bildet hier zusammen mit den Arterien, Venen und Nerven den Samenstrang (Funiculus spermaticus, s. Abb.) und gelangt in das kleine Becken auf die Hinterwand der Harnblase. An dieser Stelle ist er stark erweitert (Ampulla ductus deferentis). Nach dieser Auftreibung vereinigt sich der Ductus deferens mit dem Ausführungsgang der Samenblase zum Ductus ejaculatorius, der die Prostata (Vorsteherdrüse) schräg durchsetzt und in die Harnröhre (Urethra) mündet.
Nur der Anfangsteil des Ductus deferens ist gewunden, dann verläuft er gestreckt. Der Ductus deferens ist 45–60 cm lang.

Der mikroskopische Aufbau **(Abb. 10.8)**
Tunica mucosa: Der Ductus deferens ist von einem zweireihigen hochprismatischen Epithel mit Stereozilien ausgekleidet. Im Endteil des Samenleiters fehlen die Stereozilien. Das Epithel liegt auf einer dünnen Lamina propria. Die Schleimhaut weist mehrere Längsfalten auf, dadurch wird im Querschnitt ein sternförmiges Lumen sichtbar.
Tunica muscularis: Die außerordentlich dicke Tunica muscularis gliedert sich in drei Schichten (unterschiedliche Verlaufsrichtungen der glatten Muskelzellen), die innere Längsschicht (Stratum longitudinale internum), die mittlere Ringschicht (Stratum circulare) und die äußere Längsschicht (Stratum longitudinale externum).

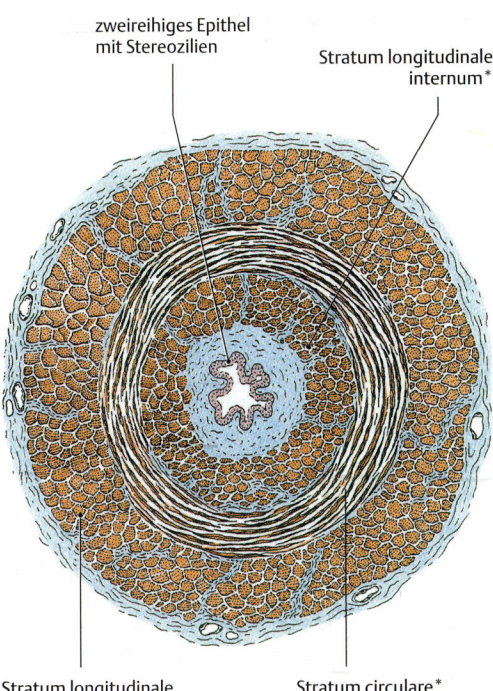

zweireihiges Epithel mit Stereozilien

Stratum longitudinale internum*

Stratum longitudinale externum*

Stratum circulare*

*Tunica muscularis

Abb. 10.8 Querschnitt durch den Ductus deferens (Schema)

Die Tunica adventitia ist eine Bindegewebshülle mit Gefäßen und Nerven.

👁 Sie erkennen den Ductus deferens an der auffällig dicken Wand und dem relativ kleinen Lumen (sternförmig). Er kann verwechselt werden mit:

- Dem Ureter: Erkennbar an Übergangsepithel, weniger deutliche Dreischichtung in der Tunica muscularis.
- Der Tuba uterina: Erkennbar an wesentlich stärkeren Falten in der Schleimhaut, weniger glatte Muskelzellen, einschichtiges Epithel.
- Oder dem Ösophagus: Erkennbar an mehrschichtigem unverhorntem Plattenepithel, Lamina muscularis mucosae, Tunica muscularis mit Zweischichtung.

10.2.3 Klinische Bezüge

Epididymitis

Eine Entzündung des Nebenhodens (Epididymitis) entsteht meist fortgeleitet (über den Ductus deferens) von einer Harnröhrenentzündung. Beim Patienten kommt es zu einer sehr schmerzhaften Schwellung und Rötung der dorsalen Skrotalhälfte. Die Epididymitis kann auf den Hoden übergreifen und hier das Keimepithel schädigen.

Check-up

✔ Rekapitulieren Sie nochmals den Aufbau von Ductus efferens, Ductus epididymidis und Ductus deferens. Beachten Sie dabei die Besonderheiten des Epithels.

10.3 Die akzessorischen Drüsen

Lerncoach

Die paarigen Bläschendrüsen und die Prostata produzieren das Ejakulat und dienen den Spermien damit z. B. als Energiequelle. Die Produktion dieses Sekretes erfordert spezialisierte Drüsengewebe, die Sie im Folgenden kennenlernen werden und deren Aussehen Sie einfach kennen müssen.

10.3.1 Die Bläschendrüse (Samenblase, Glandula vesiculosa, Vesicula seminalis)

Die paarigen Bläschendrüsen liegen beidseits auf der Hinterfläche der Harnblase. Sie besteht aus einem ca. 15 cm langen Drüsengang der auf ca. 5 cm zusammengeknäuelt ist. Aufgrund dieser Knäuelung ist der Gang im histologischen Präparat mehrfach angeschnitten. Der Drüsengang besitzt ein weites Lumen (Abb. 10.9). Seine Schleimhaut zeigt vielgestaltige Falten (Primär-, Sekundär- und Tertiärfalten); dadurch entstehen unregelmäßige Kammern, Nischen und Buchten. Das Epithel ist ebenfalls uneinheitlich, iso- bis hochprismatisch, ein-, zwei- oder mehrschichtig. In der Wand des Drüsenganges finden sich zahlreiche glatte Muskelzellen. Das Organ als ganzes wird von einer Kapsel umhüllt.

Die Epithelzellen produzieren ein gelatinöses, Fruktose-reiches Sekret, das schwach alkalisch ist und ca. 70 % des Ejakulats ausmacht. Die Fruktose dient

ein- bis mehrreihiges Epithel   verzweigte Schleimhautfalten   Buchten

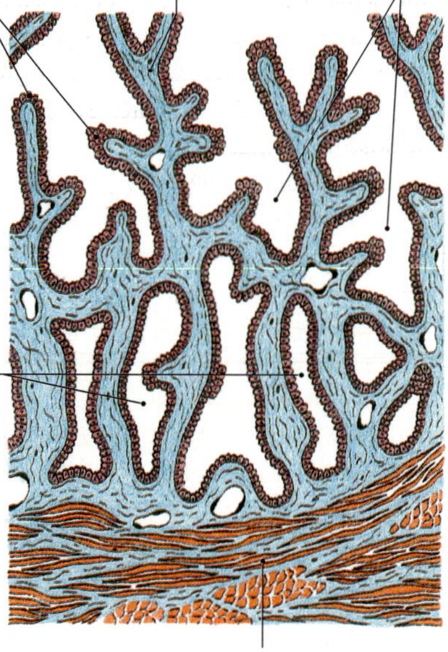

Kammern

glatte Muskelzellen

Abb. 10.9 Ausschnitt aus einer Bläschendrüse (Schema)

den Spermien als Energiequelle. Die Funktion der Bläschendrüse wird durch Testosteron stimuliert.

Sie erkennen die Bläschendrüse an den weitlumigen Ganganschnitten, auffälligen Schleimhautfalten und vielgestaltigen Verzweigungen (Kammern und Buchten). Sie hat außerdem ein uneinheitliches Epithel und zahlreiche glatte Muskelzellen in der Wand des Drüsenganges (dringen nicht in die Falten ein).
Die Bläschendrüse kann mit der Gallenblase verwechselt werden. Gallenblase: nur ein Hohlraum, einheitliches (einschichtig hochprismatisches) Epithel.

10.3.2 Die Prostata (Vorsteherdrüse)

Die Prostata liegt unterhalb der Harnblase und vor dem Rektum. Sie umhüllt den Anfangsteil der Harnröhre (Pars prostatica der Urethra). Die Prostata wird von einer derben fibroelastischen Kapsel umgeben, deren innere Schicht glatte Muskelzellen enthält.

Die Prostata ist etwa kastaniengroß und ist ein Komplex aus 30–50 verzweigten tubuloalveolären Einzeldrüsen, die über 15–30 Ausführungsgänge (Ductuli prostatici) in die Pars prostatica der Urethra münden. Die Drüsenschläuche sind von einem stark ausgeprägten fibromuskulären Stroma (Bindegewebe mit zahlreichen glatten Muskelzellen) umschlossen (**Abb. 10.10**, **Abb. 10.11**). Die Lumina der Drüsenschläuche sind unterschiedlich weit. Das Epithel ist (je nach Funktionszustand) uneinheitlich: einschichtig hochprismatisch, aber auch mehrreihig hoch- oder isoprismatisch. Im alveolären Drüsenlumen kommen häufig (eosinophile) Prostatasteine vor, die aus konzentrisch abgelagerten Sekretbestandteilen und abgeschilferten Epithelzellen bestehen.

Das dünnflüssige, schwach saure Prostatasekret macht ca. 20–30 % der Samenflüssigkeit aus. Es enthält als Leitenzym die Prostata-spezifische **saure Phosphatase** und das Prostata-spezifische Antigen (PSA).

Testosteron stimuliert während der Pubertät das Prostatawachstum und hält später die Funktion des Epithels aufrecht.

Die Prostata wird in **vier Zonen** gegliedert, diese sind v.a. im Hinblick auf die genaue Beschreibung der Lokalisation pathologischer Veränderungen wichtig. 1. Periurethrale Zone (schmale Manschette um die Pars prostatica der Urethra), 2. Übergangszone, 3. Innenzone (zentrale Zone) und 4. Außenzone (periphere Zone, größte Zone).

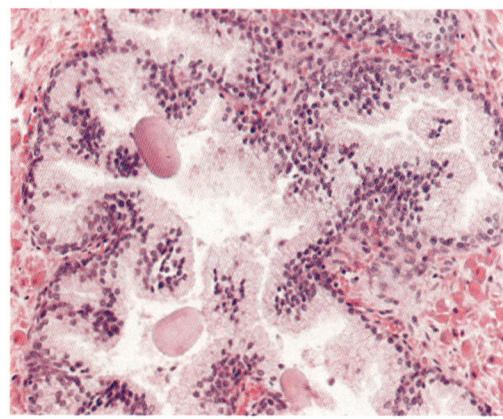

Abb. 10.10 Ausschnitt aus einer Prostata (Azan, Vergrößerung 200-fach)

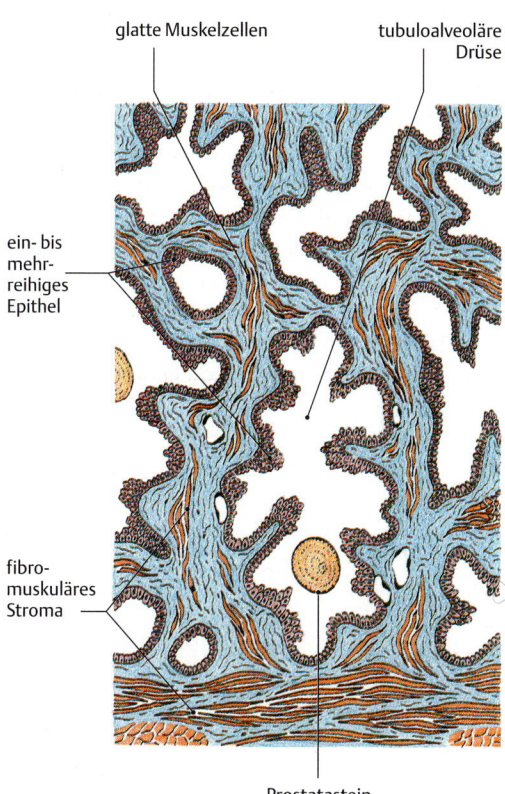

glatte Muskelzellen

tubuloalveoläre Drüse

ein- bis mehr- reihiges Epithel

fibro- muskuläres Stroma

Prostatastein

Abb. 10.11   Ausschnitt aus einer Prostata (Schema)

 Sie erkennen die Prostata an tubuloalveolä- ren Drüsen, in das Lumen hineinragenden Schleimhautfalten (mit glatten Muskelzellen), ei- nem uneinheitlichen Epithel und einem ausge- prägten fibromuskulären Stroma. Sie kann mit der Mamma lactans verwechselt werden (S. 224). Mamma lactans: keine glatten Muskelzellen, keine Steine; Ausführungsgänge, Läppchengliede- rung.

10.3.3 Klinische Bezüge

Prostatahyperplasie

Bei dieser gutartigen Erkrankung kommt es zu ei- ner Vermehrung von Stroma und Drüsen in der Übergangszone und in der periurethralen Zone. Da- durch kommt es zu einer Kompression der Urethra mit der Folge von Störungen bei der Miktion (Harnblasenentleerung) (Vgl. auch klinischer Fall S. 188).

Prostatakarzinom

Hierbei handelt es sich um ein Adenokarzinom, das unterschiedliche Differenzierungsgrade zeigen kann. Es entwickelt sich – im Gegensatz zur Hyper- plasie – in der Außenzone des Organs. Für die Diagnostik kann ein erhöhter Spiegel an Prostata- spezifischen Antigenen (PSA) im Serum der Patien- ten herangezogen werden.

Check-up

✔ Machen Sie sich die histologischen Charak- teristika der Prostata nochmals klar. Beach- ten Sie, dass die Prostata mit der Mamma lactans verwechselt werden kann (Mamma lactans hat z. B. keine glatten Muskelzellen, s. S. 224).

10.4 Der Penis

Der Penis besteht aus den zwei Penisschwellkör- pern (Corpora cavernosa) und dem unpaaren Harn- röhrenschwellkörper (Corpus spongiosum) **(Abb. 10.12)**.

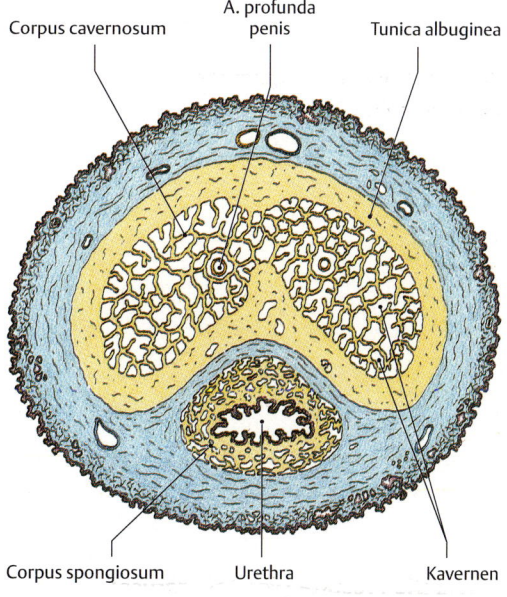

Corpus cavernosum

A. profunda penis

Tunica albuginea

Corpus spongiosum   Urethra   Kavernen

Abb. 10.12   Corpus penis im Querschnitt (Schema)

Die **Corpora cavernosa** sind von einer derben bindegewebigen Tunica albuginea umhüllt. Sie enthalten mit Endothel ausgekleidete Hohlräume (**Kavernen**), die miteinander anastomosieren. Zwischen den Hohlräumen finden sich Trabekel aus Bindegewebe und glatten Muskelzellen. Durch die Mitte des Corpus cavernosum verläuft die A. profunda penis, deren Äste (Aa. helicinae) in die Kavernen münden.

Das **Corpus spongiosum** (auf der Unterseite der Corpora cavernosa) umgibt die Harnröhre (**Urethra**, s. u.). Das Corpus spongiosum ist ein dichtes Venengeflecht, das eine dünne Bindegewebshülle besitzt. Das Corpus cavernosum endet mit einer (konisch geformten) Erweiterung, die Glans penis (Eichel).

Die spaltförmige Urethra wird von einem mehrschichtigen hochprismatischen Epithel ausgekleidet und weist Schleimhautfalten auf. In die Urethra münden Glandulae urethrales.

Bei der Erektion kommt es zur Dilatation der Arterien, Komprimierung der Venen (z. T. Drosselvenen) und zur Kontraktion der glatten Muskelzellen in den Trabekeln. Ferner füllen sich die Venengeflechte des Corpus spongiosum und der Glans.

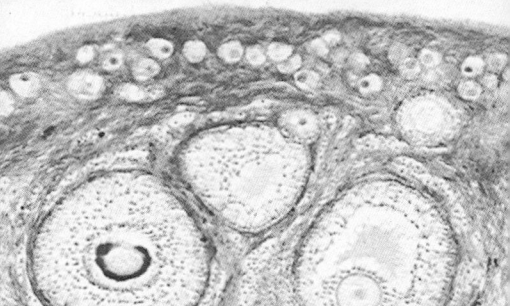

Weibliche Geschlechtsorgane

Therapie: Schwangerschaft

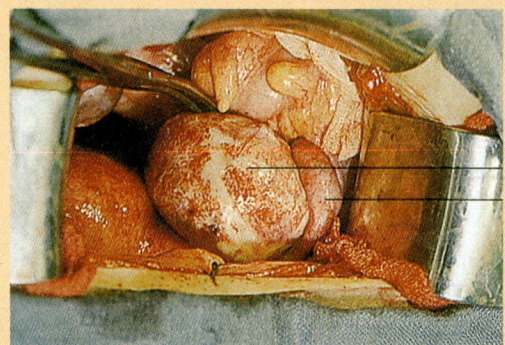

Das mikroskopische Bild der Endometrioseherde im Ovar („Drüsen").

Die Gebärmutterschleimhaut (Endometrium), unterliegt zyklischen Veränderungen. Wie sich die Schleimhaut aufbaut und während der Menstruation abgestoßen wird, lesen Sie im folgenden Kapitel. Auch bei Simone verändert sich die Uterusschleimhaut zyklisch – aber nicht nur in der Gebärmutter. Bei ihr liegen versprengte Endometriumsherde im gesamten Unterbauch. Und die verändern sich ebenfalls zyklisch, egal wo sie sich befinden: Wenn es an der „richtigen" Gebärmutterschleimhaut zur Menstruation kommt, bluten auch sie. Doch der Abfluss fehlt, und so sammeln sich die Zerfallsprodukte des Blutes an. Schokoladenzysten nennt man diese Herde, Endometriose die Krankheit.

Jeden Monat Schmerzen

Ausgerechnet am Morgen von Etiennes Geburtstag wird Simone durch ein heftiges Ziehen im Unterbauch geweckt. Jeden Monat das gleiche Theater. Die 26-Jährige steht auf und holt sich ihr Heizkissen. So sind die Regelschmerzen halbwegs erträglich. Dieselben Schmerzen hat sie auch beim Geschlechtsverkehr. Kein Wunder, dass sie nach drei Jahren Ehe noch nicht schwanger ist.

Etienne hat für Simones Schmerzen diesmal kein Verständnis. Er ist ziemlich sauer, als er abends allein ausgeht und Simone sich mit dem Heizkissen im Bett verkriecht. Simone beschließt, ihre Beschwerden endlich von ihrem Gynäkologen abklären zu lassen.

Eine Zyste am Eierstock

Dr. Knauss hört interessiert zu, als Simone von ihren Schmerzen berichtet. Die körperliche Untersuchung ist für Simone sehr schmerzhaft. Dr. Knauss tastet einen etwa 3 cm großen Tumor im linken Unterbauch. Anschließend untersucht der Arzt die Schwellung mit dem Ultraschallgerät und zeigt seiner Patientin eine runde, dunkle Struktur auf dem Monitor. „Das ist eine Zyste an ihrem Eierstock", erklärt er. „Sie ist vermutlich die Ursache Ihrer Beschwerden." Wahrscheinlich leide Simone an einer Endometriose, erläutert der Frauenarzt. Doch um genauer abzuklären, ob es sich tatsächlich um versprengte Gebärmutterschleimhaut handelt, müsse man eine Laparoskopie, also eine Bauchspiegelung, durchführen. Dabei könne man gleich versuchen, die Zyste zu entfernen.

Aber wie ist die Gebärmutterschleimhaut überhaupt ins Ovar gekommen? Man vermutet, dass die Schleimhautzellen während der Regelblutung durch den Eileiter zum Ovar und in den Bauchraum gelangen. Manchmal finden sich auch an Darm und Blase Endometrioseherde, gelegentlich sogar in der Lunge!

Operation durchs Schlüsselloch

Simone wird in die Frauenklinik aufgenommen. Dort erfolgt in Vollnarkose eine Bauchspiegelung. Dabei wird durch einen Schnitt am Nabel ein Laparoskop in den Bauchraum eingeführt. Durch das Laparoskop kann man Uterus, Ovarien, Tuben und das kleine Becken beurteilen. Auch Operationsinstrumente können in den Bauchraum eingeführt werden. Die operierenden Ärzte erkennen bei Simone eine Schokoladenzyste neben dem linken Eierstock. Außerdem finden sie im Douglas-Raum sowie am Peritoneum rotbraune Flecken. Diese werden mit Strom koaguliert, die Zyste wird entfernt. Anschließend muss sich Simone für ein halbes Jahr einer Hormontherapie unterziehen. Auch nach der Operation und der medikamentösen Behandlung besteht für Simone ein hohes Risiko, dass ihre Beschwerden wiederkehren. Hier könnte eine weitere „Therapie" helfen: Auch während einer Schwangerschaft bilden sich die Endometrioseherde zurück. Seitdem arbeiten Simone und Etienne daran, diese „Therapie" zu verwirklichen.

11 Weibliche Geschlechtsorgane

Die weiblichen Genitale werden in **äußere** und **innere Geschlechtsorgane** unterteilt. Zum äußeren Genitale (Vulva) gehören u. a. die großen und kleinen Schamlippen, der Kitzler sowie der Scheidenvorhof. Das innere Genitale besteht aus den **Eierstöcken (Ovarien)**, den **Eileitern (Tubae uterinae)**, der **Gebärmutter (Uterus)** und der **Scheide (Vagina)**. Die paarigen Eileiter und Eierstöcke werden auch als **Adnexe** bezeichnet.

11.1 Das Ovar (Eierstock)

Lerncoach

Sie lernen in diesem Kapitel zunächst die Reifungsstadien der sog. Follikel (Eizelle mit ihren Hüllzellen) in der ersten Zyklushälfte kennen. Dann beschäftigen Sie sich mit dem zweiten wesentlichen Prozess im Ovar (in der zweiten Zyklushälfte), nämlich der Entstehung einer großen endokrinen Drüse (Gelbkörper) aus den Überresten des Follikels, der beim Eisprung die Eizelle in den Eileiter abgegeben hat.

11.1.1 Die Funktionen

Im Ovar entwickeln sich die Eizellen, und es werden Hormone gebildet, die für den weiblichen Geschlechtszyklus wichtig sind. Während des Zyklus reift eine Eizelle heran, die bei der Ovulation (Eisprung) in den Eileiter gelangt.

11.1.2 Der Aufbau und die Lage

Das Ovar liegt an der seitlichen Beckenwand, ist von Bauchfell bedeckt (intraperitoneale Lage) und besitzt ein Mesovarium. An den oberen Pol des Ovars zieht das Lig. suspensorium ovarii, das die Ovarialgefäße enthält. Vom unteren Pol zieht das Lig. ovarii proprium zum Uterus.

11.1.3 Der mikroskopische Aufbau

Das Ovar, das von einem Peritonealepithel überzogen ist, gliedert sich in Rinde und Mark.
In der **Rinde** (Cortex ovarii) finden sich die verschiedenen Stadien der **Eifollikel** (Eizelle mit Umhüllung aus Follikelepithel) und **Gelbkörper (Cor-**

pus luteum). Das **Mark** (Medulla ovarii) enthält zahlreiche Gefäße und Nerven, jedoch keine Follikel. Rinde und Mark sind nur unscharf voneinander abgrenzbar.

Peritonealepithel, Kapsel, Hilum und Stroma

Das einschichtige flache bis isoprismatische Peritonealepithel (Mesothel) bedeckt das Ovar abgesehen von der Ansatzstelle des **Mesovariums**. Hier geht das Peritonealepithel des Ovars in das Peritonealepithel des Mesovariums über. Am Ansatz des Mesovariums liegt das **Hilum** (ovarii) mit Anschnitten der Ovarialgefäße.

Das Peritonealepithel des Ovars wird auch fälschlicherweise als Keimdrüsenepithel bezeichnet. Unter dem Peritonealepithel liegt eine **Bindegewebskapsel**, die Tunica albuginea, die ohne scharfe Grenze in das daruntergelegene Stroma übergeht. Das **Stroma** wird von spinozellulärem Bindegewebe gebildet. Dieses weist charakteristische Merkmale auf: parallel verlaufende Faserzüge mit spindelförmigen Zellen durchflechten sich in verschiedenen Richtungen, so dass Wirbelbildungen erkennbar sind.

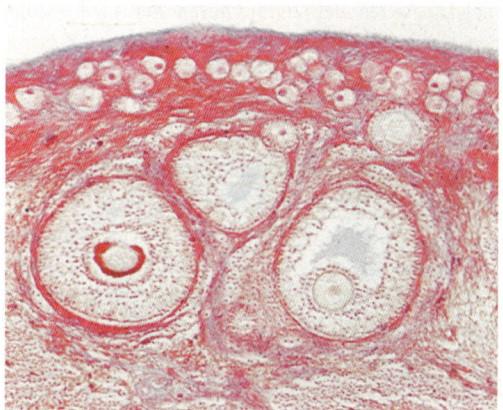

Abb. 11.1 Ausschnitt aus der Rinde des Ovars mit verschiedenen Follikeln (Azan, Vergrößerung 100-fach)

Die Follikel

Die Eizellen (Oozyten) sind in jeder Entwicklungsstufe von Hüllzellen (**Follikelepithelzellen**) umgeben. Die Eizellen und ihr Follikelepithel, das der Ernährung der Eizellen dient, bezeichnet man als **Follikel**. Die Follikel **(Abb. 11.1)** durchlaufen bis zum Eisprung charakteristische Entwicklungsstadien (Follikulogenese, **Abb. 11.2**).

Die Primordialfollikel

Die Primordialfollikel (Durchmesser: bis 40 μm) sind ruhende Follikel und der Ausgangspunkt der Follikelreifung. Sie besitzen eine Schicht abgeplatteter Epithelzellen. Das Zytoplasma der Eizelle erscheint auffällig hell, ihr schwach gefärbter großer Kern besitzt einen prominenten Nukleolus. Die Primordialfollikel sind in großer Anzahl in der oberflächlichen Rindenzone anzutreffen.

Weitere Follikelstadien

Die weiteren Stadien der Follikelreifung sind charakterisiert durch eine **Größenzunahme** der Follikel, bedingt durch ein Wachstum der Eizelle und eine erhebliche Vergrößerung des Follikelepithels, die **Entstehung einer Höhle** im Follikelepithel, die Entwicklung einer Schicht aus Glykoproteinen, **Zona pellucida**, zwischen Eizelle und angrenzenden Follikelepithelzellen, das Auftreten einer bindegewebigen Hüllschicht, **Theca folliculi**, um das Follikelepithel und eine **Verlagerung** der Follikel in tiefere Rindenschichten.

Primärfollikel: Die Primärfollikel besitzen ein einschichtiges iso- bis hochprismatisches Follikelepithel. Zwischen der Zellmembran der Eizelle und den Follikelepithelzellen entwickelt sich die **Zona pellucida** (auch Glashaut genannt). Die bindegewebige Hüllschicht (Theca folliculi) um das Follikelepithel ist nur schwach ausgebildet.

Sekundärfollikel: Das Follikelepithel des Sekundärfollikels ist mehrschichtig und wird auch **Stratum granulosum** genannt. Der Name (auch Granulosa (epithel)-Zellschicht) kommt daher, dass das Epithel bei schwächerer Vergrößerung aufgrund der dicht liegenden Zellkerne granuliert aussieht. Die homogene Zona pellucida (zwischen Eizelle und Granulosaepithel) ist deutlich ausgebildet. Bindegewebszellen des Stromas haben sich zirkulär um das Stratum granulosum angeordnet und bilden die Theca folliculi. Das Stratum granulosum und die Theca folliculi sind durch eine Basalmembran voneinander getrennt.

Tertiärfollikel: Im Follikelepithel (Bläschenfollikel) treten Spalträume auf, die mit einer klaren Flüssigkeit (**Liquor follicularis**) gefüllt sind. Durch Verschmelzung der Spalträume entsteht schließlich ein größerer Hohlraum (**Follikelhöhle,** Antrum folliculi).

Die Theca folliculi des Tertiärfollikels besteht aus zwei Schichten, der gefäß- und zellreichen inneren Schicht, **Theca interna** und der faserreichen äußeren Schicht, **Theca externa**.

Graaf-Follikel: Der auffällig große Graaf-Follikel (Durchmesser: bis 25 mm), das Endstadium der Follikelreifung, ist der reife Follikel, der zur Ovaroberfläche verlagert ist. Auffällige Kennzeichen des Graaf-Follikels ist die große Follikelhöhle (Antrum folliculi) und der **Eihügel (Cumulus oophorus)** mit der Eizelle, die in die Höhle hineinragen. Die der Zona pellucida anliegenden Follikelepithelzellen sind radiär ausgerichtet und dicht gelagert, sie bilden (kranzförmig) die **Corona radiata.** Um die Corona radiata liegen die Follikelepithelzellen in lockerer Anordnung, sie bilden den **Cumulus oophorus**. Die Follikelhöhle wird von einer mehrschichtigen Membrana granulosa (Follikelepithel) ausgebildet. Das Follikelepithel ist weiterhin von der zweischichtigen Theca umgeben.

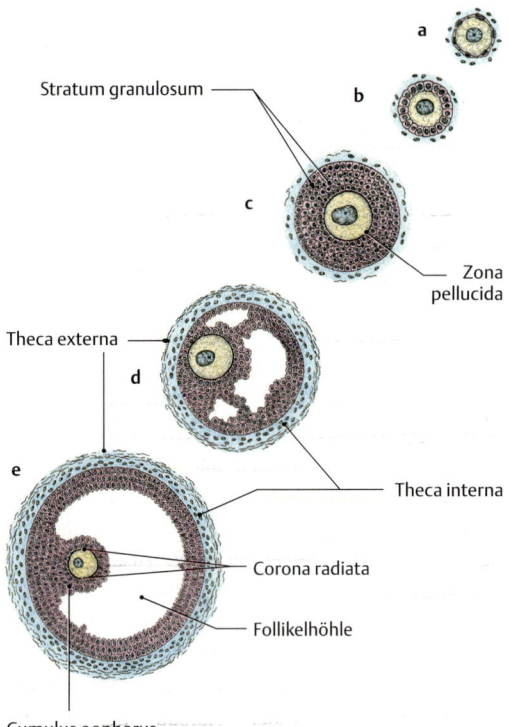

Stratum granulosum

Zona pellucida

Theca externa

Theca interna

Corona radiata

Follikelhöhle

Cumulus oophorus

Abb. 11.2   Follikelentwicklung (Schema). (a) Primordialfollikel; (b) Primärfollikel; (c) Sekundärfollikel; (d) Tertiärfollikel; (e) Graaf-Follikel

Aus mehreren Follikeln, die sich in unterschiedlichen Entwicklungsphasen befinden, wird einer zum dominanten Follikel. Der exakte Mechanismus dieser „Auswahl" ist nicht sicher bekannt. Der dominante Follikel reift zum sprungbereiten heran. Die *Östrogenbildung* erfolgt dabei in Sekundär- und Tertiärfollikeln, die zu allen Zeitpunkten im Ovar vorhanden sind. In den Theca-interna-Zellen werden Androgene gebildet, die dann in den Granulosazellen zu Östrogenen umgewandelt werden. Die Länge der ersten Zyklushälfte, die auch Follikelphase heißt, kann schwanken.

Der Follikelsprung (Ovulation)

Der in der Hälfte des meist 28-tägigen Zyklus herangereifte, sprungbereite Follikel liegt direkt unter der Tunica albuginea. Kurz vor dem Follikelsprung rücken die Zellen des Cumulus oophorus auseinander, so dass sich die Corona radiata leichter ablösen kann. Am 14. Zyklustag rupturiert die Follikelwand mit Tunica albuginea und Serosa. Die Eizelle mit Zona pellucida und Corona radiata gelangt in die Tuba uterina.

Die Ovulation wird durch einen starken Anstieg des Östrogens (aus dem sprungbereiten Follikel) und des luteinisierenden Hormons (aus Adenohypophyse) im Blut hervorgerufen.

Das Corpus luteum (Gelbkörper)

Nach dem Follikelsprung entsteht aus den zurückgebliebenen Follikelbestandteilen (Membrana granulosa und Theca folliculi) durch Umbauvorgänge der Gelbkörper (Corpus luteum, Bildung dauert etwa 3 Tage), der eine **endokrine Drüse** darstellt. Die Zellen der Membrana granulosa und der Theca interna hypertrophieren und lagern große Mengen an Lipiden ein. Sie werden als **Granulosaluteinzellen** und **Thecaluteinzellen** bezeichnet. Die Granulosaluteinzellen lagern sich zu einem ca. 20 Zellschichten breiten gewellten Band zusammen. An der äußeren Oberfläche dieses Bandes lagern sich dünne Stränge und kleine Inseln von Thecaluteinzellen an, die auch in Lücken der Granulosaluteinzellen vordringen (**Abb. 11.3**). Daraus ergibt sich folgender mikroskopischer Aufbau des Corpus luteum:

Die großen Granulosaluteinzellen erscheinen wabig (Fetttröpfchen) und bilden ein breites Zellband, das

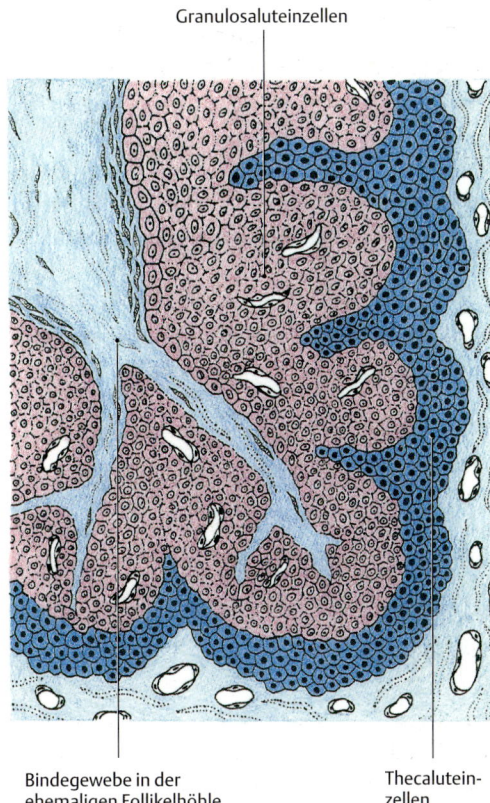

Granulosaluteinzellen

Bindegewebe in der ehemaligen Follikelhöhle

Thecaluteinzellen

Abb. 11.3 Corpus luteum (Schema)

die Hauptmasse des Corpus luteum ausmacht. An der äußeren Seite des Zellbandes liegen die kleineren meist dunkler gefärbten Thecaluteinzellen in Form eines dünnen Stranges, der auch in die Granulosaluteinzellen vordringt (**Abb. 11.4**).

Zudem hat sich im Corpus luteum ein dichtes Gefäßnetz ausgebildet.

Findet eine Befruchtung der Eizelle und eine Einnistung statt, wächst der Gelbkörper zum **Corpus luteum graviditatis** heran und bleibt etwa 6 Monate erhalten. Die Gelbfärbung ist durch die Einlagerung der Lipide (Cholesterin aus der Leber) bedingt. Die Gelbkörperhormone sind für die Aufrechterhaltung der Schwangerschaft erforderlich. Die Bildung eines Corpus luteum graviditatis wird durch hCG (s. S. 210) stimuliert.

Tritt keine Schwangerschaft ein, bleibt der dann als **Corpus luteum menstruationis** (oder Cyclicum) bezeichnete Gelbkörper nur in der zweiten Zyklushälfte (relativ genau 14 Tage) erhalten. Deshalb wird diese Zyklushälfte auch Lutealphase genannt. Sie ist geprägt durch das Vorhandensein von Progesteron, das von den Luteinzellen des Gelbkörpers gebildet wird. Am Ende des Zyklus bildet sich das Corpus luteum menstruationis zum narbigen Corpus albicans zurück, das unterschiedlich lang erhalten bleibt und dann abgebaut wird.

Beim Follikelsprung gelangt Blut in die Follikelhöhle; man spricht dann vom Corpus rubrum (oder haemorrhagicum), das danach zum Corpus luteum umgebaut wird.

Granulosaluteinzellen

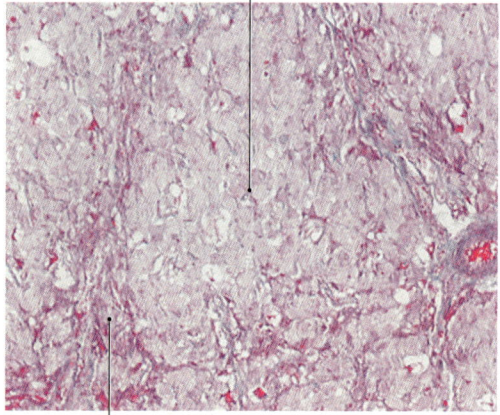

Thecaluteinzellen

Abb. 11.4 Thecaluteinzellen und Granulosaluteinzellen aus dem Corpus luteum (Ovar; Azan, Vergrößerung 100-fach)

 Sie können das Ovar relativ einfach an den verschiedenen Stadien der Follikelentwicklung (z. B. auffällige Tertiärfollikel) sowie, falls vorhanden, am sehr großen Gelbkörper erkennen.

Die Follikelatresie

Auf allen Stufen der Follikelreifung kann es zu einem Absterben von Follikeln kommen. Bei dieser Follikelatresie kommt es zu einer Schrumpfung und schließlich zum Absterben der Eizelle; wie die Eizelle gehen auch die Granulosazellen durch Apoptose zugrunde.

11.1.4 Klinische Bezüge
Ovarialzyste

Die Follikelzyste (Ovarialzytse) entsteht durch Persistenz eines Tertiärfollikels bei gleichzeitiger Zunahme der Follikelflüssigkeit. Durch den steigenden Innendruck wird die Membrana granulosa zu einer flachen, endothelartigen Schicht umgewandelt.

 Check-up

✔ **Machen Sie sich nochmals klar, dass Östrogen das charakteristische Hormon der Follikelphase ist, und rekapitulieren Sie, wo es gebildet wird.**

✔ **Rekapitulieren Sie die hormonelle Steuerung der Follikelreifung und der Ovulation.**

✔ **Überlegen Sie sich nochmals, wann (d. h. unter dem Einfluss von welchem Hormon) ein Corpus luteum graviditatis entsteht.**

11.2 Die Tuba uterina (Eileiter)

Lerncoach
Sicher haben Sie schon von einer Eileiterschwangerschaft gehört. In diesem Kapitel lernen Sie die sehr stark verzweigten Schleimhautfalten des Eileiters kennen. Sie werden danach verstehen, dass bei Verklebungen eine Einnistung in der Tube erfolgen kann (s. u. klinische Bezüge).

11.2.1 Die Funktionen
Der Eileiter nimmt bei der Ovulation die Eizelle auf; in seiner Ampulla (s. u.) erfolgt die Befruchtung. Die befruchtete Eizelle, die sich in der Tube teilt (Furchungsteilungen), wird von der Tube ernährt und Richtung Uterus transportiert.

11.2.2 Der Aufbau und die Lage
Die Tuba uterina ist ein dünner Verbindungsschlauch von der Umgebung des Ovars zum Uterus. Ihr Beginn am Ovar ist trichterförmig (Infundibulum) und besitzt eine Öffnung zur Bauchhöhle (Ostium abdominale). Am Infundibulum finden sich fingerförmige Fransen (Fimbriae), die dem Ovar aufliegen. Das Infundibulum geht in die Am-

pulla (längster Abschnitt der Tuba uterina) über, die sich in der Nähe des Uterus zum **Isthmus** verengt. Die sich anschließende **Pars uterina** (Pars intramuralis) verläuft in der Uteruswand und mündet in die Uterushöhle.

Die Eileiter sind von Bauchfell überzogen und über eine Bauchfellduplikatur (**Mesosalpinx**) mit dem Oberrand des Lig. latum uteri verbunden.

11.2.3 Der mikroskopische Aufbau

Im Querschnittsbild der Tube erkennt man bei schwacher Vergrößerung hohe Längsfalten der Schleimhaut, von denen stark verzweigte Sekundär- und Tertiärfalten abgehen. Diese bäumchenartigen Schleimhautfalten engen das Lumen labyrinthartig ein. Die starke Faltenbildung der Schleimhaut ist besonders in der Ampulla zu beobachten, sie nimmt uteruswärts ab.

Die Tubenwand gliedert sich in drei Schichten (**Abb. 11.5**), die Tunica mucosa, die Tunica muscularis und die Tunica serosa.

Die **Tunica mucosa**, die auf einer Lamina propria liegt, ist einschichtig iso- bis hochprismatisch und besteht aus zwei Zelltypen (**Abb. 11.6**), den **Flimmerzellen**, die Kinozilien tragen, deren uteruswärts gerichteter Zilienschlag die Wanderung der Eizelle unterstützt (relative Anzahl der Flimmerzellen nimmt uteruswärts kontinuierlich ab), und **sezernierende Zellen (Drüsenzellen)**, die einzeln oder in Gruppen zwischen den Flimmerzellen liegen. Sie besitzen kurze (plumpe) Mikrovilli und produzieren ein Sekret, das für die Reifung der Eizelle und der Spermien wichtig ist. Außerdem kommen schmale **Stiftchenzellen** im Epithel vor, bei denen es sich um entleerte oder degenerierende Drüsenzellen handelt.

Die **Tunica muscularis** (tubeneigene Muskulatur) besteht aus drei Schichten, die nur unregelmäßig ausgebildet sind: äußere Längsmuskelzüge, mittlere zirkuläre Muskelbündel und innere Längsmuskelzüge. Die Dicke der Tunica muscularis nimmt uteruswärts zu. Die Muskulatur bewirkt peristaltische Bewegungen, die zusammen mit dem Kinozilienschlag den Eileiterinhalt in Richtung Uterus transportieren.

Die **Tunica subserosa** ist breit und enthält neben zahlreichen Gefäßen Züge glatter Muskelzellen: subperitoneale (intermuskuläre) Muskelbündel. Die subperitonealen Muskelzüge können Lageveränderungen der Tube hervorrufen. Das platte einschichtige Peritonealepithel der **Tunica serosa** bedeckt die Tunica subserosa.

Die Schleimhaut der Tube unterliegt zyklischen Veränderungen: Die Aktivität der sezernierenden Zellen nimmt in der zweiten Zyklushälfte stark zu.

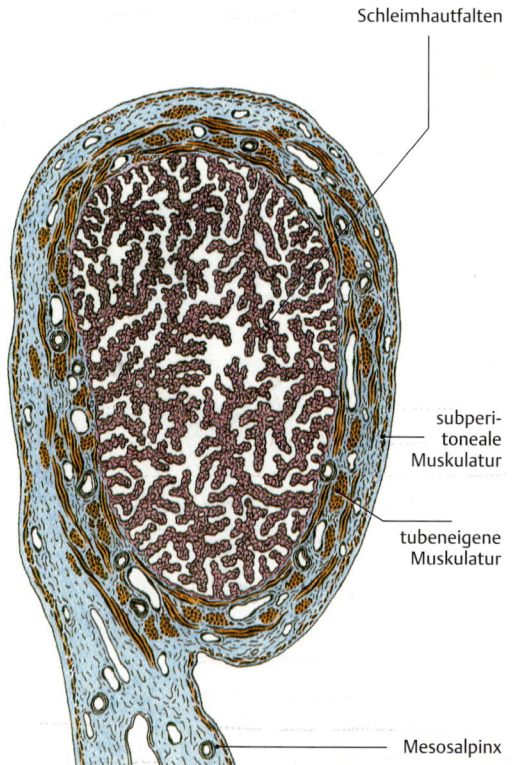

Schleimhautfalten

subperitoneale Muskulatur

tubeneigene Muskulatur

Mesosalpinx

Abb. 11.5 Querschnitt durch die Tuba uterina (Ampulla, Schema)

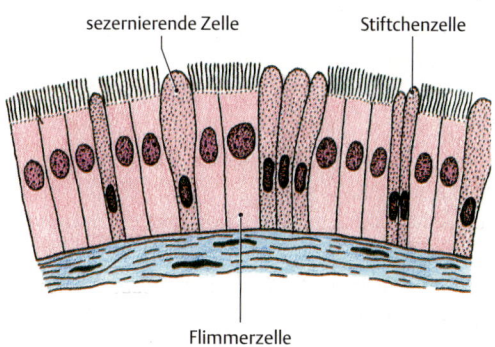

sezernierende Zelle   Stiftchenzelle

Flimmerzelle

Abb. 11.6 Zelltypen des einschichtigen Epithels in der Tuba uterina (Schema)

Zahlreiche Sekretgranula führen zu einer Vorwölbung des apikalen Zytoplasmas in das Lumen.

Sie erkennen die Tuba uterina an zahlreichen, stark verzweigten Schleimhautfalten, einem labyrinthartigen Lumen und dem Epithel mit Flimmer- und Drüsenzellen. Die Muskelschicht ist nur schwach ausgebildet.
Verwechslungsmöglichkeit besteht eventuell mit der Appendix vermiformis, die sich durch zahlreiche Lymphfollikel und Krypten auszeichnet, und mit der Gallenblase, die Sie u. a. an den Luschka-Gängen erkennen.

11.2.4 Klinische Bezüge

Nach Entzündungen kann es zu Verklebungen der Schleimhautfalten kommen. Dadurch kann es zur Sterilität kommen, da ein Aufsteigen der Spermien behindert wird. Oder die Tubenwanderung der Eizelle kann gestört sein, so dass eine Eileiterschwangerschaft eintritt.

Check-up
✔ **Machen Sie sich nochmals klar, dass in der Tuba uterina glatte Muskelzellen nicht nur in der Tunica muscularis, sondern auch subperitoneal (zwischen Gefäßen) verlaufen.**
✔ **Verdeutlichen Sie sich, dass die Spermien sich gegen den Zilienschlag der Flimmerzellen bewegen müssen.**

11.3 Der Uterus (Gebärmutter)

Lerncoach
Die während des Zyklus schwankenden Konzentrationen der im Ovar gebildeten Hormone rufen zyklische Veränderungen in der Schleimhaut des Uterus hervor. Beachten Sie beim Lernen dieser Veränderungen besonders die Dicke der Schleimhaut, das Aussehen der Drüsen, aber auch Veränderungen im Bindegewebe.

11.3.1 Die Funktionen

Während der Schwangerschaft dient der Uterus als Fruchthalter; seine Schleimhaut beteiligt sich am Aufbau der Plazenta und somit an der Ernährung des Keimes. Die Uterusschleimhaut zeigt deutliche zyklische Veränderungen, die für die Einnistung des Keimes notwendig sind. Der Gebärmutterhals dient als Schutzeinrichtung (gegen aufsteigende Infektionen) und als Verschlussorgan während der Schwangerschaft. Die Uterusmuskulatur bewirkt die Austreibung des Kindes.

11.3.2 Der Aufbau und die Lage

Der nach vorn geneigte und geknickte Uterus liegt hinter und über der Harnblase; seine nach oben gerichtete Hinterfläche berührt Dünndarmschlingen. Das Organ gliedert sich in Corpus uteri mit Fundus; Isthmus uteri und Cervix uteri. Ein Teil der Cervix ragt in die Vagina (Portio vaginalis cervicis). Das Corpus uteri enthält das Cavum uteri; das über den inneren Muttermund am Isthmus in den Canalis cervicis übergeht. Der Zervikalkanal endet an der Portio vaginalis mit dem äußeren Muttermund (Ostium uteri).

11.3.3 Der mikroskopische Aufbau

Die Uteruswand zeigt einen deutlichen Schichtenaufbau; von außen nach innen werden Perimetrium, Myometrium und Endometrium unterschieden.
Das Perimetrium ist ein Bauchfellüberzug (Peritoneum) mit subserösem Bindegewebe.
Das Myometrium ist eine Muskelschicht, die die Hauptmasse der Uteruswand bildet.
Das Endometrium ist eine Schleimhautschicht und besteht aus dem Epithel mit der darunterliegenden Lamina propria. Das Epithel senkt sich in die Lamina propria, sodass tubuläre Uterusdrüsen entstehen. Die Struktur des Endometrium zeigt starke zyklusabhängige Veränderungen. Der Cervixbereich weist Besonderheiten auf, die gesondert beschrieben werden (s. S. 208).

Das Endometrium

Das Epithel des Endometriums ist einschichtig und hochprismatisch und besitzt stellenweise Kinozilien. Das Endometrium **(Abb. 11.7)** gliedert sich in

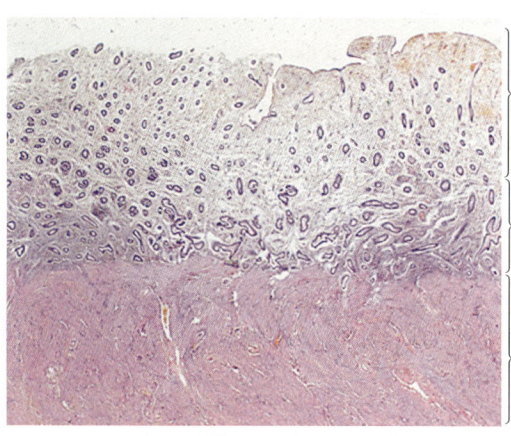

Stratum
functionale

Stratum
basale

Myo-
metrium

Abb. 11.7 Uterus, Proliferationsphase
(Azan, Vergrößerung 12,5-fach)

ein Stratum basale und ein Stratum functionale
(wechselnd hoch).

Stratum functionale: Das Stratum functionale unterliegt den zyklischen Veränderungen; es wird
während der Menstruation abgestoßen und regene-
riert sich aus dem Stratum basale. Die beiden
Schichten gehen ohne scharfe Grenze ineinander
über.

Stratum basale: Das Stratum basale grenzt direkt
an das Myometrium. Es enthält die verzweigten
Endabschnitte der Uterusdrüsen.

Die zyklusabhängigen Veränderungen
des Endometriums

Während der Proliferationsphase (4.–14. Zyklustag)
wird das zuvor abgestoßene Stratum functionale
wieder aufgebaut (**Abb. 11.8**). Es kommt zur Bildung
eines neuen Oberflächenepithels und neuer Drüsenzellen, ferner vermehren sich Bindegewebszellen. Die Schleimhaut wird allmählich dicker (bis zu
einer Höhe von 5 mm). Die tubulären Uterusdrüsen
nehmen an Länge zu; sie sind in dieser Phase unverzweigt und glatt konturiert. Sowohl Epithel- als
auch Bindegewebszellen zeigen Mitosen. Zum Ende
der Proliferationsphase ist das Drüsenepithel zum
Teil mehrreihig; die Drüsen zeigen ein weiteres Lumen und verlaufen geschlängelt. Die Proliferationsphase (Follikelphase) steht unter dem Einfluss von
Östrogenen.

In der Sekretionsphase (15.–28. Zyklustag) werden
die Lumina der Drüsen noch weiter und ihre
Schlängelung nimmt weiter zu (Sekretionsphase,
auch Lutealphase steht unter dem Einfluss von Pro-

gesteron). Das Drüsenepithel ist mehrreihig; die
Drüsen weisen im Längsschnitt unregelmäßige Vorwölbungen auf; dadurch erhalten die Uterusdrüsen
eine Sägeblattform (d.h. eine gezackte Begrenzung). Die weitlumigen Drüsen führen zu einer
aufgelockerten (schwammartigen) Struktur in einer
tiefen dicken Zone des Stratum functionale, die
deshalb als Stratum spongiosum bezeichnet wird.
Dieses Stratum spongiosum unterscheidet sich von
dem dichteren lumennahen Stratum compactum
(des Stratum functionale), in dem die schlanken
und weiter auseinander liegenden Halsabschnitte
der Uterusdrüsen liegen.

In der frühen Sekretionsphase sind in den Drüsenepithelzellen basale Einlagerungen von Glykogen
(„retronukleäre Vakuole") zu beobachten. Der Kern
wird durch diese Einlagerungen nach apikal verdrängt. In der späteren Sekretionsphase werden die
Kerne wieder nach basal verlagert. Supranukleär
wölbt sich schaumartiges Zytoplasma ins Lumen.

Auch im Bindegewebe treten Veränderungen auf:
Bindegewebszellen speichern Glykogen und Fett.
Diese vergrößerten Bindegewebszellen ähneln jetzt
schon den Deziduazellen der Plazenta (s.S.212)
und werden deshalb **Prädeziduazellen** (oder **Pseu-
dodeziduazellen**) genannt. Ferner kommt es zu einer interstitiellen Wassereinlagerung (Ödem) im
Bindegewebe.

Das Stratum functionale enthält zahlreiche Spiralarterien (geschlängelter Verlauf).

Am Ende der Sekretionsphase, in der **Ischämie-
phase**, kontrahieren sich die Spiralarterien. Da-

durch kommt es zur Sauerstoffunterversorgung (Ischämie) im Stratum functionale.

In der Desquamationsphase (1.–4. Tag des Zyklus), der der Abfall des Progesteronspiegels vorausgeht, kommt es zur Abstoßung des Stratum functionale (bedingt durch: O_2-Mangel, Gefäßrupturen, Blutungen, proteolytische Enzyme → enzymatischer Abbau der Schleimhaut). Das Stratum basale bleibt erhalten; es dient als Ausgangsgewebe für den Wiederaufbau des Stratum functionale.

Das Myometrium

Es besteht aus drei Schichten, die nur unscharf abgrenzbar sind, dem **Stratum submucosum** (innere Schicht, dünn, überwiegend längs verlaufende Muskelbündel), dem **Stratum vasculare** (Mittelschicht, vorwiegend längs ausgerichtete Muskelbündel, zahlreiche Gefäße, insbesondere große Venennetze) und dem **Stratum supravasculare** (unter dem Perimetrium gelegen, sich überkreuzende längs und zirkulär verlaufende Muskelbündel).

👁 **Sie erkennen den Uterus an einem dicken Myometrium sowie dem Endometrium mit Stratum basale und functionale.**

11.3.4 Die Besonderheiten der Cervix uteri

Der Gebärmutterhals ist muskelärmer, seine Schleimhaut unterliegt nicht zyklischen Veränderungen und wird nicht abgestoßen. Das Epithel des Zervixkanals ist einschichtig hochprismatisch mit zwei Zelltypen, den sekretorischen Zellen und den Flimmerzellen.

An der Portio vaginalis beginnt das unverhornte Plattenepithel der Vagina. Die Grenze zwischen den beiden Epithelien ist variabel. Unter Östrogeneinfluss verlagert sich das Zervixepithel nach außen auf die Portio vaginalis. Bei Östrogenmangel schiebt sich das Vaginalepithel in den Zervixkanal hinein.

Die Zervixdrüsen sind stark verzweigt; ihr Sekret bildet am äußeren Muttermund einen Schleimpfropf.

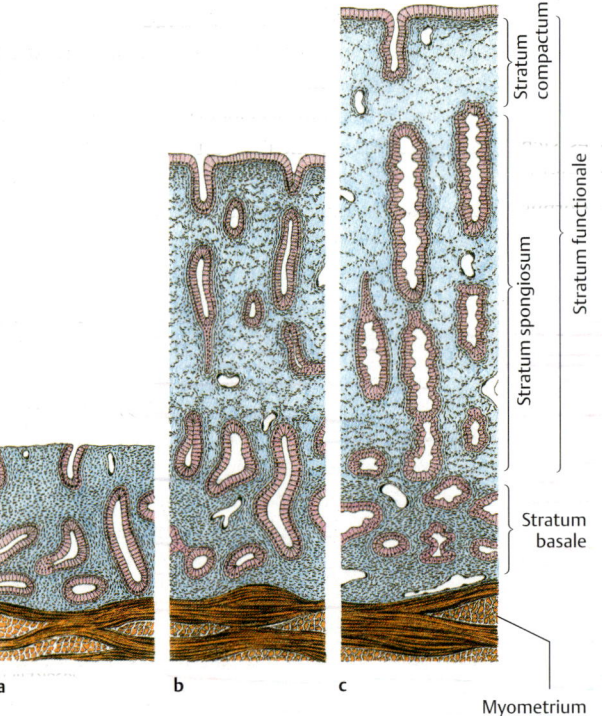

Stratum compactum

Stratum functionale

Stratum spongiosum

Stratum basale

Myometrium

a   b   c

Abb. 11.8 Endometrium zu verschiedenen Zeitpunkten des Zyklus (Schema). (a) Frühe Proliferationsphase; (b) späte Proliferationsphase; (c) Sekretionsphase

11.3.5 Klinische Bezüge
Myome des Uterus
Hierbei handelt es sich um die häufigsten uterinen Neubildungen. Die gutartigen Myome treten häufig gleichzeitig an verschiedenen Stellen des Uterus auf. Sie weisen meist eine kugelige Form und eine feste Konsistenz auf. Histologisch bestehen sie aus Bündeln glatter Muskelzellen mit unterschiedlichen Mengen an Bindegewebe. Klinisch können die Myome symptomlos bleiben, Blutungsstörungen (z. B. übermäßig starke Menstruationsblutungen) hervorrufen oder Nachbarorgane (z. B. die Harnblase) komprimieren.

Endometriumkarzinom
Makroskopisch wachsen die Endometriumkarzinome entweder zuerst in das Lumen (Cavum uteri) vor oder zunächst in die Tiefe, d. h. in das Myometrium. Histologisch handelt es sich meist um Adenokarzinome, also Drüsenkarzinome, unterschiedlicher Differenzierungsgrade. Man erkennt eine sehr dichte Lagerung von Tumordrüsen auf nur sehr wenig Bindegewebe. Bei der Entstehung des Endometriumkarzinoms spielt eine abnorme Östrogenproduktion eine Rolle.

Zusatzblutungen
Bei solchen zusätzlich zur Regelblutung auftretenden Blutungen unterscheidet man u. a.:
Prämenstruelle Blutungen: Hierbei handelt es sich um Schmierblutungen vor Eintritt der Regelblutung. Sie können auf einer Insuffizienz des Corpus luteum mit vorzeitigem Abfall der Progesteronkonzentration beruhen.
Postmenstruelle Blutungen: Diese Schmierblutungen treten im Anschluss an die Regelblutung auf. Sie sind meist durch eine verzögerte Regeneration des Endometrium infolge ungenügender oder verzögerter Östrogenbildung bedingt.

Check-up
✔ Machen Sie sich nochmals genau die morphologischen Unterschiede des Endometriums in der Proliferations- und Sekretionsphase klar.
✔ Überlegen Sie sich nochmals, was die Menstruationsblutung auslöst.

11.4 Die Vagina (Scheide)

Lerncoach
Beachten Sie in diesem Kapitel, dass auch das Epithel der Vagina zyklischen Veränderungen unterliegt.

11.4.1 Der Aufbau und die Lage
Die Vagina, ein abgeplatteter dehnbarer Schlauch, erstreckt sich vom Scheidengewölbe (um die Portio vaginalis) bis zum Scheidenvorhof. Ihre Wand besteht aus drei Schichten, die nicht deutlich abgegrenzt sind. Dies sind die Tunica mucosa mit Vaginalepithel und Lamina propria, die Tunica muscularis und die Tunica adventitia.

Abb. 11.9 Mehrschichtiges unverhorntes Plattenepithel der Vagina (Azan, Vergrößerung 300-fach)

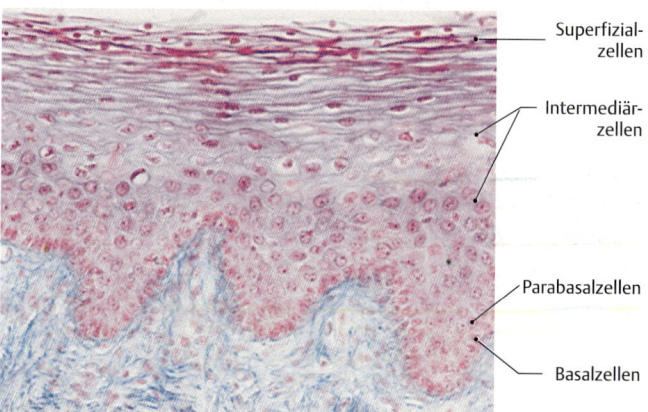

Superfizial-zellen

Intermediär-zellen

Parabasalzellen

Basalzellen

Tunica mucosa

11.4.2 Der mikroskopische Aufbau

Das **Epithel** der Vagina ist mehrschichtig unverhornt und platt **(Abb. 11.9)**. Es ist durch zahlreiche Bindegewebspapillen mit der Lamina propria verzahnt. Im Epithel lassen sich folgende Zelltypen unterscheiden:

unten

- Basalzellen: dienen der Regeneration, die Zellachsen stehen senkrecht;
- Parabasalzellen: dienen der Regeneration;
- Intermediärzellen (tiefe und oberflächliche): polygonal;

oben

- Superfizialzellen: oft mit pyknotischen Kernen und Keratohyalingranula.

Die **Lamina propria** enthält viele elastische Fasern und zahlreiche Venengeflechte, aber keine Drüsen. Die **Tunica muscularis** ist durch viel Bindegewebe und Venengeflechte aufgelockert.

Tunica adventitia

 Sie erkennen die Vagina an einem mehrschichtigen Plattenepithel und dem Fehlen von Drüsen. Sie kann mit dem Ösophagus verwechselt werden.

Zyklische Veränderungen des Vaginalepithels
Das Vaginalepithel zeigt **zyklische Veränderungen**: Während der Proliferationsphase wird das Epithel höher, gleichzeitig kommt es zur Glykogeneinlagerung. Nach der Ovulation werden die mit Glykogen beladenen oberflächlichen Epithelschichten abgestoßen. Das Glykogen aus den abgeschilferten Zellen wird durch Bakterien (Döderlein-Stäbchen) zu Milchsäure abgebaut, die einen pH-Wert von etwa 4 erzeugt. Dieser pH-Wert verhindert die Ansiedlung von pathogenen Keimen.

11.4.3 Klinische Bezüge
Vaginismus
Bei Vaginismus kommt es zu einer spastischen Verkrampfung der Muskulatur am Scheidenausgang (meist psychisch bedingt), ein Einführen des Penis ist damit unmöglich.

Check-up
✔ **Verdeutlichen Sie sich noch einmal die Zelltypen im Vaginalepithel.**

11.5 Die Plazenta

 Lerncoach

Da in der Histologie „nur" der Aufbau besprochen wird und sich die Plazenta im Verlauf der Schwangerschaft verändert, kann es für das bessere Verständnis hilfreich sein, wenn Sie die Entwicklung der Plazenta in einem Lehrbuch der Embryologie nachlesen.

11.5.1 Die Funktionen

An der Plazenta finden Transportvorgänge zwischen mütterlichem und fetalem Blut in beiden Richtungen statt. Der Stoffaustausch erfolgt über unterschiedliche Transportmechanismen, z. B. Diffusion, aktiver Transport, Transzytose.
Darüber hinaus besitzt die Plazenta endokrine Funktionen. Die Hormone werden in den Trophoblastzellen der Zotten gebildet; dazu gehören z. B. humanes Choriongonadotropin (hCG), das die Regelblutung nach der Befruchtung verhindert, also schon sehr früh gebildet wird, sowie Progesteron und Östrogen, die ab der 8. Schwangerschaftswoche gebildet werden und die Progesteron- und Östrogenbildung des Corpus luteum (s. S. 203) ersetzen.

11.5.2 Der Aufbau und die Lage

Bei der Plazenta handelt es sich um eine Vereinigung von embryonalem und mütterlichem Gewebe. Die reife Plazenta **(Abb. 11.10)** ist scheibenförmig und gliedert sich in Chorionplatte, Zottenbäume (aus Stammzotten, Intermediärzotten und Terminal- oder Endzotten) mit intervillösem Raum und Basalplatte.
Die **Chorionplatte** grenzt auf der einen Seite an die Amnionhöhle (Fruchtwasserraum, in dem der Fet schwimmt); auf der anderen Seite liegt der **intervillöse Raum**. Dieser Raum liegt zwischen den Zotten und wird von mütterlichem Blut durchspült. Die **Zotten** gehen von der Chorionplatte ab und verzweigen sich (baumartig) in immer feinere Äste bis hin zu den Endzotten. Die **Basalplatte** ist aus embryonalem/fetalem und mütterlichem Gewebe zusammengesetzt.

Abb. 11.10   Reife Plazenta (Schema)

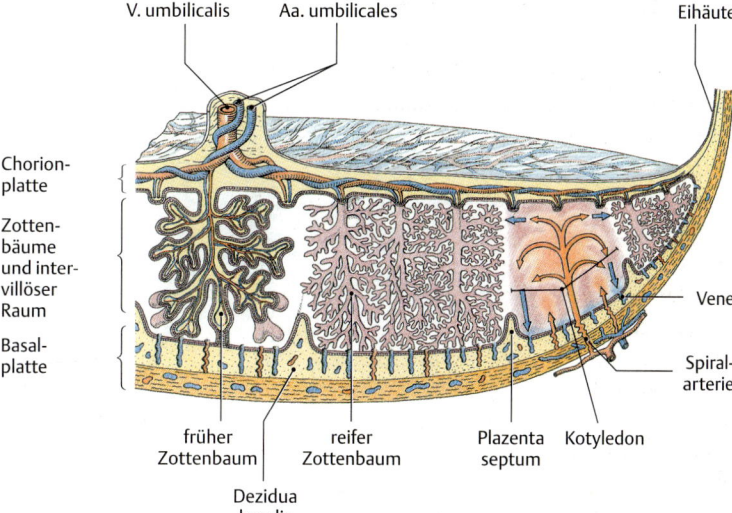

V. umbilicalis   Aa. umbilicales   Eihäute

Chorion-
platte

Zotten-
bäume
und inter-
villöser
Raum

Basal-
platte

Vene

Spiral-
arterie

früher
Zottenbaum   reifer
Zottenbaum   Plazenta
septum   Kotyledon

Dezidua
basalis

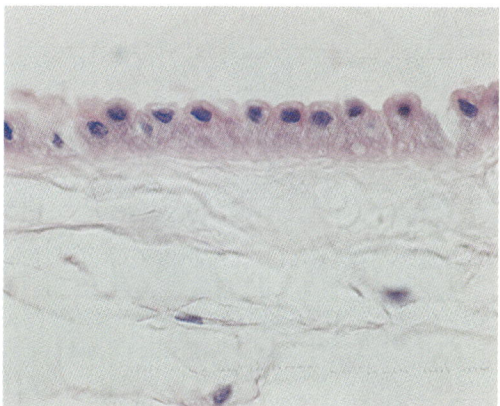

Abb. 11.11   Amnionepithel an der Chorionplatte der Plazenta (Azan, Vergrößerung 600-fach)

Als Haftzotten bezeichnet man eine Sonderform der Stammzotten, die mit der Basalplatte verwachsen sind.

11.5.3 Die Chorionplatte

Auf der zur Amnionhöhle gerichteten Fläche ist die Chorionplatte vom einschichtigen, kubischen Amnionepithel überzogen (**Abb. 11.11**). Darunter liegt eine breite Bindegewebsschicht, in der Äste der Nabelschnurgefäße verlaufen. Zum intervillösen Raum hin ist die Chorionplatte vom Synzytiotrophoblasten bedeckt. Beim Synzytiotrophoblasten handelt es sich um einen einschichtigen epithelialen Zell-

verband ohne Zellgrenzen. Auf der Bindegewebsseite des Synzytiotrophoblasten liegen häufig Zytotrophoblastzellen (mit Zellgrenzen).

Meist in der Mitte der Chorionplatte setzt die Nabelschnur an, deren Gefäße (1 V. umbilicalis und 2 Aa. umbilicales) sich in der Chorionplatte verzweigen. Von diesen Verzweigungen strahlen kleine Äste in die Zotten.

■| Beachte

Die Zotten erfüllen für den Embryo bzw. Feten die Resorptionsfunktion des Darms, die Sekretionsfunktion der Niere und die Atmungsfunktion der Lunge.

11.5.4 Die Zotten und die Plazentaschranke

Die Zotten werden außen vom Synzytiotrophoblast überzogen. Unter dem Synzytiotrophoblasten liegt zunächst eine Schicht aus Zytotrophoblastzellen. Ab dem 4. Monat verschwindet diese allmählich zum größten Teil. Bei älteren Plazenten sind nur vereinzelt Zytotrophoblastzellen (als Langerhans-Zellen) noch vorhanden. Die Trophoblastzellen umhüllen das Zottenbindegewebe mit Fibroblasten und Myofibroblasten. Außerdem kommen in diesem Bindegewebe Makrophagen vor, die als Hofbauer-Zellen bezeichnet werden. In dem Zottenbindegewebe verlaufen auch die fetalen Blutgefäße. In der frühen Plazenta sind die Zottenbäume noch deutlich weniger verästelt als in der reifen, außer-

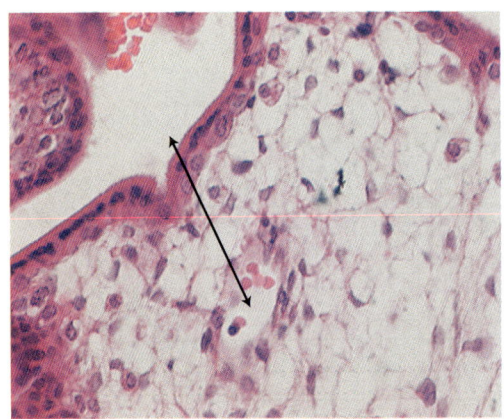

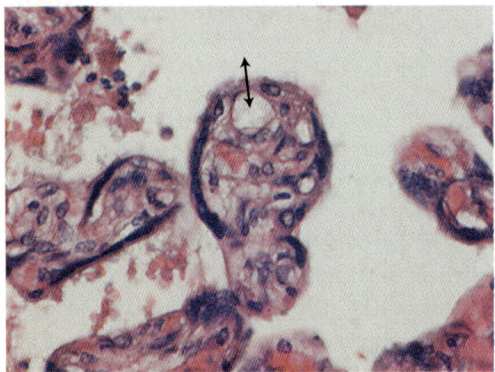

Abb. 11.12 Plazentaschranke (Pfeil). (a) Ausschnitt aus einer Zotte der frühen Plazenta; (b) Zotten und intervillöser Raum der reifen Plazenta (Azan, Vergrößerung 400-fach)

dem sind die Zotten im Querschnitt noch nicht so schlank (**Abb. 11.13**, **Abb. 11.14**).

Die Plazentaschranke zwischen mütterlichem und fetalem Blut besteht in der frühen Plazenta aus (**Abb. 11.12**, **Abb. 11.13**) Synzytiotrophoblast, Zytotrophoblast, Basallamina des Trophoblasten, Zottenbindegewebe mit Hofbauer-Zellen, Basallamina des Endothels sowie Kapillarendothel.

Mit zunehmender Reife der Plazenta wird die Plazentaschranke reduziert. Die Zytotrophoblastzellen verschwinden, die fetalen Gefäße verlagern sich an den Zottenrand und liegen dann unter dem Synzytiotrophoblasten. Die Basallaminae des Trophoblasten und des Endothels verschmelzen. Das bedeutet, die reife Plazentaschranke besteht aus (**Abb. 11.12**, **Abb. 11.13**) Synzytiotrophoblast, verschmolzenen Basallaminae und Kapillarendothel.

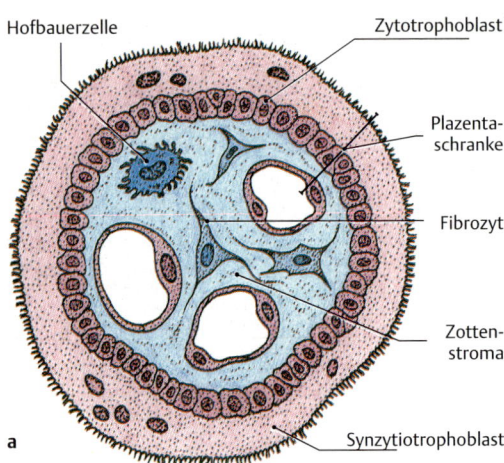

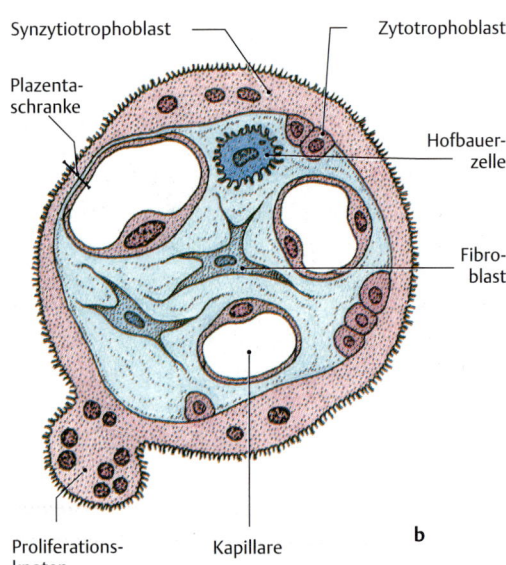

Abb. 11.13 Zottenquerschnitt (Schema). (a) Frühe Plazenta; (b) reife Plazenta

11.5.5 Die Basalplatte

Die Basalplatte, die gegenüber der Chorionplatte liegt, bildet den Boden des intervillösen Raums. Sie besteht aus mütterlichem Gewebe, nämlich der Decidua basalis (Schleimhaut des schwangeren Uterus), und kindlichem Gewebe, nämlich Synzytiotrophoblast (als Grenzschicht zum intervillösen Raum) und darunter gelegenen Zytotrophoblastzellen. Diese Zytotrophoblastzellen durchmischen sich mit Deziduazellen (modifizierte Bindegewebszellen des Endometriums, s. Prädeziduazellen, S. 207).

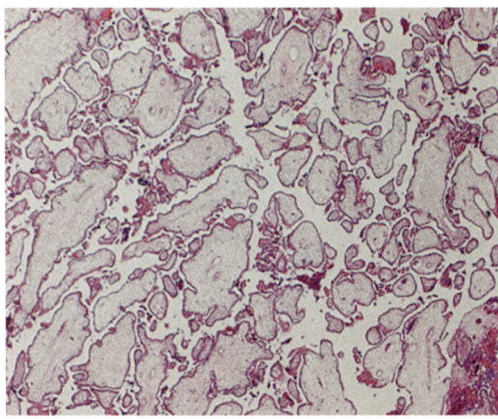

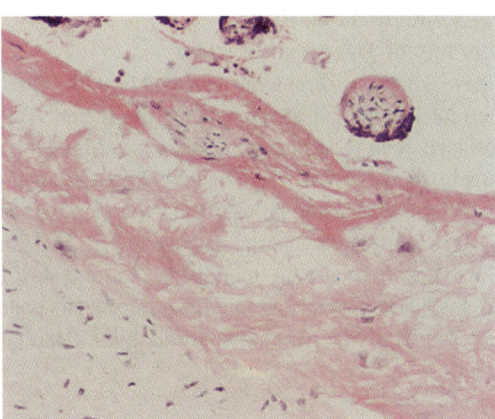

Abb. 11.15   Rohr-Fibrinoid an der Basalplatte (Azan, Vergrößerung 200-fach)

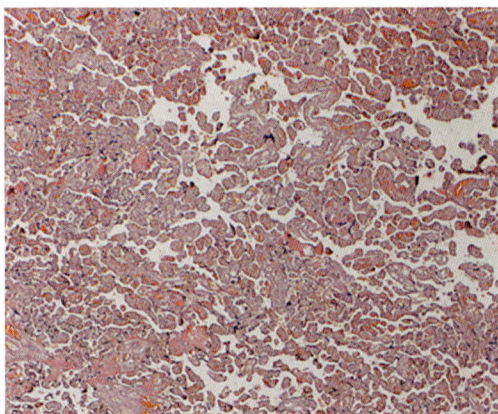

Abb. 11.14   Zottenbäume in der (a) frühen und (b) späten Plazenta (Azan, Vergrößerung 20-fach)

Die Basalplatte bildet an einigen Stellen leistenförmige Vorwölbungen, die Plazentasepten, die in den intervillösen Raum hineinragen. Durch diese Septen wird die Plazenta in unvollständig voneinander getrennte Areale (10–40) unterteilt, die als Kotyledone bezeichnet werden. Am Boden der Kotyledone öffnen sich eine oder zwei mütterliche Spiralarterien, aus denen das Blut mit relativ hohem Druck zwischen Zotten fließt. Der Blutabfluss aus dem intervillösen Raum erfolgt über venöse Gefäße der Dezidua (Randsinus, am Rande der Kotyledone).

11.5.6 Das Fibrinoid

Als Fibrinoid bezeichnet man homogenes extrazelluläres Material, das an verschiedenen Stellen besonders der reifen Plazenta nachweisbar ist. Es tritt z. B. an umschriebenen Stellen auf, an denen der Synzytiotrophoblast zugrunde gegangen ist (Defektdeckung). An anderen Stellen dient es der mechanischen Stabilisierung. Man unterscheidet nach der Lokalisation ein Langerhans-Fibrinoid an der Chorionplatte (als Ersatz für Synzytiotrophoblast), ein Rohr-Fibrinoid **(Abb. 11.15)** an der Basalplatte (als Ersatz für Synzytiotrophoblast) und ein Nitabuch-Fibrinoid zwischen Dezidua und Zytotrophoblast (in der sog. maternofetalen Durchdringungszone). Fibrinoid findet sich auch als Defektdeckung an der Oberfläche von Zotten.

11.5.7 Klinische Bezüge

Chronische Plazentainsuffizienz

Diese Funktionsstörung der Plazenta führt zu einer intrauterinen Mangelentwicklung des Feten. Das Neugeborene weist dann ein abnorm vermindertes Geburtsgewicht auf. Histologische Veränderungen bei chronischer Plazentainsuffizienz können pathologisch gesteigerte Fibrinoidablagerungen an den Plazentazotten oder im intervillösen Raum, eine zu kleine Basalplatte, Zottenreifungsstörungen oder die Obliteration (Lichtungsverschluss) von Gefäßen sein.

 Check-up

✔ Machen Sie sich die Unterschiede zwischen früher und reifer Plazenta noch einmal klar. Achten Sie dabei besonders auf den unterschiedlichen Aufbau der Plazentaschranke.

✔ Verdeutlichen Sie sich, dass die Plazenta auch endokrine Funktion hat.

✔ Machen Sie sich nochmals klar, dass im Bereich der Basalplatte die Kontaktzone zwischen mütterlichem und kindlichem Gewebe ist.

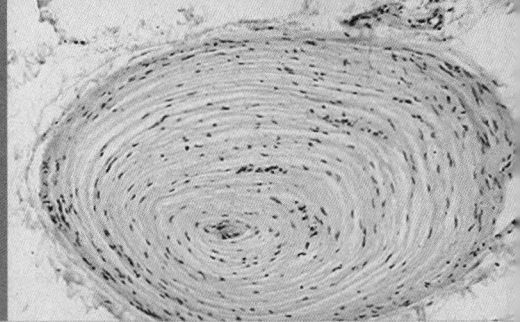
Haut

Die Backe auf der Nase

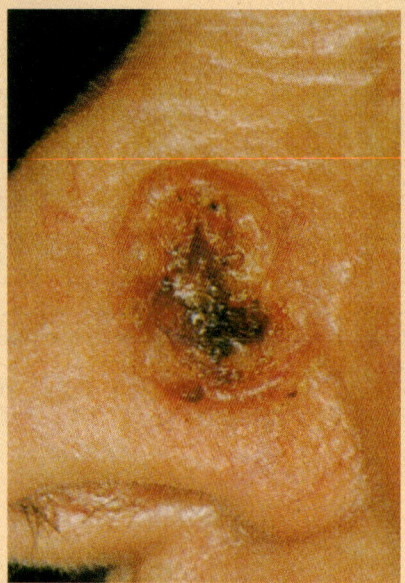

Das Basaliom an der Nase.

Unsere Haut muss einiges aushalten: Verletzungen, Sonnenbrand, Verätzungen, Erfrierungen … Oft kann sich die Epidermis nach einem Schaden wieder komplett regenerieren. Doch wo viel repariert werden muss, geht auch mal eine Reparatur schief. Dann kann sich Hautkrebs entwickeln. Und da die Haut, wie Sie im nächsten Kapitel lesen werden, aus verschiedenen Zellschichten besteht, gibt es auch verschiedene Tumoren: Aus der Basalzellschicht können Basaliome entstehen, aus dem Stratum spinosum Spinaliome. Gregor D. hat gleich beide Krebsarten.

Krusten an Ohrmuschel und Nase

„Mit 84 hat man halt nicht mehr die Haut eines jungen Mädchens", brummt Gregor D. als sein Sohn ihn zum x-ten Mal auf die Hautveränderungen an seiner Ohrmuschel aufmerksam macht. Die gräulichen Krusten am oberen Rand der linken Ohrmuschel gefallen ihm gar nicht. Und auch an der Nase hat sein Vater eine kleine schwarze Kruste, die wie ein Vulkankrater von einem knötchenartigen Saum umgeben ist. Ansonsten geht es seinem Vater gut. Der ehemalige Maurer verbringt seine Freizeit im Schrebergarten, den er mit Hingabe hegt und pflegt.
Eine Woche später erhält Thomas D. einen Anruf von seinem Vater. „Ich bin in der Hautklinik", berichtet der Vater. „Morgen früh komme ich unters Messer.

Die Ärzte haben Hautkrebs gefunden." Als Thomas D. seinen Vater besucht, hat dieser gleich an mehreren Stellen Verbände: „Mein halbes Ohr ist weg", klagt der Vater, „und die Backe haben sie mir auf die Nase gedreht." Thomas D. spricht mit dem Stationsarzt und erfährt, dass sein Vater zwei verschiedene Arten von Hautkrebs hatte, nämlich ein Spinaliom am Ohr und ein Basaliom an der Nase.

Zu viel Sonne auf dem Ohr …

Der gefährlichere der beiden Tumoren ist das Spinaliom, auch Plattenepithelkarzinom genannt. Er entsteht aus den Keratinozyten des Stratum spinosum der Epidermis. Die Tumorzellen zerstören zunächst die umgebende Haut und können dann auch in andere Körperregionen metastasieren. Spinaliome entwickeln sich meist an sonnenexponierten Stellen, z.B. im Gesicht, aber auch an Schleimhäuten (z.B. Penis, Perianalregion, Lippen). Therapie des Spinalioms ist die großzügige Exzision. Bei Gregor D. hat man tatsächlich die halbe Ohrmuschel weggeschnitten. Die Ränder des entfernten Stücks werden sorgfältig histologisch untersucht, um sicherzustellen, dass man den gesamten Tumor entfernt hat. Außerdem wird Herr D. noch gründlich auf Metastasen untersucht werden.

… und zu viel Sonne auf der Nase

An der Nase haben die Ärzte ein Basaliom, auch Basalzellkarzinom genannt, entdeckt. Dieser von den basalen Zellschichten der Haut ausgehende Tumor ist semimaligne, also „halbbösartig". D.h., er metastasiert nicht – wie ein maligner Tumor – in andere Organe, aber er zerstört – anders als ein gutartiger Tumor – das umgebende Gewebe. Auch Basaliome entstehen hauptsächlich durch langjährige UV-Strahlung und finden sich deswegen oft im Gesicht. Die Ärzte haben bei Gregor D. das Basaliom am rechten Nasenflügel herausgeschnitten und den Hautdefekt mit einem sog. Schwenklappen von der Wange gedeckt.

Zur Prophylaxe einen Sonnenhut

Bei der ausführlichen Untersuchung finden sich bei Gregor D. keine Metastasen des Spinalioms. Dennoch muss Gregor D. jedes Vierteljahr in die Hautklinik zur Nachuntersuchung. Dort wird überprüft, ob sich neue Tumoren gebildet haben oder ob nicht doch noch Metastasen des Spinalioms auftauchen. Und Gregor D. trägt nun, wenn er im Garten arbeitet, einen Sonnenhut mit breiter Krempe.

12 Haut

12.1 Der Aufbau der Haut

Lerncoach

Sie lernen in diesem Kapitel die Haut als Grenzschicht zwischen Körper und Umwelt kennen. Beachten Sie beim Lernen auch die vielfältigen Funktionen der Haut. Die Kenntnis des Aufbaus der Haut ist für das Verständnis der immer wichtiger werdenden Hauterkrankungen von großer Bedeutung.

12.1.1 Der Überblick

Die Haut (Cutis) besteht aus **(Abb. 12.1)** einem dünneren epithelialen Anteil, der Epidermis (Oberhaut), und einem dickeren bindegewebigen Anteil, dem Corium (Dermis, Lederhaut).
Das Corium geht ohne scharfe Grenze in die Subcutis (Tela subcutanea, Unterhautgewebe) über, die die Haut mit ihrer Unterlage (z. B. Muskeln, Knochen) verschieblich verbindet. Die Dicke der Haut ist an verschiedenen Körperstellen sehr unterschiedlich. Beim Menschen kommen zwei Hauttypen vor, die mit bloßem Auge erkennbar sind: Leistenhaut und Felderhaut.
Die Hautanhangsgebilde (Haare, Nägel, Drüsen) sind Differenzierungsprodukte, vor allem der Epidermis.

12.1.2 Die Funktionen der Haut

Die Haut erfüllt zahlreiche Aufgaben: Schutz vor schädlichen Einflüssen der Umwelt, Sinnesfunktion (Wahrnehmung von mechanischen oder thermischen Reizen), Wärmehaushalt (Regulation der Körpertemperatur durch unterschiedliche Durchblutung), Austausch- und Ausscheidungsfunktion (z. B. Abgabe von Schweiß, Wasser, Salz), Aufnahme von Stoffen (Medikamente), Beteiligung bei der Kommunikation (z. B. Erröten).

12.1.3 Die Epidermis

Die Epidermis ist ein mehrschichtiges, verhorntes Plattenepithel. Sie besteht aus fünf Schichten (von basal nach apikal): Stratum basale, Stratum spinosum, Stratum granulosum, Stratum lucidum und Stratum corneum.

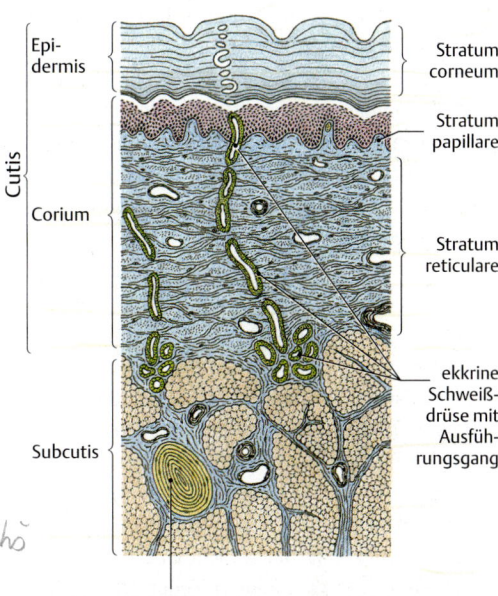

Abb. 12.1 Hautschichten (Schema)

- Stratum basale: Das Stratum basale ist eine Schicht aus hochprismatischen Basalzellen, die auf der Basalmembran liegen und an ihr befestigt sind. Die Befestigung der Basalzellen an der Basalmembran erfolgt mittels Hemidesmosomen; ferner erstrecken sich feine Fortsätze („Wurzelfüßchen") der Basalzellen durch die Basalmembran bis in die Dermis hinein. Die Basalzellen sind sehr mitoseaktiv. Nach einer Teilung rückt eine Tochterzelle in die nächsthöhere Schicht, die andere verbleibt im Stratum basale.
- Stratum spinosum (Stachelzellschicht): Das relativ breite Stratum spinosum wird aus mehreren Lagen unregelmäßig polygonaler Zellen gebildet. Die Zellen besitzen zahlreiche stachelförmige Fortsätze, die mit den Fortsätzen benachbarter Zellen über Desmosomen verbunden sind. In den oberflächlicheren Lagen des Stratum spinosum sind die Zellen flacher. Da auch im Stratum spinosum noch Mitosen vorkommen, werden Stratum spinosum und Stratum basale auch als Stratum germinativum (Keimschicht) zusammengefasst. Der Interzellularraum im Stratum spinosum ist relativ weit.

- **Stratum granulosum:** Diese Schicht besteht aus 1–3 Lagen abgeflachter Zellen, die basophile **Keratohyalingranula** enthalten. Ferner weisen die Zellen Lamellenkörper auf, die Proteine und verschiedene Lipide enthalten. Der lipidhaltige Inhalt der Lamellenkörperchen wird in den Interzellularraum abgegeben und bildet eine Wasser abweisende Barriere.
- **Stratum lucidum:** Das Stratum lucidum findet sich nur in der Leistenhaut. Diese Schicht ist dünn, stark eosinophil und erscheint homogen, da Kerne und Zellgrenzen nicht mehr erkennbar sind. Die Zellen des Stratum lucidum enthalten keine Zellorganellen mehr, sondern dichtgepackte Filamente.
- **Stratum corneum:** Diese Hornschicht besteht aus sehr flachen (schuppenförmigen) toten Zellen. An der Oberfläche schilfern die zu Hornschuppen umgewandelten Zellen (nach Lösung der Desmosomen) ab. Die kern- und organellenlosen Hornzellen (des Stratum corneum) sind wasserarm und enthalten vorwiegend Keratin. Ihre Zellmembran ist innen verdickt. Das Stratum corneum ist an verschiedenen Körperstellen unterschiedlich dick. An Hand- und Fußsohle finden sich mehrere hundert Schichten von Hornzellen.

Die Zelltypen der Epidermis

Der vorherrschende Zelltyp in der Epidermis sind die Epithelzellen, die sich in Horn umwandeln. Diese Zellen werden als **Keratinozyten** bezeichnet. Daneben kommen spezielle Zelltypen wie Melanozyten, Langerhans-Zellen und Merkel-Zellen vor (ca. 15 % der Gesamtzellmenge).

Die Melanozyten

Die Melanozyten liegen im Stratum basale. Sie besitzen lange, verzweigte Fortsätze, die sich zwischen den Zellen des Stratum basale und das Stratum spinosum ausbreiten. Melanozyten synthetisieren das Enzym Tyrosinase für die Melaninbildung. Nach der Bildung dieses dunklen Pigments wird es in Melaningranula (Melanosomen) verpackt und in die Fortsätze transportiert. Hier erfolgt die Abgabe der Granula an die Keratinozyten. Das von den Keratinozyten gespeicherte Melanin bedingt die Hautfarbe. Entscheidend für den Pig-

mentierungsgrad der Haut ist dabei die Menge des gebildeten Melanins, nicht jedoch die Zahl der Melanozyten. Hellhäutige Menschen haben nicht weniger Melanozyten als dunkelhäutige Menschen.

Die Langerhans-Zellen

Die Langerhans-Zellen sind in das Stratum spinosum eingewandert. Es handelt sich um Antigenpräsentierende Zellen (s. S. 96), denn sie können in die Epidermis eingedrungene Antigene aufnehmen und dann in lymphatische Organe wandern, wo sie die Antigene präsentieren. Die Langerhans-Zellen stehen nicht über Desmosomen mit ihren Nachbarzellen in Kontakt und können sich im Stratum spinosum teilen.

Die Merkel-Zellen

Die Merkel-Zellen liegen im Stratum basale. An ihrer Oberfläche liegen sensible Nervenendigungen. Die Merkel-Zellen gelten als Mechanorezeptoren.

Die Zellerneuerung in der Epidermis

Die Neubildung, Differenzierung und Abschilferung der Zellen der Epidermis stehen im Gleichgewicht. Es dauert etwa vier Wochen, bis eine (im Stratum basale) neu gebildete Zelle als Hornschuppe abgeschilfert wird. Das Absterben der Epidermiszellen (vor ihrem Übertritt ins Stratum corneum) ist eine Form der Apoptose.

12.1.4 Das Corium (Dermis)

Das Corium (auch **Lederhaut**) ist das spezifische Bindegewebe der Haut. Es gliedert sich in ein Stratum papillare und ein Stratum reticulare.

Stratum papillare: Das Stratum papillare liegt unter der Epidermis und bildet Bindegewebspapillen (**Abb. 12.2**). Diese Papillen sind Bindegewebszapfen, die in Vertiefungen der Epidermis hineinragen. In den Bindegewebspapillen kommen Fibroblasten, Kollagenfasern, elastische Fasern, Zellen der Abwehr (Mastzellen, Makrophagen, Lymphozyten), Kapillarschlingen und Meissner-Tastkörperchen vor (s. S. 219).

Stratum reticulare: Diese dickere Schicht liegt unter dem Stratum papillare. Das Stratum reticulare ist zellarm und enthält Kollagenfaserbündel und elastische Fasernetze. Die in unterschiedlichen Winkeln angeordneten Kollagenfaserbündel dienen der Dehnbarkeit der Haut. Die Kollagenfaserbündel

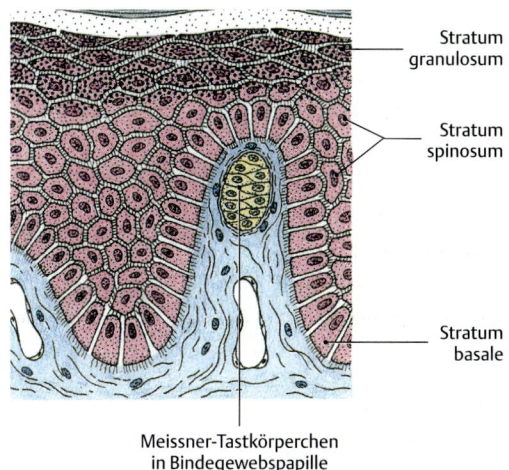

Stratum granulosum

Stratum spinosum

Stratum basale

Meissner-Tastkörperchen in Bindegewebspapille

Abb. 12.2 Bindegewebspapille (mit einem Meissner-Tastkörperchen) mit angrenzender Epidermis (Schema)

bedingen zudem die Reißfestigkeit der Haut. Im Stratum reticulare finden sich zudem z. B. Mechanorezeptoren (Vater-Pacini-Körperchen, s. S. 220), Dehnungsrezeptoren (Ruffini-Körperchen) und Drüsen.

An der **Grenze** zwischen Corium und Subcutis verzweigen sich Arterien stark und bilden einen ausgeprägten Plexus (Rete arteriosum dermidis). Von diesem Plexus ziehen Arterien aufwärts zu einem subpapillären Plexus (an der Grenze zwischen Stratum reticulare und Stratum papillare, Rete arteriosum subpapillare). Aus diesem Plexus entspringen Arteriolen und Kapillaren, die in die Bindegewebspapillen eindringen. An den zwei Stellen, an denen die Arterienplexus lokalisiert sind, finden sich auch venöse Plexus.

12.1.5 Die Subcutis
Die Subcutis setzt sich aus **weißem Fettgewebe** und **lockerem Bindegewebe** zusammen. Sie verbindet die Haut mit ihrer Unterlage (Muskelfaszie, Periost) und dient als Wärmeisolator/Energiespeicher oder als Druckpolster (z. B. an der Fußsohle). Beim Fettgewebe handelt es sich entweder um Baufett (z. B. Fußsohle) oder um Depotfett (z. B. Bauchhaut). Die Verteilung und Menge des subkutanen Fettgewebes ist alters-, geschlechts- und ernährungsabhängig. An einigen Stellen ist die Subcutis besonders arm an Fettgewebe (Augenlider, Penis,

Skrotum, Lippen), in einigen (wenigen) Hautarealen kommen glatte Muskelzellen in der Subcutis vor (z. B. Scrotum, Brustwarze, große Schamlippen). Das subkutane Fettgewebe kann durch kräftige Bindegewebszüge (Retinacula, an der Fußsohle und am Handteller) unterteilt sein. In der Subcutis liegen auch Vater-Pacini-Körperchen (s. u.).

12.1.6 Die Sinnesrezeptoren in der Haut
Sinnesrezeptoren sind in der Haut weit verbreitet, die Haut dient also auch als Sinnesorgan. Es werden verschiedene Arten unterschieden.

Die Meissner-Tastkörperchen
Die länglichen ovalen Tastkörperchen **(Abb. 12.3)** liegen in den Bindegewebspapillen der Leistenhaut (besonders zahlreich an der Fingerbeere). Sie bestehen aus einem Stapel von keilförmigen (flachen) Schwann-Zellen, einem schraubenförmig verlaufenden (unbemarkten) dendritischen Axon (mit plattenförmigen Auftreibungen) und Kollagenfibrillen zwischen den Schwann-Zellen; sie ziehen zur epidermalen Basalmembran (dienen der Druckübertragung).

■■ Beachte
Die Kerne der Schwann-Zellen und ihre übereinander gestapelten Zellleiber sind im histologischen Präparat sichtbar, nicht jedoch die Axone.

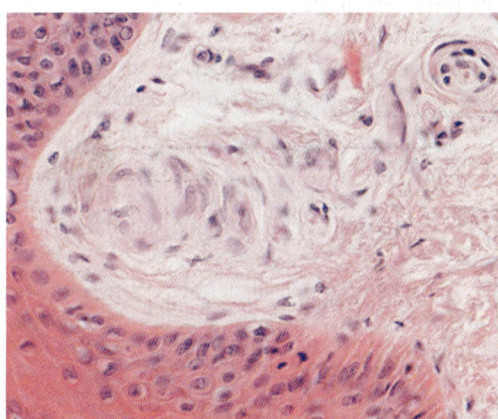

Abb. 12.3 Meissner-Tastkörperchen in einer Bindegewebspapille (aus der Haut einer Fingerbeere; Azan, Vergrößerung 400-fach)

Die Vater-Pacini-Körperchen

Die Vater-Pacini-Körperchen kommen im Stratum reticulare der Dermis und der Subcutis vor **(Abb. 12.4)**. Die auffällig großen Körperchen besitzen eine bindegewebige Kapsel und gliedern sich, von außen nach innen, in den **Außenkolben (Bulbus externus)** aus zwiebelschalenartig geschichteten fibroblastischen Zellen (entspricht dem Perineurium der Nervenfaser), den **Innenkolben (Bulbus internus)** aus lamellenartig angeordneten Schwann-Zellen und ein **dendritisches (afferentes) Axon** (zentral im Vater-Pacini-Körperchen gelegen).

Die Lamellenkörperchen dienen der Perzeption von Vibrationen. Außer in der Haut findet man sie auch u. a. im Peritoneum, Harnblase, Vagina, Muskeln.

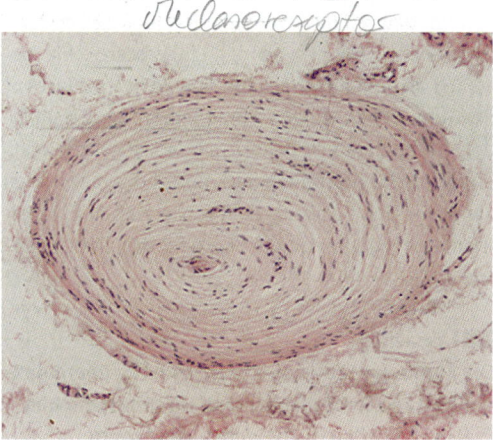

Abb. 12.4   Vater-Pacini-Körperchen (aus der Haut einer Fingerbeere; Azan, Vergrößerung 100-fach)

Die Ruffini-Körperchen

Die Ruffini-Körperchen, die im Stratum reticulare und in der Subcutis liegen, bestehen aus einer **perineuralen Kapsel**, die einen offenen Zylinder bildet, einem **Bündel kollagener Fasern**, die in den Zylinder eindringen, und den **verzweigten Endigungen dendritischer Axone**, die zwischen den Kollagenfaserbündeln spiralig verlaufen und mit diesen verknüpft sind.

Die Ruffini-Körperchen dienen der Wahrnehmung von Dehnung und kommen u. a. auch in Gelenkkapseln vor.

Die freien Nervenendigungen

Solche freien Nervenendigungen (ohne perineurale Kapsel) kommen häufig in der Haut vor, sind nur mit Spezialfärbungen darstellbar und dienen als Mechanorezeptoren.

12.1.7 Klinische Bezüge

Basaliom

Dieser Hauttumor geht von den Basalzellen der Epidermis aus. Die dicht gelagerten Tumorzellen dringen in die Dermis ein. Sie bilden Stränge und Haufen im Bindegewebe (vgl. klinischer Fall S. 216). Sie metastasieren sehr selten und werden deshalb auch als semimaligne Tumoren bezeichnet.

Keloid

Als Keloid bezeichnet man eine wulstartig verdickte, breite Hautnarbe. Es entsteht durch überschießende bindegewebige Reparation. Im histologischen Bild erkennt man breite Bänder aus kollagenen Fasern, zwischen denen große Fibroblasten liegen.

Check-up

✔   Machen Sie sich noch einmal klar, welche Zelltypen in der Epidermis vorkommen und welche Funktionen sie haben.

✔   Vergegenwärtigen Sie sich noch einmal, welche Arten von Sinnesrezeptoren es in der Haut gibt und welche Reize sie aufnehmen können.

12.2 Die Anhangsgebilde der Haut

Lerncoach

Sie werden im Folgenden drei Anhangsgebilde der Haut kennen lernen, Haare, Nägel und Drüsen. Es ist dabei ausreichend, wenn Sie sich bei Haaren und Nägeln einen Überblick verschaffen und sich an den wesentlichen Begriffen (hervorgehoben) orientieren.

12.2.1 Der Überblick

Die Anhangsgebilde – Haare, Nägel und Drüsen – leiten sich von der Epidermis ab. Sie entwickeln sich aus Epithelaussprossungen, die von der Epidermis in das darunter gelegene mesenchymale Bindegewebe vorwachsen und sich unter dem Einfluss des Bindegewebes zu den einzelnen Gebilden differenzieren.

12.2.2 Die Haare (Pili)

Am Haar lässt sich der frei aus der Haut herausragende **Haarschaft** (Scapus) und die schräg in der Haut steckende **Haarwurzel** (Radix pili) unterscheiden. Die Haarwurzel steckt in Einstülpungen der Epidermis, die bis in die Subcutis reichen kann **(Abb. 12.5)**.

Der mikroskopische Aufbau des Haarschaftes

Das Haar gliedert sich in **Mark** (Medulla), **Rinde** (Cortex) und **Cuticula**. Das Mark ist nicht immer vorhanden; es handelt sich um einen dünnen Faden aus locker gepackten Hornzellen und lufthaltigen Hohlräumen. Die dickste Schicht des Haarschaftes ist die Rinde; sie ist aus dicht gepackten Hornzellen mit Melanosomen (Haarfarbe) aufgebaut. Die außen der Rinde aufliegende Cuticula besteht aus platten Hornzellen.

Der mikroskopische Aufbau der Haarwurzel

Die Haarwurzel setzt sich aus denselben Schichten wie der Schaft zusammen; jedoch sind die Zellen

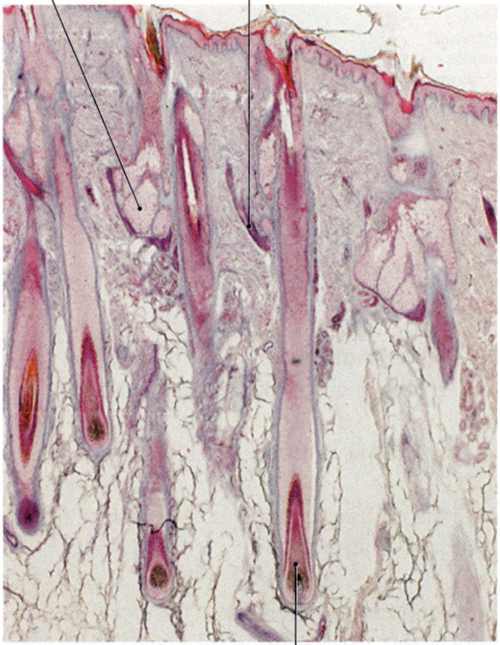

Abb. 12.5   Ausschnitt aus der Kopfhaut mit Haarwurzeln (Azan, Vergrößerung 20-fach)

hier noch nicht verhornt. Die Verhornungszone liegt also zwischen Wurzel und Schaft.

Die Haarwurzel beginnt in der Tiefe mit einer kolbigen (epithelialen) Auftreibung, dem **Haarbulbus** (Haarzwiebel). Der Haarbulbus **(Abb. 12.6)** umfasst die bindegewebige Haarpapille, die zahlreiche Fibroblasten und eine Kapillarschlinge enthält. Die Haarpapille steuert die Vermehrung der Epithelzellen im Haarbulbus.

Der Haarbulbus enthält zahlreiche sich teilende **Matrixzellen** sowie einige **Melanozyten**. Die Matrixzellen liefern die Zellen des Mark, der Rinde, der Cuticula sowie der inneren Wurzelscheide. Von den Melanozyten erhalten die aufsteigenden Rindenzellen Melanosomen.

Im Bereich der Haarwurzel wird das Haar von der eingestülpten (und modifizierten) Epidermis und von der Dermis umschlossen. Dementsprechend unterscheidet man eine epitheliale Wurzelscheide (innen) und eine bindegewebige Wurzelscheide (außen).

Die **epitheliale Wurzelscheide** gliedert sich in eine innere und äußere Wurzelscheide. Die innere Wurzelscheide, die bereits in der Tiefe verhornt, endet am Boden des Haartrichters. Unter Haartrichter versteht man die trichterförmige Einsenkung der Haut. Sie setzt sich aus mehreren Schichten zusammen (von innen nach außen: Scheidencuticula, Huxley-Schicht, Henle-Schicht). Die äußere Wurzelscheide, die aus unverhornten Zellen besteht, geht am Haartrichter kontinuierlich in die Epidermis über.

Die **bindegewebige Wurzelscheide** (auch Haarbalg genannt) liegt der äußeren epithelialen Wurzelscheide an; zwischen den beiden befindet sich eine dicke Basalmembran, die Glashaut.

▮ Beachte

Der Begriff Haarfollikel ist in den Lehrbüchern nicht einheitlich definiert, z. B. epitheliale + bindegewebige Wurzelscheiden = Haarfollikel.

Die Mm. arrectores pili (Haarbalgmuskeln)

Die Haarbalgmuskeln bestehen aus schräg verlaufenden Bündeln glatter Muskelzellen, die aus der oberen Dermis kommen und an der bindegewebigen Wurzelscheide ansetzen. Sie können die Haare aufrichten (bringen den schrägen Haarfollikel in

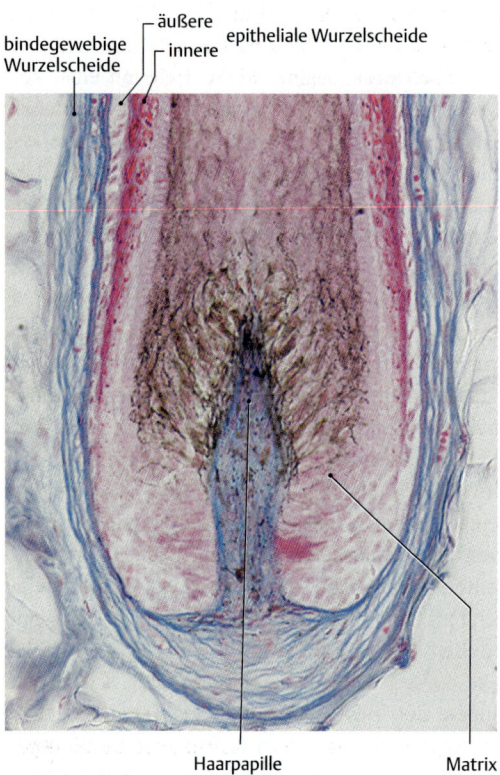

Abb. 12.6 Haarbulbus aus einer Kopfhaut (Azan, Vergrößerung 200-fach)

eine steilere Position). Gleichzeitig pressen sie die Talgdrüse, die oberhalb des Muskelansatzes liegt, aus.

12.2.3 Die Nägel

Sie können sich bei der Bearbeitung dieses Abschnitts an Ihren eigenen Fingernägeln orientieren.

Die gewölbten Nägel, die aus dicht gepackten Hornschuppen bestehen, gliedern sich in die Nagelplatte und die Nagelwurzel (nicht sichtbar). Die Nagelplatte liegt auf dem Nagelbett (Hyponychium), das von einem Epithel (aus Stratum basale und Stratum spinosum) überzogen ist (Abb. 12.7). Die unter dem Epithel liegende Dermis ist gut (sichtbar) vaskularisiert.

Die seitlichen Ränder des Nagels sind im Nagelfalz (Hauttaschen) fixiert. Eine Hautfalte (Nagelwall) bedeckt den Nagel an den Rändern und proximal. Am freien Rand der Nageltasche, in der die Nagelwurzel liegt, wächst zum Schutz der Nagelwurzel ein Häutchen (Eponychium) proximal auf die Nagelplatte.

Unter der Nagelwurzel liegt die Nagelmatrix, die für das Nagelwachstum verantwortlich ist. In der Matrix finden also Mitosen und die Differenzierung zu Hornzellen statt. Die Matrix erstreckt sich proximal ein Stück unter die Nagelplatte (weißliches Feld = Lunula).

Nägel dienen als Schutzeinrichtungen und Druckwiderlage.

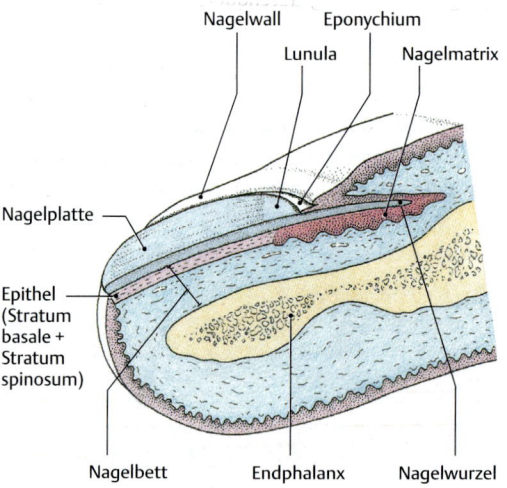

Abb. 12.7 Längsschnitt durch das Endglied des Fingers (Schema)

12.2.4 Die Hautdrüsen

In der Haut kommen drei Typen von Drüsen vor, die ekkrinen Schweißdrüsen, die apokrinen Duftdrüsen (Schweißdrüsen) und die holokrinen Talgdrüsen.

Auch die Brustdrüse (Mamma) ist eine modifizierte Hautdrüse, s. u.

Die ekkrinen Schweißdrüsen

Diese kleinen Schweißdrüsen kommen (fast) überall in der Haut vor; sie fehlen nur an wenigen Körperstellen (z. B. Lippenrot) und sind besonders zahlreich an der Handinnenfläche und der Fußsohle.

Die ekkrinen Schweißdrüsen sind **tubulöse**, unverzweigte Einzeldrüsen, deren Endstücke zu einem Knäuel aufgewickelt sind. Dieses Knäuel liegt in der Tiefe der Dermis (an der Grenze zur Subcutis). Die Wandung der Endstücke wird von einem einschichtigen iso- bis hochprismatischen Epithel gebildet. Es lassen sich helle und dunkle Drüsenzellen unterscheiden.

Die Endstücke (Azini) werden von Myoepithelzellen umgeben.

Für den Ausführungsgang ist ein zweischichtiges Epithel charakteristisch. Er verläuft anfangs geknäuelt, dann gestreckt zur Epidermis, die er ohne (!) eigene Wandung durchquert.

Die apokrinen Duftdrüsen/Schweißdrüsen

Diese großen Schweißdrüsen, die an Haarfollikel assoziiert sind, kommen nur an einigen (behaarten) Stellen im Körper vor, z. B. Axilla, im Bereich der äußeren Geschlechtsorgane und des Arms. Die aufgeknäuelten Endstücke liegen meist in der Subcutis **(Abb. 12.8)**. Die Endstücke sind **alveolär** (d. h. großes Lumen); ihr einschichtiges Epithel ist unterschiedlich hoch. Flache Zellen entstehen nach Abschnürung des apikalen Zytoplasmas („erschöpfte" Drüsenzellen). Die Endstücke besitzen zahlreiche, deutlich sichtbare **Myoepithelzellen**. Ihre Ausführungsgänge (mit zweischichtigem Epithel) münden in die Haartrichter. Die sekretorische Aktivität der Duftdrüsen beginnt erst mit der Pubertät.

Die holokrinen Talgdrüsen (Glandulae sebaceae)

Die Talgdrüsen münden meist in der Tiefe eines Haartrichters. Es gibt aber auch freie Talgdrüsen (ohne Beziehung zu Haaren), z. B. in Augenlidern, Lippenrot, Brustwarzen, Glans penis/clitoridis. Eine Talgdrüse besteht aus mehreren häufig unvollständig voneinander getrennten Endstücken (Talgkolben). Am Rand der Endstücke liegen die Basalzellen **(Abb. 12.9)**, die mitotisch aktiv sind und der Regeneration der Drüse dienen. Zur Mitte der Endstücke liegen runde Zellen mit pyknotischen Kernen und zahlreiche Lipidtröpfchen. Die Zellen sterben schließlich und werden zu Talg (= abgestorbene fetthaltige Epithelzellen), der die Haut geschmeidig und wasserabweisend macht.

Das Wachstum und die Sekretionsaktivität der Talgdrüsen wird durch Androgene stimuliert. Die Endstücke der Talgdrüsen werden auch als alveolär beschrieben, wobei diese Endstücke kein Lumen besitzen.

Die Ausführungsgänge der Talgdrüsen werden von einem Epithel ausgekleidet, das dem Stratum germinativum der Epidermis entspricht.

12.2.5 Die Brustdrüsen (Glandulae mammariae)

Die Brustdrüse besteht aus 15–20 tubulo-alveolären Einzeldrüsen mit jeweils einem Ausführungsgang, dem Ductus lactifer colligens, der auf die Brustwarze mündet. Bevor die Ausführungsgänge die Brustwarze erreichen, sind sie zu kleinen Milchsäckchen (Sinus lactiferi) erweitert. Zwischen den Einzeldrüsen liegt Bindegewebe mit eingelagertem Fettgewebe; dadurch entstehen Drüsenlappen (Lobi). In einen Ductus lactifer colligens münden viele (baumartig) verzweigte Ductus lactiferi. In den letzten Zweig mündet eine Gruppe von alveolären Endstücken. Diese Gruppe wird durch in-

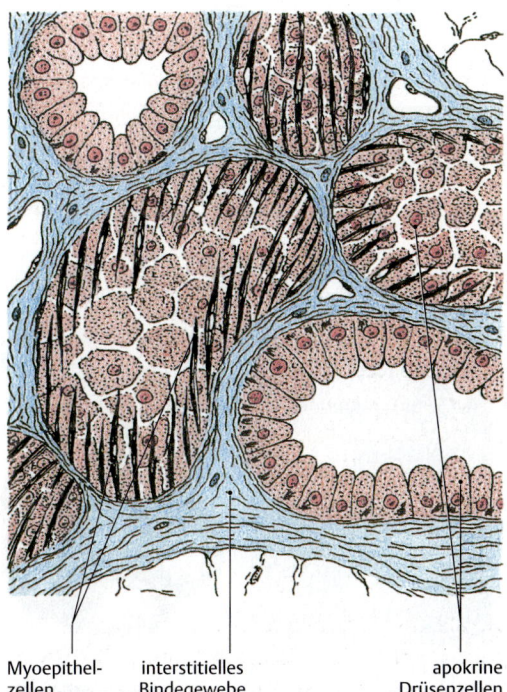

| Myoepithel-zellen | interstitielles Bindegewebe | apokrine Drüsenzellen |

Abb. 12.8 Ausschnitt durch das Endstück einer apokrinen Schweißdrüse (in der Achselhaut, Schema)

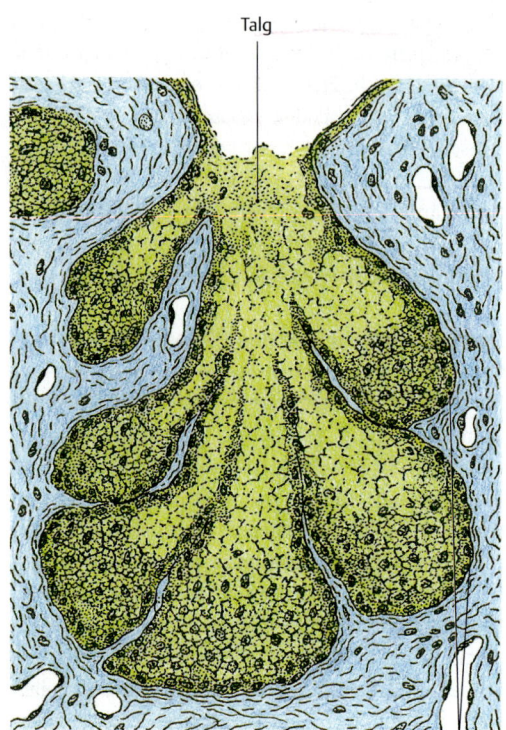

Talg

Abb. 12.9   Talgdrüse (Schema)

terlobuläres Bindegewebe zu einem **Lobulus** (als Funktionseinheit) zusammengefasst.

Im Folgenden wird das mikroskopische Bild der nicht laktierenden und der laktierenden Mamma beschrieben.

Die nicht laktierende Mamma

Das mikroskopische Bild ist gekennzeichnet durch (**Abb. 12.10**, **Abb. 12.11**) eine große Menge an **interlobulären Bindegewebe** mit Anschnitten von weitlumigen Ductus lactiferi (mit unterschiedlichen Durchmessern) sowie individuell unterschiedlich viel Fettgewebe. Der Ductus lactifer besitzt ein ein- oder zweischichtiges isoprismatisches Epithel, die basalen Epithelzellen sind Myoepithelzellen. In den Lobuli nur geringe Anzahl von tubuloalveolären Endstücken, z. T. ohne erkennbares Lumen, umhüllt von zellreichem Bindegewebe (**Mantelgewebe**, intralobuläres Bindegewebe).

👁 🔬 **Sie erkennen die nicht laktierende Mamma an einzelnen Endstücken, den auffälligen Ductus lactiferi sowie an viel Bindegewebe mit Fettgewebe.**

Die laktierende Mamma

Während der Schwangerschaft kommt es zu einer **Vermehrung** des **Drüsenparenchyms** und zu einer Reduktion des intra- und interlobulären Bindegewebes. Die Proliferation und Differenzierung des Parenchyms wird durch Progesteron und Prolaktin stimuliert.

Im histologischen Präparat erkennt man (**Abb. 12.10**, **Abb. 12.11**) eine große Anzahl eng beieinander liegender **alveolärer Endstücke** mit großem Lumen, unterschiedlich hohe Drüsenzellen in den Endstücken, unterschiedliche Funktionszustände, apikale Fetttröpfchen in den Drüsenzellen. Die Drüsenzellen können sich kuppelartig ins Lumen vorwölben, um das einschichtige Alveolarepithel liegen Myoepithelzellen. Der Ductus lactifer (ein- bis zweischichtiges Epithel) zeigt z. T. ein sehr großes Lumen, es gibt wenig Binde- und Fettgewebe.

👁 🔬 **Sie erkennen die laktierende Mamma an dicht gelagerten alveolären Endstücken, unterschiedlich hohen Drüsenzellen, weitlumigen Ductus lactiferi und wenig Bindegewebe; sie kann verwechselt werden mit der Schilddrüse oder der Prostata.**

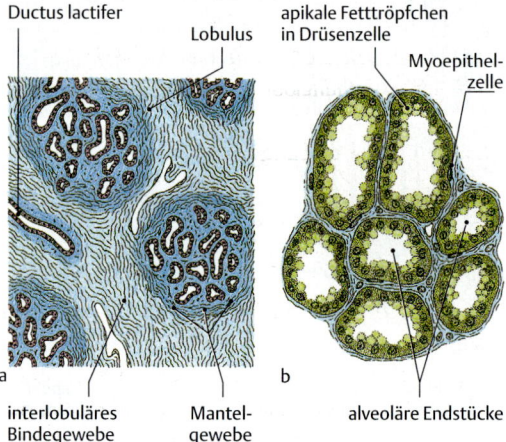

Ductus lactifer

Lobulus

apikale Fetttröpfchen in Drüsenzelle

Myoepithelzelle

a   b

interlobuläres Bindegewebe

Mantelgewebe

alveoläre Endstücke

Abb. 12.10   (a) Nicht laktierende Mamma; (b) laktierende Mamma (Schema)

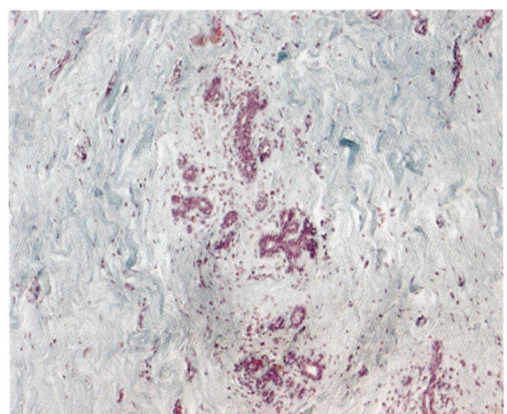 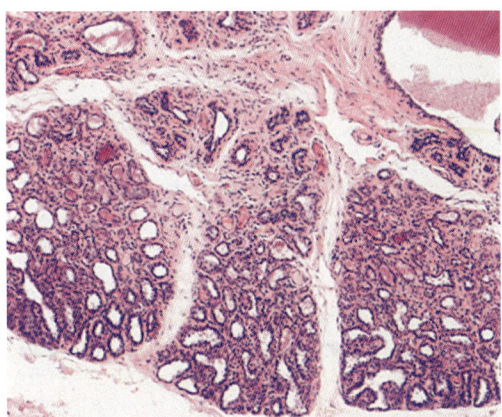

a   b

Abb. 12.11   (a) Ausschnitt aus einer nicht laktierenden Mamma; (b) Ausschnitt aus einer laktierenden Mamma (Azan, Vergröße-rung 100-fach)

Altersinvolution

Nach der Menopause kommt es zu einer Atrophie der Endstücke und auch des Bindegewebes in den Lobuli. Ein Rest des Gangsystems und vereinzelte Lobuli bleiben erhalten. Insgesamt kommt es zu ei-ner Zunahme des Fettgewebes.

Funktionelle Aspekte zur Mamma

In den Drüsenzellen sammelt sich das gebildete Milchfett apikal in Form eines großen Tropfens, der apokrin abgegeben wird. Das bedeutet, dass die Milchfettkugeln in der Milch von einer Plasma-membran umhüllt sind. Zudem werden Milchei-weiße durch Exozytose aus den Granula freigesetzt. Die Synthese der Milch wird durch Prolactin ge-steuert. Das Auspressen der Milch erfolgt durch Kontraktion der Myoepithelzellen, die durch Oxyto-cin stimuliert werden. Die Milch (bis zu ca. 800 ml pro Tag) enthält die Milchfettkugeln, Proteine, Lac-tose, Ionen, Immunglobuline, u. a.

12.2.6 Klinische Bezüge

Akne vulgaris

Der Akne vulgaris geht zunächst ein nicht entzünd-liches Stadium voraus. Dabei entstehen Mitesser (Comedonen) durch Verlegung des Haartrichters (durch abgeschilferte Hornzellen) bei gesteigerter Talgproduktion. Durch Bakterienvermehrung im Talg entstehen Entzündungsreaktionen unter-schiedlicher Schweregrade, z. B. Perifollikulitis, Ab-szessbildung (= eitrige Gewebseinschmelzung).

Mammakarzinom

Das Mammakarzinom ist der häufigste bösartige Tumor der Frau. Die Mehrzahl der Mammakarzi-nome gehen von kleinen Milchgängen (Ductus lac-tiferi) aus; es handelt sich also um duktale Karzi-nome. Ist die Basalmembran durchbrochen, liegt ein invasives Karzinom vor.

 Check-up

✔ Rekapitulieren Sie die Regulation der Syn-these und Abgabe der Milch in der Mam-ma. Machen Sie sich dabei auch wieder klar, wo die regulierenden Hormone gebil-det werden.

✔ Wiederholen Sie nochmals die Charakteris-tika der Haut und ihrer Anhangsgebilde in verschiedenen Regionen anhand folgender Zusammenfassung:

- Fußsohle: Sehr starke Verhornung, keine Haare, zahlreiche Schweißdrü-sen.

- Fingerbeere: Zahlreiche Schweißdrü-sen, zahlreiche Meissner- und Vater-Pacini-Körperchen, keine Haare.

- Kopfhaut: Zahlreiche Haare (bis in die Subcutis) mit Talgdrüsen, Galea apo-neurotica (flächenhafte Sehne) in der Tiefe.

- Axilla: Zahlreiche ekkrine Schweiß- und apokrine Duftdrüsen, Haare, fett-reiche Subcutis.

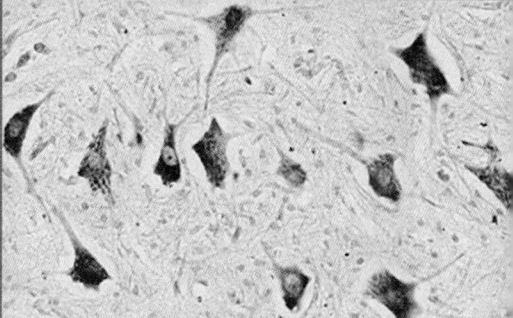

Kapitel 13

Nervensystem und Sinnesorgane

Mücken im Auge

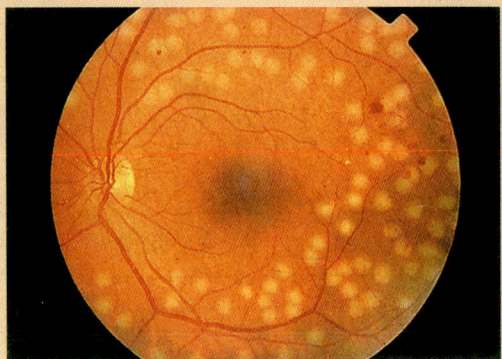

Die Narben auf der Netzhaut nach der rettenden Lasertherapie.

Milliarden von Eindrücken sammeln die Sinneszellen der Augen und Ohren in jeder Minute und senden sie ans Gehirn weiter. Mehr über unser Nervensystem und seine Vorposten in Auge und Ohr erfahren Sie im folgenden Kapitel. Fällt eines der Sinnesorgane aus, fühlen wir uns hilflos. Erblindet ein Auge plötzlich und ohne Schmerzen, kann dies mehrere Ursachen haben: So kann die zum Auge führende Arterie verschlossen oder der Sehnerv entzündet sein. Eine weitere mögliche Ursache ist eine Netzhautablösung (Ablatio retinae). An dieser Erkrankung leidet Theo S. Er wäre vielleicht auf einem Auge erblindet, wenn er nicht die Frühsymptome ernst genommen hätte und rechtzeitig zu seiner Augenärztin gegangen wäre.

Mücken und Blitze

Theo S. ist abends auf der Fahrt von einer Veranstaltung nach Hause, als er erstmals die Lichtblitze bemerkt. Zunächst denkt er an ein Gewitter am Nachthimmel, bis er begreift, dass sich die Blitze nur in seinem linken Auge abspielen. Am nächsten Morgen nimmt er kleine schwarze Trübungen wahr, die wie lästige Mücken in seinem Gesichtsfeld sitzen. Der 58-Jährige macht sich nun ernste Sorgen, da er als Restaurator alter Gemälde auf sein Augenlicht angewiesen ist. Gleich am nächsten Tag sucht er seine Augenärztin auf.

Schon als Theo S. der Ärztin seine Beschwerden schildert, hat Dr. Fehleisen einen Verdacht, woran ihr Patient leidet: Lichtblitze und ein Schwarm von schwarzen Trübungen sind typische Symptome für eine Netzhautablösung. Bei der Untersuchung von Theos Augenhintergrund sieht sie, dass die Netzhautgefäße im temporalen oberen Quadranten des linken Auges wellig verlaufen. Dies ist ein Zeichen für eine Netzhautablösung. Im rechten Auge kann sie keine Anhaltpunkte für eine solche Ablatio retinae finden.

Eine abgelöste Netzhaut

Die Stäbchen und Zapfen der Retina liegen dem Pigmentepithel lose auf. Nur an der Ora serrata, also an der Grenze des lichtempfindlichen Teils der Netzhaut, und an der Papille sind Retina und Pigmentepithel fest miteinander verwachsen. Reißt die Netzhaut ein, kann die Flüssigkeit des Glaskörpers zwischen Retina und Pigmentepithel eindringen und die beiden Schichten voneinander trennen. Zu Netzhautrissen kann es z.B. durch Unfälle mit Prellung des Auges kommen. Meist ist die Ablatio jedoch idiopathisch, d.h., sie entsteht ohne erkennbare Ursache.

Rettende Narben

Theo S. ist erschrocken, als er die Diagnose erfährt. Er drängt auf eine rasche Operation. In der Operation „verschweißt" man Netzhaut und Aderhaut mithilfe von Laserstrahlen miteinander. Dadurch entstehen dort zwar kleine Narben, doch die Gesichtsfeldausfälle werden den Patienten nicht bewusst. Zuvor muss man jedoch die abgelöste Netzhaut wieder dem Pigmentepithel und somit der Aderhaut nähern. Durch Zug an den Augenmuskeln fixiert man das Auge, damit man über die Sklera Zugang zur Ablösungsstelle hat. Dort wird eine Silikonplombe so aufgenäht, dass die eingedellte Aderhaut die Netzhaut berührt. Nun können die Ärzte über die durch Augentropfen erweiterte Pupille Laserstrahlen auf die Netzhaut schießen. An den behandelten Stellen entstehen kleine Entzündungen, die mit einer Narbe abheilen und dadurch die Retina mit den darunter liegenden Zellschichten verbinden.

Die Operation läuft bei Theo S. sehr gut. Da er rechtzeitig zu seiner Ärztin gegangen war, ist die weitere Prognose gut. Zur Sicherheit geht er nun alle sechs Monate zu Dr. Fehleisen, um seine Netzhaut kontrollieren zu lassen.

13 Nervensystem und Sinnesorgane

13.1 Das Nervensystem

Lerncoach

In diesem Kapitel lernen Sie den Aufbau des Rückenmarks sowie als Beispiele der grauen Substanz die End- und Kleinhirnrinde kennen. Es empfiehlt sich an dieser Stelle, auch noch einmal die Informationen des Kapitels über das Nervengewebe zu wiederholen (vgl. S. 62).

13.1.1 Das Rückenmark
Der Aufbau und die Lage
Das im Wirbelkanal gelegene Rückenmark ist segmental gegliedert. Insgesamt gibt es 31 Rückenmarksegmente (8 Zervikalsegmente, 12 Thorakalsegmente, 5 Lumbalsegmente, 5 Sakralsegmente und 1 Kokzygealsegment). Aus jedem Rückenmarksegment treten rechts und links jeweils zwei Wurzeln aus (Radix anterior und Radix posterior), die sich zu einem Spinalnerven vereinigen **(Abb. 13.1)**. Die Vorderwurzel ist motorisch, die Hinterwurzel sensibel. In der Hinterwurzel liegt das Spinalganglion (s. S. 72).

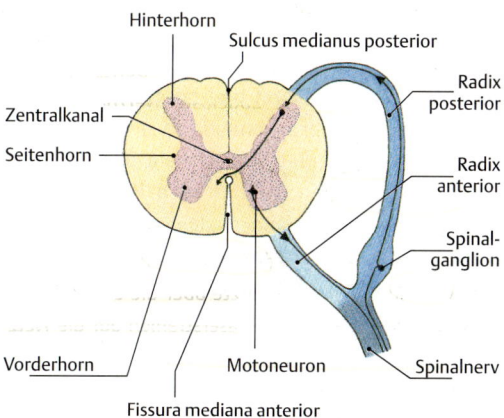

Abb. 13.1 Rückenmarkquerschnitt mit Radix anterior und Radix posterior des Spinalnerven (Schema)

Auf einem Querschnitt durch das Rückenmark sieht man bei schwacher Vergrößerung die graue Substanz, die im Inneren liegt und die Form eines H (oder Schmetterlings) hat, die außen liegende weiße Substanz, die die graue Substanz umgibt, und

den Zentralkanal (Canalis centralis), das Lumen im Zentrum des Schnittes, das von Ependym ausgekleidet ist. Ferner erkennt man an der Vorderseite in der Mitte eine längs verlaufende Furche, die Fissura mediana anterior, und auf der Hinterseite eine flache Rinne, den Sulcus medianus posterior.

Die graue Substanz
Die H-förmige graue Substanz gliedert sich in das **Vorderhorn**, das **Hinterhorn** und das **Seitenhorn**. Im Vorderhorn (Cornu anterius) finden sich die motorischen Vorderhornzellen **(Abb. 13.2)**, deren Axone zu den Muskeln ziehen. Im Hinterhorn (Cornu posterius) liegen Neurone, die Signale aus afferenten sensorischen Nervenfasern erhalten. Die im Seitenhorn (Cornu laterale) gelegenen Neurone gehören zum vegetativen Nervensystem.

Prinzipiell unterscheidet man – nach dem Ziel der Axone – drei Klassen von Nervenzellen im Rückenmark: die Wurzelzellen, die Binnenzellen und die Strangzellen.

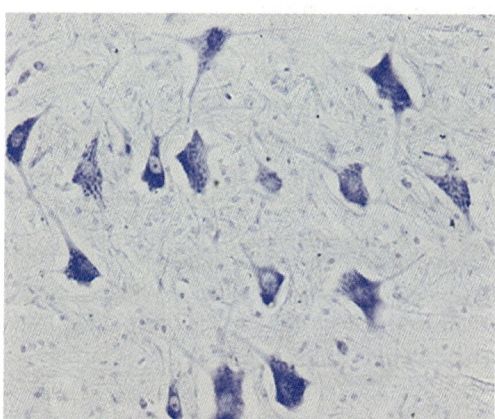

Abb. 13.2 Vorderhornzellen aus einem Rückenmark (Kresylviolett-Färbung, Vergrößerung 200-fach)

Wurzelzellen sind Nervenzellen, die ihre Axone über die vordere Wurzel zum Spinalnerven hin schicken. In diese Gruppe gehören -Motoneurone (große Vorderhornzellen), die ihre Axone zur quergestreiften Skelettmuskulatur schicken, und γ-Motoneurone (kleine Vorderhornzellen), die ihre Axone zu den intrafusalen Muskelfasern der Muskelspindeln schicken. Die Nervenzellen des Sympathikus schicken ihre Axone zu vegetativen Ganglien des Sympathikus. Sie kommen im Seitenhorn des thorakalen Rückenmarks vor. Die Nervenzellen des Parasympathikus schicken ihre Axone zu vegetativen Ganglien des Parasympathikus. Sie kommen im Seitenhorn des sakralen Rückenmarks vor.

Bei den **Binnenzellen** (auch Schaltzellen genannt) handelt es sich um Interneurone. Ihre Axone bleiben innerhalb des Rückenmarks. Sie verbinden Nerven des gleichen oder verschiedener Segmente auf der selben oder der kontralateralen Seite.

Die **Strangzellen** liegen im Hinterhorn; sie schicken ihre Axone in die weiße Substanz des Rückenmarks, dort verlaufen sie häufig über weite Strecken und verlassen das Rückenmark in Richtung Gehirn. Ihre Afferenzen erhalten die Strangzellen von den pseudounipolaren Zellen des Spinalganglions.

Zytoarchitektonisch lassen sich verschiedene Laminae (Schichten) in der grauen Substanz unterscheiden (s. Lehrbücher der Neuroanatomie).

Die weiße Substanz

Die weiße Substanz umgibt die graue Substanz mantelförmig. Sie besteht aus Strängen (Tractus, Fasciculi) von Axonen. Hierbei handelt es sich um auf- und absteigende Bahnen (z. B. Tractus spinothalamicus, Tractus corticospinalis).

Die weiße Substanz gliedert sich in **Hinterstrang** (Funiculus posterior), **Seitenstrang** (Funiculus lateralis) und **Vorderstrang** (Funiculus anterior).

Der innere Aufbau des Rückenmarks

Der Durchmesser und der innere Aufbau des Rückenmarks sind in den verschiedenen Etagen unterschiedlich. Der Durchmesser ist besonders in den Etagen groß, in denen das Rückenmark große Hautflächen und große Muskelmassen innerviert (also im Bereich der Extremitäten). Die Verdickungen des Rückenmarks sind die Intumescentia cervicalis (Versorgung von Schultergürtel und Arm) und die Intumescentia lumbosacralis (Versorgung von Beckengürtel und Bein).

Der innere Aufbau des Rückenmarks weist in den verschiedenen Bereichen folgende Charakteristika auf:

Zervikalmark: sehr viel weiße Substanz, dicke Vorderhörner, relativ schlanke Hinterhörner.

Thorakalmark: reichlich weiße Substanz, schlanke Vorder- und Hinterhörner, deutliche Seitenhörner.

Lumbalmark: wenig weiße Substanz, große plumpe Vorder- und Hinterhörner.

13.1.2 Das Gehirn

Die Gliederung des Gehirns

Das Gehirn gliedert sich in

- Hirnstamm mit Medulla oblongata (verlängertes Mark), Pons (Brücke) mit Cerebellum (**Kleinhirn**) und Mesencephalon (Mittelhirn),
- Diencephalon (Zwischenhirn, mit u. a. Thalamus und Hypothalamus) und
- Telencephalon (mit **Endhirnrinde**, weißer Substanz und Endhirnkernen). Die Oberfläche weist eine starke Faltung (Gyri und Sulci) auf.

Das Kleinhirn (Cerebellum)

Das Kleinhirn liegt dorsal auf dem Hirnstamm, mit dem es über drei Stiele verbunden ist. Es besteht aus der Kleinhirnrinde (Cortex cerebelli), der darunter gelegenen weißen Substanz (mit afferenten und efferenten Fasern) und den Kleinhirnkernen (eingelagert in die weiße Substanz).

Die Oberfläche des Kleinhirns besteht aus parallel verlaufenden Furchen, zwischen denen schmale Verbindungen liegen. Die weiße Substanz dringt in diese Verbindungen ein; daraus ergibt sich das typische histologische Bild der Arbor vitae (Abb. 13.3).

Die **Kleinhirnrinde** besteht aus drei Schichten (von außen nach innen), dem Stratum moleculare, der Purkinje-Zellschicht und dem Stratum granulosum (Körnerschicht).

Stratum moleculare: Dies ist die dickste der drei Schichten. Sie ist zellarm und faserreich. Zwei Typen von Nervenzellen kommen in der Molekularschicht vor: **Sternzellen** (liegen mehr oberflächlich) und **Korbzellen** (liegen im tieferen Bereich dieser Schicht). Bei diesen beiden kleinen Nervenzelltypen handelt es sich um Interneurone. Der Hauptteil der Fasern wird von den Parallelfasern gebildet. Hierbei handelt es sich um Axone der Körnerzellen, die aus dem Stratum granulosum kommen und sich in der Molekularschicht T-förmig teilen. Ferner finden sich im Stratum moleculare die Dendritenbäume der Purkinje-Zellen.

Purkinje-Zellschicht: Die schmale Purkinje-Zellschicht wird auch **Stratum ganglionare** genannt und enthält die auffällig großen, rundlichen Perikarya der Purkinje-Zellen, die in einer Reihe angeordnet sind.

Stratum granulosum: Im breiten Stratum granulosum liegen dicht gelagert **Körnerzellen**, die sehr

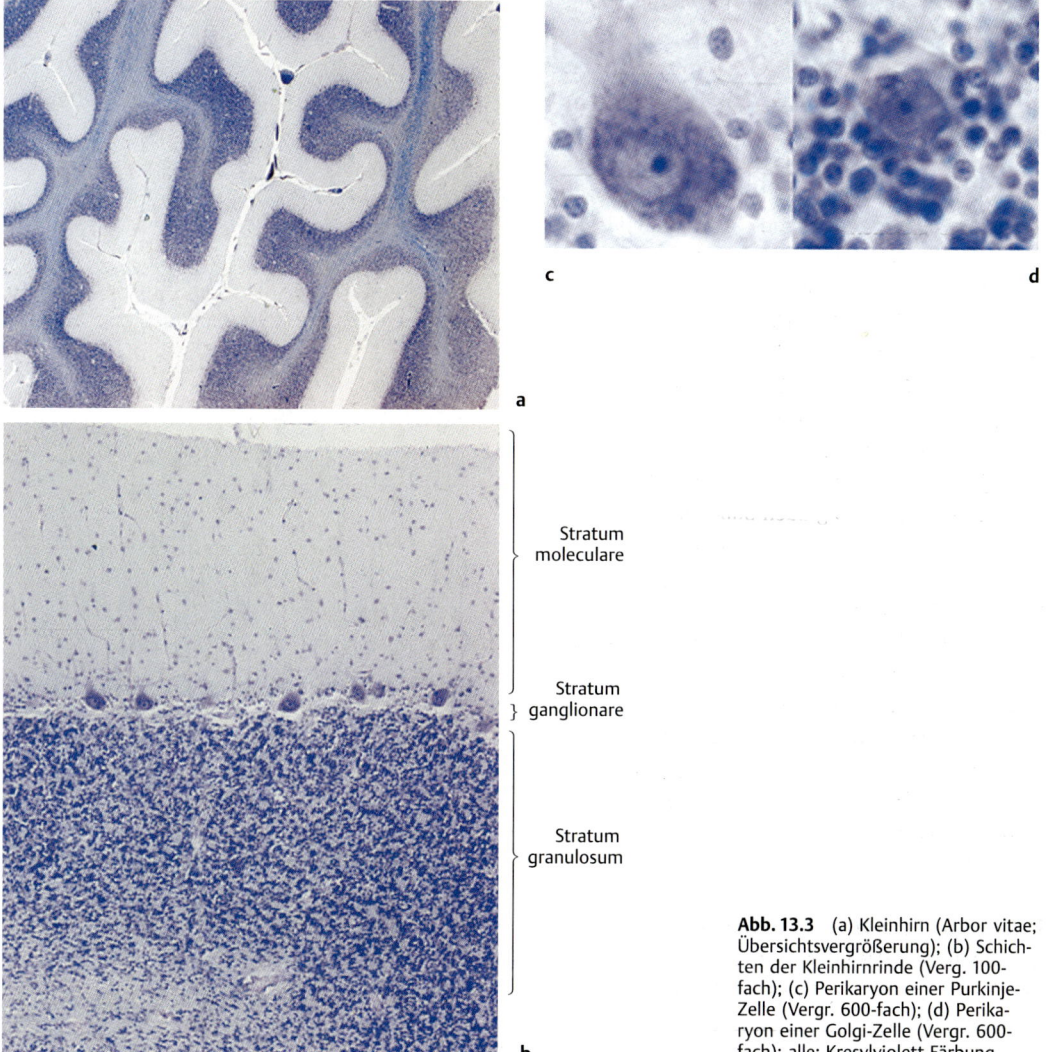

Stratum moleculare

Stratum ganglionare

Stratum granulosum

c

d

a

b

Abb. 13.3 (a) Kleinhirn (Arbor vitae; Übersichtsvergrößerung); (b) Schichten der Kleinhirnrinde (Verg. 100-fach); (c) Perikaryon einer Purkinje-Zelle (Vergr. 600-fach); (d) Perikaryon einer Golgi-Zelle (Vergr. 600-fach); alle: Kresylviolett-Färbung

kleine Perikarya haben. Vereinzelt findet man zwischen den Körnerzellen die Golgi-Zellen, die wesentlich größer sind.

Die Endhirnrinde (Cortex cerebri)

Aus der vergleichenden Anatomie stammt die Unterteilung der Endhirnrinde in Paleo-, Archi- und Neokortex. Der Neokortex ist der phylogenetisch jüngste Teil der Endhirnrinde und entspricht dem Isokortex. Der Isokortex ist der größte Teil der Endhirnrinde und ist in den verschiedenen Regionen annähernd gleich, d. h. aus sechs Schichten, aufgebaut. Der Paleo- und Archikortex stellen die phylogenetisch älteren Teile dar: Sie werden zum Allokortex zusammengefasst, der anders als der Isokortex aufgebaut ist. Der Allokortex besitzt drei bis fünf Schichten.

Der Isokortex

Die Neurone des Isokortex sind in sechs horizontalen Schichten, Laminae, parallel zur Hirnoberfläche angeordnet. In den einzelnen Schichten sind jeweils bestimmte Nervenzelltypen anzutreffen. Diese Neuronentypen unterscheiden sich in Größe, Form, Fortsatzmuster, Anordnung und Funktion.

Von außen nach innen werden folgende Schichten unterschieden (Abb. 13.4):

I: Lamina molecularis, Molekularschicht. Diese Schicht enthält nur wenige Nervenzellkörper, aber viele Fasern.

II: Lamina granularis externa, äußere Körnerschicht. Diese Schicht enthält sehr dicht gelagerte kleine Pyramidenzellen und Nicht-Pyramidenzellen. Aufgrund der sehr dichten Lagerung der Neurone entsteht bei kleinerer Vergrößerung der Eindruck einer Körneransammlung.

III: Lamina pyramidalis externa, äußere Pyramidenschicht. Hier finden sich überwiegend mittelgroße Pyramidenzellen sowie einige Nicht-Pyramidenzellen. Die Pyramidenzellen projizieren zu Kortexarealen in der gleichen oder in der anderen Hemisphäre, bilden also kortiko-kortikale Verbindungen.

IV: Lamina granularis interna, innere Körnerschicht. Hier finden sich dicht gepackt kleine modifizierte Pyramidenzellen sowie Nicht-Pyramidenzellen. In dieser Schicht enden vor allem Axone aus dem Thalamus. Die innere Körnerschicht ist besonders im sensiblen Kortex (Gyrus postcentralis, s. u.) sowie in der Hör- und Sehrinde kräftig ausgeprägt.

V: Lamina pyramidalis interna, innere Pyramidenschicht. In dieser Schicht liegen Pyramidenzellen unterschiedlicher Größe und wenige Nicht-Pyramidenzellen. Die Pyramidenzellen projizieren zu tiefer gelegenen Zentren (z. B. Hirnstamm oder Rückenmark). In einigen Arealen sind die Pyramidenzellen auffällig groß, wie im motorischen Kortex (Gyrus praecentralis). Die Pyramidenzellen heißen hier auch Betz-Riesenzellen, die mit ihren Axonen die lange motorische Pyramidenbahn bilden (reicht bis zum Rückenmark).

VI: Lamina multiformis, multiforme Schicht. Diese Schicht geht ohne scharfe Grenze in die darunter gelegene weiße Substanz (Marklager) über. Sie enthält kleinere (auch modifizierte) Pyramidenzellen und Nicht-Pyramidenzellen. Die hier gelegenen Pyramidenzellen projizieren zum Thalamus.

Besonderheiten einiger Isokortexareale: Im Gyrus postcentralis (somatosensibler Kortex) findet sich wie auch in der Hör- und Sehrinde granulärer Kortex. Hier sind die Körnerschichten besonders stark entwickelt, während die Pyramidenzellschichten nur schwach ausgebildet sind. In der Sehrinde (am Sulcus calcarinus im Okzipitallappen) ist die Lami-

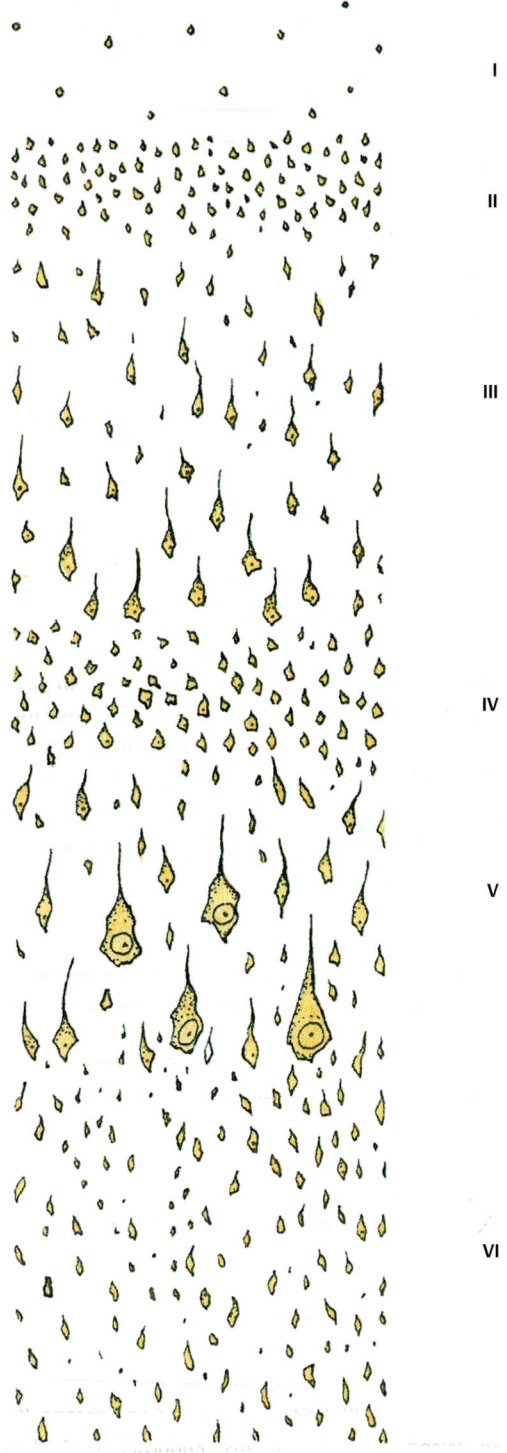

Abb. 13.4 Sechs Schichten des Isokortex im Nissl-Bild (Schema)

na IV extrem differenziert entwickelt. Sie wird durch einen (schon makroskopisch sichtbaren) weißen Streifen (Gennari-Streifen) in drei Unterschichten untergliedert: Lamina IVa, IVb (Gennari-Streifen) und IVc. Der Gennari-Streifen besteht aus myelinisierten Axonen von Neuronen der Schicht IVc. Aufgrund dieses Streifens heißt die Sehrinde auch Area striata.

Dem granulären stellt man den **agranulären Kortex** gegenüber. Letzterer findet sich in motorischen Kortexarealen (z. B. Gyrus praecentralis) mit nur schwach oder kaum entwickelten Körnerschichten, aber sehr stark ausgeprägten Pyramidenzellschichten.

Der Allokortex

Ein wichtiger Anteil des Allokortex ist der **Hippocampus**. Der Hippocampus liegt im Schläfenlappen, gehört zum limbischen System und erfüllt Lern- und Gedächtnisfunktionen. Er gliedert sich in **Fascia dentata (Gyrus dentatus)**, **Cornu ammonis (Ammonshorn)** und **Subiculum** (Abb. 13.5).

Das Cornu ammonis lässt sich wiederum in drei Hauptschichten gliedern, das Stratum oriens (mit den basalen Dendriten der Pyramidenzellen), das Stratum pyramidale (mit den Zellkörpern der Pyramidenzellen) und das Stratum radiatum-lacunosum-moleculare (mit den apikalen Dendriten der Pyramidenzellen).

Auch die Fascia dentata besteht aus drei Schichten. Wie beim Cornu ammonis enthält die mittlere Schicht Nervenzellkörper; ober- und unterhalb dieser Schicht liegt auch eine Neuropil-reiche Schicht. Man unterscheidet hier Stratum moleculare (mit den Dendriten der Körnerzellen), Stratum granulosum (mit den Zellkörpern der Körnerzellen) und Stratum multiforme.

Die Hirnhäute und die Ventrikel

Das ZNS wird von den Hirn- bzw. Rückenmarkshäuten umgeben.

Dura mater (Pachymeninx): Die äußere harte Hirnhaut ist mit dem Periost der Schädelknochen fest verwachsen und besteht aus straffem geflechtartigen Bindegewebe. Innerhalb der Dura mater verlaufen venöse Blutleiter, die Sinus durae matris. Ihre Wand besteht nur aus Endothel und dem Bindegewebe der Dura mater.

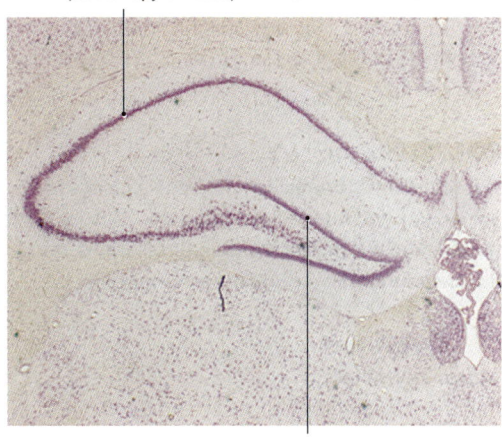

Cornu ammonis
(Stratum pyramidale)

Fascia dentata
(Gyrus dentatus;
Stratum granulosum)

Abb. 13.5 Hippocampus mit Gyrus dentatus und Cornu ammonis (Kresylviolett-Färbung, Vergrößerung 25-fach)

Arachnoidea (Spinngewebshaut): Die mittlere zarte Hirnhaut liegt der Dura mater dicht an. Im Bereich dieser Anheftung liegen flache Zellen, die einen geschlossenen Verband bilden (Neurothel, Diffusionsbarriere).

Pia mater: Die innere Haut liegt direkt auf der Oberfläche des ZNS; sie zieht also auch in die Sulci des Endhirns hinein.

Zwischen Arachnoidea und Pia mater befindet sich der Subarachnoidealraum, der Liquor cerebrospinalis enthält (äußerer Liquorraum). Durch diesen Raum ziehen Arachnoidealtrabekel. Pia mater und Arachnoidea werden zur Leptomeninx zusammengefasst. Sie bestehen aus Kollagenfasern und Meningealzellen (modifizierte Fibroblasten).

Im Inneren des ZNS finden sich die Ventrikel, also die inneren Liquorräume, die von Ependymzellen (s. S. 68) ausgekleidet werden. An einigen Stellen ragen die Plexus choroidei in das Ventrikelsystem hinein; sie bilden den Liquor. Der Plexus choroideus besteht aus Bindegewebe, enthält zahlreiche gefensterte Kapillaren und wird von Plexusepithel bedeckt. Das Plexusepithel besteht aus einer Schicht kubischer (modifizierter) Ependymzellen, die durch Tight Junctions miteinander verbunden sind. Das Plexusepithel sowie das Neurothel der Arachnoidea (s. o.) bilden *Blut-Liquor-Schranken.* Der Abfluss des Liquors erfolgt vornehmlich über Arachnoidealzotten, die in die venösen Sinus durae matris hineinragen.

■◗ Beachte

Die Blut-Hirn-Schranke ist die Trennschicht zwischen Blut und Interzellularraum des ZNS. Sie wird gebildet vom Kapillarendothel, Basallamina und Astrozytenfortsätzen (Gliagrenzmembran).

13.1.3 Klinische Bezüge

Morbus Alzheimer

Bei dieser Erkrankung entstehen große Mengen abnormer Proteine. Im Neuropil entwickeln sich kugelförmige Plaques, die vor allem aus einem ß-Amyloid Protein bestehen. Innerhalb der Nervenzellen entstehen fibrilläre Strukturen, die sich zu sog. neurofibrillären Tangles zusammenlagern. Die unaufhaltsamen Prozesse zerstören weite Bereiche des Gehirns (z. B. besonders auch die Hippokampusformation) und führen zur Demenz.

Meningeom

Das Meningeom ist ein häufiger intrakranieller Tumor; er geht von der Arachnoidea aus. Er dringt häufig in die Dura mater ein und kann zu einer starken Kompression der darunterliegenden Endhirnrinde führen. Histologisch erkennt man Nester aus konzentrisch gelagerten Tumorzellen (Zwiebelschalenmuster). Im Zentrum solcher Nester können Verkalkungen auftreten.

Check-up

✔ Rekapitulieren Sie, welche Typen von Wurzelzellen man im Rückenmark unterscheidet.

✔ Wiederholen Sie nochmals die Nervenzelltypen des Kleinhirns. Machen Sie sich klar, dass nur die Axone der Purkinje-Zellen die Kleinhirnrinde verlassen. Wenn Sie an dieser Stelle Informationen zur Verschaltung der Zellen der Kleinhirnrinde benötigen, schlagen Sie in einem Neuroanatomiebuch nach.

✔ Überlegen Sie sich nochmals, wo granulärer Isokortex vorkommt.

✔ Machen Sie sich nochmals den Aufbau der Schranken im ZNS klar.

13.2 Das Auge

Lerncoach

Im Folgenden lernen Sie die drei Schichten des Augapfels kennen. Diese umschließen Glaskörper, Linse und Augenkammern. In der Netzhaut (innerste Schicht) erfolgt die Umwandlung eines optischen in ein elektrochemisches Signal, das über den N. opticus zum Gehirn weitergeleitet wird. In diesem Kapitel sind nur die Fakten enthalten, die Sie für den Histologie-Kurs wirklich benötigen.

13.2.1 Der Aufbau und die Lage

Zum Sehorgan gehören der annähernd kugelige **Augapfel** (Bulbus oculi) und seine Hilfs- und Schutzeinrichtungen (z. B. Tränenapparat und Augenlider). Der Augapfel liegt in der Orbita (knöcherne Augenhöhle) zusammen mit Nerven, Gefäßen, Fettgewebe sowie den äußeren Augenmuskeln, die der Bewegung des Augapfels dienen. Im vorderen Bulbusabschnitt liegen die Licht-brechenden Strukturen (die Linse und der große Glaskörper im Inneren des Bulbus); im hinteren Abschnitt befindet sich der sensorische Apparat (Netzhaut).

Die Wand des Augapfels besteht aus drei Schichten **(Abb. 13.6)**:

Die **äußere Augenhaut** (Tunica fibrosa bulbi): besteht aus Lederhaut (Sklera) und Hornhaut (Kornea).

Die **mittlere Augenhaut** (Uvea, Tunica vasculosa bulbi) besitzt die Aderhaut (Choroidea), den Strahlenkörper (Corpus ciliare, Ziliarkörper) sowie die Regenbogenhaut (Iris).

Die **innere Augenhaut** (Netzhaut, Retina, Tunica interna bulbi) besteht aus Pars optica (lichtempfindlicher Teil) und Pars caeca (lichtunempfindlicher, „blinder" Teil).

Zwischen Kornea, Linse und Iris liegt die vordere Augenkammer, zwischen Glaskörper, Iris und Linse die hintere Augenkammer. Diese Augenkammern enthalten Kammerwasser.

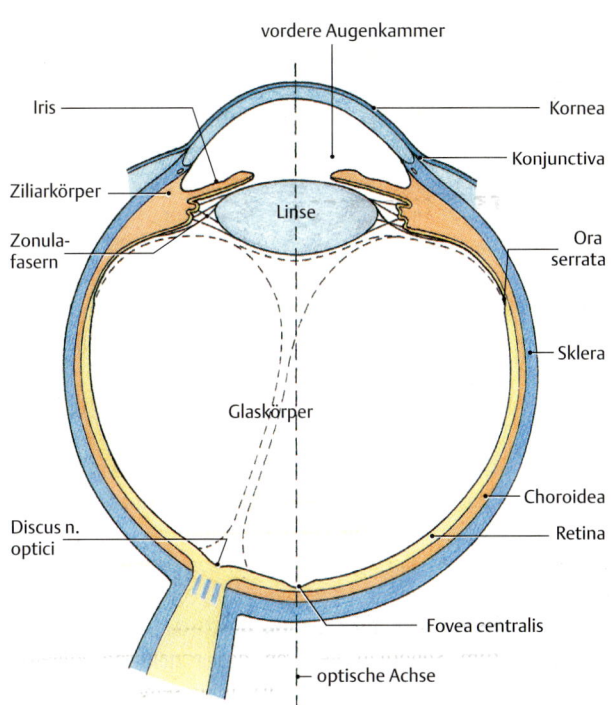

Abb. 13.6 Horizontalschnitt durch den Bulbus oculi (Schema)

Bildbeschriftungen: vordere Augenkammer, Iris, Ziliarkörper, Zonula-fasern, Linse, Glaskörper, Discus n. optici, optische Achse, Kornea, Konjunctiva, Ora serrata, Sklera, Choroidea, Retina, Fovea centralis

13.2.2 Die äußere Augenhaut

Die Tunica fibrosa bulbi setzt sich aus der Sklera und aus der Kornea (vorne) zusammen.

Die Sklera

Die Sklera besteht aus straffem Bindegewebe mit wenig Grundsubstanz, einigen Fibroblasten und eventuell Pigmentzellen. Die feste Sklera leistet dem inneren Augendruck Widerstand; sie ist für den Durchmesser und die Form des Augapfels maßgebend. An der Sklera setzen die äußeren Augenmuskeln an. Hinten besitzt die Sklera zahlreiche Poren für den Durchtritt der Sehnervenfasern; dieser Bereich der Sklera wird als Lamina cribrosa bezeichnet. Außen ist die Sklera von einer bindegewebigen Kapsel (Tenon-Kapsel, Vagina bulbi) umgeben. Von außen bildet der vordere Anteil der Sklera das „Weiße" im Auge. Die Sklera ist hier von der Konjunktiva (Bindehaut) bedeckt.

Die Kornea (Hornhaut)

Am Limbus cornea geht die Sklera in die Kornea über. Die Kornea ist der transparente, vordere Teil der äußeren Augenhaut **(Abb. 13.7, Abb. 13.8)**. Sie ist

stärker gekrümmt als die Sklera und frei von Gefäßen. Es sind folgende Schichten der Kornea erkennbar (von vorne nach hinten):

Vorderes Korneaepithel: mehrschichtiges, unverhorntes Plattenepithel (mit hoher Regenerationsfähigkeit).

Bowman-Membran (Lamina limitans anterior): zellfreie Grenzschicht aus kollagenen Fasern und Grundsubstanz.

Substantia propria (Hornhautstroma): 90 % der Hornhautdicke; Lamellenschichten aus parallel ausgerichteten Kollagenfasern; viel Proteoglykane (binden Wasser), Fibrozyten (Keratinozyten, zwischen den Lamellen).

Descemet-Membran (Membrana limitans posterior): Basalmembran des Hornhautendothels.

Hornhautendothel (hinteres Korneaepithel): einschichtiges Plattenepithel.

13.2.3 Die Uvea (mittlere Augenhaut)

Die mittlere Augenhaut (auch Tunica vasculosa bulbi) besteht aus der Choroidea, dem Ziliarkörper und der Iris.

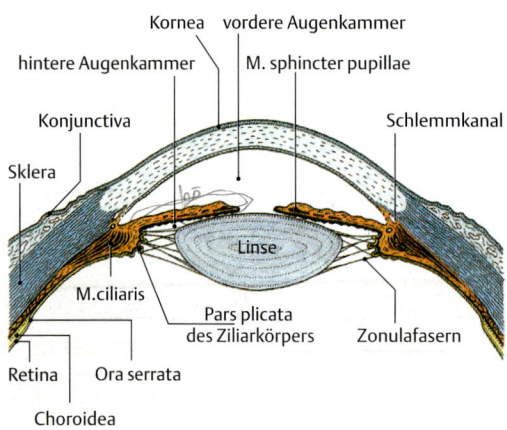

Kornea   vordere Augenkammer
hintere Augenkammer   M. sphincter pupillae
Konjunctiva   Schlemmkanal
Sklera
Linse
M.ciliaris
Pars plicata
des Ziliarkörpers   Zonulafasern
Retina   Ora serrata
Choroidea

Abb. 13.7   Vorderer Bulbusabschnitt (Schema)

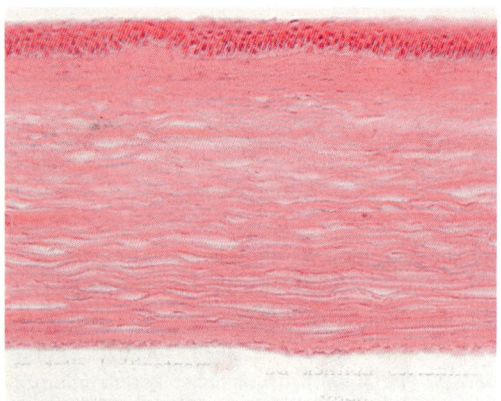

Abb. 13.8   Kornea (H.E., Vergrößerung 150-fach)

Die Choroidea = Aderhaut

Diese Aderhaut ist der hintere Teil der Uvea (zwischen Sklera und Retina). Sie besteht aus zahlreichen Gefäßen, Fibrozyten, Melanozyten, kollagenen und elastischen Fasern.

Die Choroidea wird nach dem Durchmesser der Blutgefäße gegliedert in (von außen nach innen) Lamina suprachoroidea (größere Gefäßanschnitte), Lamina vasculosa (Arteriolen und Venolen) und Lamina choroidocapillaris (Netz aus weitlumigen Kapillaren).

Auf der Lamina choroidocapillaris liegt die elastische **Bruch-Membran**, die an das Pigmentepithel der Retina grenzt.

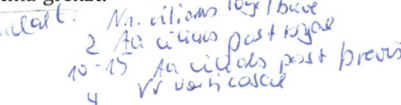

Der Ziliarkörper (Strahlenkörper)

Vorne schließt sich an die Choroidea der Ziliarkörper an; er reicht von der Ora serrata bis zur Iris (**Abb. 13.7**). Der ringförmige Ziliarkörper bildet das **Kammerwasser** und enthält den **M. ciliaris**. Er gliedert sich in **Pars plana** (liegt dem Glaskörper an) und **Pars plicata** (grenzt an die hintere Augenkammer).

Die Pars plicata besitzt ca. 70 kleine Ziliarfortsätze (Processus ciliares), zwischen denen kleine Einfaltungen (Plicae circulares) liegen. An diesen Plicae circulares sind die Aufhängebänder der Linse, die **Zonulafasern**, verankert.

Der Ziliarkörper ist von einem zweischichtigen Ziliarepithel überzogen (**Abb. 13.9**). Die zum Bindegewebe gerichtete Epithelschicht ist pigmentiert. Das Ziliarepithel, das zur Retina (s.u.) gehört, dient der Produktion des Kammerwassers.

Der aus glatten Muskelzellen bestehende M. ciliaris entspringt vom Sklerasporn (s. S. 237) und strahlt in drei Teile aus: der Brücke-Muskel, der (meridional) nach hinten zur Choroidea zieht, der Müller-Muskel, ein zirkuläres Muskelbündel, sowie ein radiäres (schräg verlaufendes) Muskelbündel. Der parasympathisch innervierte Muskel bewirkt (durch Kontraktion) eine Erschlaffung der Zonulafasern (z. T. durch Verlagerung des Ziliarkörpers). Die Linse nimmt dann mehr eine Kugelform ein.

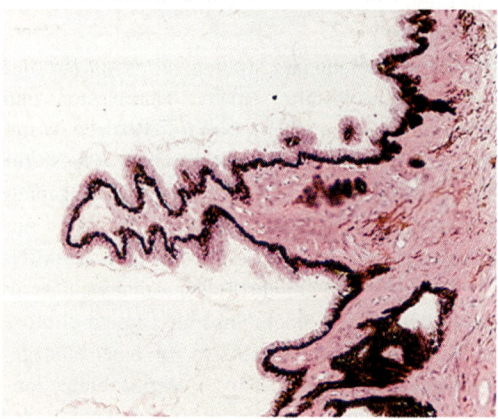

Abb. 13.9   Ziliarfortsatz mit zweischichtigem Ziliarepithel (Azan, Vergrößerung 100-fach)

Die Iris (Regenbogenhaut)

Die Iris, der vorderste Teil der Uvea, bedeckt teilweise die Vorderfläche der Linse (**Abb. 13.7**). Sie ist annähernd eine Scheibe mit zentraler Öffnung (Pupille). Da ihre Hinterfläche pigmentiert ist (s. u.), ist sie lichtundurchlässig. Die Iris ist also eine Lochblende vor der Linse. Die Weite der Pupille kann durch innerhalb der Iris gelegene glatte Muskeln reguliert werden.

An der *Vorderfläche* der Iris findet sich ein lückenhafter Belag aus platten Fibroblasten und Melanozyten. Das *Stroma* besteht aus lockerem Bindegewebe, das auch Melanozyten enthält. Die Anzahl dieser Melanozyten und ihr Melaningehalt bestimmen die Augenfarbe. An der *Hinterfläche* liegt das **zweischichtige Irisepithel** (s. u. Pars caeca der Retina); beide Schichten sind pigmentiert. Die Zellen der unteren Schicht sind kontraktil (Myoepithel) und bilden den **M. dilatator pupillae**. Dieser Muskel erweitert die Pupille und wird vom Sympathikus innerviert. In der Nähe der Pupille findet sich der ringförmige **M. sphincter pupillae**, der die Pupille verengt (Innervation: Parasympathikus).

■ **Beachte**
Die Vorderfläche der Iris besitzt kein Epithel.

Der Kammerwinkel

Der Winkel zwischen der Kornea und der Iriswurzel (in der vorderen Augenkammer) ist der Kammerwinkel, Iridokornealwinkel. Hier erfolgt der Abfluss des Kammerwassers. Am Kammerwinkel liegt der Sklerasporn, ein Verstärkungsring der Sklera, an dem vorne ein System von Trabekeln befestigt ist. Zwischen den Trabekeln befinden sich Spalten, die **Fontana-Räume**. In diese Räume sickert zunächst das Kammerwasser. Es gelangt dann in den darunter liegenden **Schlemmkanal**, der das Kammerwasser in episklerale Venen leitet.

13.2.4 Die innere Augenhaut (Netzhaut, Retina)

Die Retina gliedert sich in Pars caeca (mit Pars iridica und Pars ciliaris) und Pars optica.

Die Pars caeca

Die Pars caeca überzieht mit ihrer Pars ciliaris den Ziliarkörper und mit ihrer Pars iridica die Hinterfläche der Iris. An der Ora serrata geht die Pars caeca in die Pars optica über, die den hinteren Abschnitt des Bulbus auskleidet.

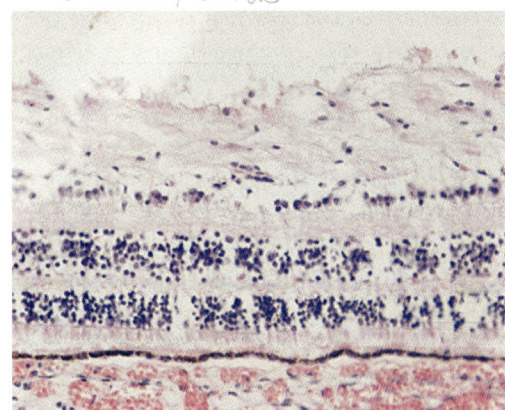

Abb. 13.10   Retina mit Stratum nervosum und Stratum pigmentosum (Azan, Vergrößerung 200-fach)

Die Pars optica

Die Pars optica besteht aus zwei Blättern (**Abb. 13.10**), dem Stratum pigmentosum (äußeres Blatt) und dem Stratum nervosum (inneres Blatt). Das Stratum nervosum ist (entwicklungsgeschichtlich) ein in das Auge verlagerter Hirnteil. Zwischen den zwei Blättern der Retina liegt ein kapillärer Spalt.

Stratum pigmentosum

Das Stratum pigmentosum als äußeres Blatt der Retina ist ein einschichtiges, isoprismatisches, pigmentiertes Epithel. Das Pigmentepithel sitzt mit seiner Basalmembran fest auf der Bruch-Membran. Die Epithelzellen sind durch Haftkomplexe (mit Tight Junctions) miteinander verbunden. Von ihrem apikalen Zellpol gehen fingerförmige Vorwölbungen aus, die die Spitzen der Rezeptorzellfortsätze umfassen.

Stratum nervosum

Das Stratum nervosum (inneres Blatt der Retina) enthält die ersten drei (hintereinander geschalteten) Neurone der Sehbahn, die **Photorezeptorzellen** (Stäbchen- und Zapfenzellen), **bipolare Neurone** und **Ganglienzellen**. Die Lichtreize aufnehmenden Rezeptorzellen liegen außen, die weiterleitenden Strukturen innen. Das bedeutet, dass das Licht erst die verschiedenen Schichten der Retina durchdringen muss, um auf die lichtempfindlichen Zellen zu treffen (inverser Aufbau der Retina).

Außer den drei ersten Neuronen der Sehbahn enthält das Stratum nervosum noch Interneurone

(**Horizontalzellen** und **amakrine Zellen**) sowie Gliazellen (**Müller-Zellen**, eine Sonderform der Astrozyten).
Durch die schichtenweise Anordnung der Zellkörper der drei Neuronentypen (Sinneszellen, bipolare Zellen und Ganglienzellen) und ihrer Verbindungen (Synapsenzonen) sowie durch Gliagrenzmembranen entstehen die charakteristischen **neun Schichten** des Stratum nervosum der Retina (von außen nach innen):

1. Schicht der Stäbchen und Zapfen (Stratum neuroepitheliale): Lichtempfindliche Fortsätze der Rezeptorzellen.
2. Stratum limitans externum, äußere Gliagrenzschicht: Feine Linie; Verbindungen zwischen Müllerzellfortsätzen und Rezeptorzellen.
3. Äußere Körnerschicht (Stratum nucleare externum): Perikarya der Photorezeptorzellen (1. Neuron).
4. Äußere plexiforme Schicht (Stratum plexiforme externum; Synapsenschicht): Synapsen zwischen Fortsätzen des 1. und 2. Neurons.
5. Innere Körnerschicht (Stratum nucleare internum): Perikarya der bipolaren Zellen (2. Neuron).
6. Innere plexiforme Schicht (Stratum plexiforme internum; Synapsenschicht): Synapsen zwischen den Fortsätzen des 2. und 3. Neurons.
7. Ganglienzellschicht (Stratum ganglionare): Perikarya der Optikusganglienzellen (3. Neuron).
8. Nervenfaserschicht (Stratum neurofibrorum): Fasern (Axone) der Ganglienzellen.
9. Innere Gliagrenzschicht (Stratum limitans internum): Feine Linie, Endfüßchen von Müllerzellfortsätzen und Basallamina.

👁 **Beachten Sie den prinzipiellen Aufbau der Retina: 1. inverser Aufbau; 2. Schichtung: Lichtempfindliche Fortsätze, dann abwechselnd Zellkörperschichten und Synapsenschichten.**

▰▰▮ Hinweise

In einigen Büchern werden auch 10 Retinaschichten definiert. Dann ist die 1. Schicht das Pigmentepithel; es folgen Schicht 1–9 (wie oben beschrieben).
Manchmal wird der Begriff Retina auch mit dem inneren Blatt der Retina gleichgesetzt.

Die Photorezeptorzellen der Retina

Es werden zwei Typen von Rezeptorzellen unterschieden, die Stäbchen- und die Zapfenzellen (**Abb. 13.11**). Die Stäbchenzellen sind sehr lichtempfindlich (für Dämmerungssehen, Erkennen von Helligkeitsunterschieden und Schwarz-Weiß-Sehen. Dafür haben sie nur eine geringe Auflösung. Die Zapfenzellen haben eine geringe Lichtempfindlichkeit (zum Sehen bei Tageslicht), ermöglichen aber das Erkennen von Farben und haben eine hohe Auflösung.

Der Aufbau der Stäbchen- und Zapfenzellen
Die beiden Rezeptorzelltypen sind prinzipiell gleich aufgebaut: Sie setzen sich aus dem lichtempfindlichen Fortsatz, dem Perikaryon und dem Axon zusammen.
Dabei unterscheidet man am lichtempfindlichen Fortsatz das Innensegment (metabolisches Zent-

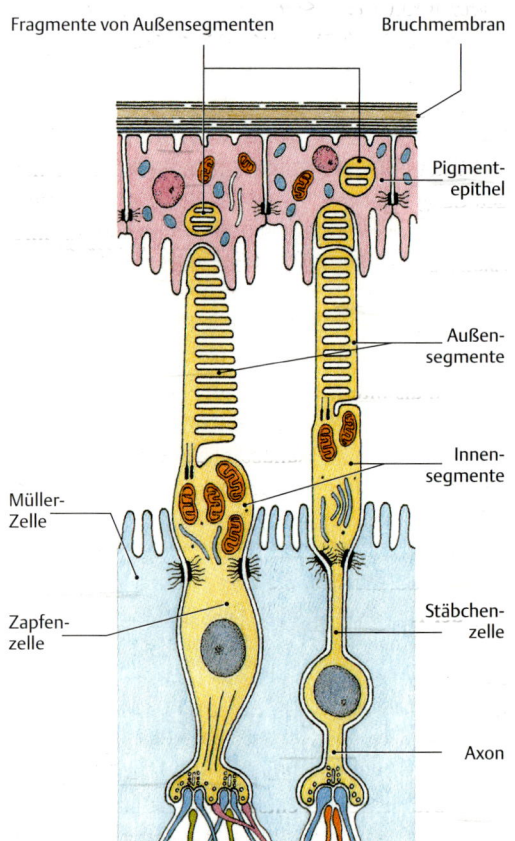

Abb. 13.11 Ultrastruktureller Aufbau der Photorezeptorzellen in der Retina (Schema)

Fragmente von Außensegmenten
Bruchmembran
Pigmentepithel
Außensegmente
Innensegmente
Müller-Zelle
Stäbchenzelle
Zapfenzelle
Axon

rum), das Außensegment (lichtempfindlicher Teil, mit in Membranen eingebautem Sehpigment Rhodopsin) sowie das Zilium (Verbindung zwischen Innen- und Außensegment).

Unterschiede zwischen Stäbchen und Zapfen bestehen im Aufbau der Außensegmente: Die Außensegmente der Stäbchen enthalten dicht gestapelte (intrazelluläre) Membranscheiden, in denen das Sehpigment lokalisiert ist. Das konische Außensegment der Zapfen besitzt an einer Seite dicht gepackte Einfaltungen der Zellmembran. Diese Einfaltungen enthalten das Sehpigment.

Das Sehpigment Rhodopsin besteht aus Retinal und Opsin. Stäbchen und Zapfen besitzen unterschiedliche Typen von Opsinen.

■■▌ Beachte
Die Außensegmente werden ständig erneuert: Nachwachsen von proximal; Abschnürung von Fragmenten an der Spitze, Phagozytose dieser Fragmente durch Pigmentepithelzellen.

Die übrigen Zelltypen der Retina
Die **bipolaren Zellen** besitzen ein Axon und einen Dendriten. Sie verknüpfen die Rezeptorzellen mit den Ganglienzellen. Diese Ganglienzellen sind multipolare Neurone mit großem hellen Kern. Ihre Axone bilden die Nervenfaserschicht und schließlich den N. opticus.

Die **Horizontalzellen**, deren Zellkörper in der äußeren Randzone der inneren Körnerschicht liegt, verknüpfen als Interneurone Rezeptorzellen.

Die **amakrinen Zellen**, die kein Axon besitzen, liegen in der inneren Randzone der inneren Körnerschicht. Sie sind als Interneurone mit bipolaren Zellen und Ganglienzellen verbunden.

Die Retina wird in ihrer gesamten Dicke von **Müllerzellen** durchzogen. Sie sind für den Zusammenhalt der Retinaschichten verantwortlich.

Zwei besondere Gebiete der Retina
Die **Macula lutea** ist ein Areal in der Mitte der Retina. In der Tiefe findet sich eine trichterförmige Einsenkung, die **Fovea centralis** (Stelle des schärfsten Sehens). Die Vertiefung entsteht dadurch, dass die inneren Retinaschichten an den Trichterrand verlagert sind. Im Trichterzentrum finden sich ausschließlich dicht gelagerte Zapfenzellen, deren Zapfen auffällig

schlank sind. Hier muss das Licht also nicht erst die übrigen Retinaschichten durchdringen; es wird dadurch weniger gestreut. Die Zapfenzellen sind hier 1:1 mit den Ganglienzellen verschaltet.

In der Peripherie der Macula lutea kommen Stäbchen und Zapfen etwa gleich häufig vor. Mit zunehmender Entfernung von der Fovea centralis nimmt die Häufigkeit von Zapfen ab.

An der **Papilla n. optici** laufen die Axone der Optikusganglienzellen zusammen und bilden den N. opticus. Hier fehlen Rezeptorzellen, deshalb wird die Papilla auch als **blinder Fleck** bezeichnet. Die Axone des N. opticus verlassen den Bulbus durch die Lamina cribrosa der Sklera; danach sind sie von einer Myelinscheide (gebildet von Oligodendrozyten) umgeben.

Als **Excavatio papillae** bezeichnet man das eingesenkte Zentrum der Papille. Im Sehnerven tritt die A. centralis retinae in die Retina ein und verzweigt sich an der Papille in zahlreiche Äste.

13.2.5 Die Linse (Lens)
Die durchsichtige Linse hat eine bikonvexe Form; ihre Hinterfläche ist stärker gekrümmt. Die Linse besteht aus den **Linsenfasern** (Hauptmasse der Linse), dem **Linsenepithel** und der **Linsenkapsel**. Die Linsenfasern sind langgestreckte, dünne Zellen, die überwiegend kernlos sind. Nur an der Linsenvorderfläche befindet sich ein einschichtiges isoprismatisches Epithel. Die Linse wird als Ganzes von der Linsenkapsel, einer sehr dicken Basalmembran, umhüllt. In der Linsenkapsel setzen seitlich die Zonulafasern, der Aufhängeapparat der Linse, an.

Die Ernährung der gefäß- und nervenlosen Linse erfolgt durch Diffusion aus dem Kammerwasser.

Man unterscheidet einen Linsenkern mit „alten" Linsenfasern und eine Linsenrinde mit „jungen" Linsenfasern (beachten Sie hierzu die klinischen Bezüge, s. u.).

13.2.6 Der Glaskörper (Corpus vitreum)
Der Glaskörper, der zu 99 % aus Wasser besteht, füllt den Bulbusraum zwischen Netzhaut und Linse aus. Hyaluronsäurekomplexe bedingen die hohe Viskosität des Glaskörpers. Es finden sich noch lockere Kollagenfasernetze, aber kaum Zellen im Glaskörper. Er drückt die Netzhaut gleichmäßig an das Pigmentepithel.

13.2.7 Die Hilfseinrichtungen des Auges

Die Tränendrüse (Glandula lacrimalis)

Die Tränendrüse liegt unter dem oberen lateralen Rand der knöchernen Augenhöhle (Orbita). Durch die Drüse zieht die flächenhafte Sehne des M. levator palpebrae superioris. Dadurch wird die Drüse in einen oberen und unteren Abschnitt unterteilt.

Das Parenchym ist durch Bindegewebssepten in Drüsenläppchen gegliedert. Die Tränendrüse ist eine verzweigte tubuloazinöse Drüse (Abb. 13.12). Die Endstücke bestehen aus hochprismatischen serösen Drüsenzellen und ähneln denen der Glandula parotis. Das Lumen der Endstücke ist jedoch in der Tränendrüse weiter. Die Endstücke werden von Myoepithelzellen umgeben. Das Sekret fließt in weitlumige intralobuläre Ausführungsgänge (mit einschichtigem isoprismatischen Epithel). Schalt- und Streifenstücke fehlen. Die Ausführungsgänge außerhalb der Läppchen sind zwei- bis mehrreihig. Schließlich fließt das Sekret über ca. 10 Ausführungsgänge in den (oberen) Fornix conjunctivae. An diesem Fornix erfolgt der Umschlag von der Bindehaut (Konjunktiva) der Sklera des Augapfels auf die des Lides. Die Tränenflüssigkeit hält die Cornea und die Konjunktiva feucht. Die **Konjunktiva** bedeckt die Hinterfläche von Ober- und Unterlid sowie den vorderen Teil der Sklera.

Die Augenlider (Palpebrae)

Die Augenlider schützen den vorderen Teil des Auges vor mechanischen Einwirkungen, Austrocknung und (zu starkem) Lichteinfall.

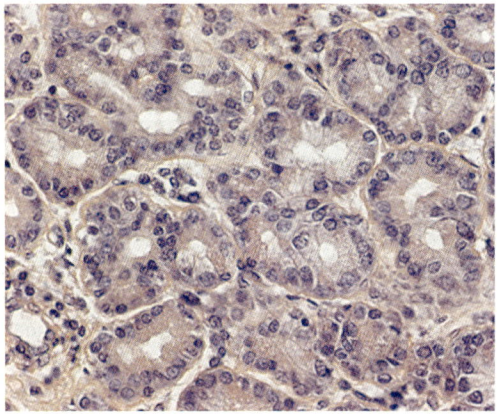

Abb. 13.12 Ausschnitt aus einer Tränendrüse (Azan, Vergrößerung 400-fach)

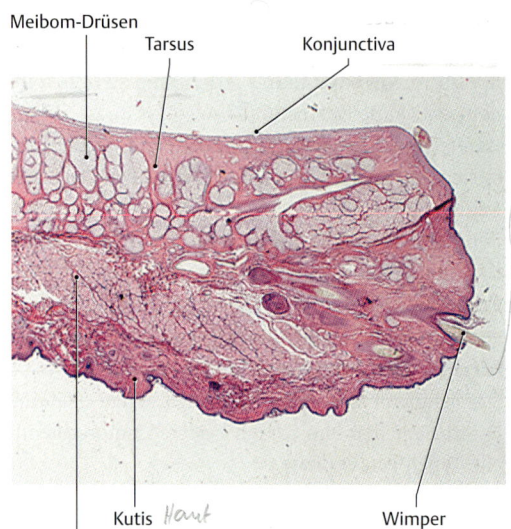

Meibom-Drüsen — Tarsus — Konjunctiva — Kutis — M. orbicularis oculi — Wimper

Abb. 13.13 Sagittalschnitt eines Augenlides (Azan, Vergrößerung 20-fach)

Tarsus und M. orbicularis oculi: Sie stellen die bindegewebige und muskuläre Grundlage der Augenlider dar. Der plattenförmige Tarsus besteht aus straffem Bindegewebe und bildet das Stützgerüst des Lides (Abb. 13.13). Der (ringförmige) M. orbicularis oculi (Skelettmuskulatur) ist quer getroffen und liegt vor dem Tarsus; seine Kontraktion (Innervation: N. facialis) bewirkt den Lidschluss.

In die Ober- bzw. Unterkante des Tarsus strahlen glatte Muskelbündel ein: M. tarsalis superior und inferior beeinflussen die Weite der Lidspalte, werden durch den Sympathikus innerviert. Im Oberlid strahlt zudem die Sehne des M. levator palpebrae superioris (Innervation: N. oculomotorius) in den vorderen unteren Teil des Tarsus ein.

Die äußere Haut und die Bindehaut des Lides: Die äußere Haut ist dünn und nur wenig verhornt. Die breite bindegewebige Lamina propria ist sehr locker strukturiert und enthält keine Fettzellen. Am Lidrand geht die äußere Haut in die Bindehaut über. Hier finden sich 2–3 Reihen von kräftigen Wimpern (Zilien). Die Conjunctiva palpebrae bedeckt die Hinterfläche des Lides. Sie besteht aus einer Lamina propria und einem mehrschichtigen prismatischen Epithel (mit Becherzellen).

Die Drüsen des Lids

Meibom-Drüsen (Glandulae tarsales): Diese großen Talgdrüsen (ca. 30) sind in den Tarsus eingelagert. Sie münden an der Hinterkante des Lidrandes unabhängig von den Wimpernhaaren.

Zeis-Drüsen: Hierbei handelt es sich um kleine Talgdrüsen an den Haarbälgen oder Wimpern.

Moll-Drüsen (Glandulae ciliares): Diese Drüsen sind apokrine Schweißdrüsen, die ebenfalls an die Wimpern assoziiert sind.

Krause-Drüsen: Diese kleinen akzessorischen Tränendrüsen liegen in der Nähe des M. tarsalis unter dem Konjunktivalepithel.

13.2.8 Klinische Bezüge

Katarakt (Trübung der Linse, grauer Star)

Bei einer Katarakt ist die Durchsichtigkeit der Linse so stark vermindert, das die Sicht deutlich beeinträchtigt ist.

Bei der *Kernkatarakt* führt der Druck einer vermehrten peripheren Linsenfaserproduktion zu einer Verhärtung des Kerns, der dabei eine bräunliche Verfärbung entwickelt.

Bei der *Rindenkatarakt* kommt es zur vermehrten Wassereinlagerung im Rindenbereich der Linse.

Glaukom (grüner Star)

Beim Glaukom führt ein erhöhter Augeninnendruck zu einer Schädigung des N. opticus, die schließlich zur Erblindung führen kann. Das Glaukom ist fast immer auf eine Abflussbehinderung und nicht auf eine vermehrte Produktion des Kammerwassers zurückzuführen. Am häufigsten liegt die Abflussbehinderung in den Spalten des Trabekelwerkes vor dem Sklerasporn.

Hordeolum (Gerstenkorn)

Das Hordeolum ist eine akute bakterielle Entzündung einer Drüse des Augenlides. Beim Hordeolum externum sind entweder die Zeis- oder die Moll-Drüsen betroffen; beim Hordeolum internum die Meibom-Drüse.

Chalazion (Hagelkorn)

Hierbei handelt es sich um eine knotige Auftreibung des Tarsus, die durch eine chronische Entzündung mit Sekretstau in der Meibom-Drüse entsteht.

Check-up

✔ Machen Sie sich nochmals die Epithelien der Hornhaut, des Ziliarkörpers, der Iris und der Linse klar. Beachten Sie dabei die Lage des Linsenepithels (subkapsulär).

✔ Überlegen Sie sich nochmals die Funktion des M. ciliaris.

✔ Wiederholen Sie den Weg des Kammerwassers über ein Trabekelwerk in den Schlemmkanal (letzterer transportiert es dann in intra- bzw. episklerale Venen).

✔ Rekapitulieren Sie, was „Linsenfasern" sind. Beachten Sie, dass sie aus dem Linsenepithel hervorgehen.

✔ Wiederholen Sie ggf., was die Ora serrata ist.

13.3 Das Ohr

Lerncoach

In diesem Kapitel lernen Sie u. a. die Schnecke des Innenohrs kennen; hier werden Sie Rezeptoren vorfinden, die die Schallwellen in neuronale Erregungen umformen. Hierfür ist das Corti-Organ verantwortlich; konzentrieren Sie sich deshalb beim Lernen besonders auf die genaue Lage und den Aufbau des Corti-Organs.

13.3.1 Der Aufbau

Das Ohr enthält zwei Sinnesorgane, nämlich das **Hör**- und das **Gleichgewichtsorgan**. Das Ohr gliedert sich in äußeres Ohr (Ohrmuschel, äußerer Gehörgang und Trommelfell), Mittelohr (Paukenhöhle mit dem Gehörknöchelchen, u. a.) und Innenohr (häutiges Labyrinth (im knöchernen Labyrinth) mit dem Schneckengang des Hörorgans und den Anteilen des Gleichgewichtsorgans.

13.3.2 Die Funktionsweise des Gehörs

Das Trommelfell wird durch Schallwellen in Schwingungen versetzt. Die Schwingungen werden über die Kette der Gehörknöchelchen (Hammer, Amboss, Steigbügel) auf eine Flüssigkeit in der Schnecke (Cochlea) übertragen. Im Schneckengang entsteht eine Wanderwelle, die in den Sinneszellen

des Corti-Organs eine elektrische Erregung hervorrufen kann.

13.3.3 Der Überblick über das Innenohr

Das knöcherne und das häutige Labyrinth
Das Innenohr befindet sich im Felsenbein (Pars
petrosa des Os temporale). Hör- und Gleichgewichtsorgan liegen innerhalb eines komplizierten
Gangsystems (knöchernes Hohlraumsystem, **knöchernes Labyrinth**). Innerhalb des knöchernen Labyrinths liegt ein ähnlich geformtes (membranö-
ses) Schlauchsystem, das **häutige Labyrinth**.
Das häutige Labyrinth ist mit Endolymphe gefüllt,
es ist ein System miteinander kommunizierender
Röhren und Säckchen.
Zwischen dem knöchernen und häutigen Labyrinth
befindet sich ein Spaltraum (Perilymphraum), der
die Perilymphe enthält. Knöchernes und häutiges
Labyrinth sind ähnlich geformt, aber das knöcherne
Labyrinth ist wesentlich weiter. Deshalb umgibt
die Perilymphe das häutige Labyrinth wie ein breiter Flüssigkeitsmantel.
Zum knöchernen Labyrinth gehören das Vestibulum, die Cochlea und die Canales semicirculares
(Bogengänge). Die Cochlea mündet vorn, die Bogengänge hinten in das Vestibulum, das zur Paukenhöhle hin ein ovales Fenster (Fenestra vestibuli)
hat. In diesem Fenster ist die Basalplatte des Steig-
bügels (beweglich) eingehängt.

13.3.4 Das Gehörorgan – die Cochlea

Der knöcherne Schneckengang (**Canalis spiralis
cochleae**) windet sich spiralig 2,5 mal um eine knöcherne Achse (**Modiolus**). Vom Modiolus ragt die
knöcherne Lamina spiralis (als plattenförmiger
Knochenvorsprung) in die Schneckenwindung
(Abb. 13.14). In den knöchernen Schneckengang ist
der relativ kleine **Ductus cochlearis** (als häutiges
Labyrinth) eingelagert. Er wird von einem weiten
Perilymphraum umgeben. Dieser Perilymphraum
ist durch die Lamina spiralis in zwei Etagen gegliedert, eine obere **Scala vestibuli** und eine untere
Scala tympani. Scala vestibuli und Scala tympani
stehen an der Schneckenspitze über das **Helicotre-
ma** (Schneckenloch) miteinander in Verbindung.
Der Ductus cochlearis endet blind.

Der Ductus cochlearis
Der Ductus cochlearis ist (im Längsschnitt durch
eine Schnecke) eine dreieckige Struktur mit einem
schrägen Dach, einer äußeren Wand und einem Boden **(Abb. 13.15)**. Die Spitze, an der sich Dach und
Boden treffen, zeigt nach innen zum Modiolus. Das
Dach wird von der Reissner-Membran gebildet, die
den Ductus cochlearis von der Scala vestibuli ab-
grenzt. Die Reissner-Membran besteht aus einer
Basalmembran, die auf beiden Seiten von einem
einschichtigen flachen Epithel bedeckt wird. Die
äußere Wand wird vom **Lig. spirale** und seinem

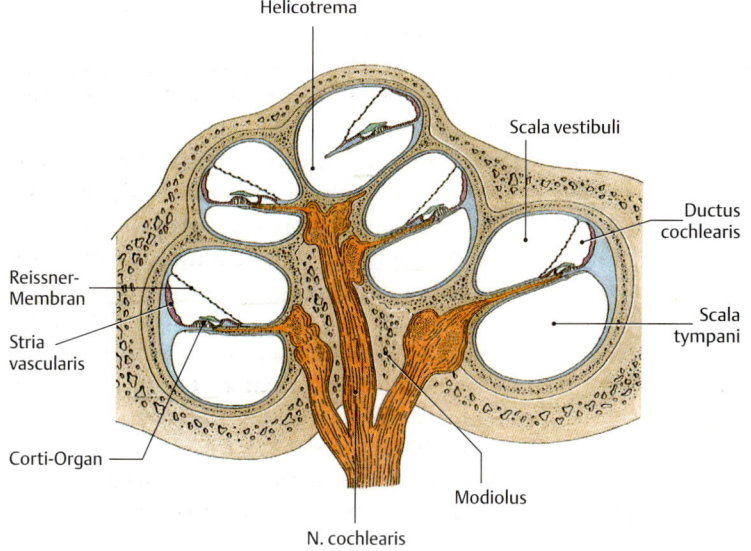

Abb. 13.14   Aufbau der Cochlea
(Schema)

Helicotrema

Scala vestibuli

Ductus
cochlearis

Reissner-
Membran

Stria
vascularis

Scala
tympani

Corti-Organ

Modiolus

N. cochlearis

Abb. 13.15   Etagen des Schneckenkanals (Schema)

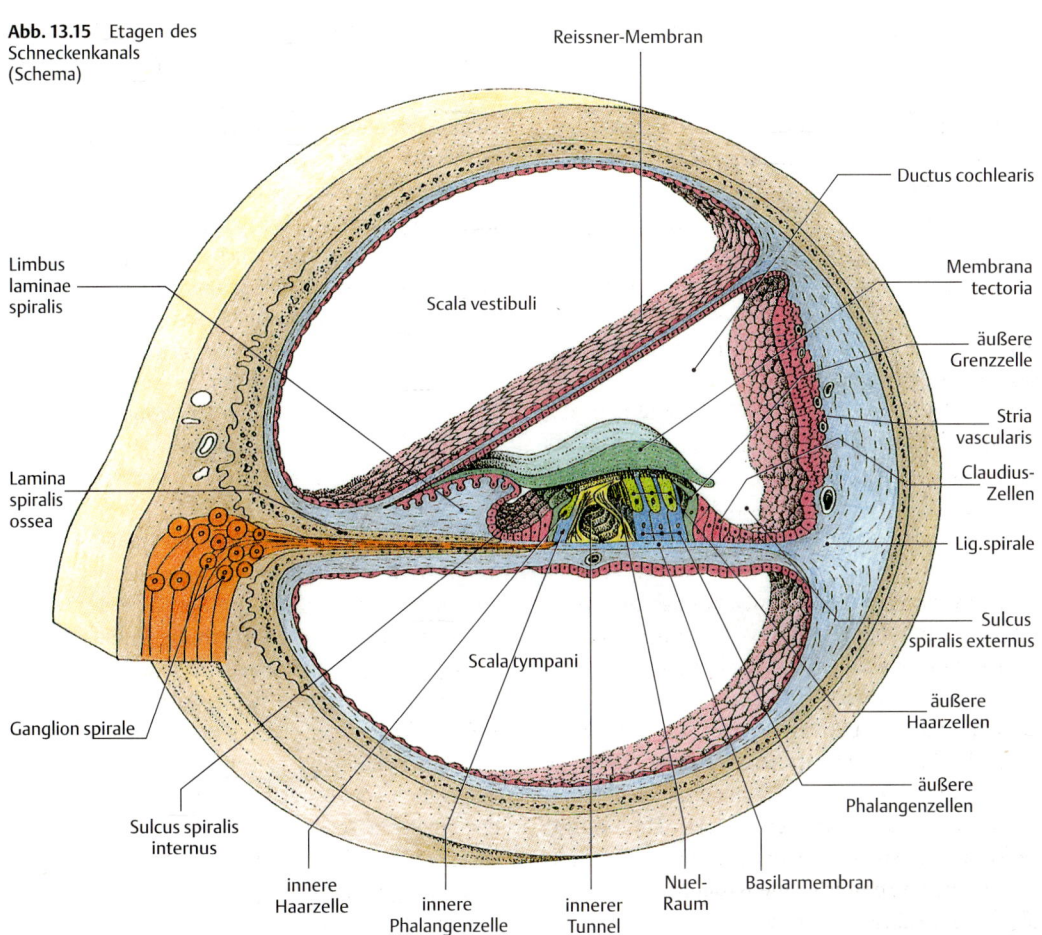

Reissner-Membran

Ductus cochlearis

Limbus laminae spiralis

Scala vestibuli

Membrana tectoria

äußere Grenzzelle

Stria vascularis

Claudius-Zellen

Lamina spiralis ossea

Lig. spirale

Sulcus spiralis externus

Scala tympani

äußere Haarzellen

Ganglion spirale

äußere Phalangenzellen

Sulcus spiralis internus

innere Haarzelle   innere Phalangenzelle   innerer Tunnel   Nuel-Raum   Basilarmembran

Epithelüberzug gebildet. Das Lig. spirale ist am knöchernen Schneckengang befestigt. Der Epithelüberzug ist größtenteils ein spezielles mehrschichtiges Epithel, die **Stria vascularis**. Dieses Epithel (daher der Name) besitzt als einziges Epithel zahlreiche Kapillaren. Es sezerniert die Endolymphe, die eine hohe K⁺-Konzentration aufweist. Der Boden wird von der Lamina spiralis ossea und der **Basilarmembran** gebildet. Die Basilarmembran zieht von der Spitze der Lamina spiralis zur äußeren Wand des knöchernen Labyrinths, wo sie über das Lig. spirale am Periost verankert ist. Auf der Basilarmembran liegt das **Corti-Organ**.

Das Corti-Organ

Das Corti-Organ besteht aus Sinneszellen und Stützzellen, die in charakteristischer Weise ange-

ordnet sind. Zwischen den Stützzellen liegen drei Tunnel. Auf diesem Komplex aus Sinnes- und Stützzellen sowie Tunnel liegt die Membrana tectoria (Abb. 13.15, Abb. 13.16).

Die **Sinneszellen** liegen in apikalen Verbreiterungen der **Stützzellen** und haben somit keine direkte Verbindung zur Basilarmembran. Bei den Sinneszellen werden innere und äußere Haarzellen unterschieden. Die **inneren Haarzellen** liegen *in einer einzigen Reihe*; sie verjüngen sich apikalwärts und werden von inneren Phalangenzellen (s.u.) getragen. Die **äußeren Haarzellen** liegen *in 3–5 Reihen*. Sie sind schmal und hochprismatisch und werden von äußeren Phalangenzellen getragen.

Sowohl die inneren als auch die äußeren Haarzellen besitzen apikal 50–100 Stereozilien.

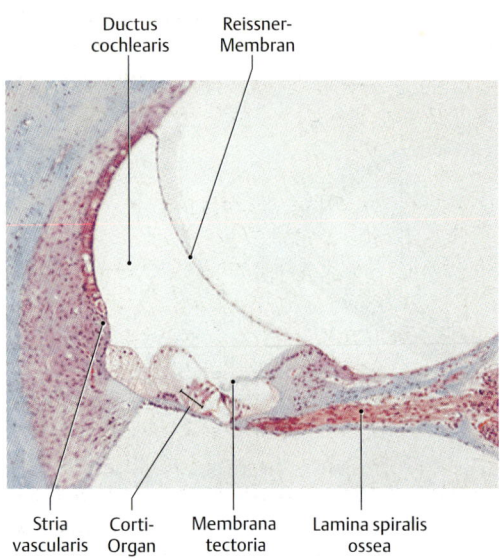

Abb. 13.16 Ductus cochlearis mit Corti-Organ (Azan, Vergrößerung 100-fach)

Bildbeschriftung:
Ductus cochlearis — Reissner-Membran — Stria vascularis — Corti-Organ — Membrana tectoria — Lamina spiralis ossea

Die Membrana tectoria

Die Tektorialmembran ist eine zellfreie, gallertige (plattenförmige) Struktur. Sie entspringt von einer Lippe des Limbus laminae spiralis. Der Limbus liegt innen auf der Lamina spiralis ossea; er besteht aus Bindegewebe, das von einem speziellen Epithel (aus Interdentalzellen) bedeckt ist. Diese Epithelzellen produzieren die Membrana tectoria. In die Membrana tectoria ragen die längsten Stereozilien der äußeren Haarzellen hinein.

Die Stützzellen und die Tunnel

Von innen (Modiolus) nach außen werden folgende **Stützzelltypen** und drei **Tunnelräume** unterschieden: Innere Grenzzellen (begrenzen innen das Corti-Organ), innere Phalangenzellen (in einer Reihe), innere Pfeilerzellen, innerer Tunnel, äußere Pfeilerzellen, Nuel-Raum, äußere Phalangenzellen (in 3–5 Reihen), äußerer Tunnel, äußere Grenzzellen (Hensen-Zellen, bilden die äußere Grenze des Corti-Organs) und äußere Stützzellen (Hensen-Zellen und Claudius-Zellen, bilden den Boden des Sulcus spiralis externus).
Innen (also modioluswärts) folgt an die inneren Grenzzellen das Epithel des Sulcus spiralis internus (unter dem Anfangsteil der Membrana tectoria).

Die apikalen Enden der Stützzellen sind untereinander und mit den Sinneszellen durch Tight Junctions und Zonulae adhaerentes fest verbunden. Damit sind die Spalträume im Corti-Organ (Diffusionsbarriere) vom darüber liegenden Endolymphraum des Ductus cochlearis getrennt. Da die Basilarmembran und die basalen Zellverbindungen der Stützzellen keine Diffusionsbarriere bilden, ähnelt die Corti-Lymphe (in den Spalten des Corti-Organs) der Perilymphe. Folglich werden der apikale Bereich der Sinneszellen und die Stereozilien von Endolymphe und der übrige Teil der Sinneszellen von Corti-Lymphe (entspricht der Perilymphe) umspült.

Das Ganglion spirale und die Nervenfasern der Haarzellen

In einer Aushöhlung des Modiolus (nahe der Scala tympani) liegen die bipolaren Neurone des Ganglion spirale. Die dendritischen Fortsätze der bipolaren Nervenzellen ziehen durch die Lamina spiralis zum Corti-Organ, hier enden 95 % der (marklosen) Fasern an den inneren Haarzellen; nur 5 % durchziehen den inneren Tunnel und den Nuel-Raum, um an den äußeren Haarzellen zu enden (afferente Innervation der Haarzellen). Die axonalen Fortsätze der bipolaren Zellen formieren sich zum N. cochlearis.
Neben der afferenten Innervation ziehen auch efferente Fasern aus dem Hirnstamm (aus dem oberen Olivenkern) zu den äußeren Haarzellen und an die Endigungen der afferenten Fasern der inneren Haarzellen. Die efferenten Fasern sind inhibitorisch.

Sie erkennen die Cochlea an den drei Hohlräumen (Scala tympani, Scala vestibuli, Ductus cochlearis), dem Modiolus mit Ganglion spirale und dem Ductus cochlearis. Der Ductus cochlearis besteht aus knöcherner Lamina spiralis und Basilarmembran mit Corti-Organ (innere und äußere Haarzellen, verschiedene Stützzellen, Membrana tectoria).

Die Weiterleitung und Verarbeitung des Schalls im Innenohr

Die am ovalen Fenster entstehenden Wanderwellen (im Perilymphraum) steigen zum Helicotrema auf.

Die Wellen haben an einer bestimmten Stelle ihr Schwingungsmaximum; hohe Töne haben ihr Maximum näher am Steigbügel, tiefe näher am Helicotrema. Am Ort des Schwingungsmaximums kommt es zu einer Bewegung der Basilarmembran. Dadurch werden die Stereozilien der äußeren Haarzellen gekippt, was zu einer Kontraktion (Längenveränderung) der äußeren Haarzellen führt. Diese Kontraktion verstärkt die Endolymphströmung (cochleärer Verstärker), wodurch an dieser Stelle die Stereozilien der inneren Haarzellen ausgelenkt werden. Die inneren Haarzellen setzen basal dann einen Transmitter frei, der die afferenten Fasern erregt. Diese Erregungen gelangen über den N. cochlearis zum ZNS (Hörbahn).

Die Stereozilien der Haarzellen sind in mehreren Reihen nach Länge angeordnet. Sie enthalten ein Skelett aus Aktinfilamentbündeln. An ihrer Basis,

an der die Abknickung erfolgt, sind sie verjüngt. An ihren Spitzen sind die Stereozilien durch eine filamentäre Substanz miteinander verbunden; d.h. eine Gruppe bewegt sich gleichzeitig und gleichsinnig.

13.3.5 Das Gleichgewichtsorgan (Vestibularapparat)

Zum Vestibularapparat gehören der Sacculus, der Utriculus und die drei Bogengänge (Ductus semicirculares). In den Wänden des häutigen Labyrinths dieser Strukturen liegen an bestimmten Stellen die Sinneszellen zusammen mit Stützzellen. Im Utriculus und Sacculus liegen die Sinneszellfelder im Bereich der ovalen Maculae staticae; in den Bogengängen sind die Sinneszellfelder die leistenförmigen Cristae ampullares, die sich in Erweiterungen (Ampullen) der Bogengänge befinden (Abb. 13.17).

Die Sinneszellen in den verschiedenen Feldern sind prinzipiell gleich aufgebaut. Sie besitzen ein Kinozilium und zahlreiche Stereozilien, die in eine gallertige Masse hineinragen.

Das Gleichgewichtsorgan vermittelt Bewegungs- und Lageempfindungen. Die Maculae staticae (im Utriculus und Sacculus) nehmen Linearbeschleunigungen wahr, die Cristae ampullares (der Bogengänge) Drehbeschleunigungen.

Die Sinneszellen des Vestibularapparates

Die Sinneszellen besitzen an ihrer apikalen Oberfläche *ein* randständiges Kinozilium und daneben ca. 80 unterschiedlich lange Stereozilien, die nach Länge angeordnet sind. Die längsten Stereozilien liegen benachbart zum Kinozilium, die kürzesten am weitesten entfernt. Das Kinozilium und die Stereozilien sind durch filamentäre Substanz (wie im Corti-Organ) verbunden; d.h. sie werden gleichzeitig und gleichsinnig ausgelenkt.

Man unterscheidet zwei Sinneszelltypen (Haarzelltypen). Typ I: Ihr Zellkörper ist flaschenförmig. Um den bauchartigen Anteil des Zellkörpers liegt die kelchförmige Endigung einer afferenten Nervenfaser. An die kelchförmige Endigung treten außen kleinere efferente Nervenendigungen. Typ II: Ihr Zellkörper ist schlank und hochprismatisch. An ihm enden basal kleinere (afferente und efferente) Nervenendigungen.

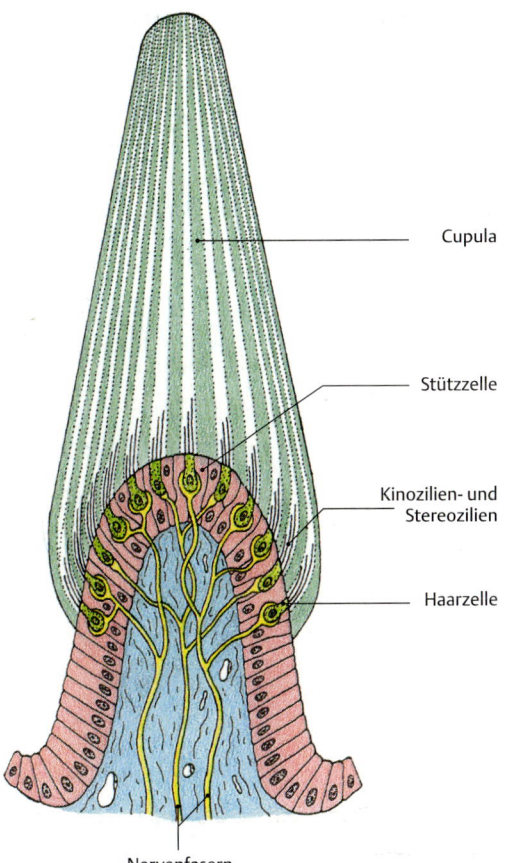

Cupula

Stützzelle

Kinozilien- und Stereozilien

Haarzelle

Nervenfasern

Abb. 13.17 Crista ampullaris eines Bogengangs (Schema)

Die afferente Innervation der Sinneszellen erfolgt durch dendritische Fortsätze der bipolaren Neurone im Ganglion vestibulare (am Boden des inneren Gehörgangs). Die axonalen Fortsätze der bipolaren Neurone bilden den N. vestibularis. N. cochlearis und N. vestibularis vereinigen sich zum 8. Hirnnerven (N. vestibulocochlearis), der (am Kleinhirnbrückenwinkel) in den Hirnstamm eintritt.

Zwischen den Sinneszellen liegen hochprismatische Stützzellen, die apikal mit den Sinneszellen über Zellkontakte (z. B. Tight Junctions) verbunden sind.

▄▄▌ Beachte

Bei den Sinneszellen des Gehör- und Gleichgewichtsorgans (wie auch beim Geschmacksorgan) handelt es sich um sog. sekundäre Sinneszellen. Diese sekundären Sinneszellen bilden synaptische Kontakte mit afferenten Nervenfaserendigungen. Die afferenten Fasern leiten die Informationen zum ZNS. Die primären Sinneszellen (z. B. im Geruchsorgan) besitzen einen rezeptorischen Fortsatz sowie ein zum ZNS ziehendes Axon.

Die gallertigen Membranen des Vestibularapparates

Die gallertige Membran der Maculae staticae ist die **Statolithenmembran** (auch Otolithenmembran). An ihrer Oberfläche liegen $CaCO_3$-Kristalle (die Statolithen). Durch eine Verschiebung der Statolithenmembran werden die Sinneszellen (durch Abknickung der Kino- und Stereozilien) erregt und schütten Transmitter aus (an afferente Fasern).

Die gallertige Membran der Cristae ampullares ist die **Cupula**, die quer durch die Bogengangserweiterung zieht und an der gegenüberliegenden Seite befestigt ist. Bei einer Drehbewegung bleibt die Endolymphe aufgrund ihrer Trägheit zurück und

lenkt dadurch die Cupula aus, was zur Abscherung der Kino- und Stereozilien führt.

13.3.6 Klinische Bezüge

Menière-Krankheit

Dieser Erkrankung liegt ein Hydrops (Erweiterung) des häutigen Labyrinths zugrunde, die z. B. durch eine quantitativ oder qualitativ veränderte Endolymphproduktion bedingt sein kann. Es kommt dann z. B. zu einer Ruptur des erweiterten Endolymphschlauches im Bereich der Reissner-Membran und damit zu einer Durchmischung von Peri- und Endolymphe. Die Patienten zeigen drei Leitsymptome: Schwindelanfälle, einseitiges Ohrgeräusch, einseitige Schwerhörigkeit.

Lärmschwerhörigkeit

Jahrelange Tätigkeit bei einem erhöhten Lärmpegel kann zu dieser Berufskrankheit führen. Die akustische Überbelastung führt über Stoffwechselstörungen oder direkte mechanische Schäden zu einer Degeneration von Haarzellen. Es handelt sich um einen Dauerschaden, da eine Regeneration von Sinneszellen nicht möglich ist. Es kommt immer zuerst zu einem Hochtonverlust, da die basalen Schneckenwindungen stärker belastet werden. Die äußeren Haarzellen werden dabei zuerst geschädigt.

Check-up

✔ Rekapitulieren Sie die Definitionen für knöchernes und häutiges Labyrinth.

✔ Wiederholen Sie, wie sich äußere und innere Haarzellen unterscheiden.

✔ Machen Sie sich nochmals klar, was der adäquate Reiz für die Sinneszellen des Corti-Organs ist und wie er zustande kommt.

Anhang

14 Anhang

14.1 Die histologischen Techniken

14.1.1 Die Routinetechniken

Die mikroskopische Untersuchung setzt eine Vorbehandlung des Gewebes oder des Organs voraus. Die Vorbehandlung umfasst mehrere Schritte: Fixierung, Einbetten, Schneiden, Färben und Eindecken.

Durch die **Fixierung**, d. h. Haltbarmachung des Gewebes oder Organs, wird erreicht dass die histologischen Strukturen optimal erhalten bleiben, es nicht zu einer Autolyse kommt; ferner werden Mikroorganismen abgetötet. Bei der Fixierung kommt es im Wesentlichen zur Vernetzung von Eiweißmolekülen (Proteinfällung). Meist wird Formalin (4–10 % Formaldehyd) als Fixierungsmittel verwendet. Kleine Organblöcke werden in Formalin eingelegt (Immersionsfixierung). Die Fixierung kann auch durch Durchspülen eines Organs oder eines ganzen anästhesierten Tieres durch das Gefäßsystem erfolgen (Perfusionsfixierung).

Zur Vorbereitung auf die Einbettung wird das Organblöckchen entwässert, indem es durch eine aufsteigende Alkoholreihe (von 50 % bis 100 %) geführt wird. Es wird dann in ein Intermedium (z. B. Xylol) gebracht und schließlich mit verflüssigtem Paraffin (bei ca. 60 °C) durchtränkt. Nach Abkühlen erstarrt das Paraffin mit dem eingebetteten Organblöckchen zu einem Präparateblöckchen, das hart genug ist für die Herstellung von dünnen Schnitten (ca. **5–10** μm).

Das **Schneiden** erfolgt mit einem speziellen Messer an einem Mikrotom. Die Schnitte werden auf Objektträger aus Glas aufgebracht, und das Paraffin wird (mithilfe von Xylol) herausgelöst. Über eine absteigende Alkoholreihe (100 % bis 50 %) wird der Objektträger in Wasser gebracht und in eine (wässrige) Farblösung überführt (**Färben**, s. u.). Danach wird der Schnitt (auf dem Objektträger) entwässert (in einer aufsteigenden Alkoholreihe). Das **Eindecken** erfolgt mit einem durchsichtigen Einbettmedium und einem Deckgläschen. Dadurch werden die Präparate für lange Zeit haltbar gemacht.

14.1.2 Die histologischen Routinefärbungen

Die meisten Routinefärbungen sind empirisch entwickelt worden. Die Anfärbungen bestimmter Gewebe- und Zellkomponenten beruht meist auf elektrostatischen Wechselwirkungen: **Basische** (kationische) **Farbstoffe** binden an saure (anionische) Komponenten (z. B. DNA, RNA). Die sauren Komponenten werden als **basophil** bezeichnet. Ein häufig verwendeter basischer Farbstoff ist Hämatoxylin, er wird zur Kernfärbung benutzt.

Saure (anionische) **Farbstoffe** haben eine Affinität zu basischen (kationischen) Komponenten (Zytoplasmaproteine, Mitochondrien), die folglich als **azidophil** bezeichnet werden. Eosin ist ein häufig benutzter saurer Farbstoff zur Zytoplasmadarstellung.

Die Ergebnisse einiger Routinefärbungen

Im Folgenden sind die Ergebnisse einiger Routinefärbungen kurz zusammengefasst:

- **H.E.** (Hämatoxylin-Eosin): Kerne – blau, Zytoplasma – rot, Kollagenfasern – rot.
- **Azan** (**Az**okarmin, **An**ilin, Orange G): Kerne – rot, Zytoplasma – blass-rot, Kollagenfasern – blau.
- van Gieson (Eisenhämatoxylin, Pikrinsäure, Säurefuchsin): Kerne – braunschwarz, Zytoplasma – gelb, Kollagenfasern – rot.
- Goldner (Eisenhämatoxylin, Azophloxin, Lichtgrün): Kerne – braunschwarz, Zytoplasma – rot, Kollagenfasern – grün.

Außerdem werden **Spezialfärbungen** benutzt, z. B. Elastika-Färbungen. Resorcin-Fuchsin färbt elastische Faser violett, Orcein färbt sie rotbraun.

▮▮▎ Merke
- **Basophilie: Chromatin, Nukleolen, Ergastoplasma, Ribosomenreichtum (z. B. in Drüsenzellen).**
- **Azidophilie = Eosinophilie: Mitochondrienreichtum.**

14.1.3 Die Histochemie

Die verschiedenen histochemischen Färbungen erlauben den spezifischen Nachweis und histologische Lokalisierung von Stoffen (Substrathistochemie) oder Enzymaktivitäten (Enzymhistochemie).

Zur **Substrathistochemie** gehören:

- Nachweis von Kohlenhydraten: PAS-Färbung (periodic acid-Schiff), Rotfärbung von z.B. Glycoproteinen, Schleim, Glykogen.
- Nachweis von Lipiden (Fettfärbungen): z.B. Sudanschwarz, Sudan III.
- Nachweis von Ionen: z.B. Eisennachweis (Berlinerblau-Reaktion).

Bei der **Enzymhistochemie** wird der Schnitt mit einem künstlichen Substrat eines bestimmten Enzyms behandelt. Dabei entsteht ein farbiges Reaktionsprodukt an der Stelle der Enzymaktivität, z.B. Succinatdehydrogenase, Acetylcholinesterase, Glutamatdecarboxylase (in GABAergen Neuronen). Die Succinatdehydrogenase ist ein Markerenzym für die Darstellung von Mitochondrien. Ein Markerenzym für glattes endoplasmatisches Retikulum ist die Glukose-6-Phosphatase.

14.1.4 Die Immunhistochemie

Bei den immunhistochemischen Methoden werden bestimmte chemische Verbindungen (z.B. Proteine, als Antigene) mittels Antikörper spezifisch nachgewiesen. Bei der direkten Methode werden die Organschnitte mit einer Antikörperlösung behandelt, wobei an den Antikörper ein fluoreszierender Farbstoff gekoppelt wurde.

Bei der indirekten Methode werden die Schnitte zunächst mit einem unmarkierten (Primär-) Antikörper behandelt. Danach erfolgt die Inkubation mit einem (mit einem Fluoreszensfarbstoff) markierten Sekundärantikörper, der gegen das Fc-Fragment des Primärantikörpers gerichtet ist.

Bei der Enzym-Immunglobulin-Komplex-Methode werden unmarkierte Primär- und Sekundärantikörper eingesetzt. Der Sekundärantikörper (als Brückenantikörper) bindet zum einen an das Fc-Fragment des Primärantikörpers, zum anderen an einen Komplex, der ein Enzym enthält und in einem dritten Schritt zugegeben wird. Schließlich wird der Schnitt mit einem künstlichen Enzymsubstrat behandelt, und es entsteht ein farbiges Reaktionsprodukt (enzymhistochemische Reaktion).

Immunhistochemische Verfahren sind auch elektronenmikroskopisch einsetzbar (Verwendung von Primär- oder Sekundärantikörpern, die mit Goldkügelchen gekoppelt sind).

14.1.5 Die Elektronenmikroskopie

Transmissionselektronenmikroskopie

Hierbei handelt es sich um die Fortsetzung der Lichtmikroskopie in höhere Abbildungsmaßstäbe. Das Auflösungsvermögen in der Lichtmikroskopie liegt im Mikrometer-Bereich, das in der Elektronenmikroskopie im Nanometer-Bereich. Das Gewebe für die Elektronenmikroskopie wird mit Glutaraldehyd fixiert und mit Osmiumtetroxid, das an Lipide bindet, nachfixiert. Es erfolgt eine Einbettung in Kunstharze (Araldit oder Epon). Am Ultramikrotom werden 30–80 nm dicke Schnitte erstellt, die mit Blei- und Uranylsalzen kontrastiert werden.

Rasterelektronenmikroskopie

Hiermit können Oberflächen (z.B. von Epithelzellen) dreidimensional analysiert werden (z.B. Mikrovilli).

14.2 Die Auswertung histologischer Präparate

Um zur richtigen Diagnose eines histologischen Präparates zu gelangen, empfiehlt es sich, einige Grundregeln zu beachten:

- Zuerst sollten Sie das Präparat immer mit bloßem Auge betrachten. Man erkennt dann schon, ob es sich z.B. um ein Polorgan handelt. Auch sieht man, ob das Präparat eine Schnittkante (gerade) und/oder eine natürliche Oberfläche hat.
- Danach sollten Sie sich das Präparat bei schwächster Vergrößerung im Mikroskop anschauen. Jetzt können Sie erkennen z.B. eine Gliederung in Läppchen oder eine Gliederung in Rinde und Mark sehen; Sie erkennen auch Epithelbedeckungen.
- Bei mittlerer und starker Vergrößerung können Sie sich Details anschauen, z.B. Bestimmung des genauen Epitheltyps.
- Beachten Sie noch weitere Regeln:
- Schauen Sie sich immer größere Teile des Präparates bei kleiner (und mittlerer) Vergrößerung an.
- Gehen Sie nicht zu schnell zur stärksten Vergrößerung. Sie übersehen leicht charakteristische

Merkmale des Präparates bei starker Vergrößerung.

- Sie betrachten ein zweidimensionales Bild einer dreidimensionalen Struktur. Durch ein Durchfokussieren der Schnitte können Sie sich einen besseren Eindruck von der Struktur verschaffen.

Beachten Sie auch, dass in einem Präparat **Artefakte** vorkommen können. Hierbei handelt es sich um Veränderungen (Kunstprodukte) infolge z.B. schlechter Fixierung, Scharten im Mikrotommesser. Artefakte sind z.B. Schrumpfspalten, Risse, Falten, Farbniederschläge.

Die qualitative Beschreibung histologischer Strukturen kann durch eine quantitative Bildauswertung ergänzt werden (Morphometrie, Stereologie). Für die praktische Durchführung stehen dafür Bildanalysegeräte zur Verfügung.

Für die Untersuchung ungefärbter Präparate können z.B. die Phasenkontrastmikroskopie (Bestimmung von Brechungsunterschieden) oder die Polarisationsmikroskopie (Bestimmung von Doppelbrechung) eingesetzt werden.

Literaturverzeichnis

Baumhoer, D., Steinbrück, I., Götz, W. (2003) Histologie. 2. Aufl., Urban u. Fischer, München.

Boenninghaus, H.-G., Lenarz, T. (2001). Hals-Nasen-Ohren-Heilkunde. 11. Aufl., Springer, Berlin.

Bucher, O., Wartenberg, H. (1997). Cytologie, Histologie und mikroskopische Anatomie des Menschen. 12. Aufl., Huber, Bern.

Curran, R. C., Crocker, J. (2000). Atlas der Histopathologie. 5. Aufl., Springer, Berlin.

Drenckhahn, D. (Hrsg.) (2003). Benninghoff Anatomie, Bd. 1. 16. Aufl., Urban u. Fischer, München.

Dudenhausen, J. W., Schneider, H. P. G. (Hrsg.) (1994). Frauenheilkunde und Geburtshilfe. de Gruyter, Berlin.

Eder, M., Gedigk, P. (Hrsg.) (1986). Lehrbuch der Allgemeinen Pathologie und der Pathologischen Anatomie. 32. Aufl., Springer, Berlin.

Fritsch, H., Kühnel, W. (2001). Taschenatlas der Anatomie 2. Innere Organe. 7. Aufl., Thieme, Stuttgart.

Gratzl, M. (Hrsg.) (2002). Junqueira, L. C., Carneiro, J., Kelley, R. O. Histologie. 5. Aufl., Springer, Berlin.

Graumann, W., Graf v. Keyserlingk, D., Sasse, D. (Hrsg.) (1994) Taschenbuch der Anatomie, Bd. 2, Fischer, Stuttgart.

Gross, R., Schölmerich, P., Gerok, W. (Hrsg.) (1994). Die Innere Medizin. 8. Aufl., Schattauer, Stuttgart.

Grundmann, E. (Hrsg.) (1994). Einführung in die allgemeine Pathologie. 9. Aufl., Fischer, Stuttgart.

Grundmann, G. (Hrsg.) (1986). Spezielle Pathologie. Urban u. Schwarzenberg, München.

Hees, H. (1996). Grundriß und Atlas der Mikroskopischen Anatomie des Menschen. Bd. I Zytologie und Allgemeine Histologie. 12. Aufl., Fischer, Stuttgart.

Hees, H., Sinowatz, F. (2000). Histologie. 3. Aufl., Deutscher Ärzte-Verl., Köln.

Hoffmann-La Roche AG, Urban u. Schwarzenberg (Hrsg.) (1993). Roche Lexikon Medizin. 3. Aufl., Urban u. Schwarzenberg, München.

Jaenicke, L. (Hrsg.) (1997). Alberts, B., Bray, D., Lewis, J., Raff, M., Roberts, K., Watson, J. D. Molekularbiologie der Zelle. 3. Aufl., VCH, Weinheim.

Knoche, H. (1979). Lehrbuch der Histologie. Springer, Berlin.

Kühnel, W. (1999). Taschenatlas der Zytologie, Histologie und mikroskopischen Anatomie. 10. Aufl., Thieme, Stuttgart.

Lang, G. K. (1998). Augenheilkunde.Thieme, Stuttgart.

Leonhardt, H. (1990). Histologie, Zytologie und Mikroanatomie des Menschen. 8. Aufl., Thieme, Stuttgart.

Leonhardt, H. (Hrsg) (1987). Rauber/Kopsch Anatomie des Menschen. Bd. II Innere Organe. Thieme, Stuttgart.

Linß, W., Fanghänel, J. (Hrsg.) (1999). Histologie. de Gruyter, Berlin.

Lüllmann-Rauch, R. (2003). Histologie. Thieme, Stuttgart.

Rassner, G. (2002). Dermatologie. 7. Aufl., Urban u. Fischer, München.

Sadler, T. W. (2003). Medizinische Embryologie. 10. Aufl., Thieme, Stuttgart.

Schiebler, T. H. (übers. u. bearb.) (1996). Junqueira, L. C., Carneiro, J. Histologie. 4. Aufl., Springer, Berlin.

Schiebler, T. H., Schmidt, W., Zilles, K. (Hrsg.) (1999). Anatomie. 8. Aufl., Springer, Berlin.

Schmidt, R. F. (2001). Physiologie kompakt. 4. Aufl., Springer, Berlin.

Siewert, J. R. (2000). Chirurgie. 7. Aufl., Springer, Berlin.

Silbernagl, S., Despopoulos, A. (2001). Taschenatlas der Physiologie. 5. Aufl., Thieme, Stuttgart.

Speckmann, E.-J., Wittkowski, W. (1998). Bau und Funktion des menschlichen Körpers. 19. Aufl., Urban u. Fischer, München.

Speer, C. P., Gahr, M. (2001). Pädiatrie. Springer, Berlin.

Thews, G., Mutschler, E., Vaupel, P. (1999). Anatomie Physiologie Pathophysiologie des Menschen. 5. Aufl., Wiss. Verlags. GmbH, Stuttgart.

Trepel, M., (1999). Neuroanatomie. 2. Aufl., Urban u. Fischer, München.

Ulfig, N. (2002). Bewegungsapparat. Karger, Basel.

v. Harnack, G.-A. (Hrsg.) (1994). Kinderheilkunde. 9. Aufl., Springer, Berlin.

Welsch, U. (Hrsg.) (2002). Sobotta Atlas Histologie. 6. Aufl., Urban u. Fischer, München.

Welsch, U. (Hrsg.) (2003) Sobotta, Lehrbuch Histologie. Urban u. Fischer, München.

Zilles, K., Rehkämper, G. (1998). Funktionelle Neuroanatomie. 3. Aufl., Springer, Berlin.

Bildnachweis

A. Klinische Fälle

Klinischer Fall zu Kap. 1: aus: Kirschbaum M. et al. Checkliste Gynäkologie und Geburtshilfe. Georg Thieme Verlag 2001 (dort Abb. 41)

Klinischer Fall zu Kap. 2: aus: Sterry W./Paus R. Checkliste Dermatologie, 4. A. Georg Thieme Verlag, 2000 (dort Abb. 54 a)

Klinischer Fall zu Kap. 3: aus: Schmidt K.L. Checkliste Rheumatologie, 2.A. Georg Thieme Verlag 2000 (dort Abb. 56 b)

Klinischer Fall zu Kap. 6: aus: Hahn J.-M. Checkliste Innere Medizin, 4.A. Georg Thieme Verlag 2003 (dort Abb. 83)

Klinischer Fall zu Kap. 7: aus: Thiemes Innere Medizin. Georg Thieme Verlag 2000 (dort Abb. 3.85 b)

Klinischer Fall zu Kap. 8: aus: Siegenthaler W. Differentialdiagnose innerer Krankheiten, 18.A. Georg Thieme Verlag 2000 (dort Abb. 24.2)

Klinischer Fall zu Kap. 9: aus: Grabensee B. Checkliste XXL Nephrologie, 2.A. Georg Thieme Verlag 2003 (dort Abb. 53 a)

Klinischer Fall zu Kap. 11: aus: Stauber M./Weyerstahl Th. Duale Reihe Gynäkologie und Geburtshilfe. Georg Thieme Verlag 2001 (dort Abb. B-6.2)

Klinischer Fall zu Kap. 12: aus: Sterry W./Paus R. Checkliste Dermatologie, 4. A. Georg Thieme Verlag, 2000 (dort Abb. 54 a)

Klinischer Fall zu Kap. 13: aus: Sachsenweger M. Duale Reihe Augenheilkunde, 2.A. Georg Thieme Verlag, 2003 (dort Abb. 14.66)

B. Lehrbuchkapitel

Abb. 2.1; Abb. 3.1; Abb. 3.25 und Abb. 13.1: nach: Ulfig N. Bewegungsapparat. Karger, Basel; 2002

Sachverzeichnis

Halbfette Seitenzahl = Haupttextstelle